U0194949

# 护理综合临床实践

主编 郝 娜 等

河南大学出版社
HENAN UNIVERSITY PRESS

·郑州·

**图书在版编目（CIP）数据**

护理综合临床实践 / 郝娜等主编 . -- 郑州 : 河南
大学出版社 , 2023.1
ISBN 978-7-5649-5404-8

Ⅰ . ①护… Ⅱ . ①郝… Ⅲ . ①护理学 Ⅳ . ① R47

中国国家版本馆 CIP 数据核字 (2023) 第 020385 号

**责任编辑：** 阮林要
**责任校对：** 林方丽
**封面设计：** 河南树青文化

---

**出版发行：** 河南大学出版社
地址：郑州市郑东新区商务外环中华大厦 2401 号
邮编：450046
电话：0371-86059750（高等教育与职业教育出版分社）
　　　0371-86059701（营销部）
网址：hupress.henu.edu.cn
**印　　刷：** 广东虎彩云印刷有限公司
**版　　次：** 2023 年 1 月第 1 版
**印　　次：** 2023 年 1 月第 1 次印刷
**开　　本：** 787 mm × 1092 mm　1/16
**印　　张：** 28
**字　　数：** 594 千字
**定　　价：** 128.00 元

---

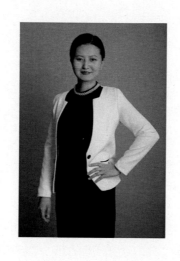

郝娜

　　毕业于郑州大学护理学专业，本科学历。2002 年 6 月至今工作于郑州大学第二附属医院消化内科，主管护师；2013 年担任消化内科二病区护士长至今。担任中国医药教育协会炎症性肠病护理专业委员会常务委员、河南省全民健康促进会消化系统疾病防治专业委员会委员、河南省护理学会内科护理分会第十届委员会委员、河南省医学科普学会消化疾病专业委员会委员、河南省免疫学会炎症性肠病专业委员会委员、河南省中毒救治专业委员会委员。

　　从事消化内科临床护理工作 20 年，对消化内科常见病、疑难危重病例的抢救与管理工作有丰富的临床经验，擅长高风险患者的评估与管理工作。在 2015—2016 学年"三育人"工作中成绩突出，被评为郑州大学"三育人"先进个人；在优质护理服务工作中表现突出，2021 年度被评为郑州大学第二附属医院"优秀护士长"。发表专业论文 10 篇，其中发表的《人文关怀对炎症性肠病患者就医体验中的研究》论文在"人文护理理论与实践新进展研讨班"上被河南省护理学会评为"优秀论文"。主持并参与省厅级课题 5 项，参编著作 2 部，获得实用新型专利 6 项。

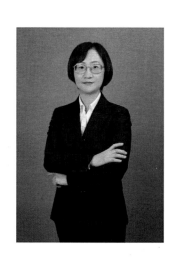

李旭静

　　先后毕业于新乡医学院、郑州大学护理学院，获得郑州大学护理学硕士学位，研究生同等学力。2005 年 7 月至今工作于郑州大学第二附属医院，神经内科一病区副护士长，主管护师，共产党员。曾担任河南护理学会造口伤口失禁护理分会第一届压疮护理学组委员，国家三级健康管理师、河南省卒中学会脑心健康管理师、康复专科护士、静脉治疗专科护士。从事神经内科护理工作 10 余年，熟练掌握神经内科专科护理、急危重症患者护理，擅长重复经颅磁刺激、脑卒中健康康复指导等，具有丰富的临床经验及一定的护理管理水平。荣获郑州大学"三育人"先进个人表彰，郑大二附院优秀党务工作者，医院文明标兵，优质护理服务爱心大使等荣誉称号。发表国家级期刊学术论文数篇，参编著作 1 部，参与课题 2 项。

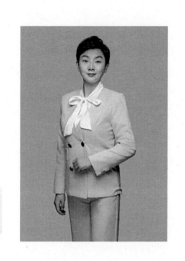

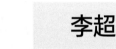

李超

2005 年本科毕业于郑州大学护理学院，获得郑州大学医学硕士学位。现工作于郑州大学第一附属医院，主管护师，中共党员，放疗科病区护士长。

2005 年进院，先后轮转神经内科、小儿内科、骨科、微创外科、急诊、手术室、消化内科、呼吸内科、血液内科；2008 年定科心血管内科，担任总带教，期间抽调地震救灾病房。2010 年担任放疗科护士长至今，有丰富的临床经验和管理经验，擅长肿瘤放疗患者的全程护理和晚期肿瘤患者的安宁疗护。承担科技厅项目 1 项，获得发明专利 1 项、实用新型专利 2 项，发表期刊论文 3 篇，参与 SCI 论文 1 篇。多次获得优秀护士长、先进工作者、优秀党务工作者、优秀党员、优秀团干、"三育人"先进个人等荣誉称号。

目前担任河南省护理学会安宁疗护分会副主任委员、河南省医学会放射肿瘤治疗学分会康复学组副组长、河南省护理学会放疗护理学组副组长、河南省护理学会肿瘤护理学组秘书、河南省抗癌协会肿瘤心理康复护理专业委员会秘书。

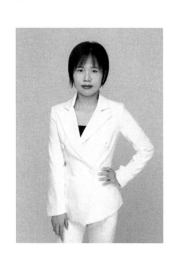

李艳阁

2006年本科毕业于郑州大学，现工作于漯河市中心医院，主管护师。2000—2008年从事儿童重症工作，擅长新生儿呼吸窘迫综合征的护理工作，早产儿、高危儿的救治。2008—2018年参与重症手足口病的救治护理工作。在重症手足口病抢救过程中，共救治300余例重症上呼吸机的患儿，均治愈出院，未出现死亡病例。在此期间参与儿童传染病的护理工作。2018年至今，参与科室开展儿童气管镜的治疗工作。先后在山东齐鲁大学和吉林大学进修学习。率先开展豫中南地区儿童气道异物的取出。通过气管镜肺泡灌洗治疗，缩短重症肺炎的治疗时间。在新型冠状肺炎肆虐期间，2020年2～3月，从事新冠肺炎隔离病区的护理工作，全部治愈出院，圆满完成护理工作。发表论文2篇，获得实用新型专利1项。

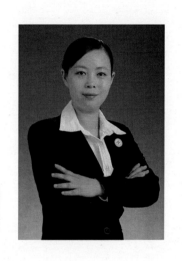

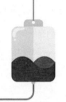

## 谷亚芳

　　本科毕业于郑州大学护理学院，现工作于郑州人民医院郑东院区，担任中心手术室护士长，主管护师，从事手术室护理工作18年，多年手术室管理经验，在手术室安全管理、标准化管理、质量控制、绩效考核、弹性排班、服务创新、优质护理等方面积累了丰富的临床经验。获得院级年度"优秀服务明星""优秀带教老师"荣誉称号，并多次获得医院"先进工作者""年度考核优秀个人""医德医风优秀个人"等荣誉称号。任郑州市护理学会第一届手术室护理专业委员会秘书。发表国家级论文3篇，参编著作1部，获得国家实用新型专利3项。

# 前　言

　　当今基础医学和临床医学地快速发展，护理已成为医学领域中的重要学科。随着以患者为中心的整体护理变革，护理学科建设、基础护理理论与实践的研究已呈现出蓬勃向上的趋势。尤其人们对健康定义的认识加深和需求提高，护理内容、护理范畴也在相应地延伸和拓宽。护理人员必须掌握扎实的护理基础知识、规范的操作技术、熟练的专业技能，形成默契的医护配合，才能跟上时代发展的脚步。

　　本书以各科室临床工作中经常遇到的疾病为纲，分别详细阐述了疾病的概述，护理诊断、护理评估、护理措施等方面的内容。紧跟护理学发展的步伐，贴近护理工作实际。部分章节后还添加了临床真实案例，根据护理思维重点加以编排，从诊断到治疗，结合患者具体情况思考病情演变，分析临床证据，正确决策并采取预见性措施，全面收集患者的主、客观资料进行综合的护理评估，制定护理目标，实施切实可行的护理措施，为患者提供专业的高水平护理。

　　护理学是将自然科学与社会科学紧密联系起来的为人类健康服务的综合性应用科学。在医疗水平高速发展的今天，护理学的研究范围越来越广，临床护理所面临的难题也越来越多，护理工作者被赋予了更艰巨的任务，更需要护理人员加强理论知识的学习，学会将理论应用于实践，更好地指导临床工作。

编　者

# 目 录

## 神经内科护理

# 消化内科护理

# 放疗科护理

# 儿科护理

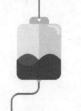

# 手术室护理

# 护理管理及人文关怀

# 神经内科护理

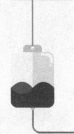

# 第一章　神经内科疾病

## 第一节　急性脑卒中

### 一、疾病概述

#### （一）定义

急性脑卒中是突然起病的脑血液循环障碍导致猝然发生的暂时或永久的神经功能损害、缺失，居我国三大死因次位。我国城市脑血管病的年发病率、死亡率分别为 219 人 /10 万人和 116 人 /10 万人，农村地区分别为 185 人 /10 万人和 142 人 /10 万人，全国每年死于脑血管病约 150 万人，存活者中度致残的占 1/3。急性脑卒中高的发病率、病死率、致残率，严重威胁人类健康，造成社会和家庭沉重的经济和精神负担。

#### （二）分类

脑卒中可分为出血性卒中和缺血性卒中两大类。

**1. 出血性卒中**

出血性卒中是指非外伤性脑实质内或脑表面的出血，包括脑出血和蛛网膜下隙出血，主要病因有高血压、脑血管畸形、脑淀粉样血管病和溶栓、抗凝、瘤卒中等。急性期病死率为 30% ~ 40%，在急性脑卒中最高。

**2. 缺血性卒中**

缺血性卒中又称为脑梗死，占全部脑卒中的 60% ~ 80%，指因脑部血液循环障碍，缺血、缺氧所致的局限性脑组织的缺血性坏死或软化。血管壁病变、血液成分和血流动力学改变是引起脑梗死的主要原因，包括短暂性脑缺血发作（TIA）、脑栓塞、脑血栓形成等。

#### （三）临床表现

脑卒中常见的症状：突然发生一侧肢体（伴或不伴面部）无力、笨拙、沉重或麻木，一侧面部麻木或口角歪斜，说话不清或理解语言困难，双眼向一侧凝视，一侧或双眼视力丧失或模糊，视物旋转或平衡障碍；既往少见的严重头痛、呕吐。上述可症状伴意识障碍或抽搐，也可突然出现神志模糊或昏迷。

1. 出血性卒中

多在动态下急性起病，突发出现局灶性神经功能缺损症状，常伴有头痛、呕吐，可伴有血压增高、意识障碍和脑膜刺激征。

2. 缺血性卒中

多数在静态下急性起病，部分病例在发病前可有 TIA 发作。临床表现决定于梗死灶的大小和部位，主要为局灶性神经功能缺损的症状和体征，如偏瘫、偏身感觉障碍、失语、共济失调等，部分可有头痛、呕吐、昏迷等全脑症状，可出现不同程度的脑功能损伤和并发症的表现。

（四）治疗

1. 出血性卒中的治疗原则

阻止继续出血及稳定出血导致的急性脑功能障碍。治疗要点：保持安静，防止引起血压、颅内压波动的因素；控制脑水肿、颅内压增高；处理并发症；对有指征者应及时清除血肿，积极降低颅内压，保护血肿周围脑组织。有脑疝危及生命者紧急行去骨板减压术。

2. 缺血性卒中的治疗

脑梗死的治疗实施以分型、分期为核心的个体化治疗。在支持治疗的基础上，可选用改善脑循环、脑保护、抗脑水肿、降颅内压等措施。大、中梗死应积极抗脑水肿、降颅内压，防止脑疝形成。在 < 6 h 的时间窗内有适应证者可行溶栓治疗。

## 二、护理目标

（1）协助院前急救，保存脑功能，挽救生命。

（2）发现早期症状，提供治疗依据，保障治疗顺利实施。

（3）预防并发症，促进功能恢复，减少致残率。

（4）提高患者及家庭的自护能力。

## 三、护理措施

1. 院外急救时的护理

监测和维持生命体征。保持呼吸道通畅，解开患者衣领，有义齿者应设法取出，必要时吸痰、清除口腔呕吐物或分泌物。昏迷患者应侧卧位，途中保护患者头部免受振动，在旁适当固定。遵医嘱给予甘露醇和降压，止痉药物，抽搐者预防舌咬伤等意外。必要时吸氧及进行心电监护。途中应提前通知急诊室，做好准备及时抢救。

所有急性脑卒中患者，无论病情轻重，都应安置于卒中病房或神经科监护病房。对入院时病情较轻的患者勿麻痹大意，由于再出血、血栓的扩展、复发栓子、病灶周围水肿区的扩展或脑疝等因素，都能使病情恶化，造成危险。

**2. 严密观察生命体征的变化**

动态观察患者神志、瞳孔、体温、肢体活动情况，及早发现潜在问题，为抢救、治疗赢得宝贵时机，减少病死率和致残率。

（1）立即进行心电、血压、呼吸、血氧饱和度监护，观察其变化。出现呼吸、心搏骤停者，立即进行心肺复苏。重症脑卒中死亡原因主要是脑出血和大范围脑梗死引起的颅内压增高，致使脑疝和中枢功能衰竭，若能早期发现，及时处理，可挽救生命。如呼吸次数明显减慢，出现鼾声、叹息、抽泣样呼吸则提示呼吸中枢受到损害，病情危重；病变波及脑干时早期就会出现脉搏、呼吸、血压等异常；血压、脉搏、呼吸也反映了颅内压的改变。颅内压增高时，血压急剧上升，脉搏慢而有力，呼吸深大呈潮式呼吸，意识障碍加重，呕吐频繁，可能为脑疝的前驱症状；血压下降，则可能为延髓功能衰竭。发现异常及时报告医生，并协助抢救、处理。

（2）观察意识部分急性脑卒中患者存在着不同程度的意识障碍，意识的改变提示病情的轻重，也是判断脑水肿和颅内压高低的指征之一，它的改变多较瞳孔变化早。护士可通过简单的问话、呼唤或刺激（如角膜刺激反射、压眶反射、针刺皮肤疼痛觉）、观察患者是否睁眼来判断意识障碍程度。通过对话了解清醒患者的辨识力、记忆力、计算力及抽象思维能力，做出正确估计。

（3）观察瞳孔急性期护士每 15～30 min 观察瞳孔和眼球运动情况 1 次。应注意瞳孔的大小、形态、对光反射敏感还是迟钝等，双侧同时进行对比性观察，做好记录，前后对比，对确定损害部位和程度有一定帮助。两侧瞳孔缩小呈针尖样，为桥脑出血的体征；双侧瞳孔不等大提示脑疝的可能；脑缺氧时瞳孔可扩大，如持续扩大，提示预后不良。观察眼球有无向外、内、上凝视。双眼球向外凝视，提示脑干病变。

（4）观察体温在发病早期可骤然升高至 39℃以上，体温分布不均匀，双侧皮肤温度不对称，患者多无寒战。如体温逐渐升高并呈弛张热型，多伴有感染；如持续低热为出血后吸收热的表现；如体温下降或不升，提示病情危重。

（5）观察有无抽搐、强直性痉挛、呕吐、呕血、黑粪、躁动等情况。持续导尿，观察尿量情况。

（6）保持呼吸道通畅对于昏迷的急性脑卒中患者，务必注意保持呼吸道通畅，防止窒息危险。施行气管插管或切开术者，术后加强护理。患者应取侧卧位或头偏向一侧，经常翻身叩背，使呼吸道内分泌物引流通畅。如有呕吐物或痰液阻塞，应及时吸痰，并注意防止舌后坠。

3．休息和体位的护理

脑卒中急性期绝对卧床休息，限制活动。尤其是发病后 24 ~ 48 h 尽量减少搬动。一般每 2 h 翻身 1 次，预防局部皮肤受压，翻身动作要轻、稳。因体位改变可导致颅内压一过性升高，高血压脑出血患者、颅内压较高的患者，应相对固定头部，血压平稳后才适当变换体位，取床头抬高 15° ~ 30° 体位，降低颅内压。颅内压不高的急性缺血性卒中患者保持平卧或侧卧位，头部平放，将枕头撤下，以保证脑部血液供应。

4．发热和亚低温治疗的护理

亚低温主要是指轻、中度低温（28 ~ 35℃）。在急性脑卒中早期采用亚低温治疗，能降低脑细胞代谢和耗氧量，有利于减轻脑水肿，促进神经细胞功能的修复。①方法：床上垫冰毯，水温 10 ~ 20℃；头部置冰帽，水温 4 ~ 10℃，在 2 ~ 3 h 内将患者的体温控制在 35 ~ 36℃，持续降温 5 ~ 7 d。②护理注意事项：严密观察体温变化，患者腋下持续留置体温探头，使腋温保持在 35 ~ 36℃，以利保护脑细胞；注意降温仪的工作运行情况，根据体温及时调整设置温度。掌握降温幅度，出现寒战时适当提高冰毯温度，盖被保暖；避免患者皮肤直接接触冰帽和冰毯，每 30 min 检查 1 次水温，观察皮肤颜色，以免冻伤；亚低温治疗时严密监测心电、血压、呼吸、脉搏、意识、瞳孔等。低温可使患者的心率减慢，血压降低。体温降低过多易引起心血管功能紊乱，出现心律失常，严重者可因室颤而死亡。如有变化及时报告医生处理；在亚低温治疗结束前，先撤除冰毯，使腋温逐渐自然回升到 36 ~ 37℃，连续 3 d，再撤除冰帽。

5．药物治疗的护理

（1）静脉滴注甘露醇的护理：甘露醇能降低颅内高压，预防脑疝形成。静脉滴注要根据病情及医嘱按时应用，保证应有的治疗作用。20% 的甘露醇 250 mL 必须在 30 min 内输完，尽量选择较粗的静脉和注射针头或加压静脉滴注、静脉推注。使用甘露醇期间，要经常更换注射部位，避免在同一条静脉多次滴注，以免刺激局部产生疼痛，或引起静脉炎，静脉滴注过程中要经常观察有无渗出，避免甘露醇大量渗出导致组织坏死。由于甘露醇的高渗作用，静脉快速滴注时使血容量突然增加，血压上升，心脏负荷增加。在用药过程中要密切观察心率、脉搏、呼吸、血压等，出现呼吸困难、憋气、烦躁等急性心衰的表现时，立即减慢滴速，通知医生及时处理。

（2）降压治疗的护理：护士必须明确急性脑缺血性卒中时调控血压的目标值。除了高血压脑病、蛛网膜下隙出血、主动脉夹层分离、心力衰竭、肾功能衰竭等情况外，大多数情况下，除非收缩压 > 220 mmHg 或舒张压 > 120 mmHg 或平均血压 > 130 mmHg，否则不进行降压治疗。使用降压药物治疗时，护士要密切监护血压和神经功能变化，严格按照医嘱的剂量和速度给药，出现血压波动及时通知医生调整药物和剂量。

（3）静脉溶栓治疗的护理：急性脑梗死应用重组组织型纤溶酶原激活物（recombinant

tissue plasminogen activator，rt-PA）溶栓治疗，使血管再通复流，挽救半暗带组织，避免形成坏死。溶栓时间窗为 3 ~ 6 h。

迅速帮助医生完成静脉溶栓前各项准备工作，保障 3 h 的最佳时间窗。检查知情同意书是否签字、完善。

密切观察和管理血压。能够开始溶栓治疗的目标血压为收缩压＜ 185 mmHg 和（或）舒张压＜ 105 ~ 110 mmHg。遵照医嘱在给予 rt-PA 前直至应用后的 24 h，严密管理血压，动态监护，根据血压水平及时调整降压药物的量和速度。

准确注入溶栓药物。rt-PA 剂量为 0.9 mg/kg（最大剂量 90 mg），先在 1 min 内静脉推注总量的 10%，其余剂量连续静脉滴注，60 min 滴完，使用微量泵，确保均匀无误。

动态评估神经功能，用药物过程中每 15 min 1 次，随后 6 h 内，30 min 1 次，此后每 60 min 1 次直至 24 h。

观察出血并发症。溶栓中，患者出现严重的头痛、急性血压增高、恶心或呕吐、急性呼吸衰竭应注意颅内出血的可能。应立即停用溶栓药物，紧急进行头颅 CT 检查并协助抢救。发现突发的皮下大片瘀斑，创面出血或注射针孔渗血不止，采用压迫止血无效，咳痰带血、咯血，肉眼血尿，呕血、黑粪以及出血的全身症状等，立即报告医生。

### 6. 吞咽障碍患者的护理

意识尚清楚能进食的患者给予易消化的半流质饮食和软食，食物温度要适中，以清淡为主，可根据患者的饮食习惯搭配饮食，增加患者食欲，保证热量及营养供给。并发吞咽障碍和昏迷患者 24 ~ 48 h 内禁食，以静脉补液来维持生命需要。48 h 后仍不能进食者，可给予鼻饲饮食。急性脑梗死患者吞咽障碍的发生率在 29% ~ 45%，容易发生营养不良、脱水、误吸，误吸引起的肺炎占肺炎死亡的 1/3。①轻度吞咽障碍时，帮助患者取坐位进食，颈部微前屈以减少食物反流及误吸。不能坐起者取半卧位，偏瘫者患侧肩部垫软枕，进食后保持该体位 30 min，以减少食物向鼻腔逆流和误吸。给予软食、冻状、糊状的碎食，进食时食团的量要小，以一汤匙为适宜，待食物完全下咽后再给下一次。舌肌运动麻痹不能将食物推向咽部时，将食团送至患者的舌根部，引起吞咽反射将食物吞下。面瘫者由健侧喂食，检查口内无残留食物后再送入食物。②重度吞咽障碍时，为满足营养需求，同时防止吸入性肺炎的发生，需留置胃管鼻饲流质食物。为防止鼻饲时发生吸入性肺炎，可延长胃管插入长度，鼻饲时抬高床头，限制每次鼻饲量（150 ~ 250 mL）和速度（8 ~ 10 mL/min），防止发生胃潴留。鼻饲过程中注意观察，患者出现恶心、呕吐、呛咳、呼吸困难等，可能发生反流或误吸，应立即停止鼻饲，取右侧卧位，头部放低，清除气道内异物，并抽吸胃内容物，防止进一步反流造成严重后果。

### 7. 排尿及尿路感染并发症的护理

如果无尿潴留，尽量不插尿管，使用自制集尿袋，每次便后清洗会阴部。必须留置导尿时，导尿过程和护理导尿系统严格遵守无菌原则，保持系统密闭，每日更换无菌引流袋，会阴部护理每天 1～2 次，保持尿道口及周围皮肤清洁。有感染时遵医嘱给予 0.2% 甲硝唑，每日 2 次，膀胱冲洗。

8. 预防肺部感染并发症的护理

急性脑卒中并发肺部感染是导致死亡的主要原因之一。由于呼吸中枢受抑制，咳嗽反射减弱，吞咽障碍易发生呛咳、误吸，卧床致呼吸道分泌物积聚。老年患者因体质弱、抵抗力低下等因素，更增加其易感性，导致肺炎而危及生命。具体措施：采取头高侧卧位，头稍后仰，利于口咽部分泌物引流。每 1～2 h 翻身 1 次，同时配合叩背，刺激咳嗽使痰液排出。意识不清者及时吸出口腔、呼吸道内分泌物防止呛咳、痰液坠积。雾化吸入湿化呼吸道、稀化痰液。气管切开患者加强呼吸道的管理，严格无菌操作，每 6 h 消毒气管内套管 1 次。必要时根据药敏结果行气管内滴药后及时吸痰。保持口腔清洁，昏迷患者清洁口腔 4 次。

9. 预防皮肤、黏膜感染并发症的护理

预防压力性损伤最重要的是避免同一部位长时间受压，每 2 h 翻身 1 次，骨隆起处要加软垫保护，按摩受压部位改善血液循环。定时全身擦浴，每天至少 1 次，保持皮肤清洁，保证床铺及皮肤干燥，眼闭合不全者覆盖无菌湿纱布，涂金霉素眼膏，防止感染及眼球干燥。防止口腔黏膜过分干燥，可用湿棉球沾湿口唇及颊黏膜。呕吐后要及时清除口腔异物，用水清洗使口腔清洁。

10. 消化道出血并发症的护理

急性脑卒中时的应激，常引起胃肠道黏膜急性糜烂、出血和溃疡，导致上消化道出血。应激性溃疡多发生在急性脑卒中的高峰期，出血量有时较大，不易自止，可迅速导致循环衰竭、脑血管病症状恶化，预后不良。注意观察消化道出血征兆，神志清醒患者出现不同程度的腹胀、恶心、腹部隐痛、肠鸣音活跃、躁动、呃逆、尿量减少等，昏迷或有意识障碍患者突发的血压下降、心率增快、脉搏细数，睑结膜、甲床苍白，即使尚未表现出明显的呕血或黑粪，也应考虑为上消化道出血。注意大便颜色及抽出的胃内容物的颜色。发现消化道出血时，密切观察患者意识及生命体征变化，立即报告医生并配合积极抢救。

11. 心脏并发症的护理

常规持续心电监护，患者有胸闷、胸痛症状或发现 ST-T 改变、心律失常，及时向医生报告，及时诊断和治疗。

12. 并发癫痫的护理

脑卒中后癫痫尤其是并发癫痫持续状态，是临床上一种紧急情况，应立即抢救，中止发作。否则导致昏迷加深、高热、脱水、呼吸循环衰竭，甚至死亡。

护士要重视预见性护理。大脑皮质卒中癫痫发生率最高，蛛网膜下隙出血癫痫率高，脑出血次之，脑梗死最低。对高发患者随时注意有无癫痫症状，发现病情变化及时与医生联系，同时准备好抢救物品及药品。

对癫痫大发作者要保护患者，防止外伤。加保护床栏、垫牙垫、取出活动义齿、防止坠床及舌咬伤，确保患者安全。保持呼吸道通畅，应将患者头偏向一侧，痰多者及时吸痰，防止吸入性肺炎。高热患者予物理降温并配合药物治疗。认真执行医嘱，严格掌握给药剂量和途径。抗癫痫药物剂量大时抑制呼吸，一旦出现应立即配合医生抢救。发作时，观察抽搐的部位、次数、持续时间、间隔时间及发作时对光反射是否存在并详细记录。

13. 早期康复护理

对急性脑卒中患者实施早期康复护理干预，目的是防止出现肿胀、肌肉挛缩、关节活动受限等功能恢复的情况，预防并发症，降低致残率，提高患者生活质量。早期床旁康复如患肢保护、被动活动等，简单有效，容易掌握，应充分重视。

（1）维持正确的体位摆放和正确的卧姿，保持各关节功能位置，预防关节畸形。

正确的体位为上肢保持肩前伸，伸肘，下肢以保持稍屈髋、屈膝、踝中立位。每次变动体位后，及时将患者肢体置于功能位。

仰卧位时，在患肩后方和膝关节下方各放一软枕，使肩向前、稍外展，伸肘，前壁旋后，手指伸展或握一毛巾卷。腿外侧及足下均放枕相抵，防腿外展、外旋及足下垂、足外翻；健侧卧位时，前屈80°～90°，稍屈肘，前臂旋前，手同上。健侧下肢稍后伸，屈膝。患侧下肢放在健侧前，在其下方放枕，保持屈髋、屈膝，踝中立位；患侧卧位时患肩前伸、前屈，避免受压，其下放软枕，伸肘、前臂旋后，手同上。健侧上肢处于舒适位置即可，患侧下肢稍后伸、屈膝，踝中立位。健侧下肢放在患侧前面，屈髋、膝，其下放软枕。

（2）按摩和被动活动肢体，尤其是瘫痪侧肢体。对瘫痪肌肉揉捏按摩，对拮抗肌予以安抚性的按摩，使其放松。按摩后进行关节各方向的被动活动，先大关节，后小关节。活动范围以正常关节活动度为依据，尽可能活动到位，每次30 min，每天2次，幅度由小到大，循序渐进。

（3）出现自主运动后，鼓励患者以自主运动为主，辅以被动运动，以健侧带动患侧，床上翻身和进行患侧运动，每次30 min，每天2次。教患者自力翻身，双手交叉前平举，双足撑床，头转向翻身侧，向两侧摆动并翻身。练习坐起，锻炼躯干肌肉，能在床上稳坐后，可让其使两下肢下垂并练习两下肢活动，准备下地站立和步行。开始时由于肌力差需要由医务人员助力使动作完成，但必须以患者的主动运动为主、助力为辅。当肌力达3级时，每日应多次练习主动运动，逐渐增加抗阻运动练习，进一步发展肌肉力量，促进功能恢复。

（4）面、舌、唇肌刺激：张口、鼓腮、叩齿、伸舌、舌顶上腭等，冰冻棉签和（或）

冰块含服及味觉刺激，鼓励患者与治疗师交流，在治疗期间进行言语矫治。

（5）语言康复训练：运动性失语是脑卒中常见症状，其主要特征为语言的产生困难、说话缓慢、声音失真，有单词遗漏，语言重复、命名异常，朗读困难，并有书写困难。语言康复训练介入越早越好。意识清醒、生命体征基本稳定后即可开始，以达到最大限度的功能恢复。

进行口形及声音训练，教会患者支配控制唇舌发音，先易后难；进行发音肌肉的训练，重点指导患者练习舌及口腔肌肉的协调运动。指导患者尽力将舌向外伸出，然后将舌头从外上到外下、外左，再到外右，由慢到快，每天 5 ~ 10 次，每次练习 5 ~ 10 min。或让患者听命令做口形动作，如鼓腮、吹气、龇牙；口语训练时向其提出简短的问题，说话缓慢清晰，问后给患者一定的时间回答；用直观的方法重新认字、认物，进行理解、识别训练；教会患者用形体语言表达意愿。

（6）心理护理：急性脑卒中患者心理问题突出，对功能恢复非常不利，要高度重视心理康复。患者常存在自卑、抑郁、烦躁、悲观失望、淡漠甚至拒绝交流等情况。护士要重视对患者精神情绪变化的监控，应用语言、体态语言等方法与患者沟通交流，对其进行解释、安慰、鼓励、保证，尽量消除存在的顾虑，增强战胜疾病的信心，使其坚信经过持之以恒的康复训练，身体功能得到较好的恢复。抑郁症与焦虑症，均应同时辅以药物治疗及行为治疗。

## 四、健康教育

（1）指导患者及家属了解脑卒中发病的主要危险因素和诱发因素，有关预防、治疗等基本知识，积极控制可干预的生理学危险因素（如高血压、糖尿病、高脂血症、心脏病、高半胱氨酸血症等）和行为学危险因素（如吸烟、酗酒、肥胖、抑郁等），预防脑卒中再发。

（2）强调持续康复的意义，出院不是治疗和康复的结束，而是其继续指导患者进行各期的康复训练，针对患者存在的功能缺陷及障碍，制定站立、步行等计划，使患者早日回归正常的生活，提高生命质量。

（3）让家庭成员充分了解患者的情况，包括功能障碍、心理问题，以便能相互适应，还应使其掌握帮助患者康复的方法，协助患者进行康复训练。

（4）定期复查，一旦出现前驱症状，要及早就诊。

（李旭静）

# 第二节 脑出血

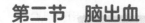

## 一、疾病概述

### （一）定义

脑出血（ICH）是指原发性非外伤性脑实质内出血，占全部脑卒中的 20%～30%，年发病率为（60～80）/10 万人口，急性期病死率为 30%～40%。基底核区的血液供应来自豆纹动脉，该动脉自大脑中动脉垂直分支而出，故基底核区为脑出血的好发部位。在脑出血中大脑半球出血占 80%，脑干和小脑出血占 20%。

### （二）临床表现

**1. 基底核区出血**

基底核区出血包括壳核出血、丘脑出血和尾状核头出血。壳核、丘脑出血均可累及内囊，典型表现为"三偏征"，即病灶对侧偏瘫、偏身感觉障碍和同向性偏盲，可有意识障碍，累及优势半球时可有失语。其中壳核出血常引起较严重的运动障碍、持续的同向性偏盲；丘脑出血则产生较明显的感觉障碍、短暂的同向性偏盲，可伴有偏身自发性疼痛和感觉过度；尾状核头出血较少见，表现为头痛及轻度脑膜刺激征，两眼向病灶侧凝视、麻痹。

**2. 脑叶出血**

脑叶出血以顶叶出血最多见。脑叶出血部位不同，临床表现也不同，如顶叶出血，出现偏身感觉障碍和空间构象障碍；额叶出血，出现偏瘫、Broca 失语等；颞叶出血，出现 Wernicke 失语、精神症状；枕叶出血，出现对侧偏盲等。

**3. 脑桥出血**

脑桥出血量大时患者多迅速陷入昏迷，双侧瞳孔缩小呈针尖样固定于正中位，出现四肢瘫痪、呕吐咖啡样胃内容物。中枢性高热、中枢性呼吸障碍等，多在 48 h 内死亡。小量出血表现交叉性瘫痪或共济失调性轻偏瘫。

**4. 小脑出血**

小脑出血起病突然，数分钟内出现枕部头痛、眩晕、呕吐、病侧肢体共济失调等，无肢体瘫痪。病初多无意识障碍，但大量出血时则很快陷入昏迷，出现不规则呼吸，因枕骨大孔疝而死亡。

**5. 原发性脑室出血**

原发性脑室出血由脑室内脉络丛动脉或室管膜下动脉破裂出血所致。小量脑室出血表现酷似蛛网膜下隙出血，可完全恢复，预后良好。大量脑室出血时，患者迅速出现深昏

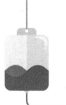

迷，四肢弛缓性偏瘫、去皮质强直状态、频繁呕吐、针尖样瞳孔等，多迅速死亡。

（三）辅助检查

1．头部 CT 检查

头部 CT 检查是临床疑诊脑出血的首选检查，可早期发现脑出血部位、范围和出血量。

2．MRI 检查

MRI 检查可发现 CT 不能确定的脑干或小脑的少量出血。

3．DSA 检查

DSA 检查可检出脑动脉瘤、脑动静脉畸形、血管炎等，有助于病因诊断。

（四）治疗

脑出血急性期的治疗原则是防止再出血，控制脑水肿，维持生命功能和防治并发症。治疗目的是挽救患者生命，减少神经功能残疾程度和降低复发率。治疗措施包括减轻脑水肿、降低颅内压、调整血压，必要时手术治疗，促进神经功能恢复。恢复期加强肢体、语言及生活自理能力等的功能锻炼。

## 二、主要护理问题

1．急性意识障碍

与脑出血所致脑水肿、颅内压增高有关。

2．躯体活动障碍

与肢体瘫痪有关。

3．自理缺陷

与肢体瘫痪、意识障碍有关。

4．语言沟通障碍

与脑出血累及舌咽、迷走神经及大脑优势半球语言中枢有关。

5．有皮肤完整性受损的危险

与意识障碍、肢体瘫痪、长期卧床皮肤受压、营养不良及皮肤感觉减退有关。

6．有感染的危险

与昏迷、机体抵抗力下降、呼吸道分泌物排出不畅、尿潴留和留置导尿管等有关。

7．有发生失用综合征的危险

与昏迷、肢体瘫痪而不能活动有关。

8．潜在并发症

脑疝、上消化道出血。

9．知识缺乏

缺乏有关脑出血的预防、保健知识。

## 三、护理措施

### （一）常规护理

#### 1. 休息

急性期安静休息，一般应卧床 2～4 周，避免搬动，尤其是在发病 24～48 h；必须搬动时，保持患者身体长轴在一条直线上，以免牵动头部；患者取侧卧位，头部抬高 15°～30°，以利颅内静脉血回流，减轻脑水肿。病室保持安静，光线柔和，限制亲友探视。各项护理操作轻柔，集中进行，防止患者受刺激而加重出血。嘱患者排便时避免屏气用力，以免颅内压增高或诱发再次出血，便秘者可遵医嘱应用缓泻剂，禁止灌肠。

#### 2. 皮肤的护理及功能锻炼

协助患者每 2～3 h 翻身 1 次，最长不超过 4 h。翻身时避免拖、拉、推等动作；将患者安置妥当后，可在身体空隙处垫软枕或海绵垫，必要时使用防压力性损伤气垫。发病后保持瘫痪肢体于功能位；病后 10～14 d 病情稳定后，即可对瘫痪肢体关节进行按摩和被动运动，进行康复治疗。

#### 3. 饮食护理

给予高蛋白、富含维生素的清淡饮食，根据病情及时添加富含纤维素的蔬菜、水果；伴意识障碍、消化道出血的患者禁食 24～48 h，昏迷或有吞咽困难者在发病第 2～3 日应鼻饲。清醒患者摄食时，以坐位或头高侧卧位为宜，进食要慢；面颊肌麻痹时，应将食物送至口腔健侧近舌根处，容易吞咽。

#### 4. 预防感染

向患者及家属解释发生坠积性肺炎、尿路感染的危险因素及预防措施。保持病室清洁和空气流通，定时消毒，限制探视，以防交叉感染；定时吸痰、翻身拍背，做好口腔护理，随时清除呼吸道分泌物；对意识清醒的患者，鼓励其深呼吸及咳嗽，有效排痰；留置导尿过程中严格无菌操作，每日消毒尿道口 1～2 次；观察患者体温，呼吸的变化，若有发热、咳嗽、咳黄脓痰应考虑感染，及时处理。

### （二）专科护理

#### 1. 应用降低颅内压药物

颅内压增高主要是因为早期血肿的占位效应和血肿周围脑组织的水肿。脑出血后 3～5d，脑水肿达到高峰。药物治疗可以减轻脑水肿，降低颅内压，防止脑疝形成。常用药物有 20% 甘露醇、呋塞米和白蛋白等。

#### 2. 应用降压药

经降颅内压治疗后，收缩压 ≥ 200 mmHg 或舒张压 ≥ 110 mmHg 时，应降血压治疗，可适当给予作用温和的降压药物如硫酸镁等，避免使用利血平等强降压药物。用降压药时

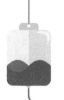

密切观察血压变化，防止血压降低得过快、过低，根据血压变化及时调整用药的速度和剂量。急性期后，血压仍持续过高时可系统地应用降压药。

（三）病情观察

密切观察并记录生命体征、意识状况及有无剧烈头痛、呕吐、烦躁不安等症状。

1. 体温

发病后迅速出现持续高热，提示脑出血累及下丘脑体温调节中枢，应给予物理降温；体温逐渐升高，多系合并感染；体温下降或不升，提示病情严重。

2. 呼吸

呼吸由深而慢变为浅而快，且不规则，或呈叹息样改变或潮式呼吸，提示呼吸中枢严重受损；呼吸突然停止，提示痰液阻塞或脑疝。

3. 血压和脉搏

血压、脉搏出现大幅度波动或血压急剧下降，提示延髓血管舒缩中枢受累，是危重征象。

4. 意识状态

意识障碍进行性加重，提示有进行性出血。

## 四、健康教育

向患者及家属介绍有关疾病的基本知识，告知积极治疗原发病对防止再次出血的重要性；避免精神紧张、情绪激动、用力排便及过度劳累等诱发因素；应教会患者家属测量血压的方法，每日定时监测血压，发现血压异常波动及时就诊。

（李旭静）

# 第三节　蛛网膜下腔出血

## 一、疾病概述

（一）定义

蛛网膜下腔出血是指脑底部或脑表面的血管破裂，血液直接流入蛛网膜下腔，又称自发性蛛网膜下腔出血，以先天性脑动脉瘤为多见。由脑实质内或脑外伤出血破入脑室系统或蛛网膜下腔者，称继发性蛛网膜下腔出血。故本病为多种病因引起的临床综合征。

（二）病因病理

蛛网膜下腔出血最常见的病因为先天性动脉瘤，其次为动静脉畸形和脑动脉硬化性动脉瘤，再次为各种感染所引起的脑动脉炎、脑肿瘤、血液病、胶原系统疾病、抗凝治疗并发症等。部分病例病因未明。颅内动脉瘤多为单发，多发者仅占15‰。好发于脑基底动脉环交叉处。脑血管畸形多见于天幕上脑凸面或中深部，脑动脉硬化性动脉瘤则多见于脑底部。动脉瘤破裂处脑实质破坏并继发脑血肿、脑水肿。镜下可见动脉变性、纤维增生和坏死。

### （三）发病机制

由于先天性及病理性血管的管壁薄弱，内弹力层和肌层纤维的中断，有的血管发育不全及变性，尤其是在血管分叉处往往承受压力大，在血流冲击下血管易自行破裂，或当血压增高时被冲裂而出血。此外，由于血液的直接刺激，或血细胞破坏释放大量促血管痉挛物质（去甲肾上腺素等），使脑动脉痉挛，如果出血量大将会引起严重颅内压增高，甚至脑疝。

### （四）临床表现

在活动状态下急性起病，任何年龄组均可发病，以青壮年居多，其临床特点如下所述。

1. 头痛

患者突感头部剧痛难忍如爆炸样疼痛，先由某一局部开始，继而转向全头剧痛，这往往指向血管破裂部位。

2. 呕吐

呕吐常并发于头痛后，患者反复呕吐，多呈喷射性。

3. 意识障碍

患者可出现烦躁不安，骚动不宁、谵妄及胡言乱语，意识模糊，甚至昏迷或抽搐，大小便失禁。

4. 脑膜刺激征

脑膜刺激征为常见且具有诊断意义的体征。在起病早期或深昏迷状态下可能缺如，应注意密切观察病情变化。

5. 其他

定位体征往往不明显，绝大部分病例无偏瘫，但有的可出现附加症状，低热、腰背痛、腹痛、下肢痛等。如为脑血管畸形引起常因病变部位不同，而表现为不同的局灶性体征。如为脑动脉瘤破裂引起，多位于脑底Willis环，其临床表现为：①后交通动脉常伴有第Ⅲ脑神经麻痹；②前交通动脉可伴有额叶功能障碍；③大脑中动脉可伴有偏瘫或失语；④颈内动脉可伴有一过性失明，轻偏瘫或无任何症状。

### （五）辅助检查

1. 腰椎穿刺

出血后2 h，脑脊液压力增高，外观呈均匀，血性且不凝固，此检查具诊断价值。

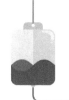

3 ~ 4 d 内出现胆红素，使脑脊液黄变，一般持续 3 ~ 4 周。

2. 心电图

心电图可有心肌缺血缺氧性损伤、房室传导阻滞、房颤等改变。

3. 脑血管造影或数字减影

脑血管造影或数字减影以显示有无脑动脉瘤或血管畸形，并进一步了解动脉瘤的部位、大小或血管畸形的供血情况，以利手术治疗。

4. CT 扫描

CT 平扫时可见出血部位、血肿大小及积血范围（脑基底池、外侧裂池、脑穹隆面、脑室等）。增强扫描可发现动脉瘤或血管畸形。

5. 经颅多普勒超声波检查

此检查对脑血流状况可做出诊断，并对手术适应证能提供客观指标。

（六）治疗

总的治疗原则为控制脑水肿，预防再出血及脑血管痉挛、脑室积水的产生，同时积极进行病因治疗。急性期首先以内科治疗为主。

（1）保持安静，头部冷敷，绝对卧床 4 ~ 6 周，烦躁时可选用镇静剂。保持大便通畅，避免用力排便、咳嗽、情绪激动等引起颅内压增高的因素。

（2）减轻脑水肿，降低颅内压仍是治疗急性出血性脑血管病的关键。发病 2 ~ 4 h 内脑水肿可达高峰，严重者导致脑疝而死亡。

（3）止血剂对蛛网膜下腔出血有一定帮助。① 6- 氨基己酸（EACA）。18 ~ 24 g 加入 5% ~ 10% 葡萄糖液 500 ~ 1 000 mL 内静脉滴注，1 ~ 2 次 /d，连续使用 7 ~ 14 d 或口服 6 ~ 8 g/d，3 周为 1 个疗程。但肾功能障碍应慎用。②抗血纤溶芳酸（PAMBA）。可控制纤维蛋白酶的形成。每次 500 ~ 1 000 mg 溶于 5% ~ 10% 葡萄糖液 500 mL 内静脉滴注，1 ~ 2 次 /d，维持 2 ~ 3 周，停药采取渐减。③其他止血剂。酌情适当相应选用如氨甲环酸（AMCHA）、仙鹤草素溶液、卡巴克洛（安络血）、酚磺乙胺及云南白药等。

（4）防治继发性脑血管痉挛：在出血后 96 h 左右开始应用钙通道阻滞剂尼莫地平，首次剂量 0.35 mg/kg，以后按 0.3 mg/kg，每 4 h 1 次，口服，维持 21 d，疗效颇佳。还可试用前列环素、纳洛酮、血栓素等。

（5）预防再出血：一般首次出血后 2 周内为再出血高峰，第 3 周后渐少。临床上在 4 周内视为再出血的危险期，故需绝对安静卧床，避免激动、用力咳嗽或打喷嚏，并低盐少渣饮食，保持大便通畅。

（6）手术治疗：一旦明确动脉瘤应争取早期手术根除治疗，可选用瘤壁加固术、瘤颈夹闭术，用微导管血管内瘤体填塞等手术，以防瘤体再次破裂出血。动静脉畸形部位浅表，而不影响神经功能障碍，亦可用电凝治疗或手术切除。如出现脑积水可采用侧脑室分流术。

## 二、主要护理问题

1. 疼痛

与颅内压增高、血液刺激脑膜或继发性脑血管痉挛有关。

2. 恐惧

与剧烈疼痛、担心再次出血有关。

3. 潜在并发症

再出血、脑疝。

## 三、护理目标

（1）患者的头痛减轻或消失。

（2）患者未发生严重并发症。

（3）患者的基本生活需要得到满足。

## 四、护理措施

护理措施与脑出血护理相似，主要是防止再出血。

（1）一般护理：应绝对卧床休息 4 ~ 6 周，抬高床头 15° ~ 30° 角，避免搬动和过早离床活动，保持环境安静，严格限制探视，避免各种刺激。

（2）饮食护理：多食蔬菜、水果，保持大便通畅，避免过度用力排便；避免辛辣刺激性强的食物，戒烟酒。

（3）保持乐观情绪，避免精神刺激和情绪激动。防止咳嗽和打喷嚏，对剧烈头痛和躁动不安者，可应用止痛剂、镇静剂。

（4）密切观察病情，初次发病第 2 周最易发生再出血。如患者再次出现剧烈头痛、呕吐、昏迷、脑膜刺激征等情况，及时报告医师并处理。

## 五、护理评价

患者头痛逐渐得到缓解。患者情绪稳定，未发生严重并发症。

（李旭静）

## 第四节　高血压急重症

### 一、疾病概述

#### （一）定义

高血压急重症是指在疾病发展过程中或在某些诱因作用下，血压突然、显著地升高（BP > 180 mmHg/120 mmHg），伴或不伴有心、脑、肾等靶器官急性损害或功能不全表现的一种紧急情况，是危及生命的临床急重症。其发病率约占高血压患者的 5%。虽然大多数成年高血压急重症患者收缩压超过 240 mmHg 或舒张压超过 140 mmHg，但是高血压急症的定义并不明确包括血压的绝对水平。

#### （二）分类

根据《中国高血压防治指南》（2019 年），高血压急重症可分为 2 种类型，即高血压急症和高血压次急症。

（1）高血压急症血压显著升高并伴靶器官损害，包括高血压脑病、颅内出血、急性心肌梗死、急性左室衰竭伴肺水肿、不稳定性型绞痛、主动脉夹层动脉瘤等。

（2）高血压次急症血压虽显著升高但不伴靶器官损害，如围术期高血压、急进型恶性高血压、β–受体阻断剂或可乐定所致的撤药综合征、药物引起的高血压等。

#### （三）治疗

（1）高血压急重症需住院和立即进行经静脉途径的药物治疗，否则将产生严重并发症，危及生命。高血压急重症治疗原则是 1 h 内使平均血压迅速下降但不超过 25%，在以后 2 ~ 6 h 内降至 160 mmHg/（100 ~ 110）mmHg。不同器官损害有不同的血压控制标准，急性心肌梗死、急性左心衰、不稳定型心绞痛，临床上都需要即刻降压。急性脑血管病降压应该不低于 160 mmHg/100 mmHg，以保证脑组织血流灌注。静脉给药 1 ~ 2 d 后应加用口服药物，然后逐渐停用静脉制剂而维持口服药，以使血压长期稳定。常用静脉降压药物有硝普钠、硝酸甘油、尼卡地平、拉贝洛尔等。

（2）高血压次急症通常不需要住院，但应立即进行口服抗高血压药联合治疗，应仔细评估、监测高血压导致的心肾损害并确定高血压的可能原因。常用口服降压药物有卡托普利、可乐定、拉贝洛尔、普萘洛尔、硝苯地平、呋塞米等。

### 二、护理目标

（1）及时发现急重症早期表现，保障最佳治疗契机，降低病死率。

（2）确保降压过程稳定，使血压保持在适当水平。

（3）减轻患者身体、心理的痛苦和不适。

（4）健康教育，增加患者治疗依从性，提高治疗率、控制率，最终减轻靶器官损害和预防并发症。

### 三、护理措施

（1）院前急救时的护理：到达现场后立即观察血压、心电、呼吸、意识状态情况。保持呼吸道通畅，建立静脉通道，遵医嘱给予降压药物，并根据血压变化，调整用药速度。保持呼吸道通畅，吸氧。病情相对稳定后立即护送至医院。护送前再次确认血压等生命体征，保证静脉通道通畅，随时做好急救准备。患者取头高脚低位或平卧位，头偏向一侧，以免呕吐物吸入呼吸道而引起窒息。因患者病情变化快，需向家属交代患者病情、转运的必要性和转运途中可能出现的意外情况，以取得病人家属的理解。安慰患者，烦躁紧张者按照医嘱给予镇静剂，避免紧张造成血压进一步升高。联系医院急诊科（室）、CT 室，告知病情，提前做好相应的检查、抢救准备。

（2）到院后，立即送入抢救室（或收 ICU）卧床休息，避免过多搬动，室内保持安静。做好抢救准备，吸痰器、除颤器及抢救药物备用。维持呼吸道通畅，检查确认或建立更有效的静脉通道，备好输液泵或微量泵。迅速收集病史、以往降压药服用情况，评估高血压急症的类型和程度。注意采集以下病史要点：①高血压的病程，最后一次血压值；②以往服药情况；③高血压治疗情况：是否服药、服哪些药物及其剂量，近期是否停药；④是否使用可能引起高血压的药品、饮品，如拟交感类药物、甾体类药物、可卡因、乙醇等。

（3）监测心电、血压、呼吸等生命体征，密切观察意识、尿量及临床症状，必要时留置导尿，记录出入量，每小时尿量少于 30 mL，应立即通知医生。熟悉不同靶器官受累的表现特点，对病情变化有预见性，能够及时报告医生处理，挽救患者生命。①高血压脑病血压突然升高伴剧烈头痛、恶心、呕吐、精神状态改变、视物模糊等。②脑梗死、脑出血有一侧肢体无力或偏瘫、呛咳、口角歪斜等神经定位体征或意识改变。③蛛网膜下隙出血突然发作的严重头痛、颈项强直、恶心、呕吐等。④心肌缺血或心肌梗死压榨性胸痛、恶心、出汗，心电监护出现 ST-T 缺血改变、心率增快或减慢、心律失常。⑤急性左心功能衰竭出现刺激性干咳、气短、不能平卧、呼吸困难、哮鸣音、发绀、粉红色泡沫痰等。⑥主动脉夹层撕裂样胸痛、两侧上臂血压不同，一侧动脉搏动减弱或消失，低血压、休克等。

（4）使用降压药物的护理。

护士在高血压急重症药物治疗尤其是静脉降压药治疗中起重要作用。用药物将血压控制在适当水平可以避免严重临床事件。熟练掌握常用静脉注射和口服降压药物的药理学、药代动力学作用，药物对心搏出量、全身血管阻力、靶器官灌注等血流动力学的影响，药物的降压速度和降压的目标水平以及可能发生的不良反应。高血压急症时常用注射用降压药物见表1-1。

表1-1 高血压急症时常用注射用降压药物

| 药物 | 剂量和用法 | 起效时间 | 持续时间（min） | 不良反应 |
|---|---|---|---|---|
| 硝普钠 | 拉贝洛尔 0.25～10μg/（kg·min）静脉滴注 | 立即 | 1～2 min | 恶心、呕吐、肌肉颤动、出汗、不安、头痛、硫氰酸盐中毒心悸、头痛、心动过速、面潮红、低血压 |
| 硝酸甘油 | 5～200μg/（kg·min），静脉滴注 | <5 | 30 min | |
| 酚妥拉明 | 5～10 mg，缓慢静脉注射或 0.2～0.5 mg/min，静脉滴注 | 1～2 | 3～10 min | 心动过速、头痛、潮红 |
| 尼卡地平 | 5 mg，静脉滴注，每15 min增加1～2.5 mg，累计量<15 mg；或5～15 mg/h，静脉滴注 | 5～10 | 1～4 h | 头痛、面红、心率加快低血压、恶心 |
| 艾司洛尔 | 起始剂量0.05 mg/（kg·min），可渐增至最大剂量0.5 mg/（kg·min），静脉滴注 | 1～2 | 10～20 min | 头昏、恶心、疲倦低血压、心动过缓 |
| 乌拉地尔 | 5～15μg/（kg·min），静脉注射每次50～100 mg，静脉滴注累计量<600 mg；静脉注射 | 15 | 2～8 h | 低血压、心绞痛、心动过速 |
| 地尔硫䓬 | 15～30 mg/min，静脉注射 | 1～5 | 2～12 h | 直立性低血压、支气管痉挛、心脏传导阻滞 |
| 拉贝洛尔 | 每次20～60 mg，累计量<300 mg；静脉滴注 | 5 | 4～8 h | 大剂量时直立性低血压、心动过缓 |

护士要熟悉常用静脉用降压药物的配制方法，可将其醒目打印贴于治疗室、抢救车上，以便急用时参考。药物的配制、输入速度、用药过程能否根据血压变化做出相应调整，对疗效有决定性的影响。普通输液注射法，靠滑轮调节滴速，容易发生速度难调和调节失灵、滴速过快或过慢。患者烦躁、握拳、体位变化等都会引起滴速变化，不能在单位时间内匀速注入药物，导致患者血压波动，降压过快或影响疗效，目前较少应用。现静脉用降压药物一般采用微量泵或输液泵，能够准确把握单位时间内的用药量，从而安全、有效。常用降压药物微量泵或输液泵注射时的配置方法见表1-2。

表1-2 微量泵或输液泵注射时常用降压药物的配置方法

| 药物名称 | 规格 | 配制方法 | 浓度和用量 |
|---|---|---|---|
| 硝酸甘油 | 5 mg/1 mL/支 | 10 mg+0.9%NS 48 mL | 200μg/mL |
| | 10 mg/2 mL/支 | | 3 mL/h=10μg/min |

护理综合临床实践

| 药物名称 | 规格 | 配制方法 | 浓度和用量 |
|---|---|---|---|
| | | | 60 mL/h=200μg/min |
| | | | 1 000 μg/mL |
| | | 50 mg+0.9%NS 40 mL | 0.6 mL/h=10μg/min |
| | | | 12 mL/h=200μg/min |
| | | | 20 μg/mL |
| | | | 0.1 mL/min=10μg/min |
| | | 10 mg+5%GS 500 mL | 10 mL/min=200μg/min |
| | | | 40 μg/mL |
| | | | 0.25 mL/min=10μg/min |
| 硝普钠 | 50 mg/支（干粉） | 10 mg+5%GS 250 mL | 5 mL/min=200μg/min |
| | | | 1 000 μg/mL |
| | | | 0.6 mL/h=10μg/min |
| | | | 18 mL/h=300μg/min |
| 盐酸乌拉地尔 | 25 mg/5 mL/支 | 50 mg+0.9%NS 48 mL | 1 mg/mL |
| | | | 6 mL/h=100μg/min |
| | | | 400μg/min=24 mg/h |
| | | 50 mg+0.9%NS 40 mL | 12.5 mg/mL |
| | | | 0.5 mL/h=100 g/min |
| | | | 400μg/min=24 mg/h |
| | | | 200 g/mL |
| | | 250 mg 乌拉地尔原液 | 0.5 mL/min=100μg/min |
| | | | 18 mL/h=400μg/min=24 mg/h |
| | | | 1 mg/mL |
| | | | 2 mL/h=2 mg/h |
| 酚妥拉明 | 10 mg/2 mL/支 | 100 mg +5%GS 500 mL | |
| | | 50 mg+0.9%NS 40 mL | |

　　明确降压的目标血压值：一般 1 h 内使平均血压迅速下降，但不超过 25%，在以后 2～6 h 内使血压降至 160 mmHg/（100～110）mmHg。用药期间严格执行医嘱，监测血压及其他生命体征，记录降压效果，注意观察药物不良反应，同时备好急救药品。

　　不同靶器官损害有不同的血压控制要求。急性主动脉夹层分离时以尿量、肾功能为指标，将血压迅速降低到脏器血流灌流量能够得到维持的最低水平，一般收缩压尽量降至 100 ~ 120 mmHg；高血压性脑病血压先降至（160 ~ 180）mmHg/（100 ~ 110）mmHg，给药开始 1 h 内将舒张压降低 20% ~ 25%，但不能 > 50%；急性脑梗死降压不低于 160 mmHg/100 mmHg，以保证脑组织血流灌注，防止脑组织受损部位血流自主调节障碍、脑血流灌注突然下降，造成同侧梗死扩展或其他部位梗死；脑出血舒张压 > 130 mmHg 或收缩压 > 200 mmHg 时会加剧出血，应在 6 ~ 12 h 内逐渐降压，降压幅度不大于 25%，血压不能低于（140 ~ 160）mmHg/（90 ~ 110）mmHg。

注射用降压药物一般起效快、降压效果明显，并且个体差异大。遵医嘱先从小剂量起始用药，输注过程中严密监测血压，根据血压高低随时调整速度，避免降压幅度太大。输注降压药物如硝普钠、乌拉地尔、硝酸甘油等时，每 1 ~ 2 min 监测血压 1 次，观察血压有无下降、症状有无缓解，将上述情况及时报告医生，以便及时调整药物剂量和给药速度。血压稳定后每 5 ~ 10 min 测量血压 1 次。硝普钠、硝酸甘油等挥发性药物要现用现配，避光输入，防止药物见光分解。硝普钠每隔 6 h 需重新配制。一般使用 3 ~ 5 d，防止长期大量使用而造成氰化物中毒。

静脉或口服降压药物过程中，体位从低到高变动时容易出现直立性低血压。因此，一定告知患者变换体位要缓慢，一旦出现头晕、恶心、大汗、腹部不适、眼前发黑等直立性低血压先兆时，应立刻取卧位，抬高下肢超过头部，必要时快速补液，暂停静脉输注降压药物，报告医生进一步处理。

（5）对急性脑血管病神志不清、烦躁的患者提供保护性措施。应用床档，防止坠床摔伤意外。准备木制压舌板，患者抽搐时，预防舌咬伤。

（6）心理护理：患者因发病急，多有剧烈头痛、头晕、胸闷、恶心、呕吐等不适，同时由于缺乏相关知识，担心疾病愈后，情绪紧张、恐惧，大多数患者存在不同程度的焦虑或抑郁。后者通过中枢神经影响内分泌系统和免疫功能，造成血压升高、心率增快，加重病情。护士应主动与患者沟通，讲解疾病的病因、病程及转归，说明经过用药病情可以得到控制。解释情绪变化与血压高低有密切关系，良好的情绪能促进疾病恢复，及时给予患者精神安慰及心理支持，使患者有安全感。对负性情绪水平高及认知能力差的患者可应用镇静剂，室内安静，避免不良刺激，确保良好睡眠。

（7）饮食护理：低钠饮食，< 6 g/d，流质、半流质饮食。

（8）保持大便通畅，督促定时排便，多食粗纤维、水果，必要时使用缓泻剂。

## 四、健康教育

高血压急重症多由于血压控制不良所致，在病情稳定后对患者进行健康教育。采用多种形式相结合的健康教育措施，以促进信息的交流、传递，保证健康教育的延续性和完整性。例如，发放以实用知识为主的健康教育材料，患者自学掌握有关高血压自我护理知识和技术；在病房定期组织专题讲座、演示操作或护患座谈等。每次选择的教育内容少而精，多提问、多答疑，利于患者加深印象，提高对知识的掌握率；鼓励患者家属参加此类活动，获得相关知识。

反复宣教高血压需终身治疗，严格遵医嘱服药，告知患者降压治疗的明确目标：一般 < 140 mmHg/90 mmHg，糖尿病患者 < 130 mmHg/85 mmHg。

强调非药物治疗的重要性。提倡高血压患者自始至终应认真改变生活方式，应戒烟、限酒、限盐、减重、合理饮食、适度运动。改变生活方式，有助于控制高血压。防治高血压的非药物干预措施见表 1-3。

表 1-3 高血压的非药物干预措施

| 措施 | 目标 | 收缩压下降范围 |
|---|---|---|
| 减重 | 减少热量，膳食平衡，增加运动，体重指数保持在 20 ~ 24 kg/m2 | 5 ~ 20 mmHg/ 减重 10 kg |
| 膳食限盐 | 首先将每人每日平均食盐量降至 8 g，以后再降至 6 g | 2 ~ 8 mmHg |
| 减少膳食脂肪 | 总脂肪 < 总热量的 30%，饱和脂肪 < 总热量的 10%，增加新鲜蔬菜每日 400 ~ 500 g，水果每日 100 g，肉类每日 50 ~ 100 g，鱼虾类每日 50 g，蛋类每周 3 ~ 4 个，奶类每日 250 g，每日食油 20 ~ 25 g，少吃糖类和甜食 | 4 ~ 9 mmHg |
| 增加及保持适当体力活动 | 一般每周运动 3 ~ 5 次，每次持续 20 ~ 60 min。运动时的适宜心率可根据公式推算：运动时的适宜心率 = 170- 年龄 | 2 ~ 4 mmHg |
| 保持乐观心态，提高应激能力 | 提倡选择适合个体的娱乐、文化活动，增加社交机会，提高生活质量 | |
| 戒烟、限酒 | 不吸烟；不提倡饮高度烈性酒，有器官损害者戒酒 | |

（李旭静）

# 第五节　帕金森病

## 一、疾病概述

### （一）定义

帕金森病由 James Parkinson（1817 年）首先描述，旧称帕金森病，是发生于中年以上的中枢神经系统慢性进行性变性疾病，病因至今不明。多缓慢起病，逐渐加重。其病变主要在黑质和纹状体。其他疾病累及锥体外系统也可引起同样的临床表现者，则称为帕金森病综合征或帕金森综合征。65 岁以上人群患病率为 1 000/10 万，随着年龄增高，男性稍多于女性。

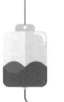

（二）临床表现

1. 震颤

肢体和头面部不自主抖动，这种抖动在精神紧张时和安静时尤为明显，病情严重时抖动呈持续性，只有在睡眠后消失。

2. 肌肉僵直，肌张力增高

表现为手指伸直，掌指关节屈曲，拇指内收，腕关节伸直，头前倾，躯干俯屈，髋关节和膝关节屈曲等特殊姿势。

3. 运动障碍

运动减少，动作缓慢，写字越写越小，精细动作不能完成，开步困难，慌张步态，走路前冲，呈碎步，面部缺乏表情。

4. 其他症状

多汗、便秘，油脂脸，直立性低血压，精神抑郁症状等，部分患者伴有智力减退。

（三）辅助检查

1. MRI

唯一的改变为在 $T_2$ 相上呈低信号的红核和黑质网状带间的间隔变窄。

2. 正电子发射计算机断层扫描（PET）

可检出纹状体摄取功能下降，其中又以壳核明显，尾状核相对较轻，即使症状仅见于单侧的患者也可查出双侧纹状体摄功能降低。尚无明确症状的患者，PET 若检出纹状体的摄取功能轻度下降或处于正常下界，以后均发病。

（四）诊断及鉴别诊断

1. 诊断

（1）帕金森病实验室检查及影像学检查多无特殊异常，临床诊断主要依赖发病年龄、典型临床症状及治疗性诊断（即应用左旋多巴有效）。

（2）帕金森病诊断明确后，还须进行 UPDRS 评分及分级，来评判帕金森病的严重程度并指导下步治疗。

2. 鉴别诊断

（1）脑炎后帕金森综合征：通常所说的昏睡性脑炎所致帕金森综合征已近 70 年未见报道，因此该脑炎所致脑炎后帕金森综合征也随之消失。近年报道病毒性脑炎患者可有帕金森样症状，但本病有明显感染症状，可伴有脑神经麻痹、肢体瘫痪、抽搐、昏迷等神经系统损害的症状，脑脊液可有细胞数轻中度增高、蛋白增高、糖减低等。病情缓解后其帕金森样症状随之缓解，可与帕金森病鉴别。

（2）肝豆状核变性：隐性遗传性疾病，约 1/3 有家族史，青少年发病，可有肢体肌张力增高、震颤、面具样脸、扭转痉挛等锥体外系症状。具有肝脏损害，角膜 K-F 环及血清铜蓝蛋白降低等特征性表现，可与帕金森病鉴别。

（3）特发性震颤：特发性震颤属显性遗传病，表现为头、下颌、肢体不自主震颤，震颤频率可高可低，高频率者甚似甲状腺功能亢进，低频者甚似帕金森震颤。本病无运动减少、肌张力增高及姿势反射障碍，并于饮酒后消失，普萘洛尔治疗有效等，可与原发性帕金森病鉴别。

（4）进行性核上性麻痹：本病也多发于中老年，临床症状可有肌强直、震颤等锥体外系症状。但本病有凸出的眼球凝视障碍、肌强直以躯干为重、肢体肌肉受累轻而较好的保持了肢体的灵活性、颈部伸肌张力增高致颈项过伸与帕金森病颈项屈曲显然不同，均可与帕金森病鉴别。

（5）Shy-Drager综合征：临床常有锥体外系症状，但因有突出的自主神经症状，如晕厥、直立性低血压、性功能及膀胱功能障碍、左旋多巴制剂治疗无效等，可与帕金森病鉴别。

（6）药物性帕金森综合征：过量服用利舍平、氯丙嗪、氟哌啶醇及其他抗抑郁药物均可引起锥体外系症状，因有明显的服药史，并于停药后减轻可资鉴别。

（7）良性震颤：良性震颤指没有脑器质性病变的生理性震颤（肉眼不易觉察）和功能性震颤。功能性震颤包括：①生理性震颤加强（肉眼可见）。多呈姿势性震颤，与肾上腺素能的调节反应增强有关；也见于某些内分泌疾病，如嗜铬细胞瘤、低血糖、甲状腺功能亢进。②可卡因和乙醇中毒以及一些药物的不良反应；癔症性震颤，多有心因性诱因，分散注意力可缓解震颤。③其他。情绪紧张时和做精细动作时出现的震颤。良性震颤临床上无肌强直、运动减少和姿势异常等帕金森病的特征性表现。

（五）治疗

1. 一般治疗

因本病的临床表现为震颤、强直、运动障碍、便秘和生活不能自理，故家属及医务人员应鼓励帕金森早期患者多做主动运动，尽量继续工作，培养业余爱好，多吃蔬菜水果或蜂蜜，防止摔跤，避免刺激性食物和烟酒。对晚期卧床患者，应勤翻身，多在床上做被动运动，以防发生关节固定、压力性损伤及坠积性肺炎。

2. 药物治疗

PD宜首选内科治疗，多数患者可通过内科药物治疗缓解症状。

各种药物治疗虽能使患者的症状在一定时期内获得一定程度的好转，但皆不能阻止本病的自然发展。药物治疗必须长期坚持，而长期服药则药效减退和不良反应难以避免。虽然有相当一部分患者通过药物治疗可获得症状改善，但即使目前认为效果较好的左旋多巴或复方多巴（美多芭及信尼麦），也有15%左右患者根本无效。用于治疗本病的药物种类繁多，现今最常用者仍为抗胆碱能药物和多巴胺替代疗法。

（1）抗胆碱能药物：该类药物最早用于 Parkinson 病的治疗，常用者为苯海索 2 mg，每日 3 次口服，可酌情增加；东莨菪碱 0.2 mg，每日 3 ~ 4 次口服；甲磺酸苯扎托品 2 ~ 4 mg，每日 1 ~ 3 次口服等。因甲磺酸苯扎托品对周围副交感神经的阻滞作用，不良反应多，应用越来越少。

（2）多巴胺替代疗法：此类药物主要补充多巴胺的不足，使乙酰胆碱－多巴胺系统重获平衡而改善症状。最早使用的是左旋多巴，但其可刺激外周多巴胺受体，引起多方面的外周不良反应，如恶心、呕吐、畏食等消化道症状和血压降低、心律失常等心血管症状。目前不主张单用左旋多巴治疗，用它与苄丝肼或卡比多巴的复合制剂。常用的药物有美多芭、息宁或帕金宁。①美多芭是左旋多巴和苄丝肼 4 ∶ 1 配方的混合剂。对病变早期的患者，开始剂量可用 62.5 mg，日服 3 次。如患者开始治疗时症状显著，则开始剂量可为 125 mg，每日 3 次；如效果不满意，可在第 2 周每日增加 125 mg，第 3 周每日再增加 125 mg。若患者的情况仍不满意，则应每隔 1 周每日再增加 125 mg。如果美多芭的日剂量 ＞ 1 000 mg，需再增加剂量只能每月增加 1 次。该药明显减少了左旋多巴的外周不良反应，但却不能改善其中枢不良反应。②息宁是左旋多巴和卡比多巴 10 ∶ 1 的复合物，开始剂量可用 125 mg，日服 2 次，以后根据病情逐渐加量。其加药的原则和上述美多芭的加药原则是一致的。帕金宁是左旋多巴和卡比多巴 10 ∶ 1 的复合物的控释片，它可使左旋多巴血浓度更稳定并达 4 ~ 6 h，有利于减少左旋多巴的剂末现象、开始现象和剂量高峰多动现象。但是，控释片也有一些缺陷，如起效慢，并且由于在体内释放缓慢，有可能在体内产生蓄积作用，反而有时出现异动症的现象，改用美多芭后消失。

（3）多巴胺受体激动剂：多巴胺受体激动剂能直接激动多巴胺能神经细胞突触受体，刺激多巴胺释放。

①溴隐亭：最常用，对震颤疗效好，对运动减少和强直均不及左旋多巴，常用剂量维持量为每日 15 ~ 40 mg。②协良行：患者使用时应逐步增加剂量，以达到不出现或少出现不良反应的目的。一般来讲，增加到每日 0.3 mg 是比较理想的剂量，但对于个别早期的患者，可能并不需要增加到这个剂量，那么可以在你认为合适的剂量长期服用而不再增加。如果效果不理想，还可以根据病情的需要及对药物的耐受情况，每隔 5 天增加 0.025 mg 或 0.05 mg。③泰舒达：使用剂量是每日 100 ~ 200 mg。可以从小剂量每日 50 mg 开始，可逐渐增加剂量。在帕金森病的早期，可以单独使用泰舒达治疗帕金森病，剂量最大可增加至每日 150 mg。如果和左旋多巴合并使用，剂量可以维持在每日 50 ~ 150 mg。一般每使用 250 mg 左旋多巴，可考虑合并使用泰舒达 50 mg 左右。

3. 外科手术治疗

（1）立体定向手术治疗：立体定向手术包括脑内核团毁损、慢性电刺激和神经组织移植。

①脑内核团毁损。a. 第一次手术适应证：长期服药治疗无效或药物治疗不良反应严重者；疾病进行性缓慢发展、已超过 3 年、年龄在 70 岁以下者；工作能力和生活能力受到明显限制（按 Hoehn 和 Yahr 分级为 Ⅱ ~ Ⅳ级）者；术后短期复发，同侧靶点再手术者。b. 第二次对侧靶点毁损手术适应证：第一次手术效果好，术后震颤僵直基本消失，无任何并发症者；手术近期疗效满意并保持在 12 个月以上者；年龄在 70 岁以下者；两次手术间隔时间 1 年者；目前无明显自主神经功能紊乱症状或严重精神症状，病情仍维持在 Ⅱ ~ Ⅳ级者。

禁忌证：症状很轻，仍在工作者；年老体弱者；出现严重关节挛缩或有明显精神障碍者；严重的心、肝、肾功能不全，高血压脑动脉硬化者或有其他手术禁忌者。

②脑深部慢性电刺激（DBS）：目前 DBS 最常用的神经核团为丘脑腹中间核（VIM）、丘脑底核（STN）和苍白球腹后部（PVP）。

慢性刺激术控制震颤的效果优于丘脑腹外侧核毁损术，后者发生并发症也常影响手术的成功。通过改变刺激参数可减少不必要的不良反应，远期疗效可靠。该法尚可用于非帕金森性震颤，如多发硬化和创伤后震颤。

丘脑底核（STN）也是刺激术时选用的靶点。有学者（1994 年）报道应用此方法观察治疗一例运动不能的 PD 患者。靶点定位方法为脑室造影，并参照立体定向脑图谱，同时根据慢性电极刺激和电生理记录进行调整。发现神经元活动自发增多的区域位于 AC-PC 平面下 2 ~ 4 mm，AC-PC 线中点旁 10 mm。对该处进行 130 Hz 刺激，可立即缓解运动不能症状（主要在对侧肢体），但不诱发半身舞蹈症等运动障碍。上述观察表明，对 STN 进行慢性电刺激可用于治疗运动严重障碍的 PD 患者。

（2）脑细胞移植和基因治疗：帕金森病脑细胞移植术和基因治疗已在动物实验上取得很大成功，但最近临床研究显示，胚胎脑移植只能轻微改善 60 岁以下患者的症状，并且 50% 的患者在手术后出现不随意运动的不良反应，因此，目前此手术还不宜普遍采用。基因治疗还停留在实验阶段。

## 二、护理评估

1. 健康史评估

（1）询问患者职业，农民的发病率较高，主要是他们与杀虫剂、除草剂接触有关。

（2）评估患者家族中有无患此病的人，PD 与家族遗传有关，患者的家族发病率为 7.5% ~ 94.5%。

（3）评估患者居住、生活、工作的环境，农业环境中神经毒物（杀虫剂、除草剂），工业环境中暴露重金属等是 PD 的重要危险因素。

2. 临床观察评估

帕金森病常为 50 岁以上的中老年人发病，发病年龄平均为 55 岁，男性稍多，起病缓

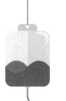

慢，进行性发展，首发症状多为动作不灵活与震颤，随着病程的发展，可逐渐出现下列症状和体征。

（1）震颤：常为首发症状，多由一侧上肢远端（手指）开始，逐渐扩展到同侧下肢及对侧肢体，下颌、口唇、舌及头部通常最后受累，典型表现是静止性震颤，拇指与屈曲的食指间呈"搓丸样"动作，安静或休息时出现或明显，随意运动时减轻或停止，紧张时加剧，入睡后消失。

（2）肌强直：肌强直表现为屈肌和伸肌同时受累，被动运动关节时始终保持增高的阻力，类似弯曲软铅管的感觉，故称"铅管样强直"；部分患者因伴有震颤，检查时可感到在均匀掌的阻力中出现断续停顿，如同转动齿轮感，称为"齿轮样强直"，是由于肌强直与静止性震颤叠加所致。

（3）运动迟缓：表现为随意动作减少，包括行动困难和运动迟缓，并因肌张力增高，姿势反射障碍而表现一系列特征性运动症状，如起床、翻身、步行、方向变换等运动迟缓；面部表情肌活动减少，常常双眼凝视，瞬目运动减少，呈现"面具"脸；手指做精细动作如扣纽扣、系鞋带等困难；书写时字越写越小，呈现"写字过小征"。

（4）姿势步态异常：站立时呈屈曲体姿，步态障碍甚为突出，患者自坐位、卧位起立困难，迈步后即以极小的步伐向前冲去，越走越快，不能及时停步或转弯，称慌张步态。

（5）其他症状：反复轻敲眉弓上缘可诱发眨眼不止。口、咽、腭肌运动障碍，讲话缓慢，语音低沉、单调，流涎，严重时可有吞咽困难。还有顽固性便秘、直立性低血压等，睡眠障碍；部分患者疾病晚期可出现认知功能减退、抑郁和视幻觉等，但常不严重。

3. 诊断性检查评估

（1）头颅 CT：CT 可显示脑部不同程度的脑萎缩表现。

（2）生化检测：采用高效液相色谱（HPLC）可检测到脑脊液和尿中 HVA 含量降低。

（3）基因检测：DNA 印迹技术、PCR、DNA 序列分析等在少数家族性 PD 患者可能会发现基因突变。

（4）功能显像检测：采用 PET 或 SPECT 与特定的放射性核素检测，可发现 PD 患者脑内 DAT 功能显著降低，且疾病早期即可发现，$D_2$ 型 DA 受体（$D_2R$）活性在疾病早期超敏、后期低敏，以及 DA 递质合成减少，对 PD 的早期诊断、鉴别诊断及病情进展监测均有一定的价值。

## 三、主要护理问题

1. 运动障碍

帕金森病患者由于其基底核或黑质发生病变，以致负责运动的锥体外束发生功能障碍，患者运动的随意肌失去了协调与控制，产生运动障碍并随之带来一定的意外伤害。

（1）跌倒：震颤、关节僵硬、动作迟缓，协调功能障碍常是患者摔倒的原因。

（2）误吸：舌头、唇、颈部肌肉和眼睑亦有明显的震颤及吞咽困难。

2. 营养摄取不足

患者常因手、头不自主的震颤，进食时动作太慢，常常无法独立吃完一顿饭，以致未能摄取日常所需热量，因此，约有70%的患者有体重减轻的现象。

3. 便秘

由于药物的不良反应、缺乏运动、胃肠道中缺乏唾液（因吞咽能力丧失，唾液由口角流出），液体摄入不足及肛门括约肌无力，因此大多数患者有便秘。

4. 尿潴留

吞咽功能障碍以致水分摄取不足，贮存在膀胱的尿液不足200～300 mL则不会有排尿的冲动感；排尿括约肌无力引起尿潴留。

5. 精神障碍

疾病使患者协调功能不良、顺口角流唾液，而且又无法进行日常生活的活动，因此患者会有心情抑郁、产生敌意、罪恶感或无助感等情绪反应。由于外观的改变，有些患者还会发生因自我形象的改变而造成与社会隔离的问题。

## 四、护理目标

（1）患者未发生跌倒或跌倒次数减少。

（2）患者有足够的营养，进食水时不发生呛咳。

（3）患者排便能维持正常。

（4）患者能维持部分自我照顾的能力。

（5）患者及家属的焦虑症状减轻。

## 五、护理措施

1. 安全护理

（1）安全配备，由于患者行动不便，在病房楼梯两旁、楼道、门把附近的墙上，增设沙发或木制的扶手，以增加患者开、关门的安全性；配置牢固且高度适中的座厕、沙发或椅。以利于患者坐下或站起，并在厕所、浴室增设可供扶持之物，使患者排便及穿脱衣服方便；应给患者配置助行器辅助设备；呼叫器置于患者床旁，日常生活用品放在患者伸手可及处。

（2）定时巡视，主动了解患者的需要，既要指导和鼓励患者增强自我照顾能力，做力所能及的事情，又要适当协助患者洗漱、进食、沐浴、如厕等。

（3）防止患者自伤。患者动作笨拙，常有失误，应谨防其进食时烫伤。端碗持筷困难者，尽量选择不易打碎的不锈钢餐具，避免使用玻璃和陶瓷制品。

2. 饮食护理

（1）增加饮食中的热量、蛋白质的含量及容易咀嚼的食物，吃饭少量多餐。定时监测体重变化；在饮食中增加纤维与液体的摄取，以预防便秘。

（2）进食时，营造愉快的气氛，因患者吞咽困难及无法控制唾液，所以有的患者喜欢单独进食；应将食物事先切成小块或磨研，并给予粗大把手的叉子或汤匙，使患者易于把持；给予患者充分的进食时间，若进食中食物冷却了，应予以温热。

（3）吞咽障碍严重者，吞咽可能极为困难，在进食或饮水时有呛咳的危险，而造成吸入性肺炎，故不要勉强进食，可改为鼻饲喂养。

3. 保持排便畅通

给患者摄取足够的营养与水分，并教导患者解便与排尿时，吸气后闭气，利用增加腹压的方法解便与排尿。另外，依患者的习惯，在进食后半小时应试着坐于马桶上排便。

4. 运动护理

告之患者运动锻炼的目的在于防止和推迟关节僵直和肢体挛缩，与患者和家属共同制定锻炼计划，以克服运动障碍的不良影响。

（1）尽量参与各种形式的活动，如散步、太极拳、床边体操等。注意保持身体和各关节的活动强度与最大活动范围。

（2）对于已出现某些功能障碍或坐起已感到困难的患者，要有目的有计划地锻炼。告诉患者知难而退或由他人包办只会加速功能衰退。如患者感到坐立位变化有困难，应每天做完一般运动后，反复练习起坐动作。

（3）必须指导患者注意姿势，以预防畸形。应小心观察头与颈部是否有弯曲的倾向。正确姿势有助于头、颈直立。躺于床上时，不应垫枕头，且患者应定期俯卧。

（4）本病常使患者起步困难和步行时突然僵住，因此嘱患者步行时思想要放松。尽量跨大步伐；向前走时脚要抬高，双臂摆动，目视前方而不要注视地面；转弯时，不要碎步移动，否则会失去平衡；护士和家属在协助患者行走时，不要强行拖着患者走；当患者感到脚粘在地上时，可告诉患者先向后退一步，再往前走，这样会比直接向前容易。

（5）过度震颤者让他坐在有扶手的椅子上，手抓着椅臂，可以稍加控制震颤。

（6）晚期患者出现显著的运动障碍时，要帮助患者活动关节，按摩四肢肌肉，注意动作轻柔，勿给患者造成疼痛。

（7）鼓励患者尽量试着独立完成日常生活的活动，自己安排娱乐活动，培养兴趣。

（8）让患者穿轻便宽松的衣服，可减少流汗与活动的束缚。

5. 合并抑郁症的护理

帕金森病患者的抑郁与帕金森疾病程度呈正相关，即患者的运动障碍愈重对其神经心

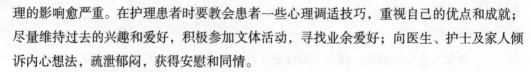

理的影响愈严重。在护理患者时要教会患者一些心理调适技巧，重视自己的优点和成就；尽量维持过去的兴趣和爱好，积极参加文体活动，寻找业余爱好；向医生、护士及家人倾诉内心想法，疏泄郁闷，获得安慰和同情。

6. 睡眠异常的护理

（1）创造良好的睡眠环境：建议患者要有舒适的睡眠环境，如室温和光线适宜；床褥不宜太软，以免翻身困难；为运动过缓和僵直较重的患者提供方便上下床的设施；卧室内放尿壶及便器，有利于患者夜间如厕等。避免在有限的睡眠时间内实施影响患者睡眠的医疗护理操作，必须进行的治疗和护理操作应穿插于患者的自然觉醒时，以减少被动觉醒次数。

（2）睡眠卫生教育：指导患者养成良好的睡眠习惯和方式，建立比较规律的活动和休息时间表。

（3）睡眠行为干预。①刺激控制疗法：只在有睡意时才上床；床及卧室只用于睡眠，不能在床上阅读、看电视或工作；若上床 15 ~ 20 min 不能入睡，则应考虑换别的房间，仅在又有睡意时才上床（目的是重建卧室与睡眠间的关系）；无论夜间睡多久，清晨应准时起床；白天不打瞌睡。②睡眠限制疗法：教导患者缩短在床上的时间及实际的睡眠时间，直到允许躺在床上的时间与期望维持的有效睡眠时间一样长。当睡眠效率超过 90% 时，允许增加 15 ~ 20 min 卧床时间。睡眠效率低于 80%，应减少 15 ~ 20 min 卧床时间。睡眠效率 80% ~ 90%，则保持卧床时间不变。最终，通过周期性调整卧床时间直至达到适度的睡眠时间。③依据睡眠障碍的不同类型和药物的半衰期遵医嘱有的放矢地选择镇静催眠药物，并主动告知患者及家属使用镇静催眠药的原则，即最小剂量、间断、短期用药，注意停药反弹、规律停药等。

7. 治疗指导

药物不良反应的观察如下。

（1）遵医嘱准时给药，预防或减少"开关"现象、剂末现象、异动症的发生。

（2）药物治疗初起可出现胃肠不适，表现为恶心、呕吐等，有些患者可出现幻觉。但这些不良反应可以通过逐步增加剂量或降低剂量的办法得到克服。特别值得指出的是，有一部分患者过分担心药物的不良反应，表现为尽量推迟使用治疗帕金森病的药物，或过分地减少药物的服用量，这不仅对疾病的症状改善没有好处，长期如此将导致患者的心、肺、消化系统等出现严重问题。

（3）精神症状：服用苯海索、金刚烷胺药物后，患者易出现幻觉，当患者表述一些离谱事时，护士应考虑到是服药引起的幻觉，立即报告医生，遵医嘱给予停药或减药，以防其发生意外。

8．功能神经外科手术治疗护理

（1）手术方法：外科治疗方法目前主要有神经核团细胞毁损手术与脑深部电刺激器埋置手术两种方式。原理是为了抑制脑细胞的异常活动，达到改善症状的目的。

（2）手术适应证：诊断明确的原发性帕金森病患者都是手术治疗的适合人群，尤其是对左旋多巴（美多芭或息宁）长期服用以后疗效减退，出现了"开关"波动现象、异动症和"剂末"恶化效应的患者。

（3）手术并发症：因手术靶点的不同，会有不同的并发症。苍白球腹后部（PVP）切开术可能出现偏盲或视野缺损，丘脑腹外侧核（VIM）毁损术可出现感觉异常如嘴唇、指尖麻木等，丘脑底核（STN）毁损术可引起偏瘫。

（4）手术前护理：①术前教育：相关知识教育。②术前准备：术前一天头颅备皮；对术中术后应用的抗生素遵医嘱做好皮试；嘱患者晚12：00后开始禁食水药；嘱患者清洁个人卫生，并在术前晨起为患者换好干净衣服。③术前30 min给予患者术前哌替啶25 mg肌内注射，并将一片美多芭备好交至接手术者以便术后备用。④患者离病房后为其备好麻醉床、无菌小巾、一次性吸痰管、心电监护。

（5）手术后护理：①交接患者：术中是否顺利、有无特殊情况发生、术后意识状态、伤口的引流情况等。②安置患者于麻醉床上，头枕于无菌小巾上，取平卧位，嘱患者卧床2 d，减少活动，以防诱发颅内出血；嘱患者禁食、水、药6 h后逐渐改为流食、半流食、普通饮食。③术后治疗效果观察：原有症状改善情况并记录。④术后并发症的观察：术后患者会出现脑功能障碍、脑水肿、颅内感染、颅内出血等并发症。因此，术后严密观察患者神志、瞳孔变化，有无高热、头疼、恶心、呕吐等症状，有无偏盲、视野变窄及感知觉异常；观察患者伤口有无出血及分泌物等。⑤心电监测、颅脑监测24 h，低流量吸氧6 h。

9．给予患者及家属心理的支持

对于心情抑郁的患者，应鼓励其说出对别人依赖感的感受。对于怀有敌意、罪恶感或无助感的患者，应给予帮助与支持，提供良好的照顾。寻找患者有兴趣的活动，鼓励患者参与。

## 六、健康教育

（1）指导术后服药，针对手术的患者，要让患者认识到手术虽然改善运动障碍，但体内多巴胺缺乏客观存在，仍需继续服药。

（2）指导日常生活中的运动训练，告知患者运动锻炼的目的在于防止和推迟关节僵直和肢体挛缩，与患者和家属共同制定锻炼计划，以克服运动障碍的不良影响。①关节活动度的训练：脊柱、肩、肘、腕、指、髋、膝、踝及趾等各部位都应进行活动度训练。对于脊柱，主要进行前屈后伸、左右侧屈及旋转运动。②肌力训练：上肢可进行哑铃操或徒手训练；下肢股四头肌的力量和膝关节控制能力密切相关，可进行蹲马步或反复起坐练习；腰背肌可进行仰卧位的桥式运动或俯卧位的燕式运动；腹肌力量较差行仰卧起坐训练。③姿势转换训练：必须指导患者注意姿势，以预防畸形。应小心观察头与颈部是否有弯曲的倾向。正确姿势有助于头、颈直立。躺于床上时，不应垫枕头，且患者应定期俯卧，注意翻身、卧位转为坐位、坐位转为站位训练。④重心转移和平衡训练：训练坐位平衡时可让患者重心在两臀间交替转移，也可训练重心的前后移动；训练站立平衡时双足分开 5 ~ 10 cm，让患者从前后方或侧方取物，待稳定后便可突然施加推或拉外力，最好能诱发患者完成迈步反射。⑤步行步态训练：对于下肢起步困难者，最初可用脚踢患者的足跟部向前，用膝盖推挤患者腘窝使之迈出第一步，以后可在患者足前地上放一矮小障碍物，提醒患者迈过时方能起步。抬腿低可进行抬高腿练习，步距短的患者行走时予以提醒；步频快则应给予节律提示。对于上下肢动作不协调的患者，一开始嘱患者做一些站立相的两臂摆动，幅度可较大；还可站于患者身后，两人左、右手分别共握一根体操棒，然后喊口令一起往前走，手的摆动频率由治疗师通过体操棒传给患者。⑥让患者穿轻便宽松的衣服，可减少流汗与活动的束缚。

（李旭静）

# 案例一：急性脑梗死的护理

## 【案例介绍】

### （一）一般资料

患者 ×××，男，89 岁，以"行走困难、言语不清、尿便障碍 2 天"为主诉入院。2天前家属发现行走困难，拖步，步幅变小，上抬困难，日常生活基本自理，未在意，症状逐渐加重，行走需要搀扶，伴言语不清，尿失禁，无肢体麻木、视物不清，无饮水呛咳、吞咽困难，为求诊治急来我院，急诊以"脑卒中"收入病房，入院时神志清，精神差，饮食差，睡眠可，大小便失禁，体重正常。四肢肌张力正常，左下肢Ⅲ级，余肢肌力Ⅳ级，四肢腱反射（++），双下肢中度水肿。

### （二）病史

既往史：平素体质一般，脑梗死病史，认知障碍多年；有高血压史多年，收缩压最高超过 180 mmHg，未予规律服药控制；糖尿病 10 余年，给予胰岛素控制，具体不详；冠心病病史；慢性支气管炎、哮喘病史多年，活动后易气喘，间断服用中药；前列腺增生病史，服用哈乐改善症状；无肝炎、结核类传染病史，无手术史，无外伤史，无输血史，无献血史，无食物过敏史，无药物过敏史。预防接种随社会进行。

个人史：生于本地，无长期外地居住史。无特殊生活习惯，无吸烟史。无饮酒嗜好，无药物嗜好，无工业毒物、粉尘、放射性物质接触史，无有毒性物质接触史，无疫区接触史。

婚育史：30 岁结婚，配偶健康，育 2 子 3 女，1 子有"精神病"史。

家族史：父已故，母已故，1 兄去世。家族无类似患者疾病、传染性疾病、遗传性疾病。

（三）医护过程

查体：T 36.3℃，P 66 次/分，R 17 次/分，W 90 kg，左上肢 BP 138/77 mmHg，右上肢 BP 138/77 mmHg，神志清，精神差，查体合作。入院后给予间断氧气吸入 3 L/min，完善血、尿、粪常规，血生化、凝血功能、输血四项，心电图、彩超等检查，8 月 25 日 DWI+MRA 考虑右侧小脑半球较新鲜梗死灶，诊断为"急性脑梗死"，给予双联抗血小板聚集、降脂、改善循环、清除自由基、改善侧支循环治疗。8 月 26 日胸部 64 排 CT 示双肺炎症。2021-08-30 出现新的夜间打鼾，睡眠呼吸暂停明显，请呼吸科医师会诊，给予心电监护，示血氧饱和度间歇下降，欲给予无创呼吸机辅助呼吸。GCS 评分 9 月 1 日评分 13 分，9 月 4 日 9 分；患者意识嗜睡，左上肢肌力Ⅱ级，左下肢Ⅲ级，余肢肌力Ⅳ级。继续给予丁苯酞、依达拉奉清除氧自由基，多索茶碱扩张支气管，患者血糖控制不佳，加用欧唐宁降糖，患者下肢静脉曲张明显，加用威利坦改善下肢静脉功能，前列疏通胶囊改善前列腺功能。9 月 16 日患者神志嗜睡，睡眠多，流质饮食，饮食可，大小便失禁，患者应用无创呼吸机后人机对抗，目前侧卧，未再次出现血氧饱和度降低，停呼吸机应用，症状较前恢复。

## 【护理措施】

（一）治疗护理

1. 气道护理

根据患者病情给予持续低流量吸氧。卧床休息，抬高床头，使患者半坐卧位，平卧时侧身，头偏向一侧，有利呼吸。在患者睡眠时给予无创呼吸机辅助呼吸时，随时检查呼吸机是否处于正常、面罩是否漏气，询问患者是否有腹胀、胀气，并及时报告医生处理各种异常情况。根据血气分析结果和患者的临床表现，及时调整吸氧流量或浓度；吸入的氧气应加温加湿，避免气道干燥和寒气流的刺激而加重气道痉挛。

遵医嘱给予雾化吸入，密切观察药物的疗效和副作用，指导患者雾化后擦干颜面部并用清水充分漱口，避免口咽部物残留，以减轻局部反应和胃肠吸收。给予机械排痰，指导患者深呼吸和有效咳嗽，定时协助患者翻身、拍背，有利于分泌物的排出，必要时给以吸痰。

**2. 用药护理**

丁苯酞注射液用于改善急性缺血性脑卒中患者的神经功能缺损。100 mL 滴注时间不应少于 50 min，两次用药时间间隔不应少于 6 h。不良反应有心率减慢、血糖升高、血脂升高、血钾降低、头痛、头晕、嗜睡等，因此做好患者病情观察，并注意滴注速度，不能过快。多索茶碱注射液需要缓慢滴注，滴注时间通常不少于 45 min；若静脉注射用量过大和静脉注射过快轻者会引起恶心、呕吐，严重时出现心律失常、血压下降甚至导致死亡，故需充分稀释后缓慢注射。

**（二）观察护理**

严密观察生命体征、意识瞳孔变化，观察患者面色、出汗、发绀、呼吸困难程度等情况，及时清除呼吸道分泌物，保持呼吸道通畅，并定时检测血气分析。

**1. 饮食护理**

应不失时机地对患者及家属进行预防误吸的知识宣教与健康教育，科学地指导患者和家属，让其掌握相关知识，使患者在安静环境下进食，注意力集中。患者入院时吞咽障碍筛查评价为重度吞咽障碍，医护人员即告知家属为患者留置胃管，行鼻饲饮食，但家属拒绝。为了防止患者发生误吸引起窒息等并发症，床旁备吸引器。指导家属准备密度均匀避免过于发黏的半流质食物，这样通过咽和食管时易变形，而且很少在黏膜上残留，如米糊；进食体位取床上半坐卧位；餐具选择柄长而粗，边缘钝厚的匙羹，容量为 5 ~ 10 mL。饮水时要用小勺，避免使用吸管或大口饮水。一口的进食量以 3 ~ 4 mL 为宜，进食速度不宜过快，每进食一口要让患者细嚼慢咽反复吞咽数次。

**2. 皮肤护理**

给予压疮护理评估。班班交接，注意观察皮肤有无变红、擦伤等。保持床单元清洁、平整、干燥，定期更换被服，有污染时及时更换，指导家属床上活动技巧，制定床上活动计划，保证患者正确坐姿，减少剪切力对臀部皮肤的损害；尿液长期浸湿皮肤可使皮肤角质层变软而失去正常防御功能，而尿液中氨对皮肤的刺激，易引起皮疹，大便失禁肛门周围及会阴部皮肤容易红肿、糜烂，因此要保持皮肤卫生，大小便后及时用温水擦洗干净，并勤洗勤换，保持局部皮肤干燥。

**3. 语言沟通障碍**

患者意识清楚，可听懂他人讲话，但自己无法发音，患者无精神障碍，且右手可活动，可为患者采用纸笔书写、图片、手势、体语等方式进行交流。要关心、体贴、鼓励患者进行语言交流，保护患者的自尊与自信，鼓励患者坚持康复训练。

**4. 预防深静脉血栓形成**

告知患者及家属深静脉血栓形成的危险因素及危害，取得其配合，指导患者及家属预防深静脉血栓形成的措施：抬高左下肢20°～30°，略高于心脏水平，进行下肢主动及被动活动，促进下肢静脉回流；每日饮水量应达到2 000～3 000 mL，以稀释血液，增加血容量，降低血栓的发生率；尽量保护静脉，避免在同一部位反复穿刺，避免下肢穿刺。

## 【小结】

该患者基础病多，除了上述呼吸、皮肤等问题外，患者血糖控制不佳，估计与患者吞咽障碍后半流质有关，注意降糖药按时服药的同时，预防低血糖的发生，如果患者意识不清，进食量不够，及时告知医生。

## 【参考文献】

［1］王学义，陆林. 经颅磁刺激与神经精神疾病［M］. 北京：北京大学医学出版社，2014.

［2］尤黎明，吴瑛. 内科护理学［M］. 第6版. 北京：人民卫生出版社，2017.

（李旭静）

# 案例二：轻度脑卒中的护理

## 【案例介绍】

（一）一般资料

患者×××，男，51岁，以"左手、左下肢麻木4天"为主诉入院。4天前无明显诱因出现左下肢膝以下，左手无名指、小拇指头麻木，伴乏力，走路不稳，脚踩棉花感，活动不灵活，左眼视物模糊、黑蒙，无头晕、头痛、耳鸣、言语不行、呛咳，无恶心、呕吐，腹痛、腹泻，呈持续性，活动后缓解，未治疗。上述症状间断发作，性质同前。1天前，症状加重，出现双下肢麻木，面部左侧麻木，活动后不缓解。为进一步诊断治疗到我院就诊，门诊以"脑血管意外"收入我科。患病以来，神志清，精神尚可，饮食尚可，睡眠可，大便正常，小便正常，体重正常。

（二）病史

既往史：平素体健，有冠心病，无肝炎、结核类传染病史，10年前行"左侧肾囊肿切除术"及"阑尾切除术"，4月前，于我院心内科行"冠脉介入术"，无外伤史，无输血史，献血两次，每次400 mL，无食物过敏史，有药物过敏史：碘造影剂。预防接种随社会进行。

个人史：生于原籍，无长期外地居住史。无特殊生活习惯，有吸烟史 35 年。有饮酒嗜好 20 年，每日约 100 mL，无药物嗜好，无工业毒物、粉尘、放射性物质接触史，无有毒性物质接触史。

婚育史：20 岁结婚，配偶健康，育 1 子 2 女，子女均健康。

家族史：父已故，母已故，1 兄患者"冠心病"，1 兄 2 姐体健。家族无类似患者疾病、传染性疾病、遗传性疾病。

（三）医护过程

入院查体：T 36.6 ℃，P 76 次 / 分，R 19 次 / 分，BP 126/82 mmHg，神志清，精神可，查体合作。头颅形态正常，颈软，无抵抗。双侧胸廓对称，呼吸节律规整，双肺呼吸音清，未闻及干湿性啰音。心界不大，心率 76 次 / 分，律齐，各瓣膜听诊区未闻及病理性杂音。腹平软，无压痛及反跳痛，叩诊鼓音，移动性浊音阴性，肠鸣音 4 次 / 分。双下肢无水肿。神经内科专科查体：言语流利，记忆力、计算力、定向力、情感反应正常。双侧瞳孔等大等圆，直径约 3 mm，对光反应灵敏。双侧眼球各方向活动充分灵活。双侧额纹对称，闭目有力，双侧鼻唇沟对称，示齿口角无歪斜，伸舌居中。双侧咽反射正常，饮水无呛咳。四肢肌张力正常，肌力 V 级。四肢腱反射（++），双侧巴氏征阴性。共济运动未见异常，深浅感觉未及异常。脑膜刺激征阴性。营养风险筛查 0 分，无营养风险。初步诊断：①脑梗死；②冠心病、急性心肌梗死 PCI 术后、心功能 Ⅱ 级。定位诊断：后循环。入院后完善相关检查，2021-10-23 脑功能成像 + 头血管，颈椎平扫示：①双侧基底节区多发腔隙性脑梗死；②脑白质脱髓鞘；③脑动脉轻度动脉硬化；④双侧颈内动脉 $C_3$ 段管腔显影浅淡，考虑伪影，狭窄待排除，请结合临床；⑤ $C_{2\sim3}$、$C_{3\sim4}$、$C_{4\sim5}$、$C_{5\sim6}$ 椎间盘突出；⑥ $C_{4\sim7}$ 椎体骨质增生。ANP+BNP（2021-10-23）：心钠素 293.0 pg/mL；N 端利钠肽前体 255 pg/mL；血脂 5 项分析（2021-10-23）：甘油三酯 1.83 mmol/L；高密度脂蛋白胆固醇 0.92 mmol/L；低密度脂蛋白胆固醇 2.48 mmol/L。患者中年男性，既往冠心病，无明显诱因出现下肢麻木不适，结合目前临床资料，给予阿加曲班抗凝、罂粟碱扩张血管、丁苯酞清除自由基、丹红活血化瘀、甲钴胺营养神经、阿托伐他汀钙降脂、还原型谷胱甘肽护肝等对症处理。2021-10-27 患者诉近期睡眠不佳，给予奥氮平改善症状等对症处理。治疗上继续给予罂粟碱扩张血管，丹红活血化瘀，甲钴胺、胞磷胆碱、烟酰胺营养神经、改善循环，给予阿司匹林、替格瑞洛抗血小板聚集、阿托伐他汀钙降脂、还原型谷胱甘肽护肝、门冬氨酸钾镁营养心肌等对症处理。2021-11-08 患者下肢麻木、手麻木明显好转，病情稳定，治疗同前，继续应用双抗血小板聚集药物，营养神经、改善循环、降脂、护肝、营养心肌等对症处理。观察患者病情变化，不适积极处理。2021-11-10 患者院外继续遵医嘱用药；低盐低脂饮食，坚持康复锻炼；定期复查，不适随诊。

## 【护理措施】

1. 用药护理

嘱患者遵医嘱服用口服药，注意观察药物作用和副作用，不可擅自停药及减量，有问题及时告知医护人员。应用抗凝药有出血的风险；观察患者黏膜、皮肤、消化道有无出血反应，如发现牙龈出血、皮肤不明原因瘀斑、黑便等，应及时告知医生，视情况调整用药。

2. 观察护理

注意观察病情变化，如患者出现肢体麻木加重、肌力变化、头痛、意识改变等症状，应及时告知医生，并配合医生治疗。

3. 知识缺乏的护理

运用多种形式，向患者介绍脑血管病相关知识，指导合理饮食及适量运动，讲解饮食对于疾病治疗及康复的重要作用，增加患者依从性。详细告知患者药物作用机制、不良反应及使用注意事项，指导患者遵医嘱正确用药。根据脑卒中危险因素初筛表，患者属于脑卒中高危个体，应强化管理，告知患者脑卒中发作时症状，教会患者早期识别、及时就医，以免延误病情。

4. 心理护理

认识到患者的焦虑，承认患者的感受，对患者表示理解。通过交谈确认患者对疾病和未来生活方式的顾虑，针对患者的顾虑给予解释或指导。耐心向患者解释病情及治疗方案，消除心理紧张和顾虑，使其能积极配合治疗并得到充分休息。通过连续性护理与患者建立良好关系。

5. 饮食指导

低盐低脂，少吃或不吃动物脂肪和动物内脏，以瘦肉为宜；多食新鲜蔬菜、富含维生素 C 的新鲜水果。

6. 生活方式指导

通过与患者的交谈了解到，该患者平时运动量少，喜食高脂食物，饮水少，有长期吸烟史及饮酒嗜好，半年时间三次因心脑血管病入院治疗，且两次入院后仍不改变生活习惯。因此，我们应详细告知不良生活习惯的危害性，并结合其病情及其他典型病例，使其认识到改变不良生活方式的必要性。帮助患者建立合理、便于实施的计划，增加其依从性。

## 【小结】

该患者无高血压、糖尿病，但是有吸烟、饮酒、高脂饮食的不良生活习惯，患者入院后即给予责任制整体护理，从入院即开始评估，根据患者的实际病情，患者缺乏疾病的认知，给予积极治疗和针对性个性化的指导，提高患者对脑卒中相关知识的认知水平，提高患者治疗及二级预防的依从性，入院后健康管理师为患者建立健康档案，出院后加强随访，了解患者疾病控制情况，并给予监督、沟通患者实际生活状态和医嘱执行情况。经过健康管理对患者监督能使潜在脑卒中复发患者逐渐养成良好的生活习惯，从而延缓脑卒中事件的发生，提高人民的生活水平。目前科室在健康管理方面开展不足，需要投入大量的时间和人力。

## 【参考文献】

[1]邱玉霞，陈美珍，谭琼英，等.卒中个案管理师介入脑卒中二级预防的全病程管理的探究[J].中国医药科学，2021，11（13）：169-172.

[2]尤黎明，吴瑛.内科护理学[M].第6版.北京：人民卫生出版社，2017.

（李旭静）

# 案例三：隐源性脑卒中的护理

## 【案例介绍】

### （一）一般资料

患者×××，男，42岁，以"小脑梗死1月余，左侧肢体麻木加重3天"为主诉入院。1月余前无明显诱因出现头晕，伴视物旋转、重影、大汗，伴恶心、呕吐，呕吐物为胃内容物，站起后症状加重，伴辨距不良，无肢体无力，无饮水呛咳、吞咽困难，无意识障碍。为治疗就诊于"信阳市某医院"，行CT检查示：①左侧小脑半球低密度影，梗死可能性大建议MR检查；②脑干稍低密度影，请结合临床；③双下肺慢性炎症改变；④左肺下叶局限性肺气肿。给予输液对症治疗（具体不详）后病情好转出院，院外遵医嘱口服"阿司匹林肠溶片100 mg qd、氯吡格雷片75 mg qd、阿托伐他汀钙片20 mg qn"，后间断出现左侧颜面部、肢体麻木、乏力，3天前肢体麻木再发并加重。为进一步诊断治疗到我院就诊，以"小脑梗死"收入我科。患病以来，神志清，精神尚可，饮食尚可，睡眠可，大便正常，小便正常，体重正常。

（二）病史

既往史：平素体健无高血压、冠心病、糖尿病，无肝炎、结核类传染病史，无手术史，无外伤史，无输血史，有献血史，无食物过敏史，无药物过敏史。预防接种随社会进行。

个人史：无长期外地居住史。无特殊生活习惯，有吸烟史 20 余年，20 支 /d。无饮酒嗜好，无药物嗜好，无工业毒物、粉尘、放射性物质接触史，无有毒性物质接触史，无疫区接触史。

婚育史：28 岁结婚，配偶健康，子女均健康。

家族史：父健在，母健在，1 弟均体健。家族无类似患者疾病、传染性疾病、遗传性疾病。

（三）医护过程

查体：T 36.6℃，P 76 次 / 分，R 19 次 / 分，BP 126/82 mmHg，神志清，精神可，查体合作。双下肢无水肿。神经内科专科查体：言语流利，记忆力、计算力、定向力、情感反应正常。双侧瞳孔等大等圆，直径约 3 mm，对光反应灵敏。双侧眼球各方向活动充分灵活。双侧咽反射正常，饮水无呛咳。四肢肌张力正常，肌力 V 级。四肢腱反射（++），双侧巴氏征阴性。共济运动未见异常，深浅感觉未及异常。头颅胸部 CT（2021-01-25）：①左侧小脑半球低密度影，梗死可能性大，建议 MR 检查；②脑干稍低密度影，请结合临床；③双下肺慢性炎症改变；④左肺下叶局限性肺气肿。初步诊断：①小脑梗死；②局限性肺气肿。2 月 24 日入院后完善血、尿、粪常规，血生化、凝血功能、输血四项，心电图、彩超、磁共振等检查；2 月 26 日患者头昏沉不适感，行走欠稳，走直线差，左侧面部麻木，饮食睡眠可，大小便正常，头颅 DWI，头颅血管成像（2021-02-26）：①左侧小脑半球梗死灶；②双侧筛窦炎。患者明确诊断脑梗死，未发现确切危险因素，目前发泡试验阳性，微栓子监测阴性。必要时可完善经食道心脏彩超检查，另详细追问病史曾有颈部按摩史，建议完善头 DSA 明确有无椎动脉夹层，目前给予改善循环，抗血小板聚集、调脂稳斑、经颅磁刺激等治疗，密切观察病情变化。经食道彩超（2021-03-02）：卵圆孔未闭。3 月 7 日转心外科行卵圆孔未闭封堵术，于 2021-03-08 在介入室行"卵圆孔未闭封堵术"，手术顺利，术后给予抗凝、营养心肌、改善心肌血供等对症治疗，现患者一般情况可，病情稳定，与患者及家属充分沟通后 3 月 9 日转回神经内科继续给予改善循环、双联抗血小板聚集、调脂稳斑等治疗。

## 【护理措施】

1. 用药护理

遵医嘱用药，不可擅自停服、错服或漏服，更不可随意改变药量，同时注意观察药物的药效和不良反应。

2. 观察护理

观察患者术后生命体征、有无出血情况，睡眠状态、手指及脸部麻木等有无改善及改善程度。监测患者活动耐力有无明显提高等。

3. 心理护理

患者为青年患者，突发脑梗死后的走路不稳等生活自理能力下降及发病后影响工作能力等对患者打击较大，患者存在一定程度的焦虑抑郁。可加强与患者沟通，讲述本疾病的病因治疗及预后，讲述成功案例，嘱其家人要照顾患者情绪，尽量避免刺激患者，主动鼓励患者，积极调解患者负性情绪，提高患者依从性，提高患者信心，积极配合治疗锻炼。另外，给予患者重复经颅磁刺激治疗患者的焦虑抑郁，从而改善患者的睡眠状态，增加患者对负性情绪的应对能力。

4. 术后护理

告知患者术后适当休息，避免剧烈运动，防止引起封堵器移位或变形，嘱患者低盐低脂饮食，保证充足睡眠，心情舒畅，戒烟戒酒，保证良好的卫生习惯预防感染。

5. 健康教育

告知患者该病的发病原因可能是由于卵圆孔未闭，导致体循环游离的空气脂肪等栓子未经肺部过滤而直接进入到颅内动脉，从而引起脑栓塞。卵圆孔未闭造成的脑梗死是青年患脑卒中的常见病因，常通过进行手术封闭开放的卵圆孔得到根治。手部和脸部麻木通常是由于相应脑组织血液供应不足导致，可通过积极药物治疗，经颅磁刺激等物理治疗，加上局部针灸、按摩和手部适当活动等来改善患者局部不适症状。

6. 生活护理

生活上要养成良好生活习惯，适量运动，避免久坐久站等长时间保持同一姿势，合理饮食，多休息，少熬夜，多饮水，避免便秘。同时学会合理调节情绪，善于管理自己的情绪，避免情绪激动。积极预防高血压、高血脂、高血糖等容易引起脑梗死的疾病，避免再次患病。

## 【小结】

成年人中由 20% ~ 25% 的卵圆孔不完全闭合，卵圆孔未闭（PFO）与不明原因的脑卒中患者之间有着密切的联系，当各种原因如剧烈运动、咳嗽、潜水等导致患者右心房压力超过左心房，一些静脉系统的栓子、低氧血、细胞因子及血管活性物质等可不经肺部的过滤或代谢作用，通过 PFO 进入左心系统，引起反常栓塞相关综合征，比如不明原因的脑卒中、偏头痛等。经过治疗出院后定期到医院复查。

## 【参考文献】

［1］宫明珠．对青年与中老年脑梗死临床特点与危险因素进行分析［J］．中国保健营养，2021，31（3）：23．

［2］刘扬，陈伟红，李睿，等．卵圆孔未闭的研究进展［J］．国际心血管病杂志，2018，45（3）：132-135．

［3］任琳，李保国，李胜迪．中青年和老年脑梗死患者的临床特点及危险因素比较［J］．中国老年学杂志，2014（12）：3451-3452．

（李旭静）

# 案例四：脑出血的护理

## 【案例介绍】

### （一）一般资料

患者×××，女，73岁，以"意识障碍23天"为代主诉急诊入院。23天前晨起家属发现昏迷，具体不详，至当地医院诊断为脑出血破入脑室，保守治疗（具体不详）1周后转入普通病房，可不自主睁眼，左下肢可见不自主活动，伴间断发热，痰液多，喘息，近日体温波动最高37.5℃，多次复查头颅CT提示出血逐渐吸收，肺部感染加重，为求进一步治疗转入我院，急诊以"脑出血、肺部感染、高血压病"收入我科。患病来，浅昏迷，鼻饲饮食，大便通便药物辅助，留置尿管，小便颜色、量可，体重减轻。

### （二）病史

既往史：平素体质差。高血压病史20余年，最高200 mmHg，不规律服用降压药物，血压控制差。双下肢活动障碍，诊断为腰椎病变6年，近两年坐轮椅，扶持下才能行走数步。1年余前诊断为肺癌。7月前患脑出血，遗留有言语不清、饮水稍呛咳、左侧肢体无力，左上肢稍能抬起。无肝炎、结核类传染病史，无手术史，无外伤史，无输血史，无献血史，无食物过敏史，无药物过敏史。预防接种随社会进行。

个人史：无长期外地居住史。无特殊生活习惯，无吸烟史。无饮酒嗜好，无药物嗜好，无工业毒物、粉尘、放射性物质接触史，无有毒性物质接触史，无疫区接触史。

婚育史：22岁结婚，配偶已故，育1子3女。

月经生育史：月经规律，量中等，色正常，无痛经。孕4产4，子女均健康。

家族史：父已故不详，母已故曾患高血压病，1 兄 1 弟均患有高血压病。家族无类似患者疾病、传染性疾病、遗传性疾病。

（三）医护过程

查体：T 36.2℃，P 77 次 / 分，R 23 次 / 分，氧饱和 99%，BP 175/104 mmHg，浅昏迷，双眼左侧凝视，侧瞳孔等大等圆，直径约 3 mm，对光反应灵敏。可见左下肢不自主活动，余肢体未见明显活动。左侧上肢肌张力增高，余肢体肌张力正常，左上肢腱反射活跃，余肢体腱反射减弱，四肢肌力检查不配合，双侧巴氏征阳性，颈稍强，四肢轻度水肿。头颅、胸部 CT（2020-12-27）：左侧丘脑出血破入脑室，双肺炎症。头颅、胸部 CT（2020-12-27）：左侧丘脑出血破入脑室，双肺炎症。入院后尽快完善血、尿、粪常规，血生化、凝血功能、输血四项，心电图、彩超等检查；暂给予脱水降颅压、醒脑、清除自由基、降压、补液、抗感染、化痰等综合治疗；给予心电监护，氧气吸入 3 L/min。1 月 6 日在局麻下行支气管镜检查，给予鼻导管插管改善通气，余治疗继续给予头孢唑肟钠、依替米星抗感染、氨溴索化痰祛痰、谷胱甘肽保肝、兰索拉唑护胃、营养脑神经、改善肌肉情况对症治疗。患者 1 月 10 日复查抽血提示严重营养不良，低蛋白血症、电解质紊乱，给予加强营养对症治疗，纠正电解质紊乱、低蛋白血症。1 月 25 日调整抗生素为比阿培南 1.0 g q8 h 抗感染治疗，1 月 27 日患者行经皮气管切开术，患者肢体活动差，长期卧床可能出现下肢静脉血栓形成、褥疮等，嘱其加强护理，给予气压泵预防下肢静脉血栓。患者痰液较多，多翻身拍背，防止肺部感染加重，给予机械排痰、吸痰护理。适当被动肢体活动，双下肢气压泵应用，防止静脉血栓形成。

## 【护理措施】

1. 观察护理

定时检测患者意识、瞳孔、呼吸频率、节律形态及生命体征变化，注意观察口腔喉部有无舌后坠；监测血氧饱和度及血气指标，出现异常应及时处理。注意痰液的性质、颜色和量，并做好记录。使用脱水降颅内压药物注意监测尿量与水、电解质变化，准确记录出入量。

2. 日常生活护理

平卧时头偏向一侧，或者侧卧位，每日做好口腔护理，有义齿者及时取出，预防口腔感染。护理患者时动作轻柔，尽量避免牵拉患侧上肢，以防肩关节脱位。注意管路情况，防止脱管发生。正确使用各种软枕，保证肢体正确良肢位摆放。做好大小便的护理，保持外阴部皮肤清洁，预防尿路感染；慎用热水袋，防止烫伤。

3．用药护理

脱水降颅压药物常用 20% 甘露醇、呋塞米及甘油果糖等药物。输入前应检查甘露醇性质、外观、有无结晶、絮状物。要求 20% 甘露醇 250 mL 液量应在 20 min 内输入，应保证速度以达效果。还要观察患者有无甘露醇过敏情况，甘露醇过敏很少见，偶尔有致哮喘、皮疹，甚至致死亡。对于脑血管疾病伴心功能不全者用甘露醇应慎重，以免因输入过快或血容量增加而诱发心力衰竭。如与呋塞米及甘油果糖交替使用时应严格掌握好间隔时间，以达到最好的止痛及降颅压效果。

4．饮食护理

患者低蛋白血症贫血，意识障碍，联系营养师给予高热量、高蛋白鼻饲流质饮食，补充足够的水分；遵医嘱鼻饲流质者应定时喂食，保证足够的营养供给；营养剂分次注食器推注，每次 250 ～ 400 mL，每日 4 ～ 6 次；随时评价患者的胃肠功能，如是否有呕吐、腹胀、排便、排气、肠鸣音异常，如回抽胃管有咖啡色胃内容物经检验确诊胃出血时，遵医嘱应暂时禁食。

5．肺部感染的护理

（1）正确鼻饲，预防误吸及相关性肺炎的发生。进食时以及进食后 30 min 内抬高床头防止食物反流。

（2）保持呼吸道通畅，促进痰液排出，适当使用排痰机排痰，也可用超声雾化吸入稀释痰液，利于痰液排出。

（3）持续气道湿化和间断雾化吸入配合定时翻身叩背、深度机械排痰，利于痰液咳出。

（4）根据患者痰液量及时吸痰，保持呼吸道通畅，吸痰时动作轻柔，避免损伤气道黏膜，注意无菌操作。

（5）气囊充气定时放气。

（6）观察气管插管或气管切开周围皮肤、黏膜的颜色情况。对于气管切开的患者，保持气管切开伤口的干燥清洁，应每天更换敷料和内套管，防止感染。

（7）妥善固定，防止非计划性拔管。

6．皮肤的护理

患者营养状况差，常合并全身水肿，易产生压疮，如不及时治疗，难以治愈，预防压疮的发生尤为重要。减轻局部压力，定时更换体位，身体易受压部位用软枕等垫起，必要时应用气垫床，避免组织长期受压，同时保持皮肤清洁，床铺平整、干燥，尤其对于大小便失禁的患者更应注意观察，对已破溃的皮肤必要时应用皮肤保护敷料，保持局部干燥。

因营养不良、血浆蛋白低可出现全身水肿，因此及时给予对症支持治疗、抬高患肢等措施以减轻水肿。

## 【小结】

脑出血是神经内科的常见病、多发病，部分患者可恢复生活自理或工作，早期死亡率很高，幸存者中多数留有不同程度的失语、偏瘫、意识障碍等后遗症。由于身体活动能力减弱、免疫功能下降及自我护理能力降低等原因，患者易发生压疮、下肢深静脉血栓形成、肺部感染和泌尿系统感染等并发症。采取规范、有效的护理措施可预防和减少并发症发生。

## 【参考文献】

［1］尤黎明，吴瑛. 内科护理学［M］. 第6版. 北京：人民卫生出版社，2017.

［2］"卧床患者常见并发症规范化护理干预模式的构建"项目组，中华护理学会行政管理专业委员会. 卧床患者常见并发症护理专家共识［J］. 中国护理管理，2018，18（6）：740–747.

（李旭静）

# 案例五：蛛网膜下腔出血的护理

## 【案例介绍】

### （一）一般资料

患者×××，女，82岁，以"突发意识障碍5月余，加重1天"为代主诉入院。5月余前上厕所时摔倒（具体部位不详）后意识障碍，呼唤能睁眼，伴呕吐，为血性液体，右手不自主运动，无肢体抽搐等，后病情加重急诊来我院就诊，急查头颅MR示脑出血破入脑室，急诊以"脑出血"收入我科。入院后急查头CTA示右侧颈内动脉交通段动脉瘤，双侧颈总动脉起始处钙斑，管腔轻度狭窄，双侧颈内动脉$C_{4\sim7}$段可见多发钙斑，管腔轻-中度狭窄，双侧椎动脉颅内段钙斑，管腔轻度狭窄，双侧大脑后动脉P1段轻度狭窄，右侧基底节区脑出血并破入脑室，蛛网膜下腔出血，双侧基底节脑梗死，脑白质脱髓鞘，左肺尖结节，双肺下叶炎症。考虑患者高龄，家属要求保守对症治疗，予止血、抑酸、化痰等对症支持治疗，复查头CT示颅内出血部分吸收，脑室系统扩大。患者病情基本平稳，意识较前稍有变浅，间断自主睁眼，患者痰多，间断发热，胸部CT示肺部感染，痰培养示运动克雷伯菌感染，给予抗感染、脱水降颅压、预防脑血管痉挛、促醒、雾化、化痰、补液、止泻及营养支持等治疗，患者病情好转后出院。1天前家属诉患者意识障碍较前加重，睡眠多，言语较前减少，为进一步诊断治疗到我院就诊，门诊以"①蛛网膜下腔出血

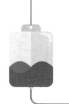

后脑积水；②脑梗死；③ 2 型糖尿病"收入我科。患病以来，神志嗜睡，精神较差，鼻饲饮食，睡眠多，大便正常，留置尿管，体重未明显减轻。

（二）病史

既往史：平素体质一般，患 2 型糖尿病 10 余年，现口服二甲双胍缓释片 0.5 g bid，血糖控制可。患高血压病 10 余年，口服苯磺酸氨氯地平降压治疗，血压控制可。无冠心病，无肝炎、结核类传染病史，无手术史，无外伤史，无输血史，无献血史，无食物过敏史，无药物过敏史。预防接种随社会进行。

个人史：无特殊生活习惯，无吸烟史。无饮酒嗜好，无药物嗜好，无工业毒物、粉尘、放射性物质接触史，无有毒性物质接触史，无疫区接触史。

婚育史：适龄结婚，配偶健康，育 1 子 2 女，子女均健康。

月经生育史：月经规律，量中等，色正常，无痛经。孕 3 产 3，育 1 子 2 女，子女均健康。

家族史：父已故死因不详，母健在心衰，2 弟 3 妹均体健。家族无类似患者疾病、传染性疾病、遗传性疾病。

（三）医护过程

查体：T 36.4℃，P 76 次 / 分，R 58 次 / 分，BP 132/78 mmHg，神志昏睡，精神欠佳。情感反应淡漠，高级智能活动检查不配合，可自主睁眼动作，可配合简单的对答，留置胃管，双侧瞳孔不等大，左侧直径约 2 mm，右侧直径约 2.5 mm，左侧直接对光反射存在迟钝，右侧直接对光反射消失，双侧鼻唇沟基本对称，四肢肌力检查不配合，左侧肢体肌张力增高，病理征左侧阳性。初步诊断：①蛛网膜下腔出血后脑积水；②右侧颈内动脉动脉瘤；③陈旧性脑梗死；④ 2 型糖尿病；⑤高血压病 3 级，很高危。诊疗计划：①患者出院后逐渐出现意识障碍，考虑脑积水，入院后完善腰椎穿刺检查，明确诊断，进一步血、尿、粪常规、血生化、凝血功能、输血四项、心电图、彩超等检查，了解病情；②患者活动差，长期卧床，给予机械排痰，避免肺部感染，5 月 26 日治疗上给予维生素 B$_6$ 水针、Z（双鹤）胞磷胆碱注射液营养神经改善症状，（悦康通）银杏叶提取物注射液活血化瘀，改善循环，（甘祥）甘油果糖氯化钠注射液降颅压，苯磺酸氨氯地平片控制血压，Z 富马酸比索洛尔片稳定心律，Z（海沐宁）美金刚片改善痴呆症状，Z（博华）多潘立酮片促进胃肠动力，乳果糖口服液润便。6 月 3 日加用经颅磁刺激促醒治疗，给予左右两侧前额叶背外侧高频刺激，一天 1 次，每周 5 d，10 次为 1 个疗程，患者共做两个疗程。6 月 12 日患者出现呼吸暂停，喘息，给予心电监护，继续经颅磁刺激，辅以机械排痰避免肺部感染，嘱家属勤翻身拍背、活动肢体；6 月 14 日患者喘息症状较前缓解，神志稍模糊，嗜睡状态；6 月 29 日患者神志清，病情稳定，鼻饲饮食，治疗同前。继续改善循环、营养神经药物治疗，嘱患者家属勤翻身、拍背，促进痰液排出，勤活动肢体，避免压疮。入院时

GCS 评分 9 分，经过两个疗程经颅磁刺激治疗后患者 GCS 评分 15 分。治疗上继续给予脱水降颅压、化痰、改善循环、降压、促醒、改善认知、抗感染等药物对症支持治疗。

## 【护理措施】

1. 观察护理

注意监测病人生命体征及头痛情况。告知家属未经外科治疗的患者有复发的风险，遵医嘱正确服用降压药物，维持血压稳定。为病人提供安静的休息环境，若出现烦躁、剧烈头痛、呕吐等异常情况应警惕再出血发生，及时通知医生紧急处理。使用脱水降颅压药物时应注意监测尿量与水、电解质情况，准确记录出入量。

2. 日常生活护理

卧气垫床或按摩床，保持床单位清洁、干燥，减少对皮肤的机械性刺激，定时给予翻身、拍背，按摩骨突受压处，预防压力性损伤；做好大小便的护理，保持外阴部皮肤清洁，预防尿路感染；注意口腔卫生，不能经口进食者应每天口腔护理 2 ~ 3 次，防止口腔感染；谵妄躁动者加床栏，必要时做适当的约束，防止坠床和自伤、伤人；慎用热水袋，防止烫伤。

3. 用药护理

脱水降颅压药物常用 20% 甘露醇、呋塞米及甘油果糖等药物。甘露醇使用注意事项详同脑梗死。如与呋塞米及甘油果糖交替使用时应严格掌握好间隔时间，以达到最好的止痛及降颅压效果。

4. 饮食护理

给予高维生素、高热量鼻饲流质饮食，补充足够的水分；遵医嘱鼻饲流质者应定时喂食，保证足够的营养供给；进食时以及进食后 30 min 内抬高床头防止食物反流。

5. 防止再出血

积极调控血压，保持大便通畅，避免屏气、剧烈咳嗽等动作缓泻药等药物。防止大便干结时用力过度而引起再出血。

6. 康复护理

向患者及家属反复讲解有关废用综合征的不良后果，鼓励并实施主动和被动的患肢功能锻炼，按摩疗法，预防肌肉萎缩或关节挛缩，最大程度提高患者生活质量。指导家属关心体贴患者，在精神上对患者给予支持。

## 【小结】

重复经颅磁刺激促进多种神经递质释放如多巴胺、乙酰胆碱等，从而解决患者的记忆

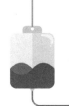

障碍情感障碍，是一种无痛无创的绿色治疗方法，经颅磁刺激对于微意识状态的昏迷患者意义重大，早期干预治疗，康复效果更佳。

## 【参考文献】

［1］王学义，陆林．经颅磁刺激与神经精神疾病［M］．北京：北京大学医学出版社，2014.

［2］尤黎明，吴瑛．内科护理学［M］．第6版．北京：人民卫生出版社，2017.

（李旭静）

# 第二章　健康管理及预防护理

## 第一节　脑卒中的三级预防

### 一、一级预防

#### （一）高血压

为了降低脑卒中发病率，积极的预防高血压是非常有必要的。健康的生活方式对于预防高血压及其他慢性疾病的发生都是极其重要的。

**1. 良好的心态**

积极、乐观而又平和的心态对于预防高血压是非常重要的。高血压患者要避免情绪波动，以免诱发高血压的发生。同时高血压患者要主动地去了解病情，包括目前自己高血压的水平、高血压的风险和目前的治疗方案等。

**2. 合理的饮食**

良好的营养是提高机体免疫力，减少疾病发生和延长人类寿命的一个重要条件。饮食得当就是要节制饮食，防止营养过度或营养不良。营养过度容易造成体质肥胖和血脂增高，而且容易引发高血压、糖尿病和动脉粥样硬化。首先饮食的种类要多样化，以保证各种营养素的均衡摄入。要限制钠盐的摄入，每天摄入量应低于 6 g；减少摄入含钠量高的食物，如苏打、发酵粉、饼干、面包、肉松、咸菜、香肠、火腿、咸鱼、腐乳、雪菜等腌制品；以及各种含钠饮料及调味品，如番茄酱、味精、汽水、啤酒等。同时要增加摄入含钾高的食物，如鲜蚕豆、马铃薯、山药、菠菜、苋菜、海带、紫菜、黑枣、杏、杏仁、香蕉、核桃、糙米、燕麦、南瓜、薏米、荞麦、全麦食品、梅干、葡萄干、花生、香蕉、青豆、黄豆等；家禽类、鱼、瘦肉和深色蔬菜类含钾量也高。高血压患者要注意减少脂肪的摄入，少吃或不吃肥肉以及动物内脏，补充适量蛋白质；多吃蔬菜、水果以及含粗纤维的食物以促进肠蠕动预防便秘。

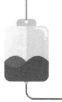

### 3．适宜的运动

运动可以提高人的新陈代谢，增强人的抵抗力，特别是规律的有氧运动，如步行、慢跑、游泳、太极拳、气功等。每个人要根据自己的年龄和目前的血压水平来选择适宜的运动方式，以运动时不出现不适反应为宜；运动过程中要注意劳逸结合以及运动的强度、频率、时间等。

### 4．提高药物的依从性

高血压是一种慢性疾病，对于高血压患者长期的药物治疗是极其重要的。患者应熟知有关降压药的名称、剂量、用法、作用及不良反应等；要按时按量服药，不可擅自停药，以免导致血压的波动；口服降压药物一段时间后，若血压降至理想水平，应继续服用药物的维持量来保持血压相对稳定；患者家属应经常提醒和监督患者服药以保证药物的依从性。高血压患者在联合用药、服用首剂药物或者加量时一定要注意可能会发生直立性低血压，具体表现为乏力、头晕、心悸、出汗，恶心、呕吐等，此时应立即平卧并抬高下肢以促进下肢静脉血液的回流。特别是老年人会因为体位的突然变化和神经调节缓慢而造成脑血管的供血不足，因此老年人要记住"3个半"：睁眼后床上平卧半分钟、在床上坐半分钟、双腿下垂半分钟，最后再下床活动，可避免血压的波动。

### 5．定期复诊

高血压患者的定期复诊不仅可以更好地控制血压，了解目前的降压效果，而且可以根据降压的效果和药物的不良反应来调整治疗方案。患者的复诊时间为每 1 ~ 3 个月复诊 1 次，对于血压极高的患者至少要每 1 个月复诊 1 次。

### （二）吸烟

目前，吸烟人群在现代的生活中随处可见。据有关资料显示，烟草中的烟雾可以分离出 3 000 多种有毒的物质，主要有尼古丁、氢氰酸、一氧化碳、烟焦油等，对人的危害极大。吸烟不仅可以降低人的抵抗力而且也是肺癌、口腔癌、食管癌、膀胱癌等疾病的重要因素。大量研究表明，吸烟是缺血性脑卒中的一个非常重要的危险因素。吸烟不仅会导致出血性脑卒中的风险性增高 2 ~ 4 倍，而且在所有脑卒中的死亡率中，吸烟所导致的占了12% ~ 14%。吸烟不仅危害自身的健康同时也威胁着周围人的健康，这就是所说的被动吸烟。无论是吸烟还是被动吸烟都会增加心脑血管病的患病风险和加重脑卒中的其他危险因素的影响。因此，戒烟对于自身和他人的健康是极其重要的。有研究显示，吸烟者在戒烟 2 年后发生脑卒中的风险明显下降，戒烟 5 年后发生脑卒中的风险会接近不吸烟者的水平。因此，吸烟者应从根本上意识到戒烟的重要性从而积极地戒烟。吸烟者可以通过增加运动的时间和培养自己在其他方面的兴趣爱好以转移对吸烟的注意力。戒烟的途径包括坚决地扔掉一些吸烟的工具：烟灰缸、打火机和香烟等，告知家人和好友自己要戒烟的消息并请求他们的监督，同时也可以自我心里暗示吸烟的危害，如有必要可以参与一些戒烟的

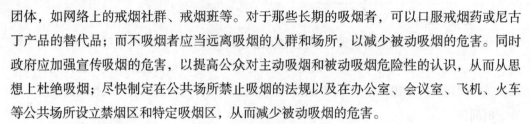

团体，如网络上的戒烟社群、戒烟班等。对于那些长期的吸烟者，可以口服戒烟药或尼古丁产品的替代品；而不吸烟者应当远离吸烟的人群和场所，以减少被动吸烟的危害。同时政府应加强宣传吸烟的危害，以提高公众对主动吸烟和被动吸烟危险性的认识，从而从思想上杜绝吸烟；尽快制定在公共场所禁止吸烟的法规以及在办公室、会议室、飞机、火车等公共场所设立禁烟区和特定吸烟区，从而减少被动吸烟的危害。

（三）高脂血症

血脂的异常是肥胖症、高血压、糖尿病等疾病的重要致病因素之一。据大量流行病学调查研究显示，总胆固醇水平（TC）、低密度脂蛋白胆固醇（LDL-C）及血清三酰甘油水平（TG）的增高与缺血性脑卒中有着密切的关系。经亚太组织合作研究发现，总胆固醇水平每升高 1 mmol/L，脑卒中的发生率会增加 25%。要预防高脂血症主要注意以下几个方面。

1. 均衡的饮食

均衡的饮食对于预防高脂血症是非常重要的。首先要避免进食含有高脂肪、高胆固醇的食物，若进食禽肉类应去除皮脂，多进食低热量的食物，如豆类、瓜果、蔬菜、奶类等，不仅可以增加饱腹感以控制总能量的摄入，而且可以降低血脂，尤其是多进食粗粮、杂粮、水果、蔬菜类可以提高食物纤维与胆汁酸的结合，从而增加胆盐在大便中的排泄，达到降低胆固醇浓度的目的。

2. 戒烟限酒

长期吸烟和饮酒会降低血管的弹性从而促使动脉粥样硬化。

3. 适当的体育运动

依据自身的兴趣爱好、生活习惯以及体重的不同来制订科学的运动计划，适度的有氧运动，如慢走、打太极拳、游泳、打羽毛球等，每天最好坚持 30 min 以上，每周 5 次以上，以运动后没有不适为宜，从而降低血清三酰甘油（TG）和总胆固醇（TC），升高高密度脂蛋白胆固醇（HDL-C）。

4. 定期监测血脂水平

年龄在 45 岁以上以及有高血压、高血脂家族史的高危人群，建议定期监测血脂水平以早发现，早治疗。

5. 合理用药

目前治疗血脂的药物主要有他汀类、烟酸、贝特类以及抗胆固醇吸收抑制药等，对于存在高危因素的患者推荐使用他汀类来进行脑卒中的一级预防，他汀类药物治疗未达到治疗效果或者是不能够耐受的患者建议使用其他的调脂药物来治疗。

（四）糖尿病

已经患有或处于糖尿病前期都是脑卒中的独立危险因素。为了更有效地预防脑卒中，应主要从以下几个方面来努力。

1．加强锻炼

适当的运动可以减轻体重，保持血压的稳定性，提高胰岛素的敏感性，改善血糖和血脂的代谢，缓解患者的压力。锻炼要循序渐进、适量和个体化，特别是对于糖尿病的患者。糖尿病患者注意不要空腹运动，以防出现乏力、头晕、心悸、胸闷等低血糖的表现。若发生低血糖要立即补充糖分以改善脑细胞缺氧的状态。运动中要注意及时补充水分并随身携带糖，最佳的运动时间是饭后 1 h。

2．调整饮食结构，定时定量进餐

饮食治疗是所有糖尿病治疗的基础，对于预防和控制糖尿病是必不可少的重要措施。调整饮食结构不仅可以纠正已发生的代谢紊乱而且也会促使血糖、血脂接近或达到正常的水平。总的原则是高糖类、低脂肪、适量蛋白质和高纤维的膳食，在保持总热量不变的原则下，若增加一种食物的摄入应同时减去另外一种食物的摄入，以保证饮食的平衡。对于伴有糖尿病肾病而肾功能正常的患者应限制蛋白质为 0.8 g/d；饱和脂肪、多不饱和脂肪与单不饱和脂肪的比例应为 1：1：1，每天胆固醇摄入量应在 300 mg 以下，多食含可溶性纤维素高的食物和低血糖指数的食物，如燕麦、大麦、大豆、小扁豆、苹果、柑橘、牛奶、酸奶等。2010 年《中国糖尿病医学营养治疗指南》指出，低血糖指数饮食可以降低糖尿病患者的血糖，也会使 2 型糖尿病患者的发病风险降低，但是个体对糖类的反应也是不同的。

3．定期监测血糖和血压

糖尿病患者大多数会有血压和血脂的异常，而控制血糖可以减少微血管的并发症。有关研究表明，在糖尿病合并高血压的患者中更加严格的控制高血压会使脑卒中的发病率降低 44%。因此，对于有心脑血管疾病危险因素的人群应定期监测血糖和血压，根据 2011 年美国心脏协会 / 美国卒中协会脑卒中的一级预防指南，对于糖尿病伴有高血压或者肾病的患者应严格控制血压在 130/80 mmHg 以下。有必要时可以测定糖化血红蛋白和糖化血浆蛋白、糖耐量，以早发现，早治疗。

4．准确用药

口服降糖药可以将血糖控制在正常的范围内，因此准确的用药对于糖尿病的患者是极其重要的。糖尿病患者要了解降糖药及胰岛素的名称、剂量、方法等，使用胰岛素的患者要学会正确的注射方法。

（五）心房纤颤

房颤患者发生脑卒中的风险要比普通人群高 5 倍，而且病死率和致残率远高于其他原因引起的脑卒中，积极预防房颤是预防脑卒中的重要问题。

1. 定期体检

对于 40 岁以上的成年人定期体检不仅可以早期发现心房颤动，而且可以预防其他疾病的发生，而确诊为心房颤动的患者应积极治疗。

2. 积极控制血压

对于老年心房颤动患者积极地控制血压和应用抗血栓治疗是有重要作用的。

3. 干预其他心脏疾病

除心房颤动可以引起脑卒中外，其他类型的心脏病如心肌梗死、充血性心力衰竭、心脏瓣膜病等也有可能会增加血栓性脑卒中的危险。美国的一项前瞻性研究结果表明，无论血压的水平如何，有心脏病患者发生脑卒中的风险会比没有心脏病患者高 2 倍以上。

4. 药物的使用

目前临床试验研究已经肯定了抗凝治疗在降低脑卒中发病危险方面的重要作用。应根据心房颤动患者的绝对危险因素的分层、出血风险评估、患者意愿以及当地医院是否可以进行必要的抗凝监测决定选择何种抗栓治疗。对于没有其他卒中危险因素，年龄 < 60 岁，没有其他心脏病或任何一种血栓栓塞危险因素的心房颤动患者推荐采用 75 ~ 325 mg 的阿司匹林预防卒中。

（六）其他

1. 控制体重

肥胖人群大多有高血压、高血脂、高血糖，从而更易患心脑血管疾病。目前全身及局部体脂含量测定以及评估的方法很多，常用的是体重指数（BMI），正常范围为 18.5 ~ 23.9。国内外很多研究发现，超重和肥胖可以增加脑卒中的风险。中国肥胖问题工作组建议以男性腰围 < 90 cm，女性腰围 < 80 cm 为宜。

2. 戒酒

饮酒量与脑卒中之间存在一种正性关系，研究发现，大量的饮酒会增加脑卒中发病危险，可导致乙醇诱发性高血压、血液高凝状态、胰岛素抵抗以及代谢综合征，但少量或中等量的饮酒是有保护作用的。有关调查显示，饮酒量达 60 g/d 者卒中的风险会增高 64%，但饮酒量 < 12 g/d 会使脑卒中的风险降低。因此，饮酒者要控制酒量，男性应该小于 2 杯 /d，非妊娠女性小于 1 杯 /d，以低浓度的乙醇为宜。

3. 有氧运动

多项研究显示，中等强度的有氧运动对降低缺血性和出血性脑卒中的发病率和死亡率都有独立的保护作用。美国心脏协会（AHA）历年的《心脏病与卒中统计》肯定与强调规律的体育运动（RPA）在防治心脑血管疾病方面有着重要的作用与地位，而规律的有氧运动（RAE）能降低慢性病患者 45.9% 的全死因风险。美国疾病预防控制中心与美国国立卫生研究院建议：为预防脑卒中，每天最好进行 90 min 以上的 RAE，轻至中等程度的有氧运动可有效降低发病风险，AHA 建议脑卒中患者每次运动不少于 30 min，不少于 5 次 / 周的轻、中度 RAE，或是每次 30 min、3 次 / 周的中、重度有氧运动（RAE），年轻人是有氧运动的最大受益群体，为达到有效水平，青年人应每天运动时间不少于 30 min，每周时间不少于 150 min，运动程度中度以上，可选择如慢走、慢跑、游泳等项目。如果辅以肌肉强化抗阻训练，效果更佳。但是对于急性或者慢性脏器进行性衰竭、冠状动脉综合征、短暂性脑缺血发作等状态应避免或立即停止活动，及时就医。

### 4. 合理饮食

不合理的饮食不仅是高血压、高血脂、高血糖的重要致病因素，也与脑卒中的发生有着相关性。有研究显示，蔬菜和水果的摄入量与脑卒中的风险呈负相关，而摄入过多的脂肪和胆固醇则易发生心脑血管疾病，高钠、低钙、低钾的饮食会使血压升高从而形成动脉粥样硬化，易导致脑卒中。因此，每天应该饮食种类多样化，使能量和营养的摄入趋于合理，最好采用包括水果、蔬菜和低脂奶制品以及总脂肪和饱和脂肪含量较低的均衡食谱；降低钠的摄入量和增加钾的摄入量，有益于降低血压从而降低冠心病和脑卒中的发病危险，推荐食盐的摄入量 < 6 g/d，钾的摄入量 > 4.7 g/d，少食糖类和甜食。

## 二、二级预防

### （一）病因预防

脑卒中的危险因素分为可干预和不可干预因素，不可干预的因素主要是年龄、性别、性格、种族、遗传等。55 岁以后脑卒中的发病率会明显增加，而年龄每增加 10 岁发生脑卒中的风险会增加 1 倍，男性脑卒中的发病率普遍高于女性，而有脑卒中家族史的子女比父母没有脑卒中的子女发生脑卒中的风险要增加。控制可干预的危险因素是病因预防的重点：高血压、糖尿病、高血脂、心脏病、吸烟、酗酒、肥胖、高盐饮食等都是引起脑卒中的重要危险因素。

### （二）抗血小板聚集治疗

目前研究表明，抗血小板治疗在缺血性脑卒中的急性期治疗和脑卒中的二级预防药物方面起到了极其重要的作用。抗血小板的药物通过抑制血小板的活化进而阻止血小板参与血栓的形成，目前抗血小板药已成为防栓、溶栓的重要药物，尤其是在动脉的血栓形成中占有重要作用。目前 FDA 已经通过了四种用于预防脑卒中或 TIA 等血管事件的抗血小板药物：阿司匹林、双嘧达莫、氯吡格雷以及联合应用阿司匹林和双嘧达莫、噻氯吡啶，这些药物能够减少脑卒中平均发病率的 22% 以及心肌梗死等的发病率。众多临床试验资料证实，阿司匹林能够降低各种动脉粥样硬化血栓形成脑卒中和血管性死亡的风险，因此可作为缺血性脑卒中二级预防的首选药物，特别是卒中的急性期治疗。而氯吡格雷对于动脉粥样硬化的高危者在卒中预防方面的效果优于阿司匹林，有研究指出，对于不能耐受阿司

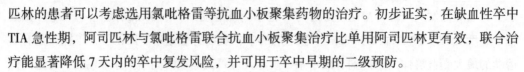

匹林的患者可以考虑选用氯吡格雷等抗血小板聚集药物的治疗。初步证实，在缺血性卒中TIA急性期，阿司匹林与氯吡格雷联合抗血小板聚集治疗比单用阿司匹林更有效，联合治疗能显著降低7天内的卒中复发风险，并可用于卒中早期的二级预防。

（三）抗凝治疗

抗凝治疗在脑卒中的预防中有着重要的作用，目前临床的抗凝剂主要有肝素、低分子肝素和华法林，最常用的是华法林。大量的研究已经证实，在预防心源性脑卒中，华法林具有绝对的优势。华法林能有效地降低血栓栓塞事件的发生，与阿司匹林相比，华法林可使所有脑卒中事件的相对危险降低46%、缺血性脑卒中事件的相对危险降低52%。但是，由于华法林受到的影响因素多，食物、药物、遗传等因素都可以影响华法林的药效，同时华法林的治疗安全窗口窄，需要在使用时频繁地抽血来选择合适的抗凝度即INR，新的指南推荐INR的正常范围为2.0 ～ 3.0，目标的INR是2.5，因此抗凝治疗要坚持个体化，并重视药物和其他因素的影响。如果没有监测INR来选择合适的抗凝度是不能使用华法林的，而只能选择阿司匹林等其他治疗方法。抗凝治疗后会增加出血的风险性，特别是颅内出血和消化道出血的风险，但是对于非心源性的脑卒中患者推荐使用抗血小板治疗而非抗凝治疗。对于有房颤病史的脑卒中患者应首选抗凝治疗来预防脑卒中的复发。

（四）干预短暂性脑缺血

短暂性的脑缺血主要表现为短暂的肢体麻木、无力、言语障碍、黑蒙、眩晕、跌倒发作、意识和认知的障碍以及短暂性遗忘等类似的现象，在数分钟至十几分钟后，一般最多不超过1个小时。短暂性脑缺血发作（TIA）是临床上常见的一种多发病症，近年来受到了广泛的重视。TIA是公认的脑梗死的重要预警信号，TIA的出现在很大程度上意味着脑梗死的可能性明显增加，尤其是频繁发作者，若没有及时治疗极易导致脑梗死的发生。有研究表明，尿酸在发病后的最初7天内发生脑梗死的风险达10%，而一次TIA发作后1个月内发生脑卒中的概率是4% ～ 8%，1年内是12% ～ 13%，5年内高达24% ～ 29%。因此，早期预防和治疗TIA是极其重要的。TIA的预防主要包括积极地参加体育活动，保持生活规律化和饮食的均衡，少吃含高脂肪、高胆固醇的食物，多吃新鲜蔬菜水果和豆制品、奶类、鱼类，积极戒烟和酒。治疗各种危险因素，如高血压、高血脂、糖尿病、心脏病、脑动脉硬化等，应用抗血小板聚集药物和改善脑循环的药物如尼莫地平等，也可以采用手术治疗，如狭窄的颈动脉内膜切除术、血管内支架成形术、颅外颈内动脉搭桥术等。

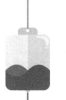

## 三、三级预防

### (一)相关知识

#### 1. 有效的沟通

脑卒中患者大多存在不同程度的沟通障碍，针对不同的脑卒中患者应采取不同的沟通方法，使患者更好地配合治疗、康复训练和护理等，对于增强患者康复信心和提高脑卒中的康复率有极其重要的作用。

（1）和有语言障碍的脑卒中患者沟通：这类患者因为存在语言功能障碍，因此情绪容易波动、烦躁和自卑等，所以医护人员应耐心地讲解，可以采用笔、本子、图片、手势和表情来进行简单有效的沟通。和感觉性失语的患者进行沟通时要尽量减少外来因素的干扰和患者单独交谈。对于运动性失语的患者应该提出简单易懂的问题，可以让患者通过回答"是"或者"否"，或者点头及摇头等来进行回答。医护人员在进行沟通时态度一定要诚恳，要给足够的时间让患者来做出反应，特别是对于有听力障碍的患者。

（2）和脑卒中抑郁的患者沟通：这类患者因为经常担忧自己的病情情绪会比较低落，甚至有些患者可能会产生易怒、暴躁、提出无理要求等，我们应更加贴近、亲切的交流，应用倾听等技巧让患者释放内心的痛苦从而使患者更加信任我们。

（3）和意识清晰运动障碍的患者沟通：这样的患者意识是清楚的，但因为肢体某些功能的丧失而导致心情焦虑、烦躁和不愿意面对现实。作为照顾者应提供有关疾病的信息，并告诉他们这样的病情可以通过康复训练来达到中枢神经系统重建的目的。

（4）和感觉障碍的患者沟通：这类患者感觉和感知的功能会有所消退，我们应该关心和体贴他们。同时要注意患者的安全问题，环境要保持明亮、通风、光线较好，地面要注意保持干燥，并告知患者穿防滑鞋以防摔倒，防止患者被床上的异物、热水袋或者是冰块等弄伤，应告知患者及家属正确的防护措施，协助患者进行感觉训练来达到感觉功能的改善。

#### 2. 专科的健康教育

（1）"九字诀"识别脑卒中的早期征兆：家属可以通过"九字诀"笑一笑、举举手、走一走来识别脑卒中的早期征兆。①笑一笑，早期脑卒中的患者笑一笑时会出现面部不对称、嘴角歪斜的症状；②举举手，早期脑卒中的患者上肢不能抬高，若能抬高也坚持不到10 min 就会坠落；③走一走，早期脑卒中的患者会因肢体麻木难以行走。

（2）早期发生脑卒中的自救：若患者出现了脑卒中的早期征兆，应立即坐下并拨打120 急救电话。在急救车到来之前不要服用任何药物特别是降压药物，因为降压药物会导致缺血性脑卒中患者缺血更加严重。对于昏迷的脑卒中患者，家属或护理人员应扶患者平躺并使头偏向一侧，以防呕吐物堵塞气管而导致窒息。当家属发现脑卒中的患者昏迷

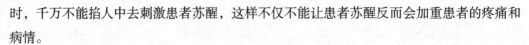

时，千万不能掐人中去刺激患者苏醒，这样不仅不能让患者苏醒反而会加重患者的疼痛和病情。

（二）康复训练

脑卒中的康复是指采取一切措施预防疾病的发生和减轻疾病的影响，最大限度地减轻障碍，改善功能，提高患者的日常生活活动能力（ADL）、生活质量（QOL），最终使患者回归家庭融入社会。因此，脑卒中的康复训练不仅降低了脑卒中致残率和潜在的护理费用，而且节约了社会资源，提高了患者的满意度，加速了脑卒中的康复进程。

（三）心理疏导

在脑卒中的治疗过程中，患者良好的心态对其预后及康复起着至关重要的作用。因此，针对不同的脑卒中患者给予相应的心理疏导非常有必要。

1. 舒适的环境

保持环境安静整洁、合理的温度和湿度，减少噪声的干扰，为患者提供一个安静、舒适而温馨的环境，同时也可以放置电视、多媒体、宣传报等以转移患者的注意力，从而保持心情的愉悦。

2. 及时疏导

脑卒中的患者大多会有焦虑、依赖、急躁、情绪的低落甚至悲观、绝望的心理，因此家属在维护患者自尊的情况下，耐心地安慰和解释，使患者勇敢地面对疾病，树立战胜疾病的信心。

3. 争取有效的家庭、社会支持

家属的陪护是一种可以使患者获得心理安慰，消除自卑、孤独和抑郁心理的有效情感方式。鼓励患者家属和好友给予患者情感上、经济上的支持对于增强患者的信心和心理的应对能力是极其重要的。同时优化社会支持的网络，良好的社会支持有利于减轻患者的心理压力从而为其康复创造良好的社会环境。

4. 消除依赖思想

脑卒中患者大都有依赖的思想，特别是肢瘫患者，依赖家属和好友来完成日常的生活，安逸于别人的照顾。有些患者会因害怕疼痛而放弃功能锻炼。因此，家属应积极地发挥和调动患者的主观能动性，以成功的案例来指导患者，鼓励患者独立完成力所能及的日常生活活动，从而达到早日康复的目的。

（李旭静）

## 第二节　脑卒中患者健康管理

### 一、健康管理概念

（1）健康管理是一种慢性病控制与管理的有效手段，就是以个人为服务对象，通过收集一些与健康相关的生物学信息，也称之为生物医学指标（包括从身高、体重、年龄到各项实验室指标及与生活方式有关的信息），对老年慢性病患者进行危险度评价，并采取以控制危险因素为目标的措施，最终达到减少疾病发生及控制疾病进展的目的。

（2）健康管理源于美国，至今已有 30 多年的历史。世界卫生组织以及美国健康管理统计表明，良好的健康管理能减少 50% 的死亡率，1/3 的疾病可以预防。

（3）我国已进入老龄化社会，65 岁以上的老年人达 1.43 亿，并以每年 3.2% 的速度增长。慢性病多由不良生活习惯催生，因此也被称为"生活方式病"。良好的生活习惯包括饮食、活动、睡眠、娱乐、社交没有不良的嗜好行为，可以通过自身的努力逐渐养成。

（4）世界各国老人有不同的健身娱乐方式。"骑驴子"近年来在法国变得流行；越来越多的美国老人开始热衷"泡浮箱"；"诗朗诵"在日本被人们视作一种既健体又健心的活动；巴西老人掀起了一阵"爬行热"；英国老人们最时兴的健身活动首推"赤足跑"。

（5）2001 年国内第一家现代意义上的健康管理机构成立，现代健康管理概念开始走入国人的视线。我国居民营养及健康状况调查以及国民体质检测结果表明，与膳食不平衡和身体活动不足等生活方式密切相关的慢性疾病已成为威胁全民健康的突出问题。

（6）高血压、冠心病、脑卒中、糖尿病等慢性非传染性疾病成为我国居民的头号杀手，每年死亡人数近 600 万，占总死亡人数的 80.9%。许多 65 岁以上的老人在忍受各种慢性疾病的折磨中度过晚年，大大降低了生活质量。

（7）老年高血压患者，因为自己的病情显得终日闷闷不乐、忧心忡忡。殊不知因为精神紧张、过度忧伤，往往血压升得更高或难以控制，甚至诱发心力衰竭、心肌梗死和脑血管意外。高血压属于慢性病，发挥主观能动性，正确的遵医行为，是不可缺少的重要环节。

### 二、健康管理实施

（1）随着国家对提高医疗服务质量、降低医疗费用的要求越来越高，同时卫生部在全国开展创建百优医院活动，强调不看医院规模，不盲目攀比硬件，通过合理的评价体系，把规模适中、管理高效、质量安全优异、人民群众满意的医院遴选出来。各医院都在想办法在不扩张规模的条件下收治越来越多的患者，同时通过更好的医疗服务留住患者资源。合理缩短患者平均住院日是医院首要采取的措施，可以有效地降低患者的医疗费用，提高医院的运营效率。

（2）以信息技术为依托，以访问医疗为主题的"家庭病房"服务，不仅节约了医疗资源，也满足了适宜居家养护人群的健康需求，使得医疗服务形式逐渐多样，提升了医疗服务质量。

①建立个体的、规范的健康管理档案，做好健康管理的咨询、监督、随访、跟踪和干预工作。

②创建老年慢性病健康管理网站，充分利用医院和健康管理中心的雄厚实力和技术资源，发挥医院信息平台的作用，最大可能地方便并满足老人和家属对健康资源的需求。

③多种形式的健康管理模式：对象为住院治疗的老年慢性病患者和社区老人，方法有面谈咨询、健康宣传册阅读、生活方式引导、电话随访、健康与疾病档案、网络交流、DVD播看等。

④关注社会话题：老年慢性病患者生活舒适，质量提高；老年人失眠与心理调适；老年慢性病患者健康管理遵循"9个伴"；老年慢性病患者自觉践行心理健康"十条标准"；老年人健康饮食方式"十少"指导与监督；老年高血压患者管理实现"三级跳"：被动－主动－互动，使老年慢性病患者生活质量不断提高。

### 三、脑卒中健康管理服务

（1）随着我国人民生活水平的提高和物质条件的改善，人口逐渐老龄化，一些需要居家养护的慢性病的发病率也有增高，如糖尿病、心脑血管疾病等。随着医院管理体制的不断完善和以"患者为中心"思想的不断深入，对人群健康的管理从医院围墙内逐渐延伸到利用信息技术能够到达的地方，开展"家庭病房"。从患者的角度出发，对有些不方便经常到医院的特殊人群，如残疾人、创伤康复阶段患者，医疗机构要尽量满足他们的需要；家庭病房的开展，可以为他们提供尽可能的便利；为行动不便的患者提供上门；为一些高龄者提供居家健康管理服务。

①尽管患者及其家属在住院期间经过医护人员的指导掌握了一些康复知识，具备一些康复技能，由于社区康复工作一直是我国的薄弱环节，目前这方面的工作几乎是一项空白，致使许多脑卒中后遗症患者不能在家继续进行维持性或巩固性的康复锻炼及系统的康复治疗。

②对出院回家的脑卒中后遗症患者如何延续住院期间的系统康复治疗，是广大康复工作者和医护工作者探索的重大课题。目前我国社区卫生服务体系不够完善，社区医生的现代康复知识比较缺乏，适合我国国情的社区服务方式应是由临床康复医生制定康复指导计划的延续治疗，由社区护士侧重教会患者和家属参与训练的方法。

③康复护理强调的是"自我护理"，护士的作用主要是指导及监督，既充分挖掘患者体内的潜能，把对患者的帮助降到最低限度，要求患者自己积极参与并主动完成各项日常

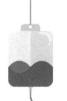

生活活动，同时鼓励家属主动参与，为患者重返社会创造条件。有学者提出 Orem 自理理论对于遗留有不同残疾的脑卒中患者尤为适用。

④家庭康复是指患者病情稳定后即出院回家，由康复医师根据患者的病情和所要达到的康复目标制定个体化综合治疗措施及各阶段的康复方案（康复计划），康复护士从事基本康复和康复护理工作及健康教育，为患者进行物理治疗（PT）、作业治疗（OT）、语言治疗（ST）、心理治疗及护理和饮食指导。

（2）脑卒中是行为方式性疾病，原发性高血压是脑卒中最主要的病因，资料表明，家庭的脑卒中患者若不进行康复锻炼或锻炼方法不正确，可能使已取得的疗效减退。目前社区家庭康复正符合我国医院病床紧张、康复中心和康复医院的康复治疗还不能满足广大残疾者需要的国情。在这样的形势下，对目前社区中遗留有多种后遗症的脑卒中患者进行家庭康复指导显得尤为迫切和必要。近年来兴起的"云计算"技术和服务模式，因其高可用、易扩展、低成本、按需付费等特性，迅速在各行业得到广泛应用。云计算技术自身特有的动态迁移、负载均衡、资源共享等特性，可大大降低医院信息化建设的投入，提高系统的可靠性和资源利用率。此外，在云计算模型中，因为各个医疗机构、社区卫生服务中心的业务在大致上是类似的，可以重用大部分业务服务。云计算服务平台提供的服务能根据医疗机构的个性化需求快速做出响应，配置更加灵活的服务；因此，采用云计算技术和服务模式可降低医疗信息化建设投入，提高系统可靠性，实现跨区域的医疗信息共享和业务协同，实现优质医疗设备和优秀医疗专业人才的共享，提高设备和人才的使用效率，提高医疗服务质量，减轻患者的负担。同时，通过医疗资源的共享和远程协作还可提高基层医疗卫生机构的医疗水平，缓解医疗资源不足的问题。这是顺应国家信息化发展战略和新医改目标的重要举措，也是实现"有序医疗"的有益探索。

（3）脑卒中急性期康复的疗效已肯定，但社区脑卒中后遗症期康复的报告很少见，科学系统的社区家庭康复护理研究正在起步阶段。资料提示：国内脑卒中患者的家庭康复带有盲目性和随意性，其护理者缺乏家庭康复知识和技能，严重影响患者的进一步康复。在脑卒中患者康复过程中，不仅强调要充分发挥患者的主观能动性，同时提倡也要最大限度地调动家属的主动性和积极性，促使家庭成员参与脑卒中患者的整个康复过程，对其进行家庭康复知识和技能的宣教与指导，进行有关疾病预防和防止复发的健康教育，这对脑卒中患者康复有重要意义，能大大减轻经济和社会负担。目前社区绝大部分脑卒中后遗症患者未接受过康复指导，他们被"废用综合征"和"误用综合征"所困扰，通过康复性"矫正"能使机体功能部分恢复，他们仍有康复潜能，具有康复训练的价值。

（4）随着现代康复技术的普及，许多脑卒中偏瘫、失语等患者在住院期间得到了及时和系统的康复治疗，其生活质量得到一定的提高。近 2 年来，国内外学者对脑卒中后遗症患者的家庭康复进行了大量的研究，认为家庭康复是脑卒中治疗过程的重要组成部分。由于卒中具有较高的残致率,在很多国家已成为一个健康服务的重要问题。随着人口老龄化程度的提高,对老年人健康服务的需要也日益增加,迫切要求医护人员、患者家属和医疗系统的政策制定者找出一个管理卒中患者最有效、最经济和最可行的方法。从过去 10 年里几个随机对照试验中,可找到卒中后家庭康复对改善预后、提高生活质量更有效的证据。研究表明,卒中后家庭康复组的平均卧床时间为 10 天,比常规治疗组缩短 6 天。在很多发达国家,家庭护理医疗成为一种新的趋势,为医疗消费者提供了更多的选择,同时也缓解了日益增多的院内医疗费用对患者的压力,是一种高效的医疗方式。有学者提出,长期护理卒中患者会对护理人员的体力、精力和心理产生较大影响,应引起重视。

(5)国外研究证明,接受科学化、系统化、个体化的家庭康复护理的脑卒中后遗症患者其康复效果优于未接受者。心脑血管患者伴卒中后抑郁症可能导致严重的后果,影响心脑血管疾病的预后,增加医疗费用的开支,延缓患者返回工作岗位的时间。韩国的家庭护理机构主要分为两种形式:社会所属的家庭护理和医院所属的家庭护理。

(6)1993 年,世界银行《投资于健康》的世界发展报告中首次出现了"基本卫生服务包"的提法,包括"基本公共卫生服务包"和"基本医疗服务包"在内的"一揽子"基本预防和医疗服务。其中的"基本公共卫生服务"含有以下六类活动。

①计划免疫。

②以学校为基础的医疗卫生服务。

③计划生育和营养的信息及某些服务。

④减少烟草和乙醇消耗的计划。

⑤为改善居民环境而采取的行为调控和信息服务。

⑥防治艾滋病。

(7)1995 年,美国、英国等专业机构提出公共卫生的功能应该包含健康监测与分析、对疾病暴发流行和突发公共卫生事件的调查与处理、建立并管理或实施疾病预防和健康促进项目、提高公共卫生服务质量和效率等 10 项基本的公共卫生服务方面的内容。1997 年WHO 曾组织 67 个国家 145 位专家在全球范围内就"基本公共卫生"功能和内涵进行研究,于 1998 年确定"基本公共卫生"功能的框架包括:

①健康状况监测。

②传染性和非传染性疾病的预防、监测和控制。

③健康促进。

④公共卫生立法和管理。

⑤对弱势人群和高危人群的个人卫生服务。

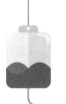

⑥职业卫生。

⑦环境保护。

⑧特定公共卫生服务。

"泛美卫生组织"对"基本公共卫生"功能框架除了以上 8 项外，还增加了健康的社会参与、提高公共卫生政策与机构进行公共卫生规划与管理的能力、评估和提高必要卫生服务的公平可及性、公共卫生人力资源开发与培训、个人和人群卫生服务的质量保证等多项内容。2003 年，发展中国家如墨西哥把卫生服务划分为两大类：第一类为"纯公共卫生产品和服务"，包括健康促进与健康教育、疾病预防与控制和明显外部性的个人卫生服务等，具有普遍覆盖、公平和社会保障性特点；第二类为"一般性的个人卫生服务"，包括预防、诊断、治疗和康复等。泰国提出一项名为"30 铢计划"的全民健康保险，即公民在每次看病中只要交 30 铢后，即可获得所有公共卫生项目及大多数指定范围的免费诊疗项目。

（8）2004 年，印度用一个"综合服务包"的形式来界定基本卫生服务内容。

①核心服务包（包括公共卫生项目）。

②基本服务包（基本医疗项目）。

③二级服务包（专科医疗项目）。

随着国内全民健康意识的提高，高质量的医疗康复设备的广泛应用，全体医疗工作者专业素质的提高，以及社会医疗政策的不断完善，家庭康复有望在国内开展普及起来，卒中患者的康复水平也将得到提高，这为国内医疗人员的研究开拓了新的领域，也为卒中患者的康复提供了新的途径。

（9）社区脑卒中患者家庭康复现状调查说明，患者在知识、决策和操作性自理能力上存在一些缺陷，同样也是其主要照顾者能力上的薄弱环节。特别强调社区护士在干预过程中要把患者与照顾者均作为干预对象，向他们传授家庭康复知识和技能，发挥照顾者、督促者和协助者的作用，由照顾者每天协助或监督患者实施。我国基本卫生服务的实践探索始于 20 世纪 60 年代，在当时也是世界上公共卫生工作成效做得最好的少数国家之一，但是理论研究相对较晚。从我们掌握的文献来看，卫生经济研究所最早于 2001 年的"农村公共卫生筹资政策研究报告"中提出了要明确"基本公共卫生服务包"的内容，但之后鲜见有关于卫生服务包的研究。2002 年，吴凡、应晓华和陈文合作发表的社区基本预防服务项目的界定研究，是针对上海市的社区卫生服务机构展开的，只是当时界定的内容应该有所拓展、细化和优化。马安宁领衔的"国民基本卫生包可行性研究"中对基本卫生包的概念框架进行了理论分析，并对界定的"五个等级的服务包"进行了成本测算。这是基于国家卫生筹资的可行性角度进行的研究尝试，但对社区卫生服务政策制定的操作性参考价值有限。2006 年，程晓明从"社区"的角度提到"社区卫生服务包"的构想，并将健康教育、计划免疫和妇幼保健归为"A 服务包"，将不包括医疗服务的其他服务（健康教育、康复、计划生育技术指导、计划免疫、预防保健）归为"B 服务包"。

（10）随着社会的发展，科技的进步，人类寿命的延长，人群脑卒中患病率不断升高。每年约有 150 万的新发病例，其中存活者 500 ~ 600 万人，致残率为 70% ~ 80%。由于种种原因，他们不能长期住院，常带着一定的残疾返回家中康复，其家属又缺乏家庭康复知识和技能，致使社区大部分患者错过最佳康复时机而处于后遗症期，这不仅影响了其自身的工作、生活，同时也给家庭和社会带来了沉重的负担。脑卒中是一种发病率高、死亡率高，致大多数存活者遗留有不同程度的生理、认知、心理和社会障碍的疾病，有学者在调查脑卒中偏瘫患者后报道，约 73.5% 患者出院回家后有进一步接受康复治疗的愿望，有 42.2% 患者实际做了运动训练，我们还没有真正形成有广泛性和组织性的社区康复治疗服务网络。社区康复的内涵是依靠社区的人力、物力资源和计划管理，对残损、残疾和残障者提供身体、精神、教育、职业和社会生活等方面的训练。目前康复技术的运用还未普及，特别是在社区康复作为减轻疾病致残率，提高生活质量的有效治疗手段尚未被患者理解和接受，及时有效地开展脑卒中患者的健康管理尤为重要。

（李旭静）

## 第三节　脑卒中患者深静脉血栓预防

### 一、概述

深静脉血栓疾病（DVT）是脑卒中疾病的并发症之一，近年来随着脑卒中发病率增高，DVT 发病率和确诊率呈逐年递增的趋势，而下肢 DVT 患者有着很高的致命性肺栓塞及血栓后形成后综合征危险。该病必须及时诊治，其后遗症可以严重影响到患者的生活质量，肺栓塞的形成危及患者生命。因此需要护理人员以及患者对 DVT 加倍警惕，针对脑卒中患者需要积极采取有效的预防措施，对预防深静脉血栓形成具有重要意义。

### 二、预见性护理措施

#### （一）心理护理

深静脉血栓形成是脑卒中的并发症，患者检查出患有脑卒中疾病时，心理已经遭受到严重的打击，同时还担心脑卒中并发症发生，容易产生恐慌、害怕、担忧、焦虑、抑郁等的心理。加之必须对 DVT 进行预防宣教，DVT 疾病导致肺栓塞严重后果，可直接危及患者生命，于是患者感到空前的担心和紧张。了解患者的心理变化对护士开展护理工作很重要，护士必须主动关心、理解患者的情绪变化，真正站在患者角度，抓住患者心理担忧的要害，尽可能从多方面多角度给患者讲解 DVT 的预见性护理措施的安全性、可靠性以及重要性，使患者能够积极配合医护人员进行治疗。耐心讲解情绪对病情的不利影响，帮助患者走出困扰。

（二）饮食护理

脑卒中预防深静脉血栓形成期间，在饮食上应食一些低脂肪、低糖类、高纤维、高蛋白类、易消化食物，必要时需要补充一些维生素以及微量元素。低脂类食物可以避免血液黏稠度过高，所以应该喝水至少 2 500 mL 以上；高纤维类食物在体内易消化，可以保持肠道通畅，避免腹压过高；维生素类可以帮助患者提高身体免疫力，抵抗疾病，帮助身体恢复。患者必须戒烟戒酒，避免对肺造成伤害；同时避免食用含有维生素 K 的食物以及高胆固醇饮食，保证营养的摄入，多吃水果蔬菜、黑木耳等，增强患者的免疫力。

（三）偏瘫肢体功能锻炼

脑卒中患者往往会发生偏瘫现象，患者肢体肌力减轻或丧失，不能正常活动，需要让患者进行功能性的锻炼，不但有利于脑卒中的康复，也有利于 DVT 的预防。卧床患者至少 1 ~ 2 h 翻身 1 次，主动或被动功能锻炼 1 次 /6 h，加强足踝的被动运动，做屈伸、内翻、外翻，环转等，若患者意识清醒，可指导患者行足踝关节主动环转运动；对于能下地行走的患者，护理人员需要鼓励其经常活动，伸屈膝盖，按摩脚踝处，双足蹬床运动，尽量抬高臀部运动。对于不能自主运动的患者，需要被动性地接受运动，将偏瘫肢体进行有节律的挤压与开发交替进行，持续 3 ~ 5 min，1 次 /6 h。在活动的过程中动作尽量轻柔，同时询问患者感觉，适当调整运动的幅度。值得注意的是，对于 DVT 的严重怀疑患者，禁止按摩患肢，避免栓子脱落，造成肺动脉栓塞。活动时预防 DVT 最简单最有效的手段是股四头肌的收缩练习，可以促进血液循环，减轻静脉的瘀血阻滞。鼓励患者每天做腹部按摩，养成定时排便的好习惯，保持大便通畅。

（四）体位护理

患者在接受脑卒中治疗以及 DVT 预见性护理期间，护理人员需要提醒患者家人注意患者的体位，同时指导家属进行体位护理，最好采用平卧位，需要用软垫垫在患肢下，使下肢高于床面大约 25 cm。腘窝避免受压，髂静脉呈松弛状态利于静脉回流，患者需要翻身侧卧时，患肢需要放在健肢上避免患肢受到压迫，教会患者踝关节、足趾的伸屈活动。促进下肢静脉回流，防止静脉血瘀滞。有条件者使用足底静脉泵、间歇性充压装置、医用弹力袜，防止下肢静脉瘀血。

（五）下肢静脉护理

下肢静脉的发生率是上肢的 3 倍，深静脉内膜损伤可以继发形成 DVT，所以必须提高对深静脉保护的重视程度。

值得注意的是，预防 DVT 最重要的就是保护下肢静脉，避免通过下肢静脉输液，实在需要可下肢静脉输液的，输液时也需要严格进行无菌处理，避免导致血管发炎，保护血管；静脉穿刺后局部加压 5 min。动脉穿刺后需要加压 10 ~ 15 min，防止出血；避免深静脉置管术以及介入性操作护理员需要提高静脉穿刺技能，穿刺时候尽量缩短扎针时间，减轻对周围组织以及血管的损伤；注意不要在同一部位和同一条静脉反复穿刺，必须维护血管内壁的完整性。

### （六）症状观察和护理

护理人员需要在护理期间认真观察患者的病情，每日按时观察测量患者双下肢肿胀程度、皮温及皮色的变化，并且记录。进行横向纵向比较，掌握患者的身体指标，禁止患肢推拿、按摩，保持大便通畅。密切观察患者的生命体征，肺栓塞是深静脉血栓的最严重并发症，如有胸闷、胸痛、呼吸急喘等症状，警惕肺栓塞的形成。同时需要监测患者心率是否正常、血氧饱和度如何等，做到及时护理诊断，及时治疗。DVT 早期症状的观察：若患肢出现肿胀、疼痛、浅静脉怒张、软组织硬度增高，皮肤出现花斑或青紫色，皮温降低，足背动脉减弱或消失，及时报告医生处理。

### （七）药物预防与护理

患者在治疗脑卒中期间，对一些对血管产生刺激性的药物，在静脉滴注时候，需要尽量稀释，保持输液前后渗液体静脉输液通畅。同时可以使用一些预防深静脉血栓的药物，小剂量低分子肝素对下肢深静脉血栓形成具有预防作用，可以适量运用。有文献报道，脑卒血患者在预防性应用低分子肝素后，DVT 发病率下降至 80%，低分子肝素一般用法是在腹壁皮下注射，1 次 /d，连续应用 7 ~ 10 d。同时，低分子右旋糖酐、丹参注射液、华法林等对于 DVT 的预防也起到一定的作用。

## 三、结果

采用以上各项护理措施，大部分脑卒中患者只发现个别深静脉血栓形成，经过积极治疗病情有所好转。且经过治疗后，生活能够完全自理。

## 四、讨论

脑卒中患者是发生 DVT 的高危人群，卒中患者由于意识障碍、长期卧床、脱水治疗等原因很容易导致深静脉血栓形成，由于血栓阻塞了深静脉，导致血液循环发生故障，引起血管中产生瘀血。该病发病部位多见于下肢以及双下肢，同时也是导致肺栓塞的主要原因，肺栓塞病情严重具有致命性。DVT 的发生原因的主要因素有静脉瘀阻、血管内壁损伤以及血管中有高凝状物。脑卒中疾病本来的发病原因也有以上三要素，即具有相同的发病原因，当患者脑卒中不能动弹卧床很容易牵动 DVT 发病机制，发生 DVT 的概率就更大。有报道称若不给予干预，在脑卒中患者中 30% ~ 40% 的会发生 DVT，瘫痪或长期卧床的 DVT 的发生率高达 60% ~ 75%。

脑卒中发生 DVT 的相关因素：高龄，年龄越大发生深静脉血栓的危险性越高，80 岁的人群是 30 岁人群的 30 余倍。老年人血液中的凝血因子活性较高，小腿肌肉的泵作用减弱卧床，长期卧床的卒中患者，由于偏瘫的肢体活动不灵或者完全不能活动，较易形成静脉受压，静脉回血明显减慢，从而增加了 DVT 发病的风险；高血压患者的高血压也是不可忽视的危险因素。原发性高血压使血液黏滞度的改变致使血流流变学发生改变，血管内皮损伤，血浆中某些因子异常，从而破坏了凝血系统和纤溶系统的平衡；脑卒中患者的血管内皮产生的促血栓活血物质的活性水平高于正常，而抗血栓物质活性降低，血液高凝状态下肢静脉穿刺输液，特别是股静脉穿刺更容易导致静脉损伤。脑卒中患者在应激状态下，可分泌大量的儿茶酚胺，导致全身血管收缩，使静脉血瘀滞。抗利尿药和脱水药液使血液浓缩，增加了血液的凝固性。

综上所述，高龄、长期卧床、偏瘫、静脉血管穿刺、血浆纤维蛋白原、高血压等因素均是 DVT 的危险因素，预防和控制这些危险可控因素可能会有效预防和减少 DVT 发生的风险，提高患者的生活质量。护理人员了解下肢深静脉血栓形成的有关知识，有助于提高对 DVT 的认识，及早采取有效措施，早发现、早诊断进行治疗，深静脉血栓有三个主要症状，即下肢肿胀、下肢疼痛和浅静脉曲张。根据三个症状的严重程度可以估计深静脉血栓形成的严重程度。下肢静脉血栓形成时，需要及时治疗细心护理，一旦血栓脱落，血栓就沿着下肢静脉系统移动到右心部位，游离的血栓最终会导致肺动脉栓塞，出现肺栓塞。肺栓塞患者可见呼吸极为困难、胸闷难忍，严重者可危及生命。基于 DVT 的发病因素，我们采取功能锻炼、饮食护理、体位的安排、药物的预防、心理疏导和安慰、症状的观察等措施，取得明显的效果，减少和避免了 DVT 的发生。值得注意的是，在脑卒中患者早期进行深静脉血栓护理较晚期效果更好。可见，预见性护理措施可以有效预防深静脉血栓的形成，在临床上具有重要指导意义。

（李旭静）

## 第四节　卧床患者并发症的预防及护理

### 一、常见并发症及原因

#### （一）压力性损伤

1. 力学因素物理力的联合作用

造成压力性损伤的三个主要物理力是压力、摩擦力和剪力。

（1）压力：卧床患者长时间不改变体位，局部组织持续受压在 2 h 以上，就可引起组织不可逆损害。

（2）摩擦力：可见于夹板内衬垫放置不当、石膏内不平整或有渣屑等；患者长期卧床或坐轮椅时，皮肤可受到表面的逆行阻力摩擦。

（3）剪力：与体位密切相关，是由两层相邻组织表面间的滑行而产生进行性的相对移位所引起的，是由摩擦力和压力相加而成的。

2. 理化因素刺激

长期受压的皮肤经常受到汗液、尿液、各种渗出液、引流液等刺激，角质层受到破坏，皮肤组织损伤，易破溃和感染。

3. 全身营养不良或水肿

常见于年老体弱、水肿、长期发热、昏迷、瘫痪及恶病质的患者。营养不良是发生压力性损伤的内在因素。

4. 行为受限制的患者

使用石膏绷带、夹板及牵引时，松紧不适，衬垫不当。

（二）便秘及腹胀

（1）生活因素：老年患者咀嚼功能不良，进食水果、蔬菜及粗纤维食物较少，维生素 B 族缺乏。因卧床行动不便或要依赖他人，思想上有顾虑，尽量抑制便意，久之大便干结，形成便秘。

（2）生理因素：长期卧床患者胃肠功能较弱，活动减少，消化道黏膜萎缩，胃肠松弛无力，使食物滞留肠道时间过长等很容易造成便秘。

（3）长期卧床的患者，排便不习惯，因为食物发酵产气，及呻吟吞入的气体，使肠道膨胀，腹胀也比较常见。

（三）高血钙，骨质增生，骨质疏松

长期卧床可加速骨钙吸收，一方面加速骨质疏松，另一方面，血钙水平上升，引起高钙血症，心律失常，腹痛，形成钙在关节中的沉淀，导致关节疼痛。

（四）泌尿系感染及尿路结石

（1）心理因素：长期卧床老年患者因焦虑、窘迫等使得排尿不能及时进行，由于尿液存留过多，膀胱过度充盈，致使膀胱收缩无力，造成尿潴留。

（2）排尿习惯改变因素：长期卧床患者可因卧床进行排尿；同病房多位患者、家属在场，留置尿管等多种因素，使排尿习惯改变。从而使排尿不畅或不尽，膀胱残留尿液成为细菌繁殖场所而诱发泌尿系感染。

（3）生理因素：老年人膀胱气化不利，男性前列腺增生，常可出现尿潴留；女性尿道较短且与肛门距离近，容易感染细菌。

（4）侵袭性操作因素：进行膀胱冲洗和导尿过程中等各个环节易造成污染，特别是会阴部不洁净，使细菌经过尿管周围黏膜鞘进入膀胱。

（5）长期卧床，因患者上厕所不方便，饮水量易导致盐类晶体沉积，钙盐久滞于肾及尿道易形成结石。

（五）坠积性肺炎

（1）心理因素：长期卧床患者，易产生悲观、恐惧、绝望心理。致患者不愿主动咳嗽排痰、不愿戒烟等，为产生坠积性肺炎留下隐患。

（2）生活饮食因素：长期卧床患者胃肠蠕动减慢，因消耗性疾病等致营养不良，身体抵抗力差，在受凉、慢性鼻炎、鼻窦炎等诱因下易患坠积性肺炎。

（3）生理因素：老年长期卧床患者呼吸功能减退，肺活量减少，痰涎积聚，咳嗽反射减弱，咳出困难，口腔分泌物倒流入气管，致病菌便可以移居下呼吸道引起感染。

（4）吞咽困难患者通常会发生误吸，吞咽困难及误吸是吸入性肺炎（AP）最主要的危险因素。

（六）深静脉血栓、肺栓塞

（1）多见于长时间限制活动的肢体，血流缓慢，加上老年患者的硬化和狭窄，很易引起深静脉内血栓形成，肢体可长期的肿胀。

（2）肺栓塞多与下肢动脉血栓有关。

（七）肌肉萎缩

由全身营养障碍，废用，内分泌异常而引起的肌肉变性，肌肉结构异常等病因产生的肌肉萎缩。

（八）坠床

（1）直立性低血压：患者忽然起立，血管无法适应血管神经的反射，造成头部供血不足，出现低血压。

（2）长期卧床，身体虚弱出现眩晕导致坠床。

（3）缺乏照顾：生活自理能力差，不愿麻烦护士。

## 二、预防及护理

（一）压力性损伤

1．正确的评估

按医院要求对入院患者进行压力性损伤风险评估，对评分在18分以下者制定压力性损伤预防措施，评分在14分以下者应每周评估1次，如患者病情发生变化应随时进行评估。

2．营养指导

良好的营养是创面愈合的重要条件，应给予平衡饮食，增加蛋白质、维生素和微量元素的摄入。

3．保持正确的体位

增加翻身次数，避免局部过度受压，因疾病所采取的被迫体位，应每半小时至2小时改变体位 1 次，减轻皮肤受压时间。

4. 避免局部皮肤刺激

床单整洁平整、无皱折、无碎屑；对大小便失禁者、呕吐或出汗多者应及时擦洗干净，更换衣服和床单。

5. 规范操作

使用便器时，应选择无破损便器，不要强塞硬拉，必要时在便器边缘垫上软纸或布垫，以防擦伤皮肤；翻身时，动作轻柔，避免擦伤皮肤。正确实施按摩。

6. 正确执行医嘱

遵医嘱实施抗感染治疗，预防败血症。

7. 心理护理

加强心理护理疏导，鼓励患者树立信心，勤翻身。

8. 健康教育

向患者及家属讲解压力性损伤各期的进展规律、临床表现以及治疗、护理的要点，使之能重视和参与压力性损伤早期的各项护理，积极配合治疗。

（二）便秘及腹胀

（1）调整饮食结构，增加高纤维素食物摄入，如芹菜、韭菜等。鼓励多饮水，每天饮水 2 000 ~ 3 000 mL。保持肠道内有足够水分软化大便，刺激肠蠕动。适当增加花生油、芝麻油等的食入量，以润滑肠道，使大便易于排出。避免过食辛辣、煎炸等刺激性食物。

（2）鼓励其养成床上排便习惯，并养成定时排便的习惯。

（3）进行腹部按摩，在每日清晨饮水后 30 min 及餐后 30 min 做腹部按摩。顺着结肠走行方向，做环形按摩，每日至少 3 次，每次 10 ~ 15 min。

（4）必要时遵医嘱给药物，如番泻叶、果导片、开塞露等。对严重便秘的，为缓解痛苦（除有灌肠禁忌的），采用灌肠。

（三）高血钙，骨质增生，骨质疏松

（1）每天摄入推荐量的维生素 D、补钙。

（2）加强肢体活动，增强肌肉及骨骼的锻炼。

（四）泌尿系感染及尿路结石

（1）心理护理：护理人员应尊重患者，给予安慰、开导和鼓励，消除其焦虑、紧张情绪。

（2）鼓励患者多喝水，增加尿量起到冲刷膀胱，利于引流的作用，同时减少细菌进入尿道的机会。

（3）保持尿道口、会阴干燥，清洁。

（4）导尿时严格无菌操作，插尿管应轻柔，避免损伤尿道黏膜。留置导尿者应选用封闭式导尿系统，以减少细菌污染，尽量保持其密闭性。尿袋每周更换 1 ～ 2 次，放尿或更换尿袋时应严格无菌操作。

（5）每 2 ～ 4 h 开放尿管 1 次，10 min 后夹闭，防止膀胱括约肌松弛。

（6）定期尿常规、尿培养及药敏等检查。

（五）坠积性肺炎

（1）与患者及家属沟通，鼓励其战胜疾病的信心，鼓励主动咳嗽排痰，多做深呼吸，主动按胸，轻叩背部，戒烟等。

（2）加强营养，增强体质，予易消化、高蛋白饮食，保持病房空气清新，防止受凉。

（3）保持呼吸道通畅，加强翻身、叩背、雾化等。通过翻身改变患者体位，促进气道分泌物移动，产生咳嗽反射。

（4）体位：头稍高的侧卧位或半卧位睡姿，尽量取半卧位，无论患者有无痰液，每日早晨鼓励患者进行 2 ～ 3 次有效咳嗽。

（5）口咽部护理：加强口腔护理 2 ～ 3 次 /d，对吞咽困难者，应指导做吞咽功能训练，尽量鼻饲，防止食物等误入气道。

（六）深静脉血栓、肺栓塞

（1）注意采用足高头低体位，有利于下肢血液的回流。

（2）鼓励患者早期下肢活动和下肢按摩，促进静脉血流动，防止下肢静脉血栓的形成。

（3）使用弹力袜、充气压缩泵、静脉足泵等。

（七）肌肉萎缩

（1）合理营养：必须保证蛋白质营养，因为蛋白质是制造肌肉组织的主要原料。锌需足够维持适当水平的锌浓度，含锌酶促进肌肉蛋白的合成。如瘦肉、木耳、花生、苹果等。

（2）锻炼：协助患者进行锻炼、按摩等。

（八）坠床

（1）对于有意识不清并躁动不安的患者，应加床挡，并告知家属 24 h 陪护。

（2）对于极度躁动的患者，可应用约束带实施保护性约束，但要注意动作轻柔，约束部位加衬垫，经常检查局部皮肤，避免对患者造成损伤。

（3）在床上活动的患者，嘱其活动时要小心，做力所能及的事情，并加床挡，如有需要家属或护士及时协助。

（4）对于有可能发生病情变化的患者，要认真做好健康宣教，告诉患者不做体位突然改变的动作，以免引起血压快速变化，造成一过性脑供血不足，引起晕厥等症状。

（5）教会患者一旦出现不适，最好先不要活动，应用呼叫器告诉医护人员，以给予必要的处理措施。

（6）使患者正确使用呼叫器及放置适当位置，确保患者易于拿到随手用物。

（7）固定病床轮子。

（8）床头置防坠床警示标识。

（9）按要求巡视观察。

（10）向使用特殊药物的患者讲解注意事项。

（李旭静）

# 消化内科护理

# 第三章　胃肠疾病

## 第一节　上消化道大出血

### 一、疾病概述

#### （一）定义

上消化道出血是指屈氏韧带以上的消化道，包括食管、胃、十二指肠、胰腺、胆管等病变引起的出血，以及胃空肠吻合术的空肠病变引起的出血。上消化道大出血是指数小时内失血量超过 1 000 mL 或循环血容量的 20%，主要表现为呕血和（或）黑便，常伴有血容量减少而引起急性周围循环衰竭，是临床的急症，严重者可导致失血性休克而危及生命。

近年来，本病的诊断和治疗水平有很大的提高，临床资料统计显示，80%～85%急性上消化道大出血患者短期内能自行停止，仅 15%～20%患者出血不止或反复出血，最终死于出血并发症，其中急性非静脉曲张性上消化道出血的发病率在我国仍居高不下，严重威胁人民的生命健康。

#### （二）病理生理

上消化道出血多起因于消化性溃疡侵蚀胃基底血管导致其破裂而引发出血。出血后逐渐影响周围血液循环量，如因出血量多引起有效循环血量减少，进而引发血液循环系统代偿，以致血压降低，心悸、出汗，这急需即刻处理。出血处可能因血块形成而自动止血，但也可能再次出血。

#### （三）病因

上消化道出血的病因包括溃疡性疾病、炎症、门脉高压、肿瘤、全身性疾病等。临床上最常见的病因是消化性溃疡，其他依次为急性糜烂出血性胃炎、食管胃底静脉曲张破裂和胃癌。现将病因归纳列述如下。

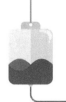

1．上消化道疾病

（1）食管疾病、食管物理性损伤、食管化学性损伤。

（2）胃、十二指肠疾病：消化性溃疡、Zollinger-Ellison 综合征、胃癌等。

（3）空肠疾病：胃肠吻合术后空肠溃疡、空肠 Crohn 病。

2．门静脉高压引起的食管胃底静脉曲张破裂出血

（1）各种病因引起的肝硬化。

（2）门静脉阻塞：门静脉炎、门静脉血栓形成、门静脉受邻近肿块压迫。

（3）肝静脉阻塞：如 Budd-Chiari 综合征。

3．上消化道邻近器官或组织的疾病

（1）胆管出血：胆囊或胆管结石、胆管蛔虫、胆管癌、肝癌、肝脓肿或肝血管瘤破入胆管等。

（2）胰腺疾病：急慢性胰腺炎、胰腺癌、胰腺假性囊肿、胰腺脓肿等。

（3）其他：纵隔肿瘤或囊肿破入食管、主动脉瘤、肝或脾动脉瘤破入食管等。

4．全身性疾病

（1）血液病：白血病、血友病、再生障碍性贫血、DIC 等。

（2）急性感染：脓毒症、肾综合征出血热、钩端螺旋体病、重症肝炎等。

（3）脏器衰竭：尿毒症、呼吸衰竭、肝功能衰竭等。

（4）结缔组织病：系统性红斑狼疮、结节性多动脉炎、皮肌炎等。

5．诱因

（1）服用水杨酸类或其他非甾体消炎药物或大量饮酒。

（2）应激相关胃黏膜损伤：严重感染、休克、大面积烧伤、大手术、脑血管意外等应激状态下，会引起应激相关胃黏膜损伤。应激性溃疡可引起大出血。

（四）临床表现

上消化道大量出血的临床表现主要取决于出血量及出血速度。

1．呕血与黑便

呕血与黑便是上消化道出血的特征性表现。上消化道出血之后，均有黑粪。出血部位在幽门以上者常有呕血。若出血量较少、速度慢，亦可无呕血。反之，幽门以下出血如出血量大、速度快，可因血反流入胃腔引起恶心、呕吐而表现为呕血。

呕血多棕褐色呈咖啡渣样，如出血量大，未经胃酸充分混合即呕出，则为鲜红色或有血块。黑粪呈柏油样，黏稠而发亮，当出血量大，血液在肠内推进快，粪便可呈暗红甚至鲜红色。

2．失血性周围循环衰竭

急性大量失血由于循环血容量迅速减少而导致周围循环衰竭。一般表现为头昏、心

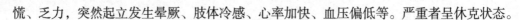

慌、乏力，突然起立发生晕厥、肢体冷感、心率加快、血压偏低等。严重者呈休克状态。

3. 发热

大量出血后，多数患者在 24 h 内出现低热，持续 3 ~ 5 d 后降至正常。发热原因可能与循环血量减少和周围循环衰竭导致体温调节中枢功能紊乱等因素有关。

4. 氮质血症

上消化道大量出血后，由于大量血液蛋白质的消化产物在肠道被吸收，血中尿素氮浓度可暂时增高，称为肠源性氮质血症。一般于一次出血后数小时血尿素氮开始上升，24 ~ 48 h 达到高峰，一般不超过 14.3 mmol/L（40 mg/dL），3 ~ 4 d 后降至正常。

5. 贫血和血象

急性大量出血后均有失血性贫血。但在出血的早期，血红蛋白浓度、红细胞计数与血细胞比容可无明显变化。在出血后，组织液渗入血管内，使血液稀释，一般经 3 ~ 4 h 才出现贫血，出血后 24 ~ 72 h 血液稀释到最大限度。贫血程度取决于失血量外，还和出血前有无贫血、出血后液体平衡状态等因素相关。

急性出血患者为正细胞正色素性贫血，在出血后骨髓有明显代偿性增生，可暂时出现大细胞性贫血，慢性失血则呈小细胞低色素性贫血。出血 24 h 内网织红细胞即见增高，出血停止后逐渐降至正常。白细胞计数在出血后 2 ~ 5 h 轻至中度升高，血止后 2 ~ 3 d 才恢复正常。但在肝硬化患者中，如同时有脾功能亢进，则白细胞计数可不升高。

（五）辅助检查

1. 实验室检查

测定红细胞、白细胞和血小板计数，血红蛋白浓度、血细胞比容、肝肾功能、大便隐血检查等（以了解其病因、诱因及潜在的护理问题）。

2. 内镜检查

出血后 24 ~ 48 h 内行急诊内镜检查，可以直接观察出血部位，明确出血的病因，同时对出血灶进行止血治疗是上消化道出血病因诊断的首选检查方法。

3. X 线钡餐检查

此检查对明确病因亦有价值，主要适用于不宜或不愿进行内镜检查者或胃镜检查未能发现出血原因，需排除十二指肠降段以下的小肠段有无出血病灶者。

4. 其他

放射性核素扫描或选择性动脉造影如腹腔动脉、肠系膜上动脉造影帮助确定出血部位，适用于内镜及 X 线钡剂造影未能确诊而又反复出血者。不能耐受 X 线、内镜或动脉造影检查的患者，可作吞线试验，根据棉线有无沾染血迹及其部位，可以估计活动性出血部位。

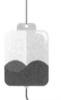

（六）治疗

上消化道大量出血为临床急症，应采取积极措施进行抢救。迅速补充血容量，纠正水电解质失衡，预防和治疗失血性休克，给予止血治疗，同时积极进行病因诊断和治疗。

药物治疗：包括局部用药和全身用药两部分。

1. 局部用药

经口或胃管注入消化道内，对病灶局部进行止血，主要如下。

（1）8 ~ 16 mg 去甲肾上腺素溶于 100 ~ 200 mL 冰盐水口服，强烈收缩出血的小动脉而止血，适用于胃、十二指肠出血。

（2）口服凝血酶，经接触性止血，促使纤维蛋白原转变为纤维蛋白，加速血液凝固，近年来被广泛应用于局部止血。

2. 全身用药

经静脉进入体内，发挥止血作用。

（1）抑制胃酸分泌药：对消化性溃疡和急性胃黏膜损伤引起的出血，常规给予 $H_2$ 受体拮抗剂或质子泵阻滞剂，以提高和保持胃内较高的 pH，有利于血小板聚集及血浆凝血功能所诱导的止血过程。常用药物有：西咪替丁 200 ~ 400 mg，每 6 h 1 次；雷尼替丁 50 mg，每 6 h 1 次；法莫替丁 20 mg，每 12 h 1 次；奥美拉唑 40 mg，每 12 h 1 次。急性出血期均为静脉用药。

（2）降低门静脉压力药：①血管升压素及其拟似物，为常用药物，其机制是收缩内脏血管，从而减少门静脉血流量，降低门静脉及其侧支循环的压力。用法为血管升压素 0.2 U/min 持续静脉滴注，视治疗反应，可逐渐加至 0.4 U/min。同时用硝酸甘油静脉滴注或含服，以减轻大剂量用血管升压素的不良反应，并且硝酸甘油有协同降低门静脉压力的作用。②生长抑素及其拟似物，止血效果好，可明显减少内脏血流量，并减少奇静脉血流量，而奇静脉血流量是食管静脉血流量的标志。14 肽天然生长抑素，用法为首剂 250 μg 缓慢静脉注射，继以 250 μg/h 持续静脉滴注。人工合成剂奥曲肽，常用首剂 100 μg 缓慢静脉注射，继以 25 ~ 50 μg/h 持续静脉滴注。

（3）促进凝血和抗纤溶药物：补充凝血因子如静脉注入纤维蛋白原和凝血酶原复合物对凝血功能异常引起出血者有明显疗效。抗血纤溶芳酸和 6- 氨基己酸有对抗或抑制纤维蛋白溶解的作用。

## 二、护理评估

（一）一般评估

1. 生命体征

大量出血患者因血容量不足，外周血管收缩，体温可能偏低，出血后 2 d 内多有发热，一般不超过 38.5℃，持续 3～5 d；脉搏增快（＞120 次/分）或细速；呼吸急促、浅快；血压降低，收缩压降至 80 mmHg（10.66 kPa）以下，甚至可持续下降至测不出，脉压差减少，小于 25～30 mmHg（3.33～3.99 kPa）。

2. 患者主诉

有无头晕、乏力、心慌、气促、冷、口干口渴等症状。

3. 相关记录

呕血颜色、量，皮肤、尿量、出入量、黑便颜色和量等记录结果。

（二）身体评估

1. 头颈部

上消化道大量出血，有效循环血容量急剧减少，患者可出现精神萎靡、嗜睡、表情淡漠、烦躁不安、意识模糊，甚至昏迷。

2. 腹部

（1）有无肝脾大，如果脾大、蜘蛛痣、腹壁静脉曲张或有腹腔积液者，提示肝硬化；门脉高压食管静脉破裂出血、肝大、质地硬、表面凹凸不平或有结节，提示肝癌。

（2）腹部肿块的质地软硬度，如果质地硬、表面凹凸不平或有结节应考虑胃、胰腺、肝胆肿瘤。

（3）中等量以上的腹腔积液可有移动性浊音。

（4）肠鸣音活跃，肠蠕动增强，肠鸣音达 10 次/min 以上，但音调不特别高调，提示有活动性出血。

（5）直肠和肛门有无结节、触痛和肿块、狭窄等异常情况。

3. 其他

（1）出血部位与出血性质的评估：上消化道出血不包括口、鼻、咽喉等部位出血及咯血，应注意鉴别。出血部位在幽门以上，呕血及黑粪可同时发生，而幽门以下部位出血，多以黑粪为主。下消化道出血较少时，易被误认为是上消化道出血。下消化道出血仅有便血，无呕血，粪便鲜红、暗红或有血块，患者常感下腹部疼痛等不适感。进食动物血、肝，服用骨炭、铁剂、铋剂或中药也可使粪便发黑，但黑而无光泽。

（2）出血量的评估：粪便隐血试验阳性，表示每天出血量大于 5 mL；出现黑便时表示每天出血量在 50～70 mL，胃内积血量达 250～300 mL，可引起呕血；急性出血量＜400 mL 时，组织液及脾脏贮血补充失血量，可无临床表现，若大量出血数小时内失血量超过 1 000 mL 或循环血容量的 20%，引起急性周围循环衰竭，导致急性失血性休克而危及患者生命。

（3）失血程度的评估：失血程度除按出血量评估外，还应根据全身状况来判断。失血的表现多伴有全身症状，表现为：①轻度失血，失血量达全身总血量的 10%～15%，患

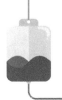

者表现为皮肤苍白、头晕、怕冷，血压可正常但有波动，脉搏稍快，尿量减少；②中度失血，失血量达全身总血量的 20% 以上，患者表现为口干、眩晕、心悸，血压波动、脉压变小，脉搏细数，尿量减少；③重度失血，失血量达全身总血量的 30% 以上，患者表现为烦躁不安、意识模糊、出冷汗、四肢厥冷、血压显著下降、脉搏细数超过 120 次 / 分钟，尿少或尿闭，重者失血性休克。

（4）出血是否停止的评估：①反复呕血，呕吐物由咖啡色转为鲜红色，黑便次数增多且粪便稀薄色泽转为暗红色，伴肠鸣音亢进；②周围循环衰竭的表现经充分补液、输血仍未见明显改善，或暂时好转后又恶化，血压不稳，中心静脉压不稳定；③红细胞计数、血细胞比容、血红蛋白测定不断下降，网织红细胞计数持续增高；④在补液足够、尿量正常时，血尿素氮升高；⑤门脉高压患者的脾脏大，因出血而暂时缩小，如不见脾脏恢复肿大，提示出血未止。

（三）心理 – 社会评估

患者发生呕血与黑便时都可导致患者紧张、烦躁不安、恐惧、焦虑等反应。病情危重者，患者可出现濒死感，而此时其家属表现伤心状态，使患者出现较强烈的紧张及恐惧感。慢性疾病或全身性疾病致反复呕血与黑便者，易使患者对治疗和护理失去信心，表现为护理工作上不合作。患者及其家庭对疾病的认识态度影响患者的生活质量，影响其工作、学习、社交等活动。

（四）辅助检查结果评估

1. 血常规

上消化道出血后均有急性失血性贫血；出血后 6 ~ 12 h 红细胞计数、血红蛋白浓度及血细胞比容下降；在出血后 2 ~ 5 h 白细胞数开始增高，血止后 2 ~ 3 d 降至正常。

2. 血尿素氮测定

呕血的同时因部分血液进入肠道，血红蛋白的分解产物在肠道被吸收，故在出血数小时后尿素氮开始不升，24 ~ 48 h 可达高峰，持续时间不等，与出血时间长短有关。

3. 粪便检查

隐血试验（OBT）阳性，但检查前需禁止食动物血、肝、绿色蔬菜等 3 ~ 4 d。

4. 内镜检查

直接观察出血的原因和部位，黏膜皱襞迂曲可提示胃底静脉曲张。

（五）常用药物治疗效果的评估

1. 输血

输血前评估患者的肝功能，肝功能受损宜输新鲜血，因库存血含氨量高易诱发肝性脑病。同时要评估患者年龄、病情、周围循环动力学及贫血状况，注意因输液、输血过快、过多导致肺水肿，原有心脏病或老年患者必要时可根据中心静脉压调节输液量。

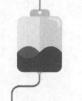

2．血管升压素

滴注速度应准确，并严密观察有无出现腹痛、血压升高、心律失常、心肌缺血，甚至发生心肌梗死等不良反应。评估是否药液外溢，一旦外溢用 50％硫酸镁湿敷，因该药有抗利尿作用，突然停用血管升压素会引起反射性尿液增多，故应观察尿量并向家属做好解释工作。同时，孕妇、冠心病、高血压禁用血管升压素。

3．凝血酶

口服凝血酶时评估有无有恶心、头昏等不良反应，并指导患者更换体位。此药不能与酸碱及重金属等药物配伍，应现用现配，若出现过敏现象应立即停药。

4．镇静剂

评估患者的肝功能，肝病患者忌用吗啡、巴比妥类等强镇静药物。

## 三、主要护理问题

1．体液不足

与上消化道大量出血有关。

2．活动无耐力

与上消化道出血所致周围循环衰竭有关。

3．营养失调：低于机体需要量

与急性期禁食及贫血有关。

4．恐惧

与急性上消化道大量出血有关。

5．知识缺乏

缺乏有关出血的知识及防治的知识。

6．潜在并发症

休克、急性肾衰竭。

## 四、护理措施

### （一）一般护理

1．休息与体位

少量出血者应卧床休息，大出血时绝对卧床休息，取平卧位并将下肢略抬高，以保证脑部供血。呕吐时头偏向一侧，防止窒息或误吸。指导患者坐起、站起时动作要缓慢，出现头晕、心慌、出汗时立即卧床休息并告知护士。病情稳定后，逐渐增加活动量。

2．饮食护理

急性大出血伴恶心、呕吐者应禁食。少量出血无呕吐者，可进食温凉、清淡流质食物。出血停止后改为营养丰富、易消化、无刺激性半流质、软食，少量多餐逐渐过渡到正常饮食。食管胃底静脉曲张破裂出血者避免粗糙、坚硬、刺激性食物，且应细嚼慢咽。防止损伤曲张静脉而再次出血。

3．安全护理

轻症患者可起身稍作活动，可上厕所大小便。但应注意有活动性出血时，患者常因有便意而至厕所，在排便时或便后起立时晕厥，因此必要时由护士陪同如厕或暂时改为在床上排泄。重症患者应多巡视，用床栏加以保护。

（二）病情观察

上消化道大量出血时，有效循环血容量急剧减少，可导致休克或死亡，所以要严密监测：①精神和意识状态：是否精神萎靡、嗜睡、表情淡漠、烦躁不安、意识模糊甚至昏迷；②生命体征：体温不升或发热，呼吸急促，脉搏细弱、血压降低、脉压差变小、必要时行心电监护；③周围循环状况：观察皮肤和甲床色泽，肢体温暖或是湿冷，周围静脉特别是颈静脉充盈情况；④准确记录 24 h 出入量，测每小时尿量，应保持尿量大于每小时 30 mL，并记录呕吐物和粪便的性质、颜色及量；⑤定期复查红细胞计数、血细胞比容、血红蛋白、网织红细胞计数、血尿素氮、粪潜血，以了解贫血程度、出血是否停止。

（三）用药护理

立即建立静脉通道，遵医嘱迅速、准确地实施输血、输液、各种止血治疗及用药等抢救措施，并观察治疗效果及不良反应。血管升压素可引起腹痛、血压升高、心律失常、心肌缺血，甚至发生心肌梗死，故滴注速度应准确，并严密观察不良反应。同时，孕妇、冠心病、高血压禁用血管升压素。肝病患者忌用吗啡、巴比妥类药物，宜输新鲜血，因库存血含氨量高，易诱发肝性脑病。

（四）三腔两囊管护理

插管前应仔细检查，确保三腔气囊管通畅，无漏气，并分别做好标记，以防混淆，备用。插管后检查管道是否在胃内，抽取胃液，确定管道在胃内分别向胃囊和食管囊注气，将食管引流管、胃管连接负压吸引器，定时抽吸，观察出血是否停止，并记录引流液的性状及量。并做好留置于腔气囊管期间的护理和拔管出血停止后的观察及拔管。

（五）心理护理

护理人员应关心、安慰患者尤其是反复出血者。解释各项检查、治疗措施，耐心细致地解答患者或家属的提问，消除他们的疑虑。同时，经常巡视，大出血时陪伴患者，以减轻患者的紧张情绪。抢救工作应迅速而不忙乱，使其产生安全感、信任，保持稳定情绪，帮助患者消除紧张恐惧心理，更好地配合治疗及护理。

## 五、健康教育

### 1. 疾病知识指导

应帮助患者和家属掌握有关疾病的病因和诱因，以及预防、治疗和护理知识，以减少再度出血的危险。并且指导患者及家属学会早期识别出血征象及应急措施。

### 2. 饮食指导

合理饮食是避免诱发上消化道出血的重要措施。注意饮食卫生和规律饮食；进食营养丰富、易消化的食物，避免粗糙、刺激性食物，或过冷、过热、产气多的食物、饮料，禁烟、浓茶、咖啡等对胃有刺激的食物。

### 3. 生活指导

生活起居要有规律，劳逸结合，情绪乐观，保证身心愉悦，避免长期精神紧张。应在医师指导下用药，同时，慢性病者应定期门诊随访。

### 4. 自我观察

教会患者出院后早期识别出血征象及应急措施：出现头晕、心悸等不适，或呕血、黑便时，立即卧床休息，保持安静，减少身体活动；呕吐时取侧卧位以免误吸；立即送医院治疗。

### 5. 及时就诊的指标

（1）有呕血和黑便。

（2）出现血压降低、头晕、心悸等不适。

## 六、护理效果评估

（1）患者呕血和黑便停止，生命体征正常。

（2）患者活动耐受力增加，活动时无晕厥、跌倒危险。

（3）患者置管期间患者无窒息、意外吸入、食管胃底黏膜无溃烂、坏死。

（4）患者体重逐渐恢复正常，营养状态良好。

（郝　娜）

# 第二节　溃疡性结肠炎

## 一、疾病概述

### （一）定义

溃疡性结肠炎是一种病因尚不十分清楚的直肠和结肠慢性非特异性炎症性疾病。病变主要限于大肠黏膜与黏膜下层。临床表现为腹泻、黏液脓血便、腹痛。病情轻重不等，多

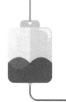

呈反复发作的慢性病程。本病可发生在任何年龄，多见于 20 ～ 40 岁，亦可见于儿童或老年。男女发病率无明显差别。

（二）临床表现

1. 消化系统表现

（1）腹泻和黏液脓血便。

（2）腹痛：轻型患者可无腹痛或仅有腹部不适。

（3）其他症状：可有腹胀，严重病例有食欲缺乏、恶心、呕吐。

（4）体征：轻、中型患者仅有左下腹轻压痛，有时可触及痉挛的降结肠或乙状结肠。重型和暴发型患者常有明显压痛和鼓肠。若有腹肌紧张、反跳痛、肠鸣音减弱应注意中毒性巨结肠、肠穿孔等并发症。

2. 全身表现

一般出现在中、重型患者。中、重型患者活动期常有低度至中度发热，高热多提示并发症或见于急性暴发型。重症或病情持续活动可出现衰弱、消瘦、贫血、低蛋白血症、水与电解质平衡紊乱等表现。

3. 并发症

（1）中毒性巨结肠：多发生在暴发型或重症溃疡性结肠炎患者。

（2）直肠结肠癌变：多见于广泛性结肠炎、幼年起病而病程漫长者。

（3）其他并发症：肠大出血、肠穿孔、肠梗阻等。

（三）诊断

（1）血液检查。

（2）粪便检查：粪便常规检查肉眼观察常有黏液脓血，显微镜检可见红细胞和脓细胞，急性发作期可见巨噬细胞。

（3）结肠镜检查：该检查是本病诊断与鉴别诊断的最重要手段之一。

（4）X 线钡剂灌肠检查。

（四）治疗

治疗目的是控制急性发作，维持缓解，减少复发，防治并发症。

1. 药物治疗

（1）氨基水杨酸制剂：

①柳氮磺吡啶（SASP）是治疗本病的常用药物。用药方法：4 g/d，分 4 次口服。病情完全缓解后仍要继续用药长期维持治疗。该药不良反应分为两类，一类是剂量相关的不良反应，如恶心、呕吐、食欲减退、头痛、可逆性男性不育等，餐后服药可减轻消化道反应；另一类不良反应属于过敏，有皮疹、粒细胞减少、自身免疫性溶血、再生障碍性贫血等，口服 5-ASA 新型制剂，有各种控释剂型的美沙拉嗪、奥沙拉嗪和巴柳氮。

② 5-ASA 的灌肠剂适用于病变局限在直肠乙状结肠者，栓剂适用于病变局限在直肠者。

（2）糖皮质激素：一般予口服泼尼松 40 ～ 60 mg/d；重症患者先予较大剂量静脉滴注，如氢化可的松 300 mg/d、甲泼尼龙 48 mg/d 或地塞米松 10 mg/d，7 ～ 10 d 后改为口服泼尼松 60 mg/d。病情缓解后以每 1 ～ 2 周减少 5 ～ 10 mg 用量至停药。减量期间加用氨基水杨酸制剂逐渐接替激素治疗。

（3）病变局限在直肠乙状结肠者：可用琥珀酸钠氢化可的松（不能用氢化可的松醇溶制剂）100 mg 或地塞米松 5 mg 加生理盐水 100 mL 做保留灌肠，每晚 1 次。病变局限于直肠者如有条件也可用布地奈德泡沫灌肠剂 2 mg 保留灌肠，每晚 1 次。

（4）免疫抑制药：硫唑嘌呤或巯嘌呤可试用于对激素治疗效果不佳或对激素依赖的慢性持续型病例，加用这类药物后可逐渐减少激素用量甚至停用，大部分患者可取得暂时缓解而避免急症手术。

2. 手术治疗

紧急手术指征为：并发大出血、肠穿孔、重型患者特别是合并中毒性巨结肠经积极内科治疗无效且伴严重毒血症状者。

## 二、护理措施

### （一）一般护理措施

1. 一般护理

（1）重者、慢性衰弱者应卧床休息，保证睡眠。

（2）轻者应鼓励从事一般的轻工作，生活有规律，注意劳逸结合。

（3）给予足够热量，富有蛋白质、维生素，少渣饮食，少量多餐，避免对肠道有刺激性的食物。严重者可采用静脉高营养治疗。

（4）腹泻频繁者应做好肛周皮肤清洁护理。

（5）药物保留灌肠时宜在晚睡前执行，先嘱患者排净大便，行低压保留灌肠。

（6）给予心理支持，促进早日康复。

2. 病情观察

腹泻的性质、次数、量，肉眼血尿的程度，腹痛的部位、程度，体温变化及体重减轻情况。

3. 症状护理

（1）腹痛的护理。观察腹痛部位、性质、时间。必要时遵医嘱应用解痉药，观察生命体征情况、肠鸣音，及时发现有无急性肠穿孔、弥漫性腹膜炎等并发症，病情变化及时通知医师。

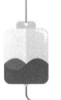

（2）腹泻的护理。准确记录大便次数与性质，血便量多时应估计出血量及时留取化验标本，并通知医师，遵医嘱给予止血药物。严重者观察生命体征变化，准确记录出入量。

（3）营养支持。指导患者进食刺激性小、纤维素少、高热量饮食。大出血时禁食，根据病情过渡到流食和无渣饮食，慎用牛奶和乳制品。

（二）重点护理措施

1. 药物灌肠护理

（1）最好选在临睡前（21：00 ～ 22：00）进行，为患者提供整洁安静的环境，关闭门窗，用屏风遮挡，注意保暖，避免着凉。

（2）取现配药物 50 ～ 100 mL，嘱患者排空大小便，用温水清洗会阴保证局部清洁。一般取左侧卧位，臀部垫高 10 cm，灌肠液温度为 38 ～ 40℃，患者便血量多，温度应适当降低，患者怕冷选择灌肠液的温度应适当提高，以患者没有不适感觉为最好。过凉刺激肠黏膜引起肠蠕动，不利于药物的保留；温度过高可使肠黏膜受刺激处于充血、水肿，易引起排便反射。

（3）插管深度以 10 cm 为宜。肛管前端要用液状石蜡充分润滑，药物要摇匀，动作要轻柔，叮嘱患者做深呼吸、放松。旋转肛管，以防止有粪块堵塞肛管引起药流不畅。

（4）同时分散患者注意力，使肛门括约肌放松；药液要缓慢注入肠内。

（5）重症患者每天保留灌肠 2 次。灌肠后嘱患者每 15 min 更换体位 1 次，让药物与肠壁充分接触以利于病变黏膜修复。

（6）在操作过程中，要有整体观念，密切观察病情，如出现腹痛、腹胀、头晕、出汗等立即停止灌肠并通知医师处理，做好护理记录。灌肠液保留大于 2 h，以完全吸收为宜，14 d 为 1 个疗程。

2. 灌肠后护理

（1）用药后严密观察病情，及时准确地收集和记录有关资料。

（2）注意观察患者腹痛情况，大便次数、量、性质等。治疗的前几天，大便次数可能会增加，应事先向患者解释清楚，避免其紧张。

（3）对年老、体弱、消瘦患者，应注意纠正或避免水、电解质平衡紊乱。

（4）将治疗前后的观察与检查结果比较，以便综合判断疗效。

3. 药物治疗护理

嘱患者不要自行更改或随便加减药物，并告知服药的目的及注意事项。

（1）水杨酸制剂。SASP（柳氮磺胺嘧啶）、5-ASP（5-氨基水杨酸），此类药物饭后口服，可能有恶心、呕吐、皮疹等反应。

（2）激素类。泼尼松口服或地塞米松、氢化可的松等静脉用药。

（3）保留灌肠。生理盐水内加激素、抗生素等，并加适量淀粉（生粉）通过局部用药，以抑制炎症，促进痊愈。

## 三、治疗过程中可能出现的情况及应急措施

1. 疼痛

（1）病情观察。严密观察疼痛的部位、性质、程度及其变化。急性腹痛者还应观察有无生命体征改变，如溃疡病并发急性胃肠穿孔可引起休克。腹痛发作时严禁随意使用镇痛药，以免掩盖症状，应及时报告医师。

（2）一般护理。急性起病、腹痛明显者予卧床休息；保持环境安静、舒适，温、湿度适宜。

（3）对症护理。介绍有关缓解腹痛的知识，指导和帮助患者缓解疼痛。

2. 体液不足

（1）病情观察。定时测量和记录生命体征及意识状态，血容量不足时可发生心动过速、呼吸急促、血压降低，甚至休克；腹泻严重时因碱性物质含量高的小肠液丧失，可导致代谢性酸中毒，常有呼吸加深加快；持续性呕吐易导致代谢性碱中毒，呼吸浅慢，病情严重时可出现意识障碍；准确观察和记录呕吐及腹泻的次数、性状、量、颜色、气味和伴随症状等，记录每日的液体出入量，尿相对密度、体重、皮肤弹性，并估算脱水的程度。

（2）一般护理。病情较重者应卧床休息，病室环境整洁、安静、舒适；制定出每日的摄入水量，计划每日应补充的液量是已经损失量、当日生理需要量、当日的额外损失量。饮食以少渣、易消化为主，避免生冷、多纤维及刺激性强的食物。

3. 腹泻

（1）给予清淡、少油腻、易消化、低渣、高营养饮食，勿食牛奶和乳制品。

（2）病情严重者，给予禁食，或从静脉补充营养及电解质。

（3）腹泻频繁者，嘱便后用温水清洗，防止肛周皮肤黏膜破溃、糜烂。

（4）使用水杨酸制剂或甲硝唑治疗时，注意胃肠道的副作用，宜饭后服用，注意观察大便的性质、颜色、形态、次数、伴随症状及便后症状。

## 四、健康教育

1. 简介疾病知识

溃疡性结肠炎又称非特异性溃疡性结肠炎，是指一种病因不明的慢性结肠炎性疾病，可能与感染、遗传、免疫三大因素及其相互作用有关。临床以腹泻、黏液脓血便、腹痛为主要特征，发作期与缓解期交替，可发生于任何年龄，以青壮年多见，男性多于女性。

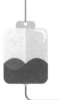

2．饮食指导

（1）饮食对本病的治疗效果有较大影响。指导患者饮食要节制，少量多餐、不要暴饮暴食，尽量进食细、软、烂、易消化、高热量、高蛋白、高维生素、低脂肪饮食（如鱼、瘦肉、水蒸蛋、豆制品等）。

（2）发作期间进无渣半流质饮食，忌生冷、油腻、多纤维素及辛辣刺激性食物等，以免加重病情或导致症状复发。

（3）注意饮食卫生，避免肠道感染诱发或加重病情。

（4）在配餐上应根据患者的口味、具体条件和病情轻重给予适当的调整。

3．心理指导

由于溃疡性结肠炎易发难愈，需要长期治疗，药费价格昂贵，经济负担难以承受，社会及家人的支持减少，致使患者心情焦虑、抑郁、治疗的依从性差，从而影响疗效。所以，护理人员要主动关心体贴患者，通过经常不断地沟通交流、与他们建立起相互信任关系，主动向患者介绍本病的主要表现、特点和诱发加重因素，让患者了解治疗的安全性及疗效，以增强患者的信心，使其积极配合治疗。

4．出院指导

（1）告诉患者及其家属本病的轻型和长期缓解者预后较好，反复发作、暴发型或有并发症者预后较差。

（2）告诫患者合理休息，正确对待疾病，做到劳逸结合，保持良好的心理状态，树立战胜疾病的信心。

（3）指导患者合理饮食，保证每日摄取足够营养，避免粗纤维食物及刺激性食物，忌冷食。

（4）嘱患者坚持治疗，并教会患者识别药物的不良反应，不得随意停药或换药。服药期间应大量饮水，如出现异常情况及时就诊，以免延误病情。

（5）避免一切诱发因素，在肠黏膜没有完全恢复正常的时候，特别强调不能食用海产品，注意天气变化及时增减衣服，避免各种感染，如有异常及时就医。

（6）对于病程超过 10 年、有恶变倾向的，应嘱咐患者每年定期复查。

（郝　娜）

# 第三节 克罗恩病

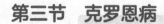

## 一、疾病概述

### （一）定义

克罗恩病是一种病因尚不十分清楚的胃肠道慢性炎性肉芽肿性疾病。病变多见于末段回肠和邻近结肠，但从口腔至肛门各段消化道均可受累，呈节段性或跳跃式分布。临床上以腹痛、腹泻、体重下降、腹块、瘘管形成和肠梗阻为特点，可伴有发热等全身表现以及关节、皮肤、眼、口腔黏膜等肠外损害。本病有终生复发倾向，重症患者迁延不愈，预后不良。发病年龄多在 15 ~ 30 岁，但首次发作可出现在任何年龄组，男女患病率近似。

### （二）临床表现

**1. 腹痛**

腹痛为本病最常见症状，多位于右下腹或脐周，间歇性发作，常为痉挛性阵痛伴腹鸣；常于进餐后加重，排便或肛门排气后缓解。体检常有腹部压痛，部位多在右下腹。出现持续性腹痛和明显压痛，提示炎症波及腹膜或腹腔内脓肿形成。全腹剧痛和腹肌紧张，提示病变肠段急性穿孔。

**2. 腹泻**

腹泻亦为本病常见症状，先是间歇发作，病程后期可转为持续性。粪便多为糊状，一般无脓血和黏液。病变涉及下段结肠或肛门直肠者，可有黏液血便及里急后重。

**3. 腹部包块**

腹部包块多位于右下腹与脐周。固定的腹块提示有粘连，多已有内瘘形成。

**4. 瘘管形成**

瘘管形成是克罗恩病的特征性临床表现，因透壁性炎性病变穿透肠壁全层至肠外组织或器官而成。

**5. 肛门周围病变**

肛门周围病变包括肛门周围瘘管、脓肿形成及肛裂等病变。

**6. 发热**

发热为常见的全身表现之一，间歇性低热或中度热常见，少数呈弛张高热伴毒血症。

**7. 并发症**

肠梗阻最常见，其次是腹腔内脓肿，偶可并发急性穿孔或大量便血。直肠或结肠黏膜受累者可发生癌变。

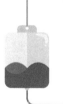

（三）诊断

1．实验室检查

贫血常见，且常与疾病严重程度平行；活动期血沉加快、C- 反应蛋白升高；粪便隐血试验常呈阳性。人血白蛋白常有降低。

2．影像学检查

小肠病变做胃肠钡剂造影，结肠病变做钡剂灌肠检查。X 线表现为肠道炎性病变，可见黏膜皱襞粗乱、纵行性溃疡或裂沟、鹅卵石征、假息肉、多发性狭窄或肠壁僵硬、瘘管形成等 X 线征象，病变呈节段性分布。腹部超声、CT、MRI 可显示肠壁增厚、腹腔或盆腔脓肿、包块等。

3．结肠镜检查

结肠镜做全结肠及回肠末段检查。病变呈节段性、非对称性分布，见纵行溃疡、鹅卵石样改变、肠腔狭窄或肠壁僵硬、炎性息肉，病变之间黏膜外观正常。

4．活组织检查

活组织检查对诊断和鉴别诊断有重要价值。

（四）治疗

1．药物治疗

（1）氨基水杨酸制剂：柳氮磺吡啶仅适用于病变局限在结肠的轻、中度患者。美沙拉嗪适用于轻度回结肠型及轻、中度结肠型患者。

（2）糖皮质激素：对控制病情活动有较好疗效，适用于各型中、重度患者，以及上述对氨基水杨酸制剂无效的轻、中度患者。剂量每次 3 mg，每日 3 次，口服。

（3）免疫抑制药：硫唑嘌呤或硫嘌呤适用于对激素治疗无效或对激素依赖的患者，加用这类药物后可逐渐减少激素用量乃至停用，剂量为硫唑嘌呤 1.5 ~ 2.5 mg/（kg·d）或硫嘌呤 0.75 ~ 1.5 mg/（kg·d），该类药显效时间需 3 ~ 6 个月，维持用药可至 3 年或以上。

（4）抗菌药物：某些抗菌药物如硝基咪唑类、喹诺酮类药物应用于本病有一定疗效。甲硝唑对肛周病变、环丙沙星对瘘有效。临床上一般与其他药物联合短期应用，以增强疗效。

（5）缓解期治疗：用氨基水杨酸制剂或糖皮质激素取得缓解者，可用氨基水杨酸制剂维持缓解，剂量与诱导缓解的剂量相同。维持缓解治疗用药时间可至 3 年以上。

2．手术治疗

手术后复发率高，故手术适应证主要是针对并发症，包括完全性肠梗阻、瘘管与腹腔脓肿、急性穿孔或不能控制的大量出血。

## 二、护理措施

### （一）一般护理措施

**1. 休息与活动**

适量的体育锻炼和健康的起居习惯对维持缓解、预防复发有很大帮助。

**2. 心理指导**

劳累、熬夜、情感应激、抑郁、焦虑、自闭等精神因素是克罗恩病的诱发和加重因素，所以保持积极乐观的心态对病情控制很有好处。

**3. 病情严重者**

禁食，必要时给予肠内营养，可选择全胃肠外营养或根据病情口服肠道营养液百普素、能全力、瑞素等。给予肠外营养，应用时间不宜太长。做好口腔护理。

### （二）重点护理措施

**1. 药物治疗护理**

（1）氨基水杨酸制剂（美沙拉嗪、艾迪沙、颇得斯安）应注意观察有无引起胃部不适、恶心、头痛、头晕等。

（2）糖皮质激素（地塞米松、泼尼松、氢化可的松等）应注意观察有无引起骨质疏松、电解质紊乱、消化道出血、痤疮等不良反应。

（3）免疫抑制药（硫唑嘌呤）应注意观察有无引起肝损害、白细胞减少、致畸、致突变等不良反应。

**2. 评估**

（1）大便的量、性状（溃疡性结肠炎患者多有黏液脓血便），有无便秘、腹泻、便血，听诊肠鸣音。

（2）腹痛部位、程度，有无里急后重（溃疡性结肠炎的腹痛多在左下腹，克罗恩病的腹痛多在脐周或右下腹，溃疡性结肠炎有腹痛－排便－排便后缓解的规律）。

（3）有无腹肌紧张、腹部包块、肠梗阻等。

（4）评估进食情况，有无腹胀、恶心、呕吐、食欲缺乏等症状。

（5）评估营养状况，患者有无消瘦、贫血等。

（6）询问有无家族史，近期用药情况。

（7）评估溃疡性结肠炎患者的严重程度，有无并发症。

（8）评估克罗恩病患者有无瘘管形成，如肠瘘、肛瘘、肛旁脓肿等。

（9）评估有无肠外表现，如外周关节炎、结节性红斑、坏疽性脓皮病、巩膜外层炎、前葡萄膜炎、口腔复发性溃疡、硬化性胆管炎等。

（10）患者的情绪、心理情况及家庭支持情况。

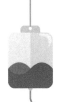

（11）患者对疾病的认识程度。

3．病情观察

（1）观察腹痛的部位、性质、持续时间及腹部体征的变化，及时发现，避免肠梗阻等并发症的发生。

（2）协助患者采取舒适体位。观察患者大便的量、色、性状及有无肉眼脓血和黏液，是否有里急后重等症状。

（3）监测血电解质及血清蛋白变化，观察患者有无皮肤黏膜干燥、弹性差、尿少等脱水表现。

4．腹泻的护理

注意腹部保暖，可用暖水袋腹部热敷，以减弱肠道运动，减少排便次数，并有利于腹痛等症状减轻。加强肛周皮肤的护理，排便后应用温水清洗肛周皮肤，保持清洁干燥，涂无菌凡士林或抗生素软膏以保护肛周皮肤，或促进损伤处愈合。稳定患者情绪，以减轻症状。

## 三、治疗过程中可能出现的情况及应急措施

观察有无并发症，如肠梗阻、腹腔内脓肿、急性穿孔、内瘘、外瘘、癌变、胆石症（肠内胆盐吸收障碍）、尿路结石（肠内草酸盐吸收过多）、脂肪肝（营养不良及毒素作用）等，应急措施见溃疡性结肠炎部分。

## 四、健康教育

1．简介疾病知识

克罗恩病又称局限性回肠肠炎、局限性肠炎、局限性肠炎和肉芽肿性肠炎，是一种原因不明的肠道炎症性疾病，以腹痛、腹泻、体重下降、腹块、瘘管形成和肠梗阻为特点，可伴有发热等全身表现以及关节、皮肤、眼、口腔黏膜等肠外损害。本病有终生复发倾向，重症患者迁延不愈，预后不良。发病年龄多在 15 ～ 30 岁，但首次发作可出现在任何年龄组，男女患病率近似。本病分布于世界各地，中国较欧美国家少见。近十余年来临床上确诊呈上升趋势。男女间无显著差别。任何年龄均可发病，但青壮年占半数以上。

2．饮食指导

（1）推荐患者每日摄入高热量、高蛋白、低脂肪、富含维生素及必需微量元素的饮食，并建议在日常三餐外再添加 2 ～ 3 次辅食或肠内营养。

（2）对患者建立饮食档案，记录哪些食物会加重消化道症状。如果能很好地回避这些"罪犯食物"，某些消化道症状会变得相对容易控制。

（3）对于有肠道狭窄、不全肠梗阻的患者，需要进低渣饮食。避免吃粗粮、玉米饼、

坚果、蔬菜等高纤维食物，以免食物残渣过多加重梗阻。

（4）谷物和以下食物适合克罗恩病患者食用：蔬菜（叶菜）、高纤食物（土豆等）、鱼肉（深海鱼类更好）、蛋类（蛋清更好）、橄榄油、水果（去皮）、大米等。

**3. 心理指导**

应尊重患者，为患者提供相对私密的空间，如尽量安排患者在有卫生间的病房。患者腹痛、腹泻时，应耐心倾听患者主诉，安慰患者，稳定患者情绪，帮助患者树立信心。向患者讲解所需各项检查的目的、术前准备及术后注意事项，减少患者对检查的恐惧。

**4. 出院指导**

（1）生活指导。指导正确对待疾病，保持情绪稳定，树立战胜疾病的信心。急性期腹痛明显，出血患者卧床休息，逐渐增加活动量，不引起疲劳为宜。饮食上遵循少渣、易消化、高营养食物。对乳制品过敏患者应避免进食牛奶。急性期避免进食生冷食物及水果。可以吃粥、粉、面。

（2）用药指导。嘱患者坚持治疗，教会患者识别药物的不良反应，不要随意更换药物或停药，服药期间需大量饮水。出现异常情况如疲乏、头痛、发热、手脚发麻、排尿不畅等症状要及时就诊。

（郝　娜）

# 案例一：消化道出血的护理

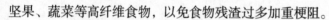

## 【案例介绍】

**（一）一般资料**

患者×××，女，72岁，以"大便带血1月余，加重5天"为主诉入院。1月前患者无明显诱因出现大便带血，量少，色鲜红，无反酸胃灼热，无恶心呕吐，无腹胀腹痛，未予检查治疗。5天前便血加重，量多，色暗红，伴有大便性状改变，呈稀糊状，于外院行胃镜示：食管检查未见异常，慢性浅表性胃炎，十二指肠息肉治疗；肠镜示：①消化道出血，考虑小肠出血；②肛管内痔；同时给予输血等对症治疗，疗效不佳，现为求进一步治疗于我院就诊，门诊以"消化道出血"收入我科。患病来，神志清，精神较差，饮食尚可，睡眠可，大便带血，小便正常，体重未见明显减轻。

**（二）病史**

既往史：平素体健无高血压、糖尿病、冠心病，无肝炎、结核类传染病史；有手术史，4年前于外院行甲状腺囊肿切除术；无外伤史；有输血史，4年前因贫血输血治疗，4天前于外院输血治疗；无献血史；无食物过敏史；无药物过敏史。预防接种随社会进行。

个人史：生养于原籍，无长期外地居住史。无特殊生活习惯，无吸烟史。无饮酒嗜好，无工业毒物、粉尘、放射性物质接触史，无有毒性物质接触史，无疫区接触史。

婚育史：19 岁结婚，配偶健康。育 1 子 5 女，子女均健康。

月经生育史：14 岁来月经，每次 3 ~ 5 d，月经周期 28 d，50 岁绝经，月经规律，量中等，色正常，无痛经。孕 6 产 6。

家族史：父已故，母因脑膜炎已故。1 兄 1 姐均已故。家族无类似患者疾病、传染性疾病、遗传性疾病。

（三）医护过程

查体：T 36.5℃，P 75 次 / 分，R 20 次 / 分，BP 146/75 mmHg。发育正常，营养一般，神志清晰，精神不佳，主动体位，面容呈贫血面容，表情安静，步态正常，皮肤色泽正常，检查合作。于 2020 年 12 月 6 日查房，检查示，血常规：红细胞计数 $3.0 \times 10^9$/L，血红蛋白 91 g/L，红细胞比容 29.5%；电解质：氯 111.7 mmol/L，钙 2.08 mmol/L；粪常规：隐血阳性；肝功能：丙氨酸氨基转移酶 94 U/L，天门冬氨基氨酸转移酶 130 U/L，白蛋白 31.0 g/L，总胆红素 37.0 μmol/L；根据既往胃肠镜检查结果考虑出血与小肠有关，暂先给予禁食水、心电监护、抑酸护胃、止血、对症营养支持治疗。

于 2020 年 12 月 9 日查房，患者昨日便血 2 次，色暗红，血常规：白细胞计数 $11.45 \times 10^9$/L，红细胞计数 $2.50 \times 10^9$/L，血红蛋白 79 g/L；电解质：钾 2.77 mmol/L，磷 0.74 mmol/L；血糖：6.86 mmol/L；凝血四项：凝血酶原时间 14.5 s，凝血酶原活动度 84%，D 二聚体 1.77 μg/mL；小肠 CTE：胆囊炎，膀胱壁增厚。患者目前出血已止，未发现明显肠道出血点，大便仍呈酱油色，考虑与肠道积血有关。

于 2020 年 12 月 17 日查房，检查示，血常规：白细胞计数 $4.40 \times 10^9$/L，红细胞计数 $2.59 \times 10^9$/L，血红蛋白 76 g/L，红细胞比容 25.1%；肝功能：丙氨酸氨基转移酶 11 U/L，天门冬氨酸转移酶 11 U/L，白蛋白 35.6 g/L；电解质：钾 4.09 mmol/L；患者血红蛋白稳定，患者一般情况可，建议复查胃肠镜，必要时完善胶囊内镜 / 小肠镜检查，患者及家属暂时不考虑相关检查，要求院外继续观察，充分告知相关风险，患者及家属表示知情理解。给予办理出院，嘱患者院外规律用药，定期复查，不适随诊。

## 【护理措施】

1. 补充血容量

选择较粗静脉，应立即建快速静脉通道，留置静脉留置针，立即查血型、备血，输入平衡液、葡萄糖盐水、氨基酸等，迅速补充血容量，纠正水电解质失衡。

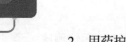

2. 用药护理

抑酸护胃给予泮托拉唑静脉滴注，使壁细胞分泌胃酸的关键酶即 $H^+$–$K^+$–$ATP$ 酶失去活性，从而阻滞壁细胞内的 $H^+$ 转移至胃腔而抑制胃酸分泌，作用持久。该药可引起头晕，特别是用药初期，应嘱患者用药期间避免开车或做其他必须高度集中注意力的工作。

护肝异甘草酸镁，是一种肝细胞保护剂，具有抗炎、保护肝细胞膜及改善肝功能的作用。治疗过程中应定期检测血压和血清钾、钠浓度。

抗感染盐酸左氧氟沙星注射液，作用机制是通过抑制细菌 DNA 旋转酶的活性，阻碍细菌 DNA 的复制而达到抗菌作用。本药具有抗菌谱广、抗菌作用强的特点。本药快速静脉滴注可能导致低血压，应根据剂量静脉滴注不少于 60 ~ 90 min，也可能导致结晶尿和管型尿。因此，对于接受盐酸左氧氟沙星注射液治疗的患者，应当维持适当的水化，以防止形成高度浓缩尿。

减少出血：生长抑素可明显减少内脏器官的血流量，不引起体循环动脉血压的显著变化，在治疗食管静脉曲张方面有临床价值；生长抑素抑制胃泌素、胃酸、胃蛋白酶的分泌，从而治疗上消化道出血。静脉给药，用氯化钠注射液溶解，慢速冲击注射 0.25 mg/3 ~ 5 min，或连续滴注 0.25 mg/h（相当于按体重 $3.5\,\mu g/kg \cdot h$）。在两次输液给药间隔大于 3 ~ 5 min 时，应采取重新静脉注射 0.25 mg，以确保给药的连续性。

3. 观察护理

密切观察病情变化，监测生命体征、精神意识状态、皮肤和甲床色泽、出入水量、呕吐物和粪便的性质、颜色及量，监测血红蛋白浓度、红细胞计数、血细胞比容、大便隐血，以了解贫血程度出血是否停止，监测血清电解质和酸碱度的变化，以及时发现并纠正水电解质、酸碱平衡紊乱。

4. 饮食护理

急性出血期间暂禁食，少量出血可进温凉、清淡流质饮食，出血停止后给予营养丰富易消化无刺激性半流质、软食、少量多餐，逐步过渡到正常饮食。

5. 活动与休息护理

精神上的安静和减少身体活动有利于出血停止。少量出血者应卧床休息，协助病人取舒适体位并定时变换体位，注意保暖，治疗和护理工作应有计划集中进行，以保证病人可起身稍事活动。指导病人坐起、站起时动作缓慢，出现头晕、心慌、出汗时立即卧床休息并告知护士，必要时由护士陪同如厕或暂改为在床上排泄。

6. 心理护理

消化道出血作为消化道常见急症，极易引起病人产生焦虑、抑郁、恐惧等负面情绪。解释安静休息利于止血，关心安慰病人，以减轻病人的紧张情绪，经常巡视，陪伴病人，使其有安全感，呕血或黑便时及时清除血迹和污物，以减少对病人的不良刺激。解释各项检查、治疗措施，听取并解答病人和家属的提问，减轻他们的焦虑。

7．风险管理

加强对高危患者的护理管理，护理人员充分评估患者的病情，制定详细的风险等级评估报告、护理计划，对跌倒、坠床、压力性损伤、日常生活自理能力综合评定，采取有效可行的措施，避免引发安全隐患。

8．健康教育

生活起居有规律，劳逸结合，保持乐观情绪，保证身心休息。避免长期精神紧张，过度劳累。注意饮食卫生和饮食的规律；进食营养丰富、易消化的食物；避免过饥或暴饮暴食；避免粗糙、刺激性食物，或过冷、过热、产气多的食物、饮料；应戒烟戒酒。在医生指导下规律用药。教会病人和家属掌握自我护理的相关知识，细心观察，及早识别病情变化，减少再度出血的危险。

## 【小结】

急性非静脉曲张性上消化道出血是临床最常见的急危重症之一，其合并血流动力学不稳定的患者应首先建立至少2条静脉通路，进行液体复苏，液体复苏的目标是恢复终末器官灌注和组织氧合，同时积极采取措施控制出血。

## 【参考文献】

［1］尤黎明，吴瑛．内科护理学［M］．第6版．北京：人民卫生出版社，2017．

［2］孙寅力，张振玉．急性非静脉曲张性上消化道出血指南对比解读［J］．胃肠病学，2020，25（07）：417-423．

［3］唐春娥．消化内科常见的护理风险及临床护理管理对策研究［J］．中国继续医学教育，2021，13（15）：190-192．

（郝　娜）

# 案例二：溃疡性结肠炎的护理

## 【案例介绍】

（一）一般资料

患者×××，女，30岁，以"间断排黏液脓血便6年，再发并加重1周"为主诉入院。6年前无明显诱因出现黏液脓血便，4～6次/d，伴腹痛，主要为下腹部疼痛，呈间断性疼痛，排便后可稍缓解，无放射痛，伴发热，具体不详，无反酸、胃灼热、呕血等不适，外院行肠镜检查提示"溃疡性结肠炎"（未见报告），给予静脉应用"激素"治疗后缓解，具体用药及剂量不详。院外口服美沙拉嗪，每日 3 g，坚持服用 1 年余后无明显不适自行停药。后因反复劳累、进食不当等多次复发，反复应用"激素灌肠、美沙拉嗪"等，症状好转后自行停药。1 月余前无明显诱因上述症状再发并加重，大便每天 6 次，呈红褐色水样，伴发热，具体不详，再次住院治疗，2017 年 9 月 8 日复查电子结肠镜示：直肠及乙状结肠糜烂及溃疡，给予静脉应用"甲强龙 60 mg/d"，同时口服"美沙拉嗪 4 g qd"，症状逐渐好转。1 周前无明显诱因再次出现腹痛加重，伴发热，最高体温达 39℃，给予口服"万古霉素"及静脉应用"更昔洛韦"后症状无明显好转。今为求进一步治疗来我院，门诊以"溃疡性结肠炎"收入我科，发病以来神志清，精神差，进食少，睡眠一般，大便如上述，小便正常。体重无明显变化。

（二）病史

既往史：平素体质一般。无高血压、冠心病、糖尿病病史。无肝炎、结核类传染病史，无手术、外伤史，无输血史，无献血史，无食物过敏史，无药物过敏史。预防接种随当地进行。

个人史：生养于原籍，无异地及疫区长期居住史，无放射性物质及有害毒物长期接触史，无烟酒嗜好，生活习惯规律。

婚育史、月经史：未婚未育。14 岁来潮，每次 3 ~ 5 d，周期 30 d，上次月经时间 2017 年 9 月 30 日。月经量少，周期规律，色暗红，无血块、无痛经。

家族史：父、母体健，独女。家族无类似患者疾病、传染性疾病、遗传性疾病。

（三）医护过程

查体：T 36.7℃，P 60 次 / 分，R 16 次 / 分，BP 100/78 mmHg，疼痛评分 4 分。发育正常，营养中等，自主体位，轻度激素面容，面容及表情痛苦，神志清晰，言语流利，皮肤色泽正常，检查时能合作。

于 2017 年 10 月 4 日查房，患者大便 3 ~ 4 次 /d，伴黏液脓血便，间断发热，体温最高 37.7℃，无呕血、黑便、腹胀、恶心、呕吐等不适。患者青年女性，慢性病程，电子结肠镜（2017–09–08）示：直肠及乙状结肠糜烂及溃疡。患者间断发热，伴黏液脓血便，病毒感染不能排除，给予完善相关检查，继续给予美沙拉嗪及营养等对症治疗。

于 2017 年 10 月 9 日查房，检验结果回示：白蛋白 31.5 g/L，前白蛋白 96 mg/L，尿素 3.34 mmol/L；患者仍间断发热，溃疡性结肠炎诊断明确，但反复高热原因尚不明确，肠道合并其他细菌及病毒感染不能排除，予以完善相关检查，明确诊断；今日给予激素灌肠，并加用益生菌口服。

于 2017 年 10 月 18 日查房，现患者灌肠后无发热症状，可适当减少激素用量，余治疗同前。行粪菌移植。

于2017年10月21日查房，患者大便2次/d，黏液脓血便明显减少，无发热、呕血、黑便、腹胀、恶心、呕吐等不适，粪菌移植时复查肠镜示：进镜至回肠末端，回肠未见异常，注入粪菌约100 mL。升结肠、横结肠可见多发炎性息肉形成，未见明显溃疡及出血。降结肠、乙状结肠可见多发深溃疡，周边黏膜水肿，可见黏膜桥及炎性息肉形成。距肛门20 cm以下黏膜充血水肿，可见点状糜烂，未见溃疡及充血。患者2次粪菌移植后，病情较前明显好转。

于2017年11月2日查房，复查白细胞计数 $11.61 \times 10^9$/L，红细胞计数 $3.54 \times 10^9$/L，血红蛋白 104 g/L，红细胞比容32.0%，血沉 104 mm/h，钾 3.94 mmol/L，钠 140.0 mmol/L。患者病情稳定，黏液脓血便明显缓解，给予美沙拉嗪口服及灌肠治疗。于2017年11月20日查房，患者大便2次/d，自觉病情好转，给予出院。

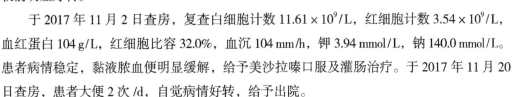

## 【护理措施】

### （一）治疗护理

**1. 用药护理**

美沙拉嗪即5-氨基水杨酸（5-ASA）作用于肠道黏膜，有抗炎作用，不影响免疫系统，被认为治疗炎症性肠病最安全的一类药物。美沙拉嗪用药方法：活动期4 g/d，分4次口服。

**2. 高热护理**

观察生命体征，定时监测体温。高热时应每4 h测量1次，注意发热类型、程度及经过，及时注意呼吸、脉搏和血压的变化。选用物理降温或药物降温方法，物理降温采用冷毛巾、冰袋、化学制冷袋，通过传导方式散热；药物降温是通过降低体温调节中枢的兴奋性及血管扩张、出汗等方式促进散热而达到降温目的。实施降温措施30 min后应测量体温，并做好记录和交班。

**3. 灌肠护理**

保留灌肠时，选择稍细的肛管插入15～20 cm，液量不宜过多，压力要低，灌入速度宜慢，以减少刺激，使灌入的药液能保留较长时间，以晚上睡眠前灌肠为宜，此时活动减少，药液易保留吸收。

**4. 粪菌移植**

粪菌移植现已广泛应用于多种疾病的治疗，包括难治性炎症性肠病、肠易激综合征、难治性肠功能紊乱、顽固性便秘、严重肠道感染、代谢综合征、脓毒症以及自身免疫性疾病。

移植途径主要包括口服、鼻胃管、鼻空肠管、胃十二指肠镜、结肠镜、保留灌肠及消化道造瘘口。移植前3天停用口服抗菌类药物，无论通过何种途径进行移植，患者均需进行肠道清洁准备。经鼻胃管或鼻空肠管途径，在粪菌移植前1天晚上和粪菌移植当天早上给予患者质子泵抑制剂；经下消化道进行粪菌移植时给应予抗运动功能药物便于粪菌液在肠道的停留。对于粪菌移植在低位消化道的患者在移植后即可恢复正常饮食，建议至少卧床休息2 h以减少胃肠蠕动，减缓移植粪菌的排出。

5. 疼痛护理

采用面部表情疼痛评定法对患者进行评估，按WHO的疼痛分级标准进行评估，疼痛分为4级，患者为2级中度疼痛，协助患者取屈膝侧卧位以减轻疼痛；采用行为疗法如转移患者注意力、听音乐、观看视频等有效转移其对疼痛的注意力；排除急腹症的情况下，局部热敷，以解痉止痛；遵医嘱给予解痉、止痛药物应用有效控制患者的疼痛。

6. 营养支持

遵医嘱给予营养支持，改善营养状况；定期测量体重，监测血红蛋白、白蛋白、电解质的变化，了解患者营养状况。

（二）观察护理

观察患者排便的颜色、次数、量及性状；观察并记录腹痛的性质、部位、程度，了解病情进展情况；如腹痛性质突然改变，出现急腹痛、血便、腹部膨隆、急性面容警惕中毒性巨结肠；如出现腹痛、反跳痛、腹肌紧张警惕肠穿孔；必要时及时行腹透，进一步了解病情，必要时外科会诊。

（三）生活护理

1. 饮食护理

指导患者进食质软、易消化、低纤维富含营养、有足够热量的食物，以利于吸收、减轻对肠黏膜的刺激并提供足够的热量，维持机体代谢的需要。避免食用冷饮、水果、多纤维的蔬菜及其他刺激性食物。

2. 皮肤护理

排便后用温水清洗肛周，保持清洁干燥，避免肛周皮肤损伤。如有损伤，可涂无菌凡士林或抗生素软膏以保护肛周皮肤，促进损伤处愈合。

3. 心理护理

护理人员应了解影响患者情绪的相关因素，淡化不良刺激，降低患者的不良情绪，建立社会家庭支持系统，增加患者的安全感，使患者了解情绪与疾病的关系，如长期处于焦虑、抑郁状态，会使机体免疫功能下降，可加重病情，关注病人的情感需求，增加自我认知感，提高自身价值，使病人的情绪升华、配合治疗，促进疾病康复。

**（四）健康教育**

鼓励病人树立信心，以平和的心态应对疾病，自觉地配合治疗。指导病人合理休息与活动。在急性发作期或病情严重时均应卧床休息，缓解期适当休息，注意劳逸结合。急性活动期可给予流质或半流饮食，病情好转后改为富含营养、易消化的少渣饮食，调味不宜过于辛辣。注重饮食卫生，避免肠道感染性疾病。

用药指导嘱病人坚持治疗，不要随意更换药物或停药。反复病情活动者，应有终生服药的心理准备。

## 【小结】

溃疡性结肠炎至今病因和发病机制未明，大量资料表明，溃疡性结肠炎的发病机制不是单一的，精神神经因素对本病的发生、发展和复发有着重要联系，是一种心身疾病。心理行为干预能提高治疗效果，提高患者生活质量，治疗效果明显提高。

2016 年作为"河南省首家 IBD"中心，2019 年 11 月获首批"中国 IBD 治疗控制区域诊疗中心"，率先在河南省规范化临床诊疗、建立 IBD 多学科诊疗，笔者所在中心拥有标准化粪菌移植设备及专业人员，已为百余例 IBD 患者完成粪菌移植治疗，部分患者治疗效果良好。该病例通过规范化诊治疗效确切。

## 【参考文献】

［1］张凌芳，路德荣，王娜娜，何益群. 溃疡性结肠炎患者人格心理和应对方式的研究［J］. 重庆医学，2016，45（29）：4121-4123.

［2］陶思玉，金婧. 心理行为干预对溃疡性结肠炎焦虑抑郁患者的影响分析［J］. 重庆医学，2016，45（32）：4596-4599.

［3］曲文巧. 溃疡性结肠炎病人负性情绪的调查研究［J］. 循证护理，2019，5（01）：75-78.

［4］张发明，李潘，崔伯塔，等. 粪菌移植：老故事与新未来［J］. 医学争鸣，2015，6（1）：17-22.

［5］江学良，崔云龙，张宗梅，权启镇. 粪菌移植的研究现状、存在问题与发展方向［J］. 中华消化病与影像杂志（电子版），2014，4（04）：152-155.

［6］李小寒，尚少梅. 基础护理学［M］. 第 6 版. 北京：人民卫生出版社，2017.

（郝　娜）

# 案例三：克罗恩病的护理

## 【案例介绍】

### （一）一般资料

患者×××，男，30岁，以"间断腹胀、消瘦2年余，肠切术后伴体重增加9斤"为主诉入院。2年余前无明显诱因出现腹胀，伴消瘦，未测量体重，无呕吐、恶心、腹泻，无脓血便、午后低热、咳嗽、咳痰，未在意，未治疗。1年9月余前无明显诱因腹胀较前加重，饭后腹胀明显，伴恶心，伴腹痛，以下腹部为主，晨起明显，腹痛后有便意，大便偶不成形，糊状便，无脓血，便后腹痛缓解，无呕吐、腹泻、发热、咳痰，2019年12月1日至外院行胃镜：慢性浅表性胃炎；2019年12月1日肠镜示：回盲部溃疡，病理：黏膜慢性活动性炎伴溃疡形成，局部淋巴组织增生，请结合临床，建议复查。2019年12月6日至外院清洁灌肠后行全腹部增强CT：右侧盲肠及升结肠起始处肠壁异常强化，伴周围淋巴结肿大，考虑占位病变，肿瘤可能性大，炎症不除外，阑尾冗长，给予美沙拉嗪片口服（1g，tid），未见明显好转，遂来我院就诊，2019年12月11日小肠CTE示，回盲部局部管壁明显增厚并强化，炎症、结核，请结合临床；局部结直肠管扩张积气、积液，局部液平影。2019年12月12日肠镜：升结肠溃疡（结核不除外），乙状结肠外压改变，直肠炎。病理示：升结肠黏膜慢性炎伴炎性肉芽组织形成，结合免疫组化结果，未见明确淋巴瘤等肿瘤性病变。免疫组化示：CD20（+），CD21（+），CD3（+），CK8/18（上皮+），Ki-67（+）。特殊染色结果显示：抗酸染色（−）。分子病理结果显示：TB-DNA（−）。不排除肠结核，给予试验性抗结核治疗3个月（药名不详），再次就诊于我院，2020年3月11日复查肠镜示：升结肠溃疡并肠腔狭窄。病理示：升结肠肉芽肿性炎伴坏死，待抗酸及TB-DNA检测除外结核。继续给予抗结核治疗2月余（药名不详）；2020年6月1日来我院就诊，复查肠镜回盲部溃疡较前缩小，继续给予抗结核药物及"沙利度胺"治疗，2020年7月17日就诊于外院复查肠镜示：回盲部溃疡；回盲瓣变形、狭窄；10月余前出现双脚麻木，就诊于我院，2020年10月14日查肠镜示：肛诊阴性，肠道准备可。进镜至升结肠近回盲部见环形狭窄，镜身无法通过，狭窄处可见一处不规则溃疡，被覆白苔，近狭窄处升结肠可见多处溃疡形成，最大直径约0.8×0.5cm，覆白苔，周围黏膜充血，取活检1块，疑似可窥见回盲部，阑尾隐窝不可视。所见结肠肝曲、横结肠、降结肠、乙状结肠及直肠黏膜光滑，血管纹理清晰，未见明显异常。诊断：升结肠溃疡并管腔狭窄。病理示：升结肠黏膜慢性炎伴间质淋巴组织反应性增生，建议行手术治疗。9月前就诊外院行"腹腔镜辅助回盲部切除、回肠升结肠侧吻合术"，2020年11月术后病理示：

"回盲部"切除标本，黏膜中－重度急慢性炎伴溃疡形成，肌壁间多量慢性炎细胞浸润，浆膜层淋巴组织聚集，结合临床病史符合不全性肠梗阻改变，不除外炎症性肠病（克罗恩病）可能，慢性阑尾炎。术后给予抗感染、补液营养支持治疗，腹胀较前明显好转，出院后2天因手术切口感染于外院行"清创术"治疗，术后切口愈合良好。6月余前无明显诱因出现间断腹胀，就诊于我院，2021年2月8日复查肠镜示：肛诊阴性，肠道准备可。进镜至距肛门70 cm处可见吻合口，无回盲瓣及阑尾结构。吻合口有一半环周，表面有较多新生血管，有吻合钉，活检送病理：过吻合口进入回肠末端6 cm，多发点状溃疡表面有白苔，周围黏膜充血；余结肠及直肠肠腔规则，黏膜光滑，血管纹理清晰，未见明显异常。诊断：①吻合口溃疡；②结肠部分切除术后改变。2021年2月8日病理示：（吻合口）炎性肉芽组织，胶囊内镜示：肠道清洁可，胶囊体内工作11小时47分。所见部分胃黏膜光整，皱襞规则。胶囊于28分顺利通过幽门进入小肠，所见小肠中上段黏膜光整，绒毛清晰中下段可见多发糜烂灶及溃疡性病灶，溃疡多较表浅，覆白苔及血迹，胶囊通过缓慢，糜烂灶周围局部见肿胀充血。胶囊运行至11小时47分。诊断：小肠多发溃疡及糜烂。

2021年3月3日、2021年3月17日、2021年4月14日于我院给予"安吉优"300 mg治疗。2月余前就诊于我院查小肠MRE（2021年6月8日）示：①回盲部切除、回肠升结肠侧吻合术后，吻合口区域肠壁增厚，局部狭窄可疑，请结合临床；②腹腔淋巴结可见。2021年6月9日肠镜示：肛诊阴性，进镜约80 cm到达吻合口，吻合口狭窄，可见近环周溃疡及息肉样增生，内镜可通过吻合口，取活检，小肠盲端侧可见多发溃疡灶，表面附着白苔，进入小肠约5 cm，未见明显异常。余结肠黏膜光滑，未见明显异常。诊断：克罗恩病术后。病理示：吻合口炎性肉芽组织。1月余前就诊于我院，2021年7月12日、2021年7月26日给予"类克"400 mg治疗，同时给予"异烟肼、利福平"预防性抗结核治疗。今为求进一步类克治疗于我院就诊，门诊以"克罗恩病"收入我科。患病来，神志清，精神尚可，饮食尚可，睡眠可，大便如上述，小便正常，近1月体重未见明显变化。

（二）病史

既往史：平素体健，无高血压、冠心病、糖尿病病史，无肝炎、结核类传染病史，有手术史，9月前于外院行"腹腔镜辅助回盲部切除、回肠升结肠侧吻合术"，术后病理示："回盲部"切除标本，黏膜中－重度急慢性炎伴溃疡形成，肌壁间多量慢性炎细胞浸润，浆膜层淋巴组织聚集，结合临床病史符合不全性肠梗阻改变，不除外炎症性肠病（克罗恩病）可能。既往甲状腺结节（具体不详）。无外伤史，无输血史，无献血史，无食物过敏史，有药物过敏史，对磺胺类、青霉素类过敏。预防接种随社会进行。

个人史：生养于原籍，无长期外地居住史。无特殊生活习惯，无吸烟史，无饮酒嗜好，无药物嗜好，无工业毒物、粉尘、放射性物质接触史，无有毒性物质接触史，无疫区接触史。

婚育史：28 岁结婚，配偶健康。育 1 女，健康。

家族史：父健在，母健在。独生子。家族无类似患者疾病、传染性疾病、遗传性疾病。

（三）医护过程

查体：T 36.8℃，P 76 次 / 分，R 19 次 / 分，BP 113/82 mmHg，身高 181 cm。发育正常，营养良好，神志清晰，精神一般，体位主动，面容正常，表情安静，步态正常，皮肤色泽正常，检查合作。

于 2021 年 8 月 24 日查房，粪常规：隐血阳性；血糖：3.05 mmol/L。常规心电图检查（十五导联）：窦性心律不齐（平均心率：71 次 / 分）。胸部 CT 示：右肺下叶结节，建议动态观察。查房后给予类克 400 mg 治疗，输注过程顺利无不适，要求出院，予以办理，嘱其 8 周后继续类克治疗，不适随诊。

## 【护理措施】

（一）治疗护理

1. 用药护理

抗结核治疗：应用异烟肼和利福平，异烟肼和利福平在巨噬细胞内外均能达到杀菌浓度，称全杀菌药。异烟肼是单一抗结核药中杀菌力，特别是早期杀菌力最强者，其对不断繁殖的结核菌（A 群）作用最强，利福平对 A、B、C 菌群均有作用。抗结核化疗对控制结核病起决定性作用，指导患者坚持用药。督促患者定期监测肝功能及听力情况，如出现巩膜黄染、肝区疼痛、胃肠不适、眩晕、耳鸣等不良反应要及时告知医生，不要自行停药。

免疫抑制剂：应用沙利度胺，有免疫抑制、没有调节作用，通过稳定溶酶体膜，抑制中性粒细胞趋化性，产生抗炎作用。因沙利度胺可分布到精液中，男性患者在沙利度胺治疗期间和停药后 4 周内，在与有生育能力的女性性生活时必须避孕；观察患者有无外周神经病变，其早期有手足麻木、麻刺感或灼烧样痛感，如不及采取干预和正确处理可能会造成不可逆损害，影响患者的生活质量。

生物制剂：英夫利昔单抗是人鼠嵌合型（含 25% 鼠蛋白和 75% 人蛋白）单克隆抗体，应用后可能会产生人抗嵌合体抗体。英夫利昔单抗可与肿瘤坏死因子 - α 高亲和力结合从而抑制肿瘤坏死因子 - α 与其受体结合，阻断炎症反应的发生，它对传统药物治疗效果不佳的 CD 有诱导缓解作用。英夫利昔单抗对环境温度敏感，使用不当可能导致蛋白质变性而引起输液反应。我们需掌握药物的药理性质，严格护理操作规范，选择精密过滤输液器，控制好环境温度，做好患者健康教育，预防输液反应发生和早期识别输液反应，避免出现严重输液反应。使用方法：药物输注前，留置静脉留置针，静脉输注英夫利昔单抗，静脉注射地塞米松 5 mg，抗过敏。心电监护仪、抢救物品就位。输注泵速：起始速度为 10 mL/h，维持 15 min，无不良反应情况下，泵速调至 20 mL/h，继续输注 15 min 后，再次评估，无不良反应情况下，泵速调至 40 mL/h，继续输注 15 min 后，再次评估，无不良反应情况下，调至 80 mL/h，继续输注 15 min 后，再次评估，无不良反应情况下，调至 150 mL/h，继续输注 30 min 后，再次评估，无不良反应情况下，调至 250 mL/h 的速度持续泵注至结束。输注过程中，每 15 min 监测血压 1 次。输注结束，使用生理盐水冲管，将延长管内剩余药物输注完毕。

安吉优：维得利珠单抗是一种人源化单克隆抗体，可抑制选择性抑制淋巴细胞表面的 α4β7 整合素，阻止淋巴细胞进入胃肠道。使用方法：皮下注射时，每 2 周接受 1 次维得利珠单抗皮下注射（108 mg）；静脉输注时，每 8 周接受 1 次得利珠单抗皮下注射（300 mg）。

2. 观察护理

严密观察患者腹痛的性质、部位以及伴随症状。如出现腹绞痛、腹部压痛及肠鸣音亢进或消失，应考虑是否并发肠梗阻，及时通知医生进行处理。相当部分病人表现为激素依赖，多因减量或停药而复发，所以需要较长时间用药，应注意观察药物不良反应。严密观察患者大便的次数、性状，有无肉眼脓血和黏液，是否伴里急后重等，协助医生积极给予药物治疗。

3. 专科护理

胶囊内镜检查：检查前排除患者有器质性梗阻的情况。检查前 24 h 少渣半流质饮食，检查前 12 h 禁食，检查前 4 h 口服复方聚乙二醇电解质散溶液行肠道清洁。胶囊进入小肠后，2 h 内禁水、4 h 内禁食。受检者排便时需注意胶囊是否排出，必要时行腹部 X 线透视以观察、核实。检查结束后，图像由 2 名内镜专业的消化内科医师同时进行观察及判断、分析、诊断。

小肠 CT 造影（CTE）：能显示肠壁增厚、强化和肠腔狭窄，还可清晰显示 IBD 的肠周改变，如木梳征、肠系膜脂肪密度增高、淋巴结肿大、腹腔脓肿、瘘管形成等。检查前注意事项：检查前一天需低渣饮食，检查当天禁食 4 ~ 6 h；检查前一天晚餐后半小时，取番泻叶 6 ~ 10 g，温开水 300 mL 泡服，清洁肠道。口服对比剂充盈肠道：20% 甘露醇 250 mL 加温水 1 750 mL 共 2 000 mL 或 20% 甘露醇 50 mL 加温水 350 mL 分开配制分 5 次口服；检查当天 100 min、80 min、60 min、20 min、0 min 分次口服 400 mL。

4. 饮食护理

IBD 专科护士为患者发放炎症性肠病专用饮食记录本，观察进食各种食物后的症状反应，排除食物并记录症状变化，从而确定不耐受食物。指导患者少食多餐，避免高脂肪、高糖食物，将肉类和蔬菜煮烂、煮透，破坏其中的纤维，使肠道更容易接受。不建议食用辛辣食物、油腻食物、水果、坚果、牛奶、红肉、苏打水、爆米花、酒精、高纤维食物、玉米、非叶类蔬菜、种子、咖啡、豆类等。

**（二）活动与休息护理**

指导患者疾病活动期卧床休息；缓解期规律地进行活动；根据病情指导患者进行适当的运动锻炼，可以进行跑步、登山等活动，增强患者的抵抗力，循序渐进增加活动，增强患者获得幸福感。

**（三）同伴教育**

随着生物－心理－社会医学模式的逐步发展，研究表明克罗恩病患者较健康人群具有高水平的心理障碍，克罗恩病患者较健康人群更多地合并焦虑症状、抑郁症状及自觉压力，心理护理非常重要，需要护理人员多与患者进行沟通，缓解患者焦虑的心理。目前病区设有 IBD 专科医生、专科护士、专科门诊、专科病房，规范化诊疗，实施同伴教育，促使具有相似年龄、背景或生理、经历、体会、社会经济地位及相同性别等具有共同语言的人在一起分享信息、观念或行为技能。

**1. 心理指导**

向患者讲解疾病的相关知识，注意事项与治疗要点，让患者对疾病有所了解，提高患者治疗的依从性，让患者主动配合治疗。指导患者家属多陪伴患者，让患者感觉到被疼爱与关心，增强对疾病治疗的信心。

**2. 智慧护理**

基于河南省 IBD 医患管理平台，建立智慧护理模式：构建移动互联网技术"医院－家庭"一体化延伸护理服务云平台，形成医院－家庭、IBD 医生－护士－患者服务链，患者通过服务平台预约门诊专家，咨询疾病知识，医护通过平台获取患者健康相关信息，指导 IBD 患者院外服药、营养状况、疾病活动情况、生活习惯改变等。通过智能平台，提供科普知识，推送复诊信息，提高就诊依从性，为临床研究提供流行病学资料，提高患者自我管理能力、诊治疗效、生活质量，减轻家庭、社会负担，节约医疗资源。

**（四）健康教育**

鼓励病人树立信心，以平和的心态应对疾病，自觉地配合治疗。指导病人合理休息与活动。在急性发作期或病情严重时均应卧床休息，缓解期适当休息，注意劳逸结合。急性活动期可给予流质或半流饮食，病情好转后改为富营养、易消化的少渣饮食，调味不宜过于辛辣。注重饮食卫生，避免肠道感染性疾病。

## 【小结】

克罗恩病属于炎性肠道疾病，可发作于胃肠道任何部分，最常见部位为回肠和盲肠之间的区域。英夫利昔单抗是最早用于治疗 CD 的一种生物制剂,其预防 CD 患者术后复发的安全性和有效性已被证实。作为慢性病,IBD 难根治,易复发,治疗效果不理想,患者还面临着许多情感、社交和经济问题,需要终身治疗和管理。加强对 IBD 患者的自我管理给予更多的关注,将自我管理理念融入我国炎症性肠病患者的治疗和管理中,充分发挥护士在其中的作用。

## 【参考文献】

[1] Bhaskar N, Narasimhulu CA, Keewan E, et al. Proinflammatory Properties of Peroxidized Fat May Contribute to the Etiology of Crohn's Disease [J]. J Med Food, 2019, 22 (2): 162-169.

[2] Huang H, Xu S, Huang F, et al. A Meta-Analysis of Efficacy and Safety of Infliximab for Prevention of Postoperative Recurrence in Patients with Crohn's Disease [J]. Biomed Res Int, 2018, 2018: 2615978.

[3] 张群雄. 英夫利昔单克隆抗体对克罗恩病伴不完全性肠梗阻患者的临床疗效评价 [J]. 抗感染药学, 2015, 12 (06): 866-870.

[4] 陈佳音, 张耀东, 王立军. 克罗恩病患者英夫利昔单抗的血药浓度监测 [J]. 中国药物经济学, 2019, 14 (06): 51-53+57.

[5] 刘明琴, 廖秋玲. 细节管理对英夫利昔单抗输液反应的早期识别与预防 [J]. 当代护士 (下旬刊) 2020, 27 (01): 161-162.

[6] 张明, 邱琛, 朱振浩, 王新颖. 回结肠镜与小肠胶囊内镜在疑诊克罗恩病中的诊断价值 [J]. 广东医学, 2017, 38 (09): 1408-1411.

[7] 徒文静, 徐桂华. 自我管理理论在炎症性肠病患者中的应用研究进展 [J]. 中华护理杂志, 2014, 49 (02): 220-225.

[8] 周梁云, 江华, 王晶欣, 杨孝亲. 同伴教育对炎症性肠病患者治疗依从性的影响 [J]. 当代护士 (下旬刊), 2019, 26 (02): 155-157.

(郝 娜)

# 第四章 肝胆胰疾病

## 第一节 肝硬化

### 一、疾病概述

#### （一）定义

肝硬化是各种慢性肝病发展的晚期阶段。病理上以肝脏弥漫性纤维化、再生结节和假小叶形成为特征。临床上，起病隐匿，病程发展缓慢，晚期以肝功能减退和门静脉高压为主要表现，常出现多种并发症。

肝硬化是临床常见病，世界范围内的年发病率为 100（25 ～ 400）/10 万，发病高峰年龄在 35 ～ 50 岁，男性多见，出现并发症时死亡率高。

#### （二）病理生理

肝硬化的病理改变主要是正常肝小叶结构被假小叶所替代后，在大体形态上：肝脏早期肿大，晚期明显缩小，质地变硬。

肝硬化的病理生理改变主要是肝功能减退（失代偿）和门静脉高压，临床上表现为由此而引起的多系统、多器官受累所产生的症状和体征，进一步发展可产生一系列并发症。

#### （三）病因

引起肝硬化的病因很多，在我国以病毒性肝炎为主，欧美国家以慢性乙醇中毒多见。

（1）病毒性肝炎：主要为乙型、丙型和丁型肝炎病毒的重叠感染，通常经过慢性肝炎阶段演变而来，急性或亚急性肝炎如有大量肝细胞坏死和肝纤维化可以直接演变为肝硬化，乙型和丙型或丁型肝炎病毒的重叠感染可加速发展至肝硬化。

（2）慢性乙醇中毒：长期大量饮酒（一般为每日摄入乙醇 80 g 达 10 年以上），乙醇及其代谢产物（乙醛）的毒性作用，引起乙醇性肝炎，继而可发展为肝硬化。

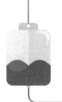

（3）非乙醇性脂肪性肝炎：非乙醇性脂肪性肝炎可发展成肝硬化。

（4）胆汁淤积：持续肝内胆汁淤积或肝外胆管阻塞时，高浓度胆酸和胆红素对肝细胞有损害作用，引起原发性胆汁性肝硬化或继发性胆汁性肝硬化。

（5）肝静脉回流受阻：慢性充血性心力衰竭、缩窄性心包炎、肝静脉阻塞综合征、肝小静脉闭塞等引起肝脏长期瘀血缺氧，引起肝细胞坏死和纤维化。

（6）遗传代谢性疾病：先天性酶缺陷疾病，致使某些物质不能被正常代谢而沉积在肝脏，如肝豆状核变性（铜沉积）、血色病（铁沉积）、$\alpha_1$-抗胰蛋白酶缺乏症等。

（7）工业毒物或药物：长期接触四氯化碳、磷、砷等或服用双醋酚汀、甲基多巴、异烟肼等可引起中毒性或药物性肝炎而演变为肝硬化；长期服用氨甲蝶呤可引起肝纤维化而发展为肝硬化。

（8）自身免疫性肝炎可演变为肝硬化。

（9）血吸虫病：虫卵沉积于汇管区，引起肝纤维化组织增生，导致窦前性门静脉高压，亦称为血吸虫病性肝硬化。

（10）隐源性肝硬化：部分原因不明的肝硬化。

（四）临床表现

1. 代偿期肝硬化

症状轻且无特异性，可有乏力、食欲减退、腹胀不适等。患者营养状况一般，可触及肿大的肝脏、质偏硬，脾可肿大。肝功能检查正常或仅有轻度酶学异常。常在体检或手术中被偶然发现。

2. 失代偿期肝硬化

临床表现明显，可发生多种并发症。

（1）症状。

①全身症状：乏力为早期症状，其程度可自轻度疲倦至严重乏力。体重下降往往随病情进展而逐渐明显。少数患者有不规则低热，与肝细胞坏死有关，但注意与合并感染、肝癌鉴别。

②消化道症状：食欲缺乏为常见症状，可有恶心、偶伴呕吐。腹胀亦常见，与胃肠积气、腹腔积液和肝脾肿大等有关，腹腔积液量大时，腹胀成为患者最难忍受的症状。腹泻往往表现为对脂肪和蛋白质耐受差，稍进油腻肉食即易发生腹泻。部分患者有腹痛，多为肝区隐痛，当出现明显腹痛时要注意合并肝癌、原发性腹膜炎、胆管感染、消化性溃疡等情况。

③出血倾向：可有牙龈、鼻腔出血、皮肤紫癜、女性月经过多等。

④与内分泌紊乱有关的症状：男性可有性功能减退、男性乳房发育，女性可发生闭经、不孕。部分患者有低血糖的表现。

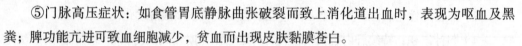

⑤门脉高压症状：如食管胃底静脉曲张破裂而致上消化道出血时，表现为呕血及黑粪；脾功能亢进可致血细胞减少，贫血而出现皮肤黏膜苍白。

（2）体征。

呈肝病容，面色黝黑而无光泽。晚期患者消瘦、肌肉萎缩。皮肤可见蜘蛛痣、肝掌、男性乳房发育。腹壁静脉以脐为中心显露至曲张，严重者脐周静脉突起呈水母状并可听见静脉杂音。黄疸提示肝功能储备已明显减退，黄疸呈持续性或进行性加深提示预后不良。腹腔积液伴或不伴下肢水肿是失代偿期肝硬化最常见表现，部分患者可伴肝性胸腔积液，以右侧多见。

肝脏早期肿大可触及，质硬而边缘钝；后期缩小，肋下常触不到。半数患者可触及肿大的脾脏，常为中度，少数重度。

各型肝硬化起病方式与临床表现并不完全相同。如大结节性肝硬化起病较急进展较快，门静脉高压症相对较轻，但肝功能损害则较严重；血吸虫病性肝纤维化的临床表现则以门静脉高压症为主，巨脾多见，黄疸、蜘蛛痣、肝掌少见，肝功能损害较轻，肝功能试验多基本正常。

（五）辅助检查

1. 实验室检查

血、尿、粪常规、血清免疫学、内镜、腹腔镜、腹腔积液和门静脉压力生化检查（以了解其病因、诱因及潜在的护理问题）。

2. 肝功能检查

代偿期大多正常或仅有轻度的酶学异常，失代偿期普遍异常，且异常程度往往与肝脏的储备功能减退程度相关。具体表现为转氨酶升高，血清蛋白下降、球蛋白升高，A/G 倒置，凝血酶原时间延长，结合胆红素升高等。

3. 影像学检查

（1）X 线检查：食管静脉曲张时行食管吞钡 X 线检查显示虫蚀样或蚯蚓状充盈缺损，纵行黏膜皱襞增宽，胃底静脉曲张时胃肠钡餐可见菊花瓣样充盈缺损。

（2）腹部超声检查：B 超显示肝脏表面不光滑、肝叶比例失调、肝实质回声不均匀等，以及脾大、门静脉扩张和腹腔积液等超声图像。

（3）CT 和 MRI 对肝硬化的诊断价值与 B 超相似。

（六）治疗

本病目前无特效治疗，关键在于早期诊断，针对病因给予相应处理，阻止肝硬化进一步发展，后期积极防治并发症，终末期则只能有赖于肝移植。

## 二、护理评估

### （一）一般评估

**1. 生命体征**

伴感染时可有发热，有心脏功能不全时可有呼吸、脉搏和血压的改变，余无明显特殊变化。

**2. 患病及治疗经过**

询问本病的有关病因，例如：有无肝炎或输血史、心力衰竭、胆管疾病；有无长期接触化学毒物、使用损肝药物或嗜酒，其用量和持续时间；有无慢性肠道感染、消化不良、消瘦、黄疸、出血史；有关的检查、用药和其他治疗情况。

**3. 患者主诉及一般情况**

饮食及消化情况，例如：食欲、进食量及食物种类、饮食习惯及爱好；有无食欲减退甚至畏食，有无恶心、呕吐、腹胀、腹痛，呕吐物和粪便的性质及颜色；日常休息及活动量、活动耐力、尿量及颜色等。

**4. 相关记录**

体重、饮食、皮肤、肝脏大小、出入量、出血情况、意识等记录结果。

### （二）身体评估

**1. 头颈部**

（1）面部颜色有无异常，有无肝病面容，脱发。

（2）患者的精神状态，对人物、时间、地点的定向力（表情淡漠、性格改变或行为异常多为肝脏病的前驱表现）。

**2. 胸部**

呼吸的频率和节律，有无呼吸浅速、呼吸困难和发绀，有无因呼吸困难、心悸而不能平卧，有无胸腔积液形成。

**3. 腹部**

（1）测量腹围有无腹壁紧张度增加、脐疝、腹式呼吸减弱等腹腔积液征象。

（2）腹部有无移动性浊音，大量腹腔积液可有液波震颤。

（3）有无腹壁静脉显露，腹壁静脉曲张时在剑突下，脐周腹壁静脉曲张处可听见静脉连续性潺潺声（结合病例综合考虑）。

（4）肝脾大小、质地、表面情况及有无压痛（结合 B 超结果综合考虑）。

**4. 其他**

是否消瘦，皮下脂肪消失、肌肉萎缩；皮肤是否干枯，有无黄染、出血点、蜘蛛痣、肝掌等。

（三）心理 - 社会评估

评估时应注意患者的心理状态，有无个性、行为的改变，有无焦虑、抑郁、易怒、悲观等情绪。并发肝性脑病时，患者可出现嗜睡、兴奋、昼夜颠倒等神经精神症状，应注意鉴别。评估患者及家属对疾病的认识及态度、家庭经济情况和社会支持等。

（四）辅助检查结果评估

1. 血常规检查

有无红细胞减少或全血细胞减少。

2. 血生化检查

肝功能有无异常，有无电解质和酸碱平衡紊乱，血氨是否增高，有无氮质血症。

3. 腹腔积液检查

腹腔积液的性质是漏出液或渗出液，有无找到病原菌或恶性肿瘤细胞。

4. 其他检查

钡餐造影检查有无食管胃底静脉曲张，B 超检查有无静脉高压征象等。

（五）常用药物治疗效果的评估

1. 准确记录患者出入量（尤其是 24 h 尿量）

大量利尿可引起血容量过度降低，心排血量下降，血尿素氮增高。患者皮肤弹性减低，出现直立性低血压和少尿。

2. 血生化检查的结果

长期使用噻嗪类利尿剂有可能导致水、电解质紊乱，产生低钠、低氯和低钾血症。

## 三、主要护理问题

1. 营养失调：低于机体需要量

与肝功能减退、门静脉高压引起食欲减退、消化和吸收障碍有关。

2. 体液过多

与肝功能减退、门静脉高压引起水钠潴留有关。

3. 潜在并发症

（1）上消化道出血：与食管胃底静脉曲张破裂有关。

（2）肝性脑病：与肝功能障碍、代谢紊乱致神经系统功能失调有关。

## 四、护理措施

（一）休息与活动

睡眠应充足，生活起居有规律。代偿期患者无明显的精神、体力减退，可适当参加工作，避免过度疲劳；失代偿期患者以卧床休息为主，并视病情适量活动，活动量以不加重疲劳感和其他症状为度。腹腔积液患者宜平卧位，可抬高下肢，以减轻水肿。阴囊水肿者可用拖带托起阴囊，大量腹腔积液者卧床时可取半卧位，以减轻呼吸困难和心悸。

（二）合理饮食

既保证饮食营养又遵守必要的饮食限制是改善肝功能、延缓病情进展的基本措施。与患者共同制订符合治疗需要而又为其接受的饮食计划。饮食治疗原则：高热量、高蛋白质、高维生素、限制水钠、易消化饮食，并根据病情变化及时调整。

（三）用药护理

应严格按医嘱用药，并注意观察常用药的不良反应，发现问题及时处理。如使用利尿药注意维持水电解质和酸碱平衡，利尿速度不宜过快，以每天体重减轻不超过 0.5 kg 为宜。

（四）心理护理

多关心体贴患者，使患者保持愉快心情，帮助患者树立治病的信心。

## 五、健康教育

1. 饮食指导

切实遵循饮食治疗原则和计划，禁酒。

2. 用药原则

遵医嘱按时、正确服用相关药物，加用药物需征得医师同意，以免加重肝脏负担和肝功能损害。让患者了解常用药物不良反应及自我观察要点。

3. 预防感染的措施

注意保暖和个人卫生保健。

4. 适当活动计划

睡眠应充足，生活起居有规律。制订个体化的活动计划，避免过度疲劳。

5. 皮肤的保护

沐浴时应注意避免水温过高，或使用有刺激性的皂类和沐浴液，沐浴后使用性质柔和的润肤品；皮肤瘙痒者给予止痒处理，嘱患者勿用手抓搔，以免皮肤破损。

6. 及时就诊的指标

（1）患者出现性格、行为改变等可能为肝性脑病的前驱症状时。

（2）出现消化道出血等其他并发症时。

## 六、护理效果

（1）患者自觉症状好转，食欲增加。

（2）患者尿量增加、体重减轻、水肿减轻及其他身体不适有所减轻。

（3）患者能正确记录出入量，测量腹围和体重。

（郝　娜）

# 第二节　肝癌

## 一、疾病概述

### （一）定义

原发性肝癌（primary hepatic carcinoma）包括肝细胞癌（HCC）和肝内胆管癌（ICC），前者占原发性肝癌的90%，为我国常见恶性肿瘤之一。原发性肝癌在我国高发，占全球的55%；在肝癌相关死亡中位居第二，仅次于肺癌。

### （二）病因及发病机制

病因尚未完全肯定，可能与多种因素的综合作用有关。

1. 病毒性肝炎

在我国，特别是东南沿海的肝癌高发区，肝癌患者中，有乙型肝炎感染背景者占90%以上。在日本、欧洲的肝癌患者中丙型肝炎抗体阳性率显著高于普通人群。提示乙型和丙型肝炎病毒与肝癌发病有关。其致癌机制还不能够明确，可能与引起肝细胞反复的损害和增生、激活癌基因等有关。

2. 肝硬化

原发性肝癌合并肝硬化者占50%～90%，多数为乙型或丙型病毒性肝炎发展成大结节性肝硬化。在欧美国家，肝癌常发生在乙醇性肝硬化的基础上。肝硬化引起肝细胞恶变可能是在肝细胞反复损害、增生或不典型增生，从而对各种致癌因素敏感，经多病因、多阶段的损害，多基因突变的事件而发生。

3. 黄曲霉毒素

黄曲霉素的代谢产物黄曲霉毒素 B1（AFB1）有强烈的致癌作用。流行病学调查发现在粮油、食品受黄曲霉毒素 B1 污染严重的地区，肝癌发病率较高，提示黄曲霉毒素 B1 与肝癌的发生有关。有研究表明，AFB1 的摄入量与肝癌的死亡率呈正相关。

4. 饮用水污染

在我国有研究表明，饮用水污染和肝癌的发生有密切关系，饮用池塘水发生肝癌的相对危险度较高，池塘水中有致癌或致突变作用的有机物上百种，池塘中滋生的蓝绿藻可产生藻类毒素，具有促癌甚至致癌作用。

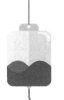

5. 其他因素

长期饮酒和吸烟增加肝癌的危险性。此外，遗传、有机氧类农药、亚硝胺类化学物质、寄生虫等，可能与肝癌发生有关。

（三）临床表现

起病隐匿，早期缺乏典型症状。经甲胎蛋白（AFP）普查检出的早期病例无任何症状和体征，称为亚临床肝癌。一旦出现症状就诊者病程大多已进入中晚期，其主要表现如下。

1. 肝区疼痛

最常见，半数以上患者肝区疼痛为首发症状，多为持续性钝痛、刺痛或胀痛。若肿瘤侵犯膈肌，疼痛可放射至右肩，如肿瘤生长缓慢，则无或仅有轻微钝痛；当肝表面结节包膜下出血或向腹腔破溃，可表现为突然发生的剧烈肝区疼痛或腹痛。

2. 消化道症状

常有食欲减退、消化不良、恶心、呕吐。腹腔积液或门静脉癌栓可导致腹泻、腹胀等症状。

3. 全身症状

有乏力、进行性消瘦、发热、营养不良，晚期患者可呈恶病质等。少数患者由于癌肿本身代谢异常，进而导致机体内分泌代谢异常，可有自发性低血糖、红细胞增多症、高血钙、高血脂等伴癌综合征的表现。

4. 转移灶症状

肝癌转移可引起相应的症状，如转移至肺可引起咳嗽和咯血，胸膜转移可引起胸痛和血性胸腔积液。癌栓栓塞肺动脉及其分支可引起肺栓塞，产生严重的呼吸困难、低氧血症和胸痛。颅内转移可有相应的神经定位症状和体征。

（四）临床分期

根据 2001 年全国肝癌会议制定的肝癌分期标准，可作为评估肝癌预后和选择治疗方法的重要参考依据。

Ⅰa：单个肿瘤最大直径 ≤ 3 cm，无癌栓、腹腔淋巴结及远处转移；肝功能分级 Child-Pugh A。

Ⅰb：单个或 2 个肿瘤最大直径之和 ≤ 5 cm 在半肝，无癌栓、腹腔淋巴结及远处转移；肝功能分级 Child-Pugh A。

Ⅱa：单个或 2 个肿瘤最大直径之和 ≤ 10 cm 在半肝或多个肿瘤最大直径之和 ≤ 5 cm，在左、右两半肝，无癌栓、腹腔淋巴结及远处转移；肝功能分级 Child-Pugh A。

Ⅱb：单个或 2 个肿瘤最大直径之和 ＞ 10 cm 在半肝或多个肿瘤最大直径之和 ＞ 5 cm，在左、右两半肝，无癌栓、腹腔淋巴结及远处转移；肝功能分级 Child-Pugh A，或无论肿瘤情况，有门静脉分支、肝静脉或胆管癌栓；肝功能分级 Child-Pugh B。

Ⅲa：无论肿瘤情况，有门脉主干或下腔静脉癌栓、腹腔淋巴结或远处转移；肝功能分级 Child-Pugh A 或 Child-Pugh B。

Ⅲb：无论肿瘤、癌栓、转移情况，肝功能分级 Child-Pugh C。

（五）辅助检查

**1. 甲胎蛋白（AFP）**

肝细胞癌 AFP 阳性率为 70%～90%；AFP 监测较少依赖影像学设备和新技术，对肝癌诊断具有重要意义。生殖腺胚胎癌、少数转移癌（如胃癌）、妊娠、肝炎、肝硬化时，AFP 也可有轻度升高。AFP 诊断肝细胞癌的标准为：① AFP 定量＞ 500 ng/mL 持续 4 周；② AFP 由低度逐渐升高不降；③ AFP ＞ 200 ng/mL 持续 8 周。

**2. 影像学检查**

（1）超声：为非侵入性检查，对人体组织无不良影响，操作简单直观、费用低廉、无创，可用于肝癌的普查和治疗后的随访。实时超声造影对于小肝癌的鉴别诊断具有重要的临床价值，常用于肝癌的早期发现和诊断，对于肝癌与肝囊肿和肝血管癌的鉴别诊断较有参考价值。

（2）CT：CT 平扫时可见低密度影，增强扫描可清楚显示肿瘤的形态、数目、部位、边界和血供情况，提供肿瘤与肝内管道的关系、周边重要血管累及与否、淋巴结是否有转移、是否侵犯邻近脏器等重要信息；CT 动态增强扫描可以显著提高小肝癌的检出率，以及治疗后的复发。

（3）MRI：继 CT 之后的又一高效无创的影像手段，对肿瘤的边界和内部结构的显示优于 CT，应用肝脏特异性 MRI 对比剂能够提高小肝癌检出率，对肝癌与肝脏局灶性增生结节、肝腺瘤等的鉴别亦有较大帮助；用于对肝动脉化疗栓塞（TACE）疗效的跟踪观察。

（4）选择性肝动脉造影：是侵入性检查，可以明确显示肝脏小病灶及其血供情况，适用于其他检查后仍未能确诊的患者。此外，还可以同时进行化疗和碘油栓塞等治疗。

**3. 肝穿刺活检**

肝穿刺活检可以确诊肝癌，必要时可剖腹探查。

（六）治疗

**1. 外科治疗**

外科治疗为首选治疗，包括肝切除术和肝移植术。肝切除术的基本原则包括：①彻底性：完整切除肿瘤、切缘无残留肿瘤；②安全性：最大限度保留正常肝组织，降低手术死亡率及手术并发症。在术前应对肝功能储备进行评价。在我国，肝癌肝移植仅作为补充治疗，用于无法手术切除的，不能进行射频、微波和 TACE 治疗的，肝功能不能耐受的患者。

2. 介入治疗

对于不能根治切除的肝癌，首选肝动脉化疗栓塞（TACE），是目前非手术治疗的首选方案。碘化油可以栓塞 0.05 mm 口径的血管，甚至填塞肝血窦，与化疗药物合用，可将其带入肿瘤内发挥永久作用。介入术前应取得病理学依据，如难于取得病理诊断，须符合肝癌临床诊断标准。

3. 经皮穿刺乙醇注射

使用无水乙醇使肿瘤变性、凝固性坏死，对小肝癌可能达到根治。

4. 其他

肝癌对放疗、化疗均不甚敏感，可同时采用生物、免疫疗法、索拉非尼分子靶向药物及中医中药等综合治疗。

## 二、护理评估

1. 健康史

（1）一般情况：了解患者的年龄、性别及是否居住于肝癌高发区。

（2）病因和相关因素：有无病毒性肝炎、肝硬化等肝病史，有无长期进食霉变食品和亚硝胺类致癌物等，家族中有无肝癌或其他癌症患者。

（3）既往史：有无癌肿和手术史，有无其他系统伴随症状，有无过敏史等。

2. 身体状况

（1）局部：有无肝大、肝区压痛、腹上区肿块等。肿块的大小、部位，质地是否较硬，表面是否光滑；有无肝浊音界上移；有无腹腔积液、脾大等肝硬化表现。

（2）全身：有无肝病面容、贫血、黄疸、水肿等体征；有无消瘦、乏力、食欲减退及恶病质表现；有无肝性脑病、上消化道出血及各种感染，如肺炎、败血症和压力性损伤等。

（3）辅助检查：了解患者 AFP 水平、血清酶谱、肝炎标志物等检查结果，了解肝功能及其他重要脏器损害程度。

3. 心理 – 社会状况

（1）认知程度：患者及家属对疾病本身、治疗方案、疾病预后等的了解和掌握程度。

（2）心理承受能力：患者及家属对疾病所产生的恐惧、焦虑程度和心理承受能力。

（3）社会支持状况：亲属对患者的关心程度、支持力度，社会和医疗保障系统支持程度。

## 三、主要护理问题

1．疼痛

与肿瘤增长牵拉肝包膜有关。

2．营养失调：低于机体需要量

与摄入减少、消耗性增加有关。

3．潜在并发症

腹腔积液、肝性脑病、消化道出血、黄疸。

4．焦虑与恐惧

与自身健康受到威胁和疾病预后有关。

## 四、护理措施

1．疼痛护理

注意经常观察患者疼痛发生的时间、部位、性质、程度、诱因、持续时间及伴随症状，及时发现和处理异常情况。对轻度疼痛者，保持环境安静、舒适，减少对患者的不良刺激和心理压力；认真倾听患者述说疼痛的感觉，及时做出适当的回应；教会患者一些放松和转移注意力的技巧，如做深呼吸、听音乐、与病友交谈等。对上述措施效果不佳或中、重度以上疼痛者，可遵医嘱采取镇静、止痛药物，并配以辅助用药，注意观察药物的疗效和不良反应。

2．饮食护理

宜采用高蛋白、高热量、高维生素、易消化饮食，少量多餐。合并肝硬化有肝功能损害者，应适当限制蛋白摄入；有肠内营养支持的患者，定时冲管，经常观察患者肠内营养支持情况，做好相应护理。

3．维持体液平衡

对肝功能不良伴腹腔积液者，严格控制水和钠盐的摄入量；遵医嘱合理补液与利尿，注意纠正低钾血症等水电解质失调；准确记录 24 h 出入量；每日观察、记录体重及腹围变化。

4．护肝治疗

嘱患者保证充足的睡眠和休息，禁酒。遵医嘱给予支链氨基酸治疗，避免使用红霉素、巴比妥类、盐酸氯丙嗪等有损肝脏的药物。

5．预防出血

加强腹部观察，若患者突发腹痛，伴腹膜刺激征，应高度怀疑肝癌破裂出血，及时通知医生，积极配合抢救，做好急症手术的各项准备；对不能手术的晚期患者，可采用补液、输血、应用止血剂、支持治疗等综合性方法处理。

6. 心理护理

大多数肝癌患者因长期乙肝和肝硬化病史心理负担已较重，再加上癌症诊断，对患者和家庭都是致命的打击。鼓励患者说出内心的感受和最关心的问题，疏导、安慰患者并尽量解释各种治疗、护理知识。在患者悲痛时，应尊重、同情和理解患者，鼓励家属与患者多沟通交流。通过各种心理护理措施，减轻患者焦虑和恐惧。另外，注意保持病室清洁、安静、舒适，使患者身心愉快。

## 五、健康教育

（1）疾病指导：注意防治肝炎，不吃霉变食物。有肝炎、肝硬化病史者和肝癌高发地区人群应定期做 AFP 检测或 B 超检查，以早期发现。

（2）饮食指导：多吃高热量、优质蛋白、富含维生素和纤维素的食物，食物以清淡、易消化为宜。若有腹腔积液、水肿，应控制水和食盐的摄入量。

（3）自我观察和定期复查：若患者出现水肿、体重减轻、出血倾向、黄疸、乏力等症状，及时就诊。定期随访，指导患者坚持治疗，注意观察药物的不良反应。

（郝　娜）

# 第三节　胆石症

## 一、疾病概述

### （一）定义

胆石症（cholelithiasis）是指胆道系统（包括胆囊和胆管）任何部位发生结石的疾病，临床表现取决于结石是否引起胆道感染、胆道梗阻及梗阻的部位和程度。胆石症根据发生的部位分别为胆囊结石和胆管结石，其中胆管结石还可以分为肝内胆管结石和肝外胆管结石（肝外胆管结石包括胆总管和肝总管结石）（图 4-1）。胆结石根据成分分为胆固醇性、胆色素性和混合性三种。

### （二）病因及发病机制

病因目前还不清楚，目前认为胆结石的形成可能与代谢障碍、成核因素的存在和胆道解剖及动力的异常等有关。

（1）代谢异常。正常胆汁中胆盐、磷脂和胆固醇的含量是按一定比例存在的，使得胆固醇呈溶解状态。当胆固醇的含量增多或胆盐含量减少时，胆固醇可以析出胆固醇结晶而形成胆固醇结石。当胆汁中胆红素的含量增加时，可与钙结合而形成胆色素钙结石。

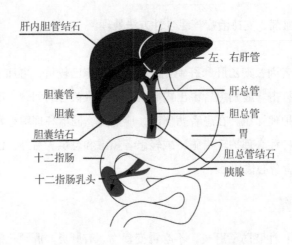

图4-1 胆囊结石、肝总管结石和肝内胆管结石

（2）胆结石形成的第一步是核心的形成，胆道感染时，胆汁的pH改变，使过饱和的胆固醇易于沉淀，同时感染后的细菌、炎性细胞和脱落的上皮细胞则成为结石的核心。患胆道蛔虫后，蛔虫的尸体、带入的细菌和脱落的上皮细胞也形成胆石核心，这是我国原发胆总管结石的主要原因。

（3）胆道狭窄或胆总管囊性扩张等胆道解剖的异常，胆囊的动力障碍等可以造成胆汁淤滞形成结石。

（三）临床表现

胆结石的发生部位不同，临床表现也不一样。

1. 胆囊结石

2/3胆囊结石患者并没有症状。胆囊结石的临床表现为胆绞痛、急性胆囊炎。75%有症状的胆囊结石患者发生胆绞痛，胆绞痛是由于结石嵌顿在胆囊管或排入胆总管而造成的。有些患者可以由于饮食过量或不当造成，多数没有任何诱因，多发生于夜间。疼痛部位多位于右上腹、中上腹，可以放射到肩胛区、后背或右肩，疼痛时可以伴有大汗，部分患者可以有恶心、呕吐等。一般持续1 h左右，如果发作持续超过6 h不缓解就可能继发急性胆囊炎。急性胆囊炎是由于结石嵌顿时间过长，胆囊内胆汁因出口梗阻而淤滞，腔内压力升高，同时因一些炎性介质参与使黏膜损伤；压迫动脉可以造成胆囊坏死、穿孔；可以继发感染而出现感染性炎症的表现。发生急性胆囊炎时疼痛呈持续性，查腹上区有压痛和反跳痛，部分患者Murphy征阳性。可以伴有发热、血中白细胞升高。

2. 肝外胆管结石

胆管结石可以是或继发于胆囊结石排入到胆管。多数肝外胆管结石有症状，主要表现为胆道梗阻和继发的胆道感染，因此部分患者可以出现胆绞痛、发热和梗阻性黄疸等，严重者可出现全身感染、感染性休克、Charcot三联征等。

3. 肝内胆管结石

肝内胆管结石的表现因发生的部位不同而不同，若结石不排出，则多感肝区隐痛或胀痛；当结石造成局部梗阻和继发感染时，则表现为一过性发热和黄疸；当结石排入胆总管时，则表现与肝外胆管结石相同。

### （四）辅助检查

1. 实验室检查

轻微病变无血液学和生化学改变。总肝管和胆总管炎症时常伴有胆红素的增高，增高的水平与梗阻的程度相平行。胆总管胆石症的胆红素水平通常介于 30 ~ 200μmol/L。

2. 超声检查

胆结石在超声检查时显示为强回声光团后方伴声影。超声可以诊断直径大于 2 mm 的结石。超声对胆囊结石诊断的敏感性为 95%。由于诊断准确率高、无创，可以重复检查，因此是诊断胆囊结石的首选方法。但是超声检查未能发现结石并不能排除胆石症的诊断。超声对肝外胆管结石的诊断主要依靠胆管扩张的间接表现来推测，对胆总管结石诊断的准确率低。

3. 胆囊造影

常用的是口服胆囊造影，可以显示胆囊阴性结石和胆囊的收缩功能。胆囊造影的敏感性为 60%。

4. ERCP

ERCP（经内镜逆行胰胆管造影）是使用十二指肠镜，通过十二指肠乳头插管对胆管和胰管注射对比剂进行造影。胆总管结石造影显示为充盈缺损。ERCP 对胆总管结石诊断的敏感性为 90% 以上，特异性为 98%。ERCP 是目前诊断胆总管结石准确性最高的方法之一，诊断的同时可以用于治疗。但是 ERCP 需要插管造影，会造成胆管炎和注射性胰腺炎等并发症。

5. MRCP

MRCP（磁共振胆管造影），胆结石在磁共振胆管成像时显示为充盈缺损。MRCP 对胆总管结石诊断的敏感性为 80% ~ 95%，特异性为 98% ~ 100%；MRCP 能持续显示肝内胆管，因此是诊断肝内胆管结石的最理想方法。

6. EUS

EUS（超声内镜）使用高频探头，分辨率高。EUS 需要进行内镜的检查，且体表超声对诊断胆囊结石具有较高的敏感性，在诊断胆囊结石的优势在于可以发现胆囊内的微小结石，因此，只有在临床高度怀疑有胆囊结石而体表超声检查阴性时才考虑 EUS 检查。对胆总管结石诊断的敏感性为 95%，特异性为 100%。与 ERCP 对比，由于 ERCP 可同时用于治疗，因此 EUS 用于怀疑有胆总管微小结石而 ERCP、超声未能诊断的患者。

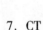

7. CT

胆结石的 CT 片表现可以为高密度、中等密度或低密度，可以是单发或多发。胆管结石可以表现为胆管内异常密度的占位，其上的胆管扩张等。CT 对胆总管结石诊断的准确率为 45%～60%。

8. PTC

由于 PTC（经皮肝穿刺胆管造影）是经皮经肝组织穿刺来完成的，有胆汁漏、胆汁性腹膜炎、腹腔出血、感染等并发症，因此一般在梗阻性黄疸患者需要通过该方法来进行减压引流时才考虑行 PTC。PTC 进行造影的结果、准确率与 ERCP 相近。

（五）治疗

1. 胆囊结石

（1）溶石疗法：

①口服药物：应用于临床的有鹅去氧胆酸和熊去氧胆酸，其药理作用是降低胆固醇的合成、分泌和促进胆固醇以晶体的形式溶解。目前熊去氧胆酸已经基本取代了鹅去氧胆酸，适用于：主要由胆固醇组成的结石，表面积大的结石；直径＜1.5 cm 的结石；口服胆囊造影或肝胆扫描证实胆囊管未闭。

②直接接触溶石：通过经皮经肝胆囊置管的方法直接进行药物溶石，由于该方法创伤大，有副作用，因此临床上并不推荐。

（2）碎石治疗：通过体外震波碎石，可以使胆囊结石粉碎而排出。结合药物对胆囊单发小于或等于 2 cm 结石的治疗有效率为 68%～84%。但是术后 1/3 的患者会发生胆绞痛，2% 的患者出现胰腺炎，约 5% 的患者因反复发作胆绞痛而需要进行胆囊切除。

对胆总管结石最好行 ERCP 和内镜下乳头切开（EST）取石术。大部分患者结石过大，通过机械碎石不能彻底排出，70%～90% 的患者需内镜进一步取石。约有 10% 的患者出现胆道出血，4% 的患者出现脓毒症等。

（3）外科治疗：胆囊结石可以根据它引起症状与否来决定下一步的治疗。一般认为没有症状的患者无须预防性胆囊切除。对反复发作的胆绞痛、胰腺炎、胆囊炎、胆管炎等并发症应考虑进行外科治疗。外科手术分为腹腔镜下胆囊切除和开腹胆囊切除。

2. 胆总管结石

由于胆总管结石可以引起胆道梗阻、胆绞痛、胆道感染或急性胰腺炎等严重并发症，因此临床上应积极进行治疗。目前治疗的首选方法是内镜下十二指肠乳头切开和取石术。内镜下乳头切开取石的成功率高达 90% 以上，主要并发症有出血（1%～5%）、穿孔（1%）、感染（1%～3%）和胰腺炎（2% 左右）。并发急性化脓性胆管炎且取石不成功者可以通过 PTC 进行暂时的减压术，待病情稳定后行内镜下治疗或外科手术治疗。对结石大、碎石不能成功、有梗阻表现者可以暂时放置鼻胆引流管或支架，待稳定后行手术治疗。当内镜治疗不能完成时应考虑外科手术。外科手术需放置 T 管引流。

3．肝内胆管结石

肝内胆管结石大多合并近端狭窄，有的位置较深，因此内镜下取石困难，部分患者可以通过胆道镜取石，当因胆石梗阻引起反复的黄疸和感染时需要进行外科手术。根据病变范围选择手术方式。一般结石局限于左肝可选择左肝叶切除。病变分布于右肝或同时有左肝，可以进行胆管切开冲洗，或同时进行胆肠吻合术。

## 二、护理评估

1．症状

（1）腹痛：发生的急缓、诱发原因，部位、性质，出现及持续时间，有无放射痛等。

（2）寒战、高热：体温波动范围、热型、发生的时间。

（3）黄疸：有无黄疸、黄疸的程度，大便的颜色。

（4）伴随症状：有无恶心、呕吐、畏食等。

2．身体状况

（1）生命体征及意识状态：尤其是体温、血压变化。

（2）出入量：有无脱水，水、电解质紊乱等。

（3）体位：是否存在强迫体位。

（4）皮肤、黏膜：有无黄疸。

（5）腹部体征：有无腹肌紧张、压痛、反跳痛及肠鸣音减弱，有无穿孔的表现。

3．心理状况

（1）有无焦虑、恐惧及紧张心理等不良情绪反应。

（2）疾病有无对患者生活、睡眠产生影响。

## 三、主要护理问题

1．疼痛

与急性炎症发作或手术相关。

2．体温过高

与胆道内细菌感染有关。

3．有体液不足的危险

与恶心、呕吐、进食少、禁食、术后胃肠减压有关。

4．焦虑

与疾病反复发作有关。

## 四、护理措施

1. 饮食护理

指导患者选用低脂肪饮食，肝功能较好者给高蛋白饮食，禁食者给静脉营养。

2. 病情观察

密切监测患者病情变化，若出现寒战、高热、腹痛加重、腹痛范围扩大等，应考虑病情加重，如有异常及时通知医生，积极进行处理。体温升高时，应每 4 h 测量并记录体温、脉搏、呼吸、血压。如果血压下降、神志改变，说明病情危重，可能有休克发生。观察腹痛的部位、性质、有无诱因及持续的时间，注意黄疸及腹膜刺激征的变化，观察有无胰腺炎、腹膜炎、急性重症胆管炎的发生。及时了解实验室结果，准确记录 24 h 出入量。

3. 疼痛护理

针对患者疼痛的部位、性质、程度、诱因、缓解和加重的因素，有针对性地采取措施以缓解疼痛。先用非药物缓解疼痛的方法止痛，必要时遵医嘱应用镇痛药物，并评估其效果。指导患者卧床休息，采取舒适卧位。

4. 黄疸的护理

观察发生的时间、程度及消退情况，观察和记录大便的颜色。如皮肤瘙痒，嘱患者勿抓破皮肤，可外用炉甘石洗剂止痒，温水擦浴。

5. 心理护理

胆道疾病的检查方法复杂，治疗后也易复发，要鼓励患者说出自己的想法，消除焦虑、恐惧及紧张心理，树立恢复健康的信心。

## 五、健康教育

（1）向患者及家属介绍有关胆道疾病的书籍，并能初步掌握基本的卫生科普知识，对健康有正确的认识。

（2）进少油腻、高维生素、低胆固醇饮食，烹调方式以蒸煮为宜，多吃新鲜蔬菜和水果。

（3）适当参加体育锻炼，提高机体抵抗力。

（4）定时复诊，如果出现发热、腹部疼痛等情况及时到医院就诊。

（郝　娜）

# 第四节　急性胰腺炎

## 一、疾病概述

### (一)定义

急性胰腺炎是常见的急腹症之一，为胰酶对胰脏本身自身消化所引起的化学性炎症。胰病变轻重不等，轻者以水肿为主，临床经过属自限性，一次发作数日后即可完全恢复，少数呈复发性急性胰腺炎；重者胰腺出血坏死，易并发休克、胰假性囊肿和脓肿等，死亡率高达 25% ~ 40%。

关于急性胰腺炎的发生率，目前尚无精确统计。国内报告急性胰腺炎患者占住院患者的 0.32% ~ 2.04%。本病患者一般女多于男，患者的平均年龄 50 ~ 60 岁。职业以工人多见。

### (二)病因及发病机制

胰腺是一个其有内、外分泌功能的实质性器官，胰腺的腺泡分泌胰液（外分泌），对食物的消化起重要作用；而散在地分布在胰腺内的胰岛，其功能细胞主要分泌胰岛素和胰高糖素（内分泌）。正常情况下，当胰液中无活力的胰蛋白酶原等进入十二指肠时，在碱性环境中被胆汁和十二指肠液中的肠激酶激活，成为具有消化能力的胰蛋白酶。在胆总管、胰管、壶腹部炎症、梗阻等病理情况下，多种胰酶在胰腺内被激活，并大量溢出管壁及腺泡壁外，导致胰腺自身消化，引起水肿、出血、坏死等，而产生急性胰腺炎。

引起急性胰腺炎的病因甚多。常见病因为胆管疾病、酗酒。急性胰腺炎的各种致病相关因素（表 4-1）。

表 4-1　急性胰腺炎致病相关因素

| 梗阻因素 | ①胆结石。②乏特氏壶腹或胰腺肿瘤。③寄生虫或肿瘤使乳头阻塞。④胰腺分离现象并伴副胰管梗阻。⑤胆总管囊肿。⑥壶腹周围的十二指肠憩室。⑦奥狄氏括约肌压力增高。⑧十二指肠襻梗阻 |
|---|---|
| 毒素 | ①乙醇。②甲醇。③蝎毒。④有机磷杀虫剂 |
| 药物 | ①肯定有关（有重要试验报告）硫唑嘌呤 /6- 巯基嘌呤、丙戊酸、雌激素、四环素、甲硝唑（灭滴灵）、呋喃妥因、呋塞米、磺胺、甲基多巴、阿糖胞苷、西咪替丁。②不一定有关（无重要试验报告）噻嗪利尿剂、依他尼酸（利尿酸）、苯乙双胍（降糖灵）、普鲁卡因胺、氯噻酮、L- 门冬酰胺酶、对乙酰氨基酚 |
| 代谢因素 | ①高甘油三酯血症。②高钙血症 |
| 外伤因素 | ①创伤 - 腹部钝性伤。②医源性 - 手术后、内镜下括约肌切开术、奥狄氏括约肌测压术 |
| 先天性因素 | |
| 感染因素 | ①寄生虫 - 蛔虫、华支睾吸虫。②病毒 - 流行性腮腺炎、甲型肝炎、乙型肝炎、柯萨奇 B 病毒、EB 病毒。③细菌 - 支原体、空肠弯曲菌 |

（续表）

| 血管因素 | ①局部缺血 – 低灌性（如心脏手术）。②动脉粥样硬化性栓子。③血管炎 – 系统性红斑狼疮、结节性多发性动脉炎、恶性高血压 |
|---|---|
| 其他因素 | ①穿透性消化性溃疡。②十二指肠克罗恩病。③妊娠有关因素。④儿科有关因素 Reyes 综合征、囊性纤维化特发性 |

### 1. 梗阻因素

胆石症常是老年人急性胰腺炎首次发作的原因，老年女性特别常见。一般认为是在胆石一过性阻塞胰管开口处或紧邻此开口处的胆总管时发生。如在胆石性胰腺炎发作后立即仔细收集和检查粪便，常常可以找到胆结石。胆石症引起胰腺炎的机制尚不清楚。可能是乏特氏壶腹被胆石阻塞，引起胆汁反流入胰管，损伤胰腺实质。也有认为是胰管一过性梗阻而无胆汁反流。

有人认为副乳头的先天畸形和狭窄必然引起胰腺炎。奥狄氏括约肌压力增高是急性胰腺炎反复发作的原因之一，据此内镜下括约肌切开术治疗已获得良好效果。胰小管或壶腹周围的小肿瘤也能引起胰腺炎。

### 2. 毒素和药物因素

乙醇、甲醇、蝎毒和有机磷杀虫剂等均可引起急性胰腺炎。

药物诱发的胰腺炎通常与对药物的超敏有关而与剂量无关。其特点是在接触药物的第一个月内发生，通常病情轻且有自限性。与成人胰腺炎发病有关的药物最常见的是硫唑嘌呤及其类似物 6– 巯基嘌呤。应用这类药物的个体中有 3%～5% 发生胰腺炎，引起儿童胰腺炎最常见的药物是丙戊酸。

### 3. 代谢因素

三酰甘油水平超过 11.3 mmol/L 时，易发中至重度的急性胰腺炎。如其水平降至 5.65 mmol/L 以下，反复发作次数可明显减少。各种原因引起的高钙血症亦易发生急性胰腺炎。

### 4. 外伤因素

胰腺的创伤或手术都可引起胰腺炎。内镜逆行胰胆管造影所致创伤也可引起胰腺炎，发生率为 1%～5%。

### 5. 先天性因素

胰腺炎的易感性呈常染色体显性遗传。临床特点是儿童或青年期起病，逐渐演变成慢性胰腺炎和胰功能不全。胰腺结石可显著。少数家族还合并有氨基酸尿症。

### 6. 感染因素

血管功能不全（低容量灌注，动脉粥样硬化）和血管炎可能因减少胰腺血流而引起或加重胰腺炎。

（三）临床表现

急性胰腺炎的临床表现和病程，取决于其病因、病理类型和治疗是否及时。水肿型胰腺炎一般 3 ~ 5 d 内症状即可消失，但常有反复发作。如症状持续 1 周以上，应警惕已演变为出血坏死性胰腺炎。出血坏死性胰腺炎亦可在一开始时即发生，呈暴发性经过。

1. 腹痛

腹痛为本病最主要表现，约见于 95% 急性胰腺炎病例，多数突然发作，常在饱餐和饮酒后发生。轻重不一，轻者上腹钝痛，患者常能忍受，重者呈上腹绞痛、钻痛或刀割痛。疼痛常呈持续性伴阵发性加剧。疼痛的部位可因病变的部位不同而异，通常在上脐区。如炎症以胰头部为主，疼痛常在右上腹及中腹上区；如炎症以胰体、尾部为主，常为中上腹及左上腹疼痛，并向腰背放射。疼痛在弯腰或起坐前倾时可减轻。病情轻者腹痛 3 ~ 5 d 缓解；出血坏死型的病情发展较快，腹痛延续较长。由于渗出液扩散至腹腔，腹痛可弥漫至全腹。极少数患者尤其年老体弱者可无腹痛或极轻微痛。

腹肌常紧张，并可有反跳痛。但不像消化道穿孔时表现的肌强硬，如检查者将手紧贴于患者腹部，仍可能按压下去。有时按压腹部可使腹痛减轻。腹痛发生的原因是胰管扩张；胰腺炎症、水肿；渗出物、出血或胰酶消化产物进入后腹膜腔，刺激腹腔神经丛；化学性腹膜炎；胆管和十二指肠痉挛及梗阻。

2. 恶心、呕吐

84% 的患者有频繁恶心和呕吐，常在进食后发生。呕吐物多为胃内容物，重者含胆汁甚至血样物。呕吐是机体对腹痛或胰腺炎症刺激的一种防御性反射。呕吐后，进入十二指肠的胃酸减少，从而减少胰泌素及缩胆素的释放，减少了胰液胰酶的分泌。

3. 发热

大多数患者有中度以上发热，少数可超过 39.0℃，一般持续 3 ~ 5 d。发热系胰腺炎症或坏死产物进入血液循环，作用于中枢神经系统体温调节中枢所致。多数发热患者中找不到感染的证据，但如果高热不退强烈提示合并感染或并发胰腺脓肿。

4. 黄疸

黄疸可于发病后 1 ~ 2 d 出现，常为暂时性阻塞性黄疸。黄疸的发生主要由于肿大的胰头部压迫了胆总管所致。合并存在的胆管病变如胆石症和胆管炎症亦是黄疸的常见原因。少数患者后期可因并发肝损害而引起肝细胞性黄疸。

5. 低血压及休克

出血坏死性胰腺炎常发生低血压和休克。患者烦躁不安，皮肤苍白、湿冷、呈花斑状，脉细弱，血压下降，少数可在发病后短期内猝死。发生休克的机制主要有以下几点。

（1）胰血管舒缓素原释放，被胰蛋白酶激活后致血浆中缓激肽生成增多。缓激肽可引起血管扩张，毛细血管通透性增加，使血压下降。

（2）血液和血浆渗出到腹腔或后腹膜腔，引起血容量不足，这种体液丧失量可达血容量的 30%。

（3）腹膜炎时大量体液流入腹腔或积聚于麻痹的肠腔内。

（4）呕吐丢失体液和电解质。

（5）坏死的胰腺释放心肌抑制因子使心肌收缩不良。

（6）少数患者并发肺栓塞、胃肠道出血。

6. 肠麻痹

肠麻痹是重型或出血坏死性胰腺炎的主要表现。初期邻近胰腺的腹上区可见扩张的充气肠袢，后期则整个肠道均发生肠麻痹性梗阻。临床上以高度腹胀、肠鸣音消失为主要表现。肠麻痹可能是肠管对腹膜炎的一种反应。另外，炎症的直接作用，血管和循环的异常、低钠和低钾血症，肠壁神经丛的损害也是肠麻痹发生的重要促发因素。

7. 腹腔积液

胰腺炎时常有少量腹腔积液，由胰腺和腹膜在炎症过程中液体渗出或漏出所致。淋巴管受阻塞或不畅可能也起作用。偶尔出现大量的顽固性腹腔积液，多由于假性囊肿中液体外漏引起。胰性腹腔积液中淀粉酶含量甚高，以此可以与其他原因的腹腔积液区别。

8. 胸膜炎

胸膜炎常见于严重病例，为腹腔内炎性渗出透过横膈微孔进入胸腔所引起的炎性反应。

9. 电解质紊乱

胰腺炎时，机体处于代谢紊乱状态，可以发生电解质平衡失调，血清钠、镁、钾常降低。特别是血钙降低，约见于 25% 的病例，常低于 2.25 mmol/L（9 mg/dL），如低于 1.75 mmol/L（7 mg/dL）提示预后不良。血钙下降的原因是大量钙沉积于脂肪坏死区，同时胰高糖素分泌增加刺激，降钙素分泌，抑制了肾小管对钙的重吸收。

10. 皮下瘀血斑

出血坏死性胰腺炎，因血性渗出物透过腹膜后渗入皮下，可在肋腹部形成蓝绿 - 棕色血斑，称为 Grey-Turner 征；如在脐周围出现蓝色斑，称为 Cullen 征。此两种征象无早期诊断价值，但有确诊意义。

（四）辅助检查

辅助检查对胰腺炎的诊断具有决定性意义，一般对水肿型胰腺炎，检测血清淀粉酶和尿淀粉酶已足够，对出血坏死性胰腺炎，则需检查更多项目。

1. 淀粉酶测定

血清淀粉酶常于起病后 2 ~ 6 h 开始上升，12 ~ 24 h 达高峰。一般大于 500 U。轻者 24 ~ 72 h 即可恢复正常，最迟不超过 3 ~ 5 d。如血清淀粉酶持续增高达 1 周以上，常提示有胰管阻塞或假性囊肿等并发症。病情严重度与淀粉酶升高程度之间并不一致，出血坏死性胰腺炎，因胰腺泡广泛破坏，血清淀粉酶值可正常甚至低于正常。若无肾功能不良，则尿淀粉酶常明显增高，一般在血清淀粉酶增高后 2 h 开始增高，维持时间较长，在血清淀粉酶恢复正常后仍可增高。尿淀粉酶下降缓慢，为时可达 1 ~ 2 周，故适用于起病后较晚入院的患者。

胰淀粉酶分子量约 50 000 D，易通过肾小球。急性胰腺炎时胰腺释放胰血管舒缓素，体内产生大量激肽类物质，引起肾小球通透性增加，肾脏对胰淀粉酶清除率增加，而对肌酐清除率无改变。故淀粉酶，肌酐清除率比率（cam/ccr）测定可提高急性胰腺炎的诊断特异性。正常人 cam/ccr 为 1.5% ~ 5.5%，平均为 3.1 ± 1.1%；急性胰腺炎为 9.8 ± 1.1%，胆总管结石时为 3.2 ± 0.3%。cam/ccr > 5.5% 即可诊断急性胰腺炎。

2．血清胰蛋白酶测定

应用放射免疫法测定，正常人及非胰病患者平均为 400 ng/mL。急性胰腺炎时增高 10 ~ 40 倍。因胰蛋白酶仅来自胰腺，故具特异性。

3．血清脂肪酶测定

血清脂肪酶正常范围为 0.2 ~ 1.5 U。急性胰腺炎时脂肪酶血中活性升高，常大于 1.7 U。该酶在病程中升高较晚，且持续时间较长，达 7 ~ 10 d，在淀粉酶恢复正常时，脂肪酶仍升高，故对起病后就诊较晚的急性胰腺炎病例有诊断价值。特别有助于与腮腺炎加以鉴别，后者无脂肪酶升高。

4．血清正铁清蛋白（MHA）测定

腹腔内出血后，红细胞破坏释放的血红蛋白经脂肪酸和弹性蛋白酶作用，转变为正铁血红蛋白。正铁血红蛋白与清蛋白结合形成 MHA。出血坏死性胰腺炎起病 12 h 后血中 MHA 即出现，而水肿型胰腺炎呈阴性，故可做该两型胰腺炎的鉴别。

5．血清电解质测定

急性胰腺炎时血钙通常不低于 2.12 mmol/L。血钙 < 1.75 mmol/L 仅见于重症胰腺炎患者。低钙血症可持续至临床恢复后 4 周。如胰腺炎由高钙血症引起，则出现血钙升高。对任何胰腺炎发作期血钙正常的患者，在恢复期均应检查有无高钙血症存在。

6．其他

测定 $\alpha_2$ 巨球蛋白、$\alpha_1$ 抗胰蛋白酶、磷脂酶 $A_2$、C- 反应蛋白、胰蛋白酶原激活肽及粒细胞弹性蛋白酶等均有助于鉴别轻、重型急性胰腺炎，并能帮助病情判断。

## 二、护理

### （一）休息

发作期绝对卧床休息，或取屈膝侧卧位等舒适体位，避免衣服过紧，剧痛而辗转不安者要防止坠床，保证睡眠，保持安静。

（二）输液

急性出血坏死性胰腺炎的抗休克和纠正酸碱平衡紊乱自入院开始贯穿于整个病程中，护理上需经常、准确记录 24 h 出入量，依据病情灵活调节补液速度，保证液体在规定的时间内输完，每日尿量应 > 500 mL。必要时建立两条静脉通道。

（三）饮食

饮食治疗是综合治疗中的重要环节。近来临床中发现，少数胰腺炎患者往往在有效的治疗后，因饮食不当而加重病情，甚至危及生命。采用分期饮食新法则取得较满意效果。胰腺炎的分期饮食分为禁食、胰腺炎Ⅰ号、胰腺炎Ⅱ号、胰腺炎Ⅲ号、低脂饮食五期。

1. 禁食

绝对禁食可使胰腺安静休息，胰腺分泌减少至最低限度。患者需限制饮水，口渴者可含漱或湿润口唇。此期患者需静脉补充足够液体及电解质。禁食适用于胰腺炎的急性期，一般患者 2 ~ 3 d，重症患者 5 ~ 7 d。

2. 胰腺炎Ⅰ号饮食

该饮食内不含脂肪和蛋白质。主要食物有米汤、果子水、藕粉，每日 6 餐，每次约 100 mL，每日热量约为 1.4 kJ（334 cal），用于病情好转初期的试餐阶段。此期仍需给患者补充足够液体及电解质。Ⅰ号饮食适用于急性胰腺炎患者的康复初期，一般在病后 5 ~ 7 d。

3. 胰腺炎Ⅱ号饮食

该饮食内含少量蛋白质，但不含脂肪。主要食物有小豆汤、果子水、藕粉、龙须面和少量鸡蛋清，每日 6 餐，每次约 200 mL，每日热量约为 1.84 kJ。此期可给患者补充少量液体及电解质。Ⅱ号饮食适用于急性胰腺炎患者的康复中期（病后 8 ~ 10 d）及慢性胰腺炎患者。

4. 胰腺炎Ⅲ号饮食

该饮食内含有蛋白质和极少量脂类。主要食物有米粥、小豆汤、龙须面、菜末、鸡蛋清和豆油（0 ~ 10 g/d），每日 5 餐，每次约 400 mL，总热量约为 4.5 kJ。Ⅲ号饮食适用于急、慢性胰腺炎患者康复后期，一般在病后 15 d 左右。

5. 低脂饮食

该饮食内含有蛋白质和少量脂肪（约 30 g），每日 4 ~ 5 餐，用于基本痊愈患者。

（四）营养

急性胰腺炎时，机体处于高分解代谢状态，代谢率可高于正常水平的 20% ~ 25%，同时由于感染使大量血浆渗出。因此如无合理的营养支持，必将使患者的营养状况进一步恶化，降低机体抵抗力，延缓康复。

1. 全胃肠外营养（TPN）支持的护理

急性胰腺炎特别是急性出血坏死性胰腺炎患者的营养任务主要由 TPN 来承担。TPN 具有使消化道休息，减少胰腺分泌，减轻疼痛，补充体内营养不良，刺激免疫机制，促进胰外漏自发愈合等优点。近来更有代谢调理学说认为通过营养支持供给机体所需的能源和氮源，同时使用药物或生物制剂调理体内代谢反应，可降低分解代谢，共同达到减少机体蛋白质的分解，保存器官结构和功能的目的。应用 TPN 时需严密监护，最初数日每 6 h 检查血糖、尿糖，每 1 ～ 2 d 检测血钾、钠、氯、钙、磷；定期检测肝、肾功能；准确记录 24 h 出入量；经常巡视，保持输液速度恒定，不突然更换无糖溶液；每日或隔日检查导管、消毒插管处皮肤，更换无菌敷料，防止发生感染。一旦发生感染要立即拔管，尖端部分常规送细菌培养。TPN 支持一般经过 2 周左右的时间，逐渐过渡到肠道营养（EN）支持。

2. EN 支持的护理

EN 即从空肠造口管中滴入要素饮食，混合奶、鱼汤、菜汤、果汁等多种营养。

（1）应用不能过早，一定待胃肠功能恢复、肛门排气后使用。

（2）EN 开始前 3 天，每 6 h 监测尿糖 1 次，每日监测血糖、电解质、酸碱度、血红蛋白、肝功能，病情稳定后改为每周 2 次。

（3）营养液浓度从 5％ 开始渐增加到 25％，多以 20％ 以下的浓度为宜。现配现用，4℃下保存。

（4）营养液滴速由慢到快，从 40 mL/h（15 ～ 20 滴 / 分）逐渐增加到 100 ～ 120 mL/h。由于小肠有规律性蠕动，当蠕动波近造瘘管时可使局部压力增高，甚至发生滴入液体逆流，因此在滴入过程中要随时调节滴速。

（5）滴入空肠的溶液温度要恒定在 40℃ 左右，因肠管对温度非常敏感，故需将滴入管用温水槽或热水袋加温，如果应用不当很容易发生腹胀、恶心、呕吐、腹痛、腹泻等症状。

（6）灌注时取半卧位，滴注时床头升高 45° 角，注意电解质补充，不足的部分可用温盐水代替。

3. 口服饮食的护理

经过 3 ～ 4 周的 EN 支持，此时患者进入恢复阶段，食欲增加，护理上要指导患者订好食谱，少吃多餐，食物要多样化，告诫患者切不可暴饮暴食增加胰腺负担，防止再次诱发急性胰腺炎。

（五）胃肠减压

抽吸胃内容物和胃内气体可减少胰腺分泌，防止呕吐。虽本疗法对轻 - 中度急性胰腺炎无明显疗效，但对并发麻痹性肠梗阻的严重病例，胃肠减压是不可缺少的治疗措施。减压同时可向胃管内间歇注入氢氧化铝凝胶等碱性药物中和胃酸，间接抑制胰腺分泌。腹痛基本缓解后即可停止胃肠减压。

（六）药物治疗的护理

1. 镇痛解痉

予阿托品、东莨菪碱（654-2）、溴丙胺太林、可待因、水杨酸、异丙嗪、哌替啶等及时对症处理减轻患者痛苦。据报道静脉滴注硫酸镁有一定镇痛效果。禁单用吗啡止痛，因其可引起胆道口括约肌痉挛加重疼痛。抗胆碱能药亦不宜长期使用。

2. 预防感染

轻症急性水肿性胰腺炎通常无须使用抗生素。出血坏死型易并发感染，应使用足量有效抗生素。处理时应按医嘱正确使用抗生素，合理安排输注顺序，保证体内有效浓度，保持患者体表清洁，尤其应注意口腔及会阴部清洁，出汗多时应尽快擦干并及时更换衣、裤等。

3. 抑制胰腺分泌

抗胆碱能药物、制酸剂、$H_2$ 受体拮抗剂、胰岛素与胰高糖素联合应用、生长抑素、降钙素、缩胆囊素受体拮抗剂（丙谷胺）等均有抑制胰腺分泌作用。使用时注意抗胆碱能药不能用于有肠麻痹者及老年人，$H_2$ 受体拮抗剂可有皮肤过敏。

4. 抗胰酶药物

早期应用抗胰酶药物可防止向重型转化和缩短病程。常用药有 FOY（gabexate meslate）、micaclid、胞磷胆碱、6- 氨基己酸等。使用前二者时应控制速度，药液不可溢出血管外，注意测血压，观察有无皮疹发生。对有精神障碍者慎用胞磷胆碱。

5. 胰酶替代治疗

慢性胰功能不全者需长期用胰浸膏，每餐前服用效果佳，注意观察少数患者可出现过敏和叶酸水平下降。

（七）心理护理

对急性发作者应予以充分的安慰，帮助患者减轻或去除疼痛加重的因素。由于疼痛持续时间长，患者常有不安和郁闷而主诉增多，护理时应以耐心的态度对待患者的痛苦和不安情绪，耐心听取其诉说，尽量理解其心理状态。采用松弛疗法、皮肤刺激疗法等方法减轻疼痛。对禁食等各项治疗处理方法及重要意义向患者充分解释，关心、支持和照顾患者，使其情绪稳定、配合治疗，促进病情好转。

（郝 娜）

# 案例：急性胰腺炎的护理

## 【案例介绍】

### （一）一般资料

患者×××，女，16岁，以"腹痛4天"为主诉入院。4天前无诱因出现腹痛，呈上腹部持续性痉挛性疼痛，伴腹胀、停止排气，无恶心、呕吐，无发热、黄疸，至当地医院查血淀粉酶升高（未见单），CT示：胰腺炎。按"急性胰腺炎"给予对症处理（具体不详），效果欠佳，为求进一步治疗于我院就诊，门诊以"急性胰腺炎"收入我科。患病来，神志清，精神尚可，未进食，睡眠可，大便次数减少，小便正常，体重未见明显减轻。

### （二）病史

既往史：平素体健，无"高血压、冠心病、糖尿病病史"，无肝炎、结核类传染病史，无手术史，无外伤史，无输血史，有献血史，无食物过敏史，无药物过敏史。预防接种随社会进行。

个人史：生养于原籍，无长期外地居住史。无特殊生活习惯，无吸烟史，无饮酒嗜好，无工业毒物、粉尘、放射性物质接触史，无有毒性物质接触史，无疫区接触史。

婚育史：未婚未育。

月经生育史：12岁来月经，每次5～7d，周期28d，上次来月经为2020年3月8日，月经规律，量中等，色正常，无痛经。

家族史：父健在，有糖尿病史，母健在，1兄体健。家族无类似患者疾病、传染性疾病、遗传性疾病。

### （三）医护过程

查体：T 36.5℃，P 140次/分，R 23次/分，BP 130/91 mmHg。发育正常，营养良好，神志清晰，精神一般，主动体位，面容正常，表情安静，步态正常，皮肤色泽正常，检查合作。

于2020年3月15日查房，2020年3月14日检查结果示，血淀粉酶：164 IU/L；脂肪酶：651 U/L；C-反应蛋白：95.21 mg/L；白细胞计数：$9.24 \times 10^9$/L；中性粒细胞百分数：78.3%。肾功能：尿素，2.50 mmol/L；肌酐，35 μmol/L。血糖：葡萄糖，13.80 mmol/L。感染标志物：白介素，638.72 pg/m；降钙素原：0.962 ng/mL。根据患者检查，淀粉酶水平高，CT可见胰腺周围大量渗出，急性胰腺炎诊断明确。给予生长抑素、抑酸、抗感染及营养支持治疗。

于 2020 年 3 月 16 日查房，血脂 8 项：总胆固醇，7.71 mmol/L；甘油三酯，8.29 mmol/L；低密度脂蛋白胆固醇，4.49 mmol/L；载脂蛋白 B，1.63 g/L；血糖，18.97 mmol/L。彩超回示：脂肪肝；胰腺炎治疗后；脾大、腹腔积液。患者血脂、血糖水平高，未见胆道结石，发病前进食较多，考虑因血脂高及进食造成胰腺炎。

于 2020 年 3 月 19 日查房，血淀粉酶：331 U/L；脂肪酶：81 U/L。感染标志物：降钙素原，0.145 ng/mL；白介素，630.92 pg/mL。血糖：17.41 mmol/L。C- 反应蛋白：77.99 mg/L。血常规：白细胞计数，$8.79 \times 10^9$/L；中性粒细胞百分数，75.9%；中性粒细胞绝对值，$6.67 \times 10^9$/L。尿常规自动分析：葡萄糖 3+；酮体 2+；复查淀粉酶水平恢复正常，但白细胞水平仍较高，血糖水平高，尿常规提示可见葡萄糖及酮体，给予胰岛素应用，监测血糖。

于 2020 年 3 月 25 日查房，检查肝功能：白蛋白，29.6 g/L。血脂 4 项：甘油三酯，3.60 mmol/L；高密度脂蛋白胆固醇，0.40 mmol/L。血淀粉酶：76 IU/L。脂肪酶：68 U/L。尿常规：尿糖及酮体阴性。复查 CT 提示胰腺周围及肾周仍可见渗出，胰腺肿大。患者症状基本消失，嘱患者流质饮食，嘱院外继续注意饮食，继续调控血糖。

## 【护理措施】

1. 用药护理

减少胰液分泌：应用生长抑素，抑制胰液分泌，抑制胰酶合成的作用，剂量：250 ~ 500 μg/h，持续静滴，疗程 3 ~ 7 d；应用乌司他丁，具有抑制胰蛋白酶活性的作用。初期每次 10 万单位溶于 500 mL 5% 葡萄糖注射液或 0.9% 氯化钠注射液中静脉滴注，每次静滴 1 ~ 2 h，每日 1 ~ 3 次，以后随症状消退而减量。

抗感染治疗：给予抗生素预防胰腺坏死并发感染，选用对肠道移位细菌敏感且对胰腺有较好渗透性的抗生素，观察药物疗效及副作用。

抑酸护胃：给予奥美拉唑静脉滴注，使壁细胞分泌胃酸的关键酶即 $H^+$-$K^+$-ATP 酶失去活性，从而阻滞壁细胞内的 $H^+$ 转移至胃腔而抑制胃酸分泌，作用持久。

2. 观察护理

观察患者腹痛的部位、性质、程度及变化情况，观察呕吐物的量和性质。严密监测生命体征，及时记录患者的呼吸、脉搏、心率、血压、血糖、体温、尿量、血氧饱和度等。注意有无脉搏细速、呼吸急促、尿量减少等低血容量的表现。准确记录 24 h 出入水量，维持水、电解质及酸碱平衡。监测血常规、淀粉酶、电解质的变化。

3. 饮食护理

向患者及其家属解释禁食的意义，患者口渴时可含漱或湿润口唇。当患者疼痛减轻，白细胞计数和血淀粉酶、尿淀粉酶降至正常以后，给予少量进食水，逐步过渡到正常饮食。加强营养支持，根据患者的年龄和心肺功能调节输液速度，及时补充因呕吐、禁食所丢失的水分和电解质，保证有效血容量。

4. 活动与休息护理

患者应绝对卧床休息，以降低机体代谢率，增加脏器血流量，促进组织修复和体力恢复。腹痛时协助患者取弯腰、前倾坐位或屈膝侧卧位，以缓解疼痛。病房注意定期空气消毒。

5. 心理护理

急性胰腺炎为急腹症之一，极易引起患者产生焦虑、抑郁、恐惧等负面情绪。关心、安慰、体贴患者，加强巡视，多与患者沟通交流，满足患者的需求，协助做好生活护理，以减轻患者的紧张情绪，使其有安全感，减轻患者的恐惧和焦虑心理。

6. 风险管理

根据患者的病情制定详细的护理计划，并严格执行护理操作计划。在制定护理计划前，制定风险评估报告，由护理人员持续监测患者的病情情况，避免引发安全隐患。

7. 健康教育

向患者讲解本病主要诱发因素、预后及并发症知识。积极控制血糖，避免此病的复发。指导患者掌握饮食卫生知识，养成规律进食习惯，避免暴饮暴食，腹痛缓解后应从少量低脂、低糖饮食开始逐渐恢复正常饮食，应避免刺激性强、产气多、高脂肪和高蛋白食物，如出现腹痛、腹胀、呕吐等表现时及时就诊。

## 【小结】

急性胰腺炎是多种病因造成的胰酶在胰腺内激活后引起胰腺组织自身消化、水肿、出血，甚至坏死的炎症反应，可分为轻症急性胰腺炎和重症急性胰腺炎。轻症急性胰腺炎较多见且预后良好；重症急性胰腺炎占轻症急性胰腺炎的 20% ~ 30%，病情严重，并发症发生率及病死率高。患者年轻女性，首次发病，血糖、血脂、炎性指标异常，指导患者养成良好的生活方式、饮食习惯，动态观察患者的血糖、血浆、D- 二聚体和炎性因子与急性胰腺炎病情严重程度及预后的关系。

## 【参考文献】

［1］孙建勋，梁萍. 内科护理学［M］. 郑州：河南科学技术出版社，2016.

［2］吴水天，黄伟康，霍杰坤，张飞. 多层螺旋 CT 与 MRI 在急性胰腺炎诊断中的价值和确诊率对比评价［J］. 现代医用影像学，2021，30（04）：639-642.

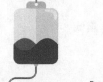

［3］曹晓珑，章厚芬．肠内外营养支持治疗重症急性胰腺炎合并感染的临床效果［J］．保健医学研究与实践，2018，15（05）：47-49+71.

［4］徐弋，杨雪莉，李宗美，等．血糖、血浆 D-二聚体和炎性因子在急性胰腺炎患者中的表达及与病情严重程度和预后的相关性分析［J］．解放军医药杂志，2021，33（10）：67-70.

（郝　娜）

# 放疗科护理

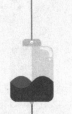

# 第五章  头颈部肿瘤

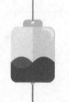

## 第一节  鼻咽癌

放射治疗是鼻咽癌的主要治疗手段，但在治疗肿瘤的同时，可引起急性皮肤反应、张口困难等一系列并发症，对患者的生活质量造成极大影响。早期积极的康复训练及护理干预可减少并发症的发生和减轻患者症状，因此在放射治疗技术发展的同时，应重视患者的早期康复训练及护理干预。通过对患者放射治疗期间的评估，制订相应的护理目标及护理措施，以达到减轻患者症状、顺利完成放射治疗的目的。

### 一、放射治疗患者的健康教育

（一）颞下颌关节功能锻炼

1. 护理评估

鼻咽癌患者接受放射治疗后由于颞下颌关节处于高剂量的照射野内，发生关节硬化，肌肉经过高剂量照射后发生退行性变，出现肌肉萎缩纤维化致颞下颌关节功能障碍，主要表现为张口困难、切牙距缩小，甚至进食困难。根据 LENT SOMA 分级标准进行评定，共分 4 级：Ⅰ级，切牙距 20 ~ 30 mm；Ⅱ级，进干食困难，切牙距 11 ~ 20 mm；Ⅲ级，进软食困难，切牙距 5 ~ 10 mm；Ⅳ级，切牙距 < 5 mm，需鼻饲或胃造瘘。

2. 护理问题

张口受限，进食受影响。

3. 护理目标

放射治疗期间及康复出院后能坚持颞下颌关节功能锻炼，切牙距正常。

4. 护理措施

（1）颞下颌关节慢节奏运动：张口"小 – 中 – 大"各 3 s 为 1 次，每次间歇 5 s，10 次为 1 组，共 5 组。

（2）颞下颌关节快节奏运动：张口"小－中－大"各1 s为1次，每次间歇5 s，10次为1组，共5组。

（3）咀嚼肌群运动：在颞下颌关节运动每组间加"浅－中－深"吸吐气动作1次，共10次；将舌头尽量前伸，然后向上向后尽量卷舌1次，共10次。

颞下颌关节运动操每天锻炼300次以上，分3个时间段进行：晨起运动100次以上，下午运动100次以上，晚上睡前运动100次以上。在颞下颌关节运动操前后可以用双侧手掌的大鱼际置于同侧颞下颌关节处做环形轻轻按摩10 min，当出现皮损时要等创面痊愈后再进行。配合颈部肌肉的锻炼，颈部尽量向上、向下拉伸，左右侧弯、旋转，每个动作停留20 s，每次10～15 min，动作速度宜缓慢，幅度不宜过大。

（二）鼻咽冲洗及滴鼻的正确方法

1. 护理评估

鼻咽部黏膜接受照射后充血、水肿，患者自觉鼻塞、鼻腔干燥、鼻腔分泌物增多黏稠等不适。

2. 护理问题

鼻塞、鼻腔干燥、鼻腔分泌物增多黏稠。

3. 护理目标

鼻腔通畅无脓性分泌物。

4. 护理措施

放射治疗期间鼻咽冲洗能起到清洁鼻咽、增强放射敏感性、减轻鼻塞症状、减少鼻甲粘连、鼻道变窄的作用；放射治疗结束后长期冲洗，以保持鼻咽腔的通畅，减少粘连、鼻咽黏膜感染、坏死及鼻咽出血等并发症的发生。可使用简易鼻咽冲洗器、五官科冲洗机进行鼻咽冲洗或使用庆大霉素、复方碘甘油等滴鼻。

（1）简易鼻咽冲洗器使用方法：

①用物：简易鼻咽冲洗器、瓶装生理盐水或温开水500 mL、水桶1个。

②操作方法：患者取坐位，身体前倾，水桶置前方接水；将冲洗器的吸管置入瓶装生理盐水或温开水中，挤压橡皮球吸水；患者将冲洗器的橄榄头一端放入一侧鼻孔，侧头（冲洗侧鼻孔在上方），缓慢挤压橡皮球，使水缓缓流入鼻腔，从另一侧鼻孔流出，待冲洗液到一半时，换对侧鼻孔冲洗。

③注意事项：出现鼻腔新鲜出血时停止冲鼻；忌用力擤鼻，以免鼻咽腔内压增大引发其他部位感染；若鼻咽分泌物多，可增加冲洗液用量至1 000 mL。

（2）五官科冲洗机使用方法：

①用物：五官科冲洗机、微量雾化器、生理盐水或平衡液100 mL、水桶1个。

②操作方法：将冲洗液倒入雾化器的储液罐，拧紧，冲洗机管道与雾化器相连，开

机，将手指堵住雾化器的泄压孔，此时会看到液体形成均匀的微小水珠由雾化器喷孔喷出。a. 鼻腔前部冲洗，取坐位，头部自然上仰，鼻子暂停吸气，喷孔对准鼻孔，距离 0 ~ 0.5 cm，按住泄压孔即可喷出水气，把脏东西从鼻腔冲洗出来，此时会看见从鼻腔流出来的冲洗液是污浊的，冲洗完一个鼻腔再冲洗另外一个鼻腔。b. 鼻腔后部冲洗，方法与鼻腔前部冲洗一样，此时鼻子吸气，嘴巴呼气，把冲洗液完全吸入鼻腔内，就像倒吸鼻涕一样，然后及时由嘴巴吐出即可。

③注意事项：如感觉不适，松开泄压孔，调整好姿势和呼吸节奏后再冲洗；鼻腔后部冲洗时，进入鼻腔及咽喉部位的冲洗液要及时吐出。

（3）正确滴鼻方法：鼻咽癌患者的鼻腔局部用药主要为庆大霉素、复方碘甘油等，药物经鼻腔黏膜吸收起到收缩黏膜血管止血、保持鼻腔通畅、湿润鼻腔黏膜防止干燥、清除分泌物抗感染等作用。常用的药物剂型有滴鼻剂及喷雾剂。应用滴鼻剂时常采用仰卧垂头位滴鼻，枕头置于肩胛下，头向后仰，鼻孔朝上，每侧滴 3 ~ 4 滴，每日 3 ~ 4 次，滴后轻捏鼻翼数次。应用喷雾剂时取坐位，头稍抬高，药瓶垂直，喷头置于前鼻孔，嘱患者用鼻子吸气，同时按压喷头，药液均匀喷入鼻腔。在鼻腔局部用药前均应清洁鼻腔，清除鼻内分泌物。

（三）正确保护放射野皮肤

1. 护理评估

评估患者皮肤颜色、温度，是否水肿充血。

2. 护理问题

放射野皮肤湿性脱皮。

3. 护理目标

放射野皮肤 I 度皮炎（干性脱皮）。

4. 护理措施

患者颈部放射野皮肤可用温水和柔软的毛巾轻轻沾洗，勿擦洗，勿使用过冷或过热的水刺激；禁止局部热敷；忌使用肥皂或其他碱性沐浴液；禁贴胶布；勿涂擦刺激性或含重金属的药膏或液体，如乙醇、碘酒、风油精等；勿使用普通剃须刀，使用电动剃须刀时避免刮破皮肤；放射治疗期间勿穿高领、硬领上衣，宜穿棉质柔软上衣，领口开大。出现干性脱皮时勿用手撕皮肤以免损伤。外出时避免阳光直接照射放射野皮肤。

（四）含漱的正确方法

1. 护理评估

放射治疗期间由于唾液腺受放射线的作用而致分泌功能抑制，口腔分泌唾液减少，患者自觉口干，口腔正常自洁功能减弱。

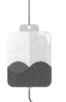

2．护理问题

患者口腔欠清洁。

3．护理目标

患者口腔清洁湿润。

4．护理措施

指导患者保持口腔清洁，在餐前、餐后、睡前使用软毛刷和含氟牙膏进行刷牙，可用复方硼砂溶液、生理盐水、复方维生素 $B_{12}$ 溶液、中药制剂参果液或金银花、甘草、胖大海等泡水进行含漱，保持口腔湿润无黏液感觉。含漱时鼓动腮部、口腔前庭，让液体在口腔流动与双侧颊部黏膜、上下唇黏膜充分接触，然后头稍后仰，让液体充分接触咽后壁，每次含漱 2 ~ 3 min。

## 二、放射治疗期间各种不良反应的观察及护理

### （一）口干

由于唾液腺受放射线的作用而致分泌功能抑制，口腔分泌唾液减少，患者自觉口干，在放射治疗开始 1 ~ 2 d 即可出现，常随着剂量的增加而症状加重。指导患者正确含漱，随身携带水杯，养成少量多次饮水习惯，每天保证摄水量 2 000 mL 左右，可使用甘草、金银花、西洋参、菊花等泡水喝以起到清热生津的作用。

### （二）急性腮腺反应

腮腺受放射线作用后出现腮腺区肿胀疼痛，张口困难，于放射治疗开始 1 ~ 3 d 发生，常见于首次放射治疗后 2 ~ 4 h 出现，一般不需特殊处理，指导患者清淡饮食，加强漱口，继续放射治疗 3 ~ 4 次后可自行消退。若疼痛影响睡眠，或腮腺区红肿疼痛严重，伴全身发热、腮腺导管口见脓性分泌物等，可予抗感染对症处理。

### （三）急性放射性口咽黏膜反应

1．急性放射性口腔黏膜反应的表现

多在放射治疗 DT 20 ~ 30 Gy 时出现，主诉咽痛、吞咽时加重，查体可见口腔黏膜充血、水肿，以咽后壁、咽喉部多见，随着放射治疗剂量的增加，局部出现散在白斑，继而出现糜烂、溃疡。美国放射肿瘤学研究组（RTOG）将急性放射性黏膜反应分为 5 级，标准如下。

0 级：无变化。

1 级：充血、可有轻度疼痛，无须止痛药。

2 级：片状黏膜炎，或有炎性血清血液分泌物，或有中度疼痛，需止痛药。

3 级：融合的纤维性黏膜炎，可伴重度疼痛，需麻醉药。

4 级：溃疡，出血，坏死。

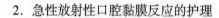

2. 急性放射性口腔黏膜反应的护理

0级、1级急性放射性黏膜反应的护理主要是鼓励患者加强含漱，保持口腔清洁、湿润，鼓励进食，多吃温凉半流高蛋白饮食，可适当补充蛋白粉、牛奶等，鼓励多吃含维生素丰富的新鲜水果。2级黏膜反应的患者除加强含漱外，由于咽痛影响进食，可在进食前含漱1%普鲁卡因溶液或外喷双氯芬酸钠喷雾剂止痛；予地塞米松、庆大霉素等雾化吸入减轻局部水肿；使用促进黏膜愈合的表皮生长因子（如金因肽），炎症局部可外涂喉风散、西瓜霜、溃疡糊剂等。3级、4级的黏膜反应患者疼痛明显，严重影响进食，由主管医师依据患者病情决定是否需暂停放射治疗，予静脉补充营养或停留胃管鼻饲，根据咽拭子细菌培养结果使用抗生素，做好口腔护理。

（四）急性放射性皮肤反应

1. 急性放射性皮肤反应的表现

外照射的射线都经过皮肤，随着放射剂量的增加，可出现不同程度的皮肤反应。美国放射肿瘤学研究组（RTOG）将急性放射性皮肤反应分为5级，标准如下。

0级：无变化。

1级：滤泡样暗色红斑、脱发、干性脱皮、出汗减少。

2级：触痛性、鲜色红斑、片状湿性脱皮、中度水肿。

3级：皮肤皱褶以外部位的融合的湿性脱皮，凹陷性水肿。

4级：溃疡，出血，坏死。

2. 急性放射性皮肤反应的护理

0级、1级急性放射性皮肤反应的护理原则是正确保护放射野皮肤，可局部外涂放射治疗皮肤防护剂或冰片滑石粉。2级皮肤反应出现湿性脱皮时，处理原则是防止感染促进愈合，运用现代伤口愈合理论——湿润、密闭环境可促进伤口愈合，局部可使用美皮康外贴、优拓敷料、康乐宝的皮肤保护粉、重组人表皮生长因子（金因肽、易孚）、湿润烧伤膏等，在局部应用敷料或药物前，应使用无菌生理盐水进行创面的清洁；放射治疗时，应将敷料除下以免影响放射治疗效果。3级、4级皮肤反应由主管医师依据病情决定是否需要停止放射治疗，予外科换药，清除坏死组织，局部运用抗菌敷料，防止局部伤口感染，必要时依据局部分泌物细菌培养结果使用抗菌药物，鼓励患者加强营养摄入。

## 三、患者放射治疗期间的饮食指导

鼻咽癌患者放射治疗后普遍存在能量和营养摄入不足、体重下降、贫血、低蛋白和免疫力下降等潜在营养不足，除维生素C外，其他营养素摄入达不到平衡膳食要求。OATES等研究14例同期放射化学治疗的鼻咽癌患者发现，即使进行胃饲管营养，患者平均体重仍下降约7 kg，治疗期间下降最为明显。

（一）护理评估

放射治疗期间由于唾液分泌减少、放射性口腔黏膜炎等原因，患者会出现口干、味觉改变、口腔黏膜溃疡、吞咽困难、疼痛，导致患者不愿喝水、不愿进食，体重下降、营养不良。进而放射性损伤修复慢，加重放射治疗反应。因此，放射治疗期间应评估患者的进食量、食物种类、口咽反应程度及体重改变。

（二）护理问题

口咽黏膜炎导致吞咽疼痛、不愿进食、不愿喝水。

（三）护理目标

通过饮食指导患者能配合坚持进食，保持体重下降不超过 10%～15%。

（四）护理措施

（1）出现Ⅱ级或以上口咽反应时，避免刺激口腔黏膜的食物，如很烫、很辣、很咸或酸的食物醋、橙子或西红柿。

（2）指导患者饮稀释的果汁，如杧果、梨子、桃汁，避免橙汁、西柚汁。

（3）避免干燥、脆或粗糙、煎炸的食物，如干果、饼干、烤鸡、烧肉等。

（4）把蔬菜、水果、肉类切碎或用搅拌机打碎，加清汤或奶做成混浆饮食，使食物易于咽下又保证营养。

（5）坚持进食，口腔溃疡伴疼痛时，餐前用普鲁卡因溶液含漱或者喷含有麻醉剂成分的喷剂，然后再进食，也可以尝试用吸管进食。

（6）餐前餐后用漱口水漱口。

（7）可以服用一些营养补充品，如一些癌症患者专用奶粉、蛋白粉、能全素等。

## 四、鼻咽癌放疗后并发症的预防与护理

（一）早期并发症的预防及护理

早期并发症应以预防为主，控制发展进程。

1. 全身放疗反应

（1）全身反应：包括乏力、头晕、食欲缺乏、恶心、呕吐、口中无味或变味、失眠或嗜睡等。个别患者可以发生血常规改变，尤其是白细胞减少现象，虽然程度不同，但经过对症治疗，一般都能完成放射治疗。①骨髓抑制患者的护理：如白细胞低于 $3.0 \times 10^9/L$、血小板低于 $80 \times 10^9/L$、血红蛋白低于 80 g/L，暂停放疗。嘱患者经常吃乌鸡、枸杞子、口服鲨肝醇、利血生等药物。皮下注射重组人粒细胞集落刺激因素，连续 3 d，大部分患者白细胞可以升至正常范围。住单间病室，每天室内通风换气 4 次，每次 15 min；每天紫外线照射 1 次。保持口腔、肛周及会阴部清洁。②胃肠道放射反应预防及护理：照射前禁食，照射后静卧休息；进食高营养易消化食物，多食水果、蔬菜，多饮水，以促进毒素排

出；必要时可服用维生素 $B_1$、维生素 $B_6$、维生素 C、甲氧氯普胺等。也有放疗前用甲氧氯普胺 20～30 mg 加入 5%葡萄糖液中静脉输注或同时加地塞米松 5～10 mg 静脉输注，可明显减轻呕吐反应。放射线对口腔黏膜、唾液腺的损伤和放疗后引起的恶心、呕吐、味觉异常等均影响食欲，严重者可导致代谢紊乱，故应多食高蛋白、高热量、高纤维素饮食，多食蔬菜水果。戒烟酒及辛辣食物，不食烟熏油炸、火烤、腊制、腌制食物，自觉改变不良生活习惯及不良嗜好，避免化疗、放疗带来的副反应。患者因口咽疼痛、味觉损伤、咽部敏感等原因普遍进食减少，且往往导致体重下降。首先应鼓励、督促患者进食，向患者解释"吃不下"常是放疗后味觉减退的一种表现，而其消化吸收功能并未受到明显影响，以改善患者的自觉进食行为；其次应为患者准备软烂、易于吞咽和消化吸收且营养素全面、色香味俱全的食物，以增加进食量。鼻咽癌放疗患者大部分留置鼻饲管，因而通过鼻饲管灌注各种营养物质能保证患者的入量，但多数患者不愿接受长期置管，必要时按医嘱予静脉营养液滴入。

（2）皮肤反应：表现为干性皮炎或湿性皮炎，平时穿宽松棉质衣服，温水擦浴，忌抓搔，保持皮肤清洁、干燥，防止感染。勿用肥皂水擦洗，勿用碘酒、乙醇等刺激性药物。放射野区皮肤禁贴胶布，不暴晒。如出现干性皮炎可使用 0.1%冰片滑石粉或薄荷滑石粉或羊毛脂做基质的消炎软膏涂抹炎症处，如有湿性皮炎时应暴露伤口涂放疗皮肤防护剂。

2. 局部放疗反应

局部放疗反应包括口腔、鼻咽、耳部、腮腺、放射野皮肤的反应，其中放射性口腔炎、放射性皮炎是放疗中常见的并发症。

（1）口腔、鼻咽黏膜反应：随着放射剂量的递增，患者会出现黏膜急性放射反应。口腔黏膜反应评定标准，Ⅰ级为红斑，有轻微疼痛，无须止痛；Ⅱ级为斑点状黏膜炎伴浆液性渗出；Ⅲ级为成片纤维素性黏膜炎且疼痛剧烈，须止痛；Ⅳ级为坏死、溃疡、出血，进食困难，需对症治疗。当放射总剂量达 4 Gy 时可出现鼻黏膜充血、肿胀、糜烂出血及白膜形成，导致鼻甲与鼻中隔紧贴，加上鼻道充满黏稠血性分泌物等阻塞窦口，窦腔引流不畅而继发鼻窦炎，而鼻窦作为感染源又可加重鼻咽黏膜水肿。

放疗前做好洁齿及填补龋齿治疗。放疗期间因射线作用，唾液腺分泌功能受到抑制，口腔自洁作用消失，因此应注意口腔清洁，饭前饭后漱口，对严重口腔感染的患者，遵医嘱使用口腔含漱液漱口，局部应用抗生素和抗真菌药，用含氟牙膏刷牙，养成较好的个人口腔卫生习惯。放疗中患者自感口干，为改善唾液腺分泌功能可口服促唾液腺分泌的药物。为防止重金属物质产生第 2 次射线，应嘱患者去掉义齿、项链等。口咽疼痛往往呈持续性，因此应选用长效缓释止痛药，轻中度疼痛可用吲哚美辛 1 片、12 h 口服 1 次，中重度疼痛可用奇曼丁 1 片或 2 片、12 h 口服 1 次，如进食时疼痛加剧者可于餐前 0.5 h 加用利多卡因胶浆 10 mL 含漱，并向患者宣传三阶梯止痛理论，指导、督促患者按时、按量、正确服用止痛药，随时评价止痛效果和调整止痛药物的级别和剂量。经上述处理后各种程度的疼痛都能得到较好控制。

教育患者勿抠鼻、勿用力擤鼻涕，保持病室空气清洁湿润，鼻塞有黏稠分泌物时可用生理盐水、过氧化氢等溶液做鼻咽腔冲洗，清除分泌物及脱落的坏死组织，预防局部感染，并可增加放疗敏感性。鼻咽分泌物多且无出血倾向的患者，予鼻冲洗每天 2 次或 3 次，冲洗干净之后滴入血管收缩剂和抗生素滴剂，如 1% 麻黄碱、萘甲唑啉等，定期在明视下清除鼻痂，以免形成鼻道闭塞。放疗开始 1 周左右用 1 ∶ 8 000 的高锰酸钾溶液或用 0.3% 过氧化氢溶液 500 mL 及灭菌生理盐水冲洗鼻腔。目前除了开放的鼻咽冲洗外，还有闭合的单向鼻咽冲洗法。

（2）耳道反应：外耳道发生湿性反应或中耳炎时应加强心理护理和饮食指导，增强体质，提高中耳的抵抗力，预防感冒，减少感染机会，放疗中及放疗后应用麻黄碱滴鼻和每天鼻咽冲洗 1 次，收缩肿胀的鼻腔鼻咽黏膜，去除鼻咽分泌物，湿润鼻咽部，以利分泌物排出，提高中耳的换气功能、分泌功能，减少纤维化发生，减少咽鼓管阻塞，减少中耳炎的发生。保持耳周清洁，勿进脏水，防止外来感染，注意引流通畅，适当给予抗生素滴耳剂。洗澡、游泳时用无菌棉球堵住外耳道口；不要随意自行掏挖耳道，减少中耳外源性感染；及时治疗局部炎症（鼻咽部、外耳道），一方面可减少纤维化发生，减少咽鼓管的阻塞，保持鼓室负压功能，另一方面可避免细菌通过开放的咽鼓管和外耳道而引起中耳炎。

（3）腮腺、唾液腺反应：少数患者腮腺照射剂量达 2 Gy 后即可发生腮腺肿胀，2 ~ 3 d 逐渐消肿。当照射剂量达 40 Gy 时唾液分泌明显减少，同时口腔黏膜分泌增加，黏膜充血、红肿。患者口干，进干食困难。因此，腮腺应避免过量照射。注意腮腺急性反应的发生，早晚用软毛牙刷刷牙，餐后漱口，饮食以清淡为宜，避免刺激性食物；出现局部或全身感染症状时应给予抗感染止痛治疗，必要时暂停放疗安慰患者，并说明 3 ~ 4 d 后症状可逐渐消失，嘱其进食清淡食物（如菜粥、黄瓜汁等），注意口腔卫生（饭后漱口），给予板蓝根冲剂口服可缓解症状、促进恢复。有口干、咽部疼痛、口腔溃疡等症状者，可每天使用金银花、麦冬泡水喝，使口腔黏膜湿润。此外为了保持口腔清洁，可用淡盐水漱口，每日 4 次或 5 次，或用盐酸氨溴索漱口液，经常湿润口腔，饮水量在 2 500 mL/d 以上，给予具有清热解毒、生津止渴等作用的中药治疗。口服多种维生素可减轻放疗对正常组织的损伤。

（4）放射野皮肤损伤。按国际抗癌联盟（UICC）急性放射反应评分标准评定放射性皮肤损伤程度。0 度：无变化；Ⅰ度：滤泡、轻度红斑、干性脱皮、出汗减少；Ⅱ度：明显红斑、斑状湿性皮炎、中度水肿；Ⅲ度：融合性湿性皮炎、凹陷性水肿；Ⅳ度：坏死、溃疡、出血。从放疗开始即教育患者保持放射野皮肤清洁、干燥，防止外伤，勿用肥皂水擦洗或搓洗，勿随意涂抹药膏或润肤霜，避免阳光暴晒放射野皮肤，勿受过冷过热刺激，Ⅰ

度皮炎可外用冰片滑石粉或喜辽妥喷涂；Ⅱ度皮炎片状湿性脱皮时可用喜辽妥或维斯克湿敷，融合湿性脱皮时必须先用湿敷，每天 3 ~ 4 次，一般 1 ~ 2 d 渗出消失，肉芽生长，4 ~ 5 d 即可愈合。

### （二）远期并发症的预防及护理

鼻咽癌远期放疗反应常在放疗后 1 年以上，做好远期并发症的预防和护理，可防止疾病恶化。

#### 1. 鼻出血

放疗可出现鼻塞、鼻咽分泌物增多而出现脓涕，再加之黏膜组织损伤，触之易出血，故要行鼻咽腔冲洗。嘱患者不要挖鼻，少量出血可局部冷敷或 1% 麻黄碱滴鼻。大量出血者务必保持呼吸道通畅，让患者平卧，头偏向一侧，嘱患者将血吐出。同时，可暂时压迫一侧颈外动脉，紧急建立静脉双通道，予配血、备血。目前最有效的临床治疗方法为进行后鼻孔填塞。此时应注意监测患者的血压、心率等各项生命体征。

#### 2. 龋齿

龋齿的关键在于放疗前修补龋齿，拔除不能修补的牙齿或残根，放疗中保持口腔卫生，用含氟牙膏刷牙。一旦发生放射性龋齿，即请口腔科正规处理。若有局部皮下组织红肿、疼痛伴全身炎症反应时可用 5% 葡萄糖 500 mL 加红霉素 1.2 g、地塞米松 10 mg 静脉输注，连用 5 ~ 7 d 即可取得满意效果。

#### 3. 张口困难

因咀嚼肌、颞颌关节受到照射，可引起张口困难。放疗中及放疗后患者多嚼口香糖，多做咀嚼运动，可减轻此症状。予患者头颈部按摩，促进血液循环。每日做叩齿、鼓腮、微笑、舌体运动，锻炼咀嚼肌及颞颌关节，以预防肌肉萎缩、关节硬化，提高面颈部肌肉肌力。配合头颈部侧弯、旋转及按摩等锻炼颈部肌肉。运动锻炼应缓慢柔和，防止意外。通过锻炼可增加患者的咬合力。放疗照射后坚持张口运动，防止颞颌关节功能障碍。告诫患者 1 年内不要拔牙，防止诱发骨髓炎。

#### 4. 放射性颌骨炎

放射性颌骨炎发生率约为 6%。若在放疗前清除坏牙，放疗期间保持口腔卫生，并在放疗后 3 年内避免拔牙，则其发生机会极少。

#### 5. 放射性食管炎

放射性食管炎主要症状为吞咽疼痛、吞咽困难、胸骨后疼痛或烧灼感，常在放疗后 2 周开始出现并逐渐加重，4 周后逐渐减轻。给予口服复合维生素 B，用庆大霉素 $8 \times 10^4$ U 加地塞米松 5 mg 雾化吸入，指导患者做好自我保护，多饮水，宜选用营养丰富、清淡、易消化的半流质或软食，餐后饮温开水冲洗食管，忌食粗糙、辛辣、刺激性食物，注意口腔卫生，保持口腔清洁。

**6. 放射性肺损伤**

放射性肺损伤表现为咳嗽、发热、呼吸困难、肺部听诊有干湿性啰音，常发生于放疗后 2 个月内，按医嘱用皮质激素等对症治疗，密切观察病情变化，监测生命体征，协助做好生活护理，放射性肺损伤重，4 周后逐渐减轻。

**7. 其他**

窒息、放射性脑脊髓病、颞颌关节功能障碍及软组织萎缩纤维化。鼻咽癌放疗时，两侧颞叶底部及颈髓受到照射，是发生放射性脑脊髓病的主要原因，其主要表现为头痛、意识障碍、低头触电感及截瘫等，CT 及 MRI 可帮助诊断。其防治主要是避免重复放射治疗，一旦发生，可用大剂量维生素、激素及辅酶 A，细胞色素 C 等神经营养药物治疗，但效果不理想。目前尚无逆转的妥善办法，对症处理和支持方法有一定帮助。要严格避免重要组织器官的超量照射。

**（三）循证护理在鼻咽癌放疗并发症预防中的应用**

近年来，循证护理开始逐步在鼻咽癌放疗并发症的预防方面得到应用，取得了良好的疗效。循证方法采用放疗前与患者的沟通，了解他们存在的心理问题，然后查阅文献，给予放疗前心理疏导，减少恐惧感，消除焦虑，并采取护理干预。①正确评估，合理计划：经必要的入院检查，确定治疗方案后，护理人员即时与患者和家属进行一次耐心的交谈，评估患者对疾病的了解程度、心理状况、家庭经济状况、对治疗方案的认识等，以便制定对的个案教育计划。②知情同意：放疗是一种新的治疗技术，患者因文化水平不同，对此技术了解程度也存在差异。要耐心地讲解该放疗的独特优势和临床应用的安全性，征得患者和家属的同意，并签署放疗同意书。③告知费用：放疗由于技术复杂、耗时多，设备要求高，患者自己承担费用多，应如实告知。应充分调动家庭支持系统的作用，使患者安心治疗。运用循证护理的方法，针对放疗后放射性口腔炎、放射性皮炎等并发症采取必要的护理干预，有效减轻患者放疗后并发症，保证患者顺利完成放疗疗程。

综上所述，鼻咽癌以放疗为主，早期并发症能够影响放疗的顺利完成及疗效，而晚期并发症的发生又会造成患者生活质量下降甚至致残。因此，防治并发症已成为放射治疗过程中必须重视的问题。控制鼻咽癌放疗并发症的关键在于防、治、护结合，只要做到预防措施得当、治疗及时合理，同时合理设野，准确照射，辅以正规有效的支持治疗，除常规护理外加强心理护理干预，培养放疗医学护理专家，可最大限度地减少放疗并发症发生，从而提高患者的治疗效果和生活质量。

（李　超）

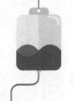

## 第二节 口腔癌

### 一、疾病概述

#### （一）定义

口腔癌是一组病，主要是指发生在口腔黏膜的上皮癌，为头颈部较为常见的恶性肿瘤之一。在我国，口腔癌占全身恶性肿瘤的 1.9％ ~ 3.5％，占头颈部恶性肿瘤的 4.7％ ~ 20.3％，居头颈部恶性肿瘤的第二位。男性多于女性，男女发病率之比为（3 ~ 4）：1。在我国 40 ~ 60 岁人群为高发人群，特别是吸烟或酗酒的 50 ~ 60 岁男性。口腔癌包括唇癌、舌癌、口底癌、牙龈癌、颊黏膜癌和硬腭癌。

#### （二）常见病因

根据流行病学调查，目前公认口腔癌的发病可能与以下因素有关。

**1. 烟、酒刺激**

烟草中的致癌因素主要是化学物质 3，4- 苯并芘。酒是致癌源之一，饮酒与吸烟具有协同的致癌作用，乙醇可以诱导口腔癌的发生。

**2. 慢性刺激与损伤**

不良的义齿或齿列不整的牙齿相对应的口腔黏膜，由于长期的机械性磨损，加上口腔卫生条件差，伴有慢性炎症的存在，可能成为促癌因素。

**3. 嚼槟榔**

槟榔嚼块以槟榔果为主要成分，以槟榔叶、花、藤和石灰作为配料。槟榔果中的槟榔碱和槟榔次碱这两种成分具有潜在的致癌作用。配料除叶可能不具致癌性外，其他配料（花、藤）皆含有致癌性化学物质，因此极易诱发口腔癌的发生。

**4. 口腔黏膜白斑与红斑**

有报道口腔黏膜白斑与增生性红斑常是一种癌前病变，因此需长期随访以便早期发现癌变。

**5. 紫外线和电离辐射**

唇癌多见于户外工作、长期暴露于日光者，特别是农民、渔民或牧民。显然唇癌的发生与日光中的紫外线有关。电离辐射主要是唇癌的医源性致癌源。

**6. 其他**

有报道认为，口腔癌与基因相关的疾病有关，如范可尼综合征、共济失调、毛细血管扩张症、着色性干皮病、艾滋病病毒（HIV）感染等；也有报道认为，维生素 A 缺乏可升高口腔癌的发病率，高维生素饮食和抗氧化剂可使这种危险性降低。

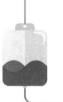

（三）临床表现

1．口腔癌的共同症状和体征

（1）疼痛：早期无疼痛或疼痛感较轻，局部有异物摩擦感，如出现溃破或肿瘤进一步侵犯附近神经时可引发疼痛，表现为耳痛和咽喉痛。

（2）溃疡：唇或口腔黏膜局部变硬，边缘隆起，中央凹凸不平，甚至糜烂出血。

（3）口腔黏膜有白斑或红斑出现。

（4）肿块：唇或口腔内部有肿块，常以局部侵犯为主。在口腔癌中，舌癌最易出现颈部淋巴结转移。

2．口腔内不同部位的癌变具有不同的临床表现

（1）唇癌：以下唇的中外 1/3 部位为多见。病变可表现为增生、疣等外生型，或溃疡型。病变表面常出现血痂及炎性渗出。下唇癌由于唇闭合功能受影响，可伴有严重的唾液外溢。

（2）舌癌：在口腔癌中最常见，多为鳞状细胞癌，85%以上发生在舌体，早期表现为溃疡、外生与浸润三种类型。舌癌晚期由于舌活动严重受限、固定，唾液增多、外溢，进食、吞咽、语言均感困难，且疼痛剧烈。舌癌淋巴结转移率高。

（3）口底癌：多发生在舌系带两侧的前口底。局部出现肿块和溃疡，可逐步发生疼痛、流涎、舌活动受限、吞咽困难和语言障碍。口底癌极易发生双侧淋巴结转移。

（4）颊黏膜癌：多为鳞状细胞癌，好发于上下牙咬合线相对颊黏膜处，靠近口角处臼齿后区。颊癌可呈溃疡型或外生型，早期病变多表现为黏膜粗糙，随着病情发展，可引起颊部溃疡，出现明显疼痛，严重者可致张口受限，直至牙关紧闭。颊癌常转移至颌下淋巴结。

（5）牙龈癌：仅次于舌癌，居口腔癌第二位，多为分化程度高的鳞状细胞癌，下牙龈癌比上牙龈癌多见。牙龈癌表现为溃疡型或外生型，以溃疡型多见。早期向牙槽突及颌骨浸润，引起牙齿松动、疼痛；向后发展到磨牙区及咽部时，可引起张口困难。牙龈癌以淋巴结转移多见。

（6）硬腭癌：以腺癌为多见。硬腭癌多为外生型，边缘外翻，易渗出和形成血痂，触之易出血，有时也呈溃疡型。早期易侵犯骨质，晚期可出现牙齿松动或脱落。硬腭癌主要侵及颌下淋巴结。

（四）辅助检查

望诊、触诊、X 线平片检查、MRI 检查、CT 检查、超声检查、脱落细胞学检查和病理学检查。

（五）治疗

口腔癌的治疗方法以手术、放疗、化疗为主，同时辅以免疫治疗和生物治疗。由于根

治性的外科手术对功能及美容的影响，治疗方式的选择应根据患者的具体情况决定，目前主要治疗手段为手术和放疗。中晚期病例采取放疗与手术为主的综合治疗方案或同步放、化疗方案。对于无法手术的晚期病变，可采用单纯放疗或放疗联合应用化疗予以姑息减症治疗。

**1. 手术治疗**

早期如没有造成残疾、影响容貌和功能的危险，均应首选外科手术治疗，或采用以外科手术治疗为主的综合疗法。手术方法主要采用原发灶手术切除＋颈淋巴结清扫术。

**2. 放疗**

对早期、未分化癌及低分化的口腔癌应首选放疗，对于已累及骨质、颈淋巴结转移的晚期肿瘤，行单纯的放疗难以根治，常需要进行综合治疗。综合治疗时，可根据病情在手术前后进行放疗。

**3. 化疗**

除晚期患者采取化疗行姑息治疗外，目前临床最多见的是配合手术与放疗进行辅助化疗。在口腔癌治疗中，主要于术前进行辅助化疗，又称诱导化疗，一方面可以缩小肿瘤，为手术创造条件；另一方面可以提高患者的远期疗效。

**4. 免疫疗法及生物治疗**

可用作其他治疗的辅助治疗。

## 二、护理措施

**1. 饮食指导**

由于口腔的正常功能被破坏，有时会侵及会厌、舌和喉返神经，导致经口进食时食物易误入气管引起呛咳，使患者进食受到影响。此时应指导患者进行吞咽动作的训练，进食时采用坐位或半卧位，并根据宜少食多餐，进高蛋白、高热量、高维生素（B族维生素）、易消化、清淡食物，忌食煎炒、辛辣刺激性、过硬、过热的食物的原则，帮助患者制定食谱，并指导其合理进食。如疼痛严重影响进食，可给予生理盐水 250 mL ＋ 2% 利多卡因 40 mL 于饭前 10 ～ 30 min 漱口，疼痛减轻后再进食，必要时给予静脉营养支持。因呛咳严重或吞咽困难不能进食者可留置胃管，进行鼻饲，同时给予鼻饲饮食指导，必要时给予静脉营养支持，以促进组织的修复和神经功能的恢复。

**2. 口腔护理**

口腔癌患者口腔分泌物较多，要及时清理，并保持口腔清洁舒适，减少局部刺激，预防口腔黏膜损伤。每日行口腔护理 2 ～ 3 次，也可根据病情采用口腔冲洗和口腔擦洗两种方法。对于口腔内有较大创口、糜烂、张口受限的患者，可先采用 20 mL 注射器抽吸漱口水进行冲洗或含漱，然后再用生理盐水漱口，每日漱口次数不少于 6 次。同时教会患者掌握正确的漱口方法：喝一口漱口水，通过鼓腮一吸一呶的动作使水分与口腔的每一部分充分接触，达到治疗效果；也可根据口腔情况采用常规方法行口腔护理，保持口腔卫生。可根据口腔内的 pH 值选用不同的漱口液，常用甲硝唑溶液、复方硼砂溶液、1∶5 000 呋喃西林溶液、西吡氯铵漱口液和 1% ~ 3% 过氧化氢溶液等。

3. 心理护理

责任护士要多与患者交流，倾听患者的诉说，及时掌握患者的心理变化，理解患者的心理感受。当患者出现呛咳、吞咽困难等不适症状，表现出焦虑、害怕、愤怒、自卑、孤独等一些不良情绪时，护士应多与患者沟通，耐心地与患者交流，陪伴患者，尊重患者，与其建立良好的护患关系。通过介绍成功病例、行为诱导、心理疏导，促使患者情绪稳定，并做好家属的工作，为患者提供良好的精神和物质支持，帮助患者树立信心，积极配合治疗。

4. 放疗护理

（1）急性放射性口腔黏膜炎：具体护理措施详见本章"鼻咽癌"相关内容。

（2）放射野皮肤护理：具体护理措施详见本章"鼻咽癌"相关内容。

（3）颈部活动受限和张口困难：具体护理措施详见本章"鼻咽癌"相关内容。

## 三、健康教育

（1）鼓励患者加强营养摄入，避免进食辛辣、坚硬、刺激性食物，宜进食高蛋白、高热量、高维生素食物。

（2）加强口腔护理，指导患者进食后立即用淡盐水或温开水漱口，并教会患者正确的漱口方法：一吸一呶，充分鼓起腮帮，使药液或水与口腔充分接触，每日漱口不低于 6 次，每次不少于 60 s。指导患者用软毛牙刷正确刷牙。嘱患者多饮水，保持口腔湿润。

（3）由于大部分口腔癌患者术后存在不同程度的外形改变及社交功能和语言功能的障碍，影响患者的心理及精神状态，因此护理人员应与患者家属建立良好的关系，指导患者家属配合调配饮食，注意关心、体贴患者，鼓励患者参与康复训练。

（4）鼓励康复期患者坚持进行功能锻炼，如张口训练、鼓腮、弹舌和吞咽训练等。

（5）定期复查：出院后 1 年内每 3 个月复查 1 次，2 ~ 3 年内每 6 个月复查 1 次，4 年后每年复查 1 次，不适随诊。

（李　超）

# 第三节　喉癌

## 一、疾病概述

### （一）定义

喉癌是头颈部常见的恶性肿瘤之一。近年来，喉癌的发病率有增高的趋势。发病年龄多集中于 50 ~ 70 岁，30 岁以下者发生喉癌的概率不超过 1%。男女发病率之比为 4 : 1，其中女性声门上区癌多于男性，而男性声门癌则多于女性。喉癌多来源于上皮，90% 以上为鳞状细胞癌。喉癌早期病例的 5 年生存率可达 80% 以上；晚期采取综合治疗，5 年生存率可达 50% 左右。喉癌的预后与原发肿瘤的部位、肿瘤的大小、有无淋巴结转移、病理类型等相关。声门上型与声门下型分化较差，发展较快，预后较差；声门型分化较好，发展较慢，预后较好。早期喉癌单独使用放疗和手术切除，可以获得 80% 以上的 5 年生存率。

### （二）病因

#### 1. 烟、酒刺激

部分研究已经肯定了吸烟与喉癌的发生有着明确的相关性，即抽烟者与非抽烟者相比，喉癌的发生率及第二肿瘤的发生率均明显增加，且治疗后生存时间缩短。对单纯酗酒者喉癌的发生率是否增加目前仍无定论，但酗酒的同时合并嗜烟者喉癌的发生率则升高，尤其以声门上喉癌发病率升高明显。吸烟可产生烟草焦油，其中的苯并芘可致癌，而乙醇长期刺激黏膜可使其变性而致癌。

#### 2. 空气污染

空气污染严重的城市，喉癌发病率高。长期吸入有害气体如二氧化硫和含铬、砷的生产性工业粉尘等易致喉癌。

#### 3. 癌前病变

慢性喉或呼吸道炎症刺激、喉上皮增生症、喉部角化症、黏膜白斑、喉部乳头状瘤、重度不典型增生等都有发生癌变的危险。

#### 4. 病毒感染

喉癌可能与人乳头瘤病毒（HPV）感染有关。

#### 5. 其他因素

①职业因素。有报道喉癌可能与接触石棉、芥子气、镍等有关。②遗传因素。芳烃羟化酶的诱导力受遗传因素控制，故喉癌和遗传因素有关。③性激素及其受体。喉癌患者雄激素相对升高，雌激素降低，男性显著高于女性。

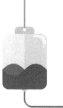

（三）临床表现

1. 声嘶

声嘶为声门癌的首发症状，呈持续性且进行性加重。而声门上型癌晚期因肿瘤增大压迫声带或肿瘤侵入声门时才出现声音嘶哑的症状。

2. 咽喉疼痛

咽喉疼痛多见于声门上型癌。肿瘤溃疡或合并炎症时，可有疼痛感及痰中带血。刚开始仅在吞咽时，特别是在进头几口食物时有一种"刮"的感觉，多吃几口以后症状消失。随着肿瘤的进展，喉痛可变为持续性，且可向同侧耳部扩散。

3. 咽喉异物感

咽喉部常有吞咽不适及紧迫感，是声门上型癌的首发症状，但常被忽视而不及时就医，延误诊断。如出现吞咽障碍，则为肿瘤晚期。

4. 呼吸困难

呼吸困难为恶性肿瘤晚期症状，表现为吸气性呼吸困难，并呈进行性加重。声门下型癌因病变部位比较隐蔽，早期症状不明显，直至肿瘤发展到相当程度或阻塞声门下腔时才出现呼吸困难。声门下型癌患者较常以呼吸困难为首发症状而来诊。

5. 颈部肿块

确诊时约 2/3 的病例临床有淋巴结转移，其中 1/3 为双侧转移，肿块长在喉结的两旁，无痛感，且呈进行性增大。

（四）辅助检查

1. 颈部检查

颈部检查包括对喉外形及颈淋巴结的视诊和触诊，了解喉外形有无增宽，甲状软骨切迹有无破坏，喉摩擦音是否消失，颈部有无肿大的淋巴结，有无呼吸困难及三凹征。

2. 喉镜检查

间接喉镜检查为临床最常用的检查方法，可见喉部清晰的影像，可观察声带的运动，了解喉部病变的外观、深度和范围，且操作方便，患者无痛苦。通过间接喉镜、直接喉镜、纤维喉镜，可以看清肿瘤的部位、大小、侵犯范围及声带活动度。

3. 活检

喉癌确诊需病理活检证实，可在间接喉镜、直接喉镜或纤维喉镜下钳取肿瘤组织送检。

4. 影像学检查

影像学检查可了解肿瘤范围、有无颈部淋巴结肿大及喉支架软骨破坏。

（1）X 线检查：咽喉正、侧位片可以明确病变的大体部位、大小、形状，以及软骨、气管或颈椎前软组织的变化情况。晚期可有远处转移，应行常规的胸部 X 线片和腹部 B 超检查。

（2）CT、MRI 检查：有助于明确肿瘤在喉内的生长范围、有无外侵及外侵程度，以及颈部肿大的淋巴结与大血管的关系等。

### （五）治疗

手术和放疗在喉癌的治疗中起着重要作用。早期喉癌单独使用放疗和手术切除，都可以获得较好的效果。晚期则以综合治疗——在手术后辅以放疗为佳。

1. 手术治疗

手术方式主要分为喉部分切除术及喉全切除术。原则是在彻底切除癌肿的前提下，尽可能保留或重建喉功能。

2. 放疗

（1）单纯放疗：$T_1$、$T_2 N_0$ 早期喉癌都应以放疗为首选。放疗可以取得和手术治疗同样的效果，而且其最大优点是能保持发音和吞咽功能的完整性。单纯放疗可获得80%～100%的 5 年生存期。放射剂量为 60 ～ 70 Gy。早期单纯放疗即使效果不佳，还可行手术补救。单纯放疗主要用于早期声带癌及因全身情况不宜手术治疗的患者。

（2）术前放疗：放射剂量一般为 40 ～ 50 Gy/4 ～ 5 周。放疗结束后 2 ～ 4 周内行手术治疗，主要适用于较晚期、肿瘤范围较大的患者。放疗的目的是使肿瘤缩小，提高手术切除率，提高肿瘤局部控制率，预防或减少因手术而促使肿瘤转移或扩散。对声门下癌先行放疗后再行喉切除术，可以减少气管造口处的肿瘤复发。

（3）术后放疗：目的是提高局部控制率，放射剂量需给予 60 Gy 以上。喉部分切除术或喉全切除术后 2 ～ 4 周可行放疗。

3. 化疗

喉癌95%以上为鳞状细胞癌，对化疗不敏感，化疗多作为综合治疗的一部分。

4. 生物治疗

生物治疗疗效尚不肯定，处于试验阶段，主要方法包括应用重组细胞因子（如干扰素等）、肿瘤疫苗和单克隆抗体及其偶联物。

## 二、护理措施

1. 心理支持

由于喉部手术后，患者不能进行正常的语言交流，这从心理和形象上给患者造成了双重的恶性刺激。应做好解释工作，多关心和体贴患者，鼓励患者家属多陪伴患者，给予患者情感支持。治疗期间注意加强沟通工作，和患者使用纸笔进行交流，及时了解患者的需要，给予帮助，并向其介绍成功病例，使其树立战胜疾病的信心。

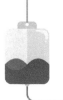

2. 饮食护理

嘱患者注意饮食，进食高蛋白质、高维生素、清淡、易消化的软食，禁烟、酒，多喝水。鼓励患者取坐位或半坐位进食，进食后休息 15 ~ 30 min 再活动。指导患者少食多餐。放疗期间患者若感觉精神倦怠、喉干口燥，饮食则以清热解毒、生津润肺的食物为主；出现咽喉疼痛、吞咽疼痛、胸骨后疼痛时，进食温凉、容易吞咽的流质或半流质饮食，如梨汁、萝卜汁、绿豆汤、西瓜等。汤水宜以清热利咽、润肺生津为原则，如胡萝卜马蹄汤、冬瓜老鸭汤、银耳莲子百合汤等。放疗期间忌食热性食物，如羊肉、狗肉、兔肉及橘子、荔枝、龙眼等。放、化疗期间，由于口腔黏膜反应及喉头水肿严重导致进食困难时，可给予静脉营养支持。

3. 口腔护理

详见本章"鼻咽癌"相关内容。

4. 放疗的护理

（1）喉癌患者术后如身体恢复良好，2 周内可行放疗。佩戴金属气管套管不能进行放疗，放疗前必须将金属气管套管更换为塑料气管套管，防止金属气管套管影响疗效及次波射线对局部造成损伤。

（2）气管套管护理：根据患者咳痰量每日清洗内套管 1 ~ 3 次。方法为将套管取出后用温开水或生理盐水浸泡（塑料制品的套管如用开水或热水浸泡清洗，可发生变形），清除痰痂后用 75% 乙醇或 500 mg/L 的含氯消毒液浸泡消毒 15 min，再用温开水或生理盐水冲洗干净。定期更换固定的纱带，及时更换气管套纱块，保持气管造口周围皮肤清洁、干燥，气管造口最好用大纱块遮挡，预防感染，污染时及时更换。放疗期间注意观察套管内痰的量、颜色、性质，痰中带血时应多饮水并加强气道湿化。

（3）放射野皮肤的护理：气管造口处皮肤受射线损伤，易被痰液污染，可每日给予生理盐水清洗造口周围皮肤，避免使用乙醇及活力碘。涂抹比亚芬软膏保护照射区皮肤，比亚芬软膏为水包油型白色乳膏，其主要成分为三乙醇胺，对皮肤有深部保湿的作用。三乙醇胺中的水分能迅速被损伤皮肤吸收，预防或减轻放射野皮肤的干燥，改善患者的舒适度。三乙醇胺通过渗透和毛细作用原理，起到清洁和引流的双重作用，能提供良好的皮肤自我修复环境，可加快皮肤血流速度，帮助排出渗出物，促进皮肤的新陈代谢，补充丢失脱落的表皮细胞，促进受损的细胞再生修复；还可通过舒张局部血管，加快血流速度，改善放疗后的血液循环障碍，减轻水肿，加快渗出物的排出，促进损伤组织的愈合，还可升高白细胞介素 -1 的浓度和降低白细胞介素 -6 的浓度，刺激成纤维细胞的增生，增加胶原的合成。将三乙醇胺乳膏涂抹在放射野皮肤，轻轻按摩使药物渗入皮肤，每日 2 次，从放疗第一天开始使用直至放疗结束。需注意的是，在放疗前 4 h 停用三乙醇胺乳膏，清洗掉药物之后再行放疗。保持放射野皮肤清洁、干燥，防止湿性反应。选用全棉、柔软的内衣，避免粗糙衣物摩擦。放射野皮肤可用温水和软毛巾轻轻沾洗，但不可用力擦搓，避免冷热刺激，禁用肥皂等刺激性强的洗涤用品或热水浸浴；不可涂乙醇、碘酊等刺激性药物及含金属制剂；禁贴胶布，禁止剃毛发，宜用电动剃须刀，防止刮伤皮肤造成感染。勤剪指甲，局部瘙痒时不可搔抓，皮肤脱屑时切忌用手撕剥，防止抓破皮肤造成感染。外出时防止日光直接照射和风吹。保持放射野标记清晰，如模糊，应及时找医生描画。

随着放疗剂量的增加，局部皮肤发生感染或破溃时，遵医嘱酌情暂停放疗，可喷洒成纤维细胞生长因子，成纤维细胞生长因子可以提供组织再生和修复的基础，促进鳞状上皮细胞、血管内皮细胞等多种细胞的生长，加速创面愈合的速度。同时，它还能促进上皮细胞、中性粒细胞、成纤维细胞等多种细胞向创面迁移，预防感染，提高上皮细胞再生度和连续性，预防和减少瘢痕形成，提高创面修复质量。对于局部摩擦引起的创面，可用医用创面愈合材料覆盖，每 2～3 d 1 次。

（4）放疗并发症的防护：主要表现为声嘶、咽下疼痛、吞咽困难、口干、味觉改变、体重减轻等症状。喉癌晚期放疗最常见的并发症是喉头水肿、喉软骨炎和喉软骨坏死。护士应密切观察患者病情变化，指导患者多饮水，禁烟、酒，进食清淡温凉饮食，避免用声。尽量减少与患者的语言交流，改用纸笔交流。并注意观察患者的呼吸情况，指导患者有效咳痰，保持呼吸道通畅，床边备好吸痰装置。放疗期间易出现咽部疼痛和充血、喉头水肿或痰液黏稠，可用生理盐水 3～5 mL 加庆大霉素 1 支、α-糜蛋白酶或沐舒坦（盐酸氨溴索）1 支行雾化吸入，每日 2 次，严重时每日可行 2～3 次。必要时可静脉滴注抗感染药物、维生素和激素类药物。喉头水肿多于放疗后 3 个月内消退，对超过半年仍不消退或逐渐加重者应注意有局部残存、复发或早期喉软骨坏死的危险。对颜面部水肿患者，嘱其抬高头颈部以减轻水肿，促进淋巴液回流，必要时给予利尿和抗感染治疗。

（5）语言康复护理：是喉全切除术后患者的重要康复内容。由于喉部手术后失去发音器官，又因气道的改变，患者难以适应。可帮助患者进行食管语言训练、安装人工发音装置和进行发声重建手术，帮助患者重建发音功能。①食管语言训练。喉全切除术后由于解剖部位的差异，患者可出现口腔音、咽音和食管音三种语言声音类型。而食管音则是全喉切除术后患者能发出的最好的声音。发食管音的生理过程分为两个阶段，一是空气进入食管阶段；二是食管壁肌肉收缩，使空气振动形成排气发声的阶段。训练食管音是全喉切除术后患者最方便、最自然、最好的语言康复方法，经济适用。但并不是每个患者都能训练成功。②安装人工发音装置。人工喉是一种人造的发音装置，代替声带的振动发出声音，再通过构语器官形成语言。根据声音传送形式分为经口传声和颈部传声两种。经口人工喉已经由气动人工喉发展为电子人工喉，可获得 3 m 以上距离的清晰的发音效果。③发声重建手术（又称食管气管发音）。近年来国内外进行了多种气管食管造口发声重建术和气管食管造口安装单向阀门发音管。既可与全喉切除术一起完成，也可在术后恢复一段时间，施行二次手术，使语言功能得以康复，提高生活质量。对全喉切除术后的患者，应及时进行鼓励、诱导，使他们树立信心，将心理治疗和语言康复相结合，积极配合治疗和训练。可指导患者去专业机构加强语言康复功能训练。

### 三、健康教育

（1）指导患者注意保护喉咙，避免说话过多产生疲劳，多采用其他方式进行交流。

（2）指导患者或其家属学会清洗、消毒和更换气管内套管。嘱患者保持造口清洁、干燥，及时清理分泌物。外出或淋浴时注意保护造口，防止异物吸入。室内保持一定的湿度。

（3）由于长期戴有气管套管者喉反射功能降低，应嘱患者将痰液及脱落的坏死组织及时吐出，以防止吸入性肺炎发生。

（4）湿化气道，预防痂皮。根据情况定时向气道内滴入抗生素湿化液，嘱患者多饮水，以稀释痰液，防止痰液干燥结痂。

（5）帮助患者适应自己的形象改变，鼓励其面对现实，照镜子观察自己的造口；教患者一些遮盖缺陷的技巧，如自制围巾、饰品等遮掩造口，保持自我形象整洁等。为了保持呼吸道通畅，勿穿高领毛衫。

（6）加强锻炼，增强抵抗力，注意保暖，避免到公共场所，防止上呼吸道感染；禁止游泳，淋浴时防止污物进入气管造口，引起吸入性肺炎。

（7）禁烟、酒和刺激性食物，保持大便通畅。

（8）合理饮食，加强营养。

（9）发现出血、呼吸困难、造口有新生物或颈部扪及肿块，应及时到医院就诊。定期随诊，治疗结束后第 1 ~ 2 年内每 3 个月复查 1 次。

（李　超）

## 第四节　颅内肿瘤

### 一、疾病概述

#### （一）病因

颅内肿瘤的病因目前尚不完全清楚。大量研究表明，细胞染色体上存在癌基因加上各种后天诱因可使其发生。可能诱因有生物因素、物理和化学因素及遗传因素等。

#### （二）临床表现

#### 1. 颅内压增高的症状和体征

头痛、呕吐和视神经盘水肿为颅内压增高的三主征。脑瘤患者中有颅内压增高症状者占 90%以上。

（1）头痛：头痛多位于前额及颞部，开始为阵发性头痛渐进性加重，后期为持续性头痛阵发性加剧，早晨头痛更重，间歇期正常。颅后窝肿瘤可致枕颈部疼痛并向眼眶放射。老年人因脑萎缩、反应迟钝等原因头痛症状出现较晚。幼儿因颅缝未闭或颅缝分离可无明显头痛。

（2）呕吐：呕吐呈喷射性，多伴有恶心。由于呕吐中枢、前庭、迷走神经受到刺激，故幕下肿瘤出现呕吐要比幕上肿瘤早而且严重。

（3）视神经盘水肿：是颅内高压的重要客观体征。幕下及中线部位的肿瘤视神经盘水肿出现早，幕上良性肿瘤出现较晚，部分患者可无视神经盘水肿。

（4）其他症状：还可出现头晕、复视、视力减退、一过性黑蒙、猝倒、意识障碍、精神不安或淡漠、大小便失禁、血压增高及脉搏徐缓等症状，这些症状常呈进行性加重。

2．局灶性症状和体征

局灶性症状是指脑肿瘤引起的局部神经功能紊乱，有两种类型，一种类型是正常神经组织受到挤压和破坏而导致的功能丧失，即麻痹症状，如感觉障碍、偏瘫、失语等；另一种类型是刺激性症状，如疼痛、癫痫、肌肉抽搐等。这些症状主要取决于肿瘤生长的部位，因此可以根据患者的首发症状成体征做出肿瘤的定位诊断。

（1）大脑半球肿瘤的临床症状：肿瘤位于半球的不同部位可产生不固定位症状和体征。大脑半球功能区附近的肿瘤早期可出现局部刺激症状，晚期可出现破坏性症状。

①精神症状：常见于额叶肿瘤，多表现为个性改变和痴呆。

②癫痫发作：额叶肿瘤较易出现，其次为颞叶、顶叶肿瘤，包括全身大发作和局限性发作。

③运动障碍：症状为肿瘤对侧肢体肌力减弱或呈上运动神经元完全性瘫痪。

④感觉障碍：为顶叶肿瘤的常见症状，表现为图形觉、肿瘤对侧肢体的位置觉、两点分辨觉、质料觉、实体觉的障碍。

⑤失语症：见于优势大脑半球肿瘤，分为运动性失语、混合性失语、命名性失语和感觉性失语。

⑥视野改变：枕叶及颞叶深部肿瘤因累及视辐射，表现为对侧同象限性视野缺损或对侧同向性偏盲。

（2）蝶鞍区肿瘤的临床症状：早期即出现视力、视野改变及内分泌功能紊乱等症状，颅内压增高症状较少见。

①视力和视野改变：肿瘤向蝶鞍区上发展压迫视交叉引起视力减退及视野缺损，可因肿瘤的生长方式、大小及疾病进展而有不同的临床表现。眼底检查可显示原发性视神经萎缩。

②内分泌功能紊乱：泌乳素分泌过盛，女性表现为月经周期延长或闭经、泌乳和不孕，男性表现为性功能减退。生长激素分泌过盛在儿童时期可导致巨人症，在成人时期表现为肢端肥大症。

（3）颅后窝肿瘤的临床症状：

①小脑半球肿瘤：主要表现为患侧肢体协调动作障碍，可出现患侧肌张力减低、腱反射迟钝、眼球震颤、易向患侧倾倒、爆破性语言等。

②小脑蚓部肿瘤：主要表现为躯干性共济失调和下肢远端的共济失调，行走时步态不稳，行走不能，站立时向后倾倒。

③脑干肿瘤：临床表现为交叉性麻痹。如延髓病变，可出现同侧舌肌麻痹、咽喉麻痹、伸舌不能、味觉消失；中脑病变，表现为病变侧动眼神经麻痹；脑桥病变，可表现为病变侧眼球外展及面肌麻痹、同侧面部感觉障碍以及听觉障碍等。

④脑桥小脑角肿瘤：主要表现为患侧耳鸣、眩晕、进行性听力减退。

（4）松果体区肿瘤的临床症状：

①四叠体受压征：包括瞳孔反应障碍、垂直凝视麻痹和耳鸣、耳聋，是其特征性体征。

②两侧锥体束征：包括尿崩症、嗜睡、肥胖、全身发育停顿，男性可见性早熟。

（三）辅助检查

1. 颅脑 CT

颅脑 CT 是当前对颅内肿瘤诊断最有价值的诊断方法。CT 主要通过肿瘤组织形成的异常密度区及间接征象来判断，肿瘤组织密度与周围正常组织对比有低、中、高三种密度。静脉注射对比剂后可使颅内结构的密度反差更明显，从而使图像更加清晰。

2. MRI

MRI 对不同组织和结构的细微分辨能力远超 CT，并可用于颅骨伪影所致 CT 检查受限者及由于对碘过敏不能做 CT 检查的患者，且具有无 X 线辐射、可多层面扫描重建、对比度高等优点。

3. X 线检查

神经系统的 X 线检查包括脑血管造影、头颅平片等。脑血管造影主要用于诊断血管性病变及肿瘤供血情况。头颅平片对听神经瘤、垂体腺瘤、颅咽管瘤等有一定的辅助诊断价值。

4. 正电子发射断层扫描（PET）

肿瘤组织糖酵解程度高，PET 技术通过测定组织的糖酵解程度来区分正常组织和肿瘤组织，进一步了解肿瘤的恶性程度。

5. 脑电图和脑电地形图检查

此检查对大脑半球凸面肿瘤或病灶有很高的定位价值，对中线、半球深部和幕下的肿瘤诊断困难。

6. 活检

肿瘤定性诊断困难，影响选择治疗方法时，可取活组织行组织学检查确诊，指导治疗。

（四）治疗

颅内肿瘤的治疗可采用手术治疗、化疗、放疗、分子靶向治疗及免疫治疗等方法。目前，综合治疗对大部分中枢神经系统肿瘤来讲，是较为合适的治疗方案。

1. 手术治疗

手术治疗是最直接、最有效的方法，包括肿瘤切除、外减压术、内减压术和脑脊液分流术等。

2. 放疗

放疗适用于颅内肿瘤位于重要功能区或部位深不宜手术者，或患者全身情况不允许手术切除及对放疗较敏感的患者。

3. 化疗

恶性肿瘤，特别是转移瘤和胶质瘤，术后可行放疗和化疗。由于血－脑脊液屏障的存在，化疗药物应与减弱血－脑脊液屏障的药物联合应用。化疗过程中也应注意颅内压增高、肿瘤坏死出血征象及其他副作用，同时辅用降低颅内压的药物。

4. 综合治疗

以上两种或两种以上治疗方法联合应用。

5. 其他治疗

基因治疗、免疫治疗、靶向治疗等。

## 二、护理措施

（一）放疗前护理

1. 心理准备

（1）健康教育：介绍放疗相关知识，使患者消除焦虑和恐惧心理，积极配合治疗。

（2）向患者发放有关放疗知识的宣教手册。

2. 身体准备

摘除金属物品、洁齿、理发、评估全身状况。

（二）放疗期间护理

1. 皮肤护理

保持放射野皮肤清洁、干燥，告知患者局部皮肤避免搔抓，避免刺激，禁用碘酊、乙醇、胶布，忌用皂类擦洗，夏天外出可戴透气性好的太阳帽或打遮阳伞，防止日光直接照射皮肤引起损伤。禁止洗头，一般放疗结束后至少一个月才能洗头。

2．口腔护理

放疗期间保持口腔卫生，积极防治放射性口腔炎。加强口腔护理，每日用软毛牙刷刷牙，每次进食后用清水漱口。放疗期间以及放疗后 2～3 年禁止拔牙。激素治疗亦会引起口腔溃疡、口腔白色念珠菌感染，可使用碳酸氢钠溶液漱口，制霉菌素 2 片，用水溶化后含漱，每日 3 次。必要时给予口腔护理，每日 2 次。

3．血象监测

每周查 1 次血常规，白细胞低于 $3 \times 10^9/L$、血小板低于 $70 \times 10^9/L$ 时，暂停放疗，同时应用升白细胞及血小板药物，注意观察用药后反应；指导患者多吃升全血食物，如动物肝脏、瘦肉、豆制品、菠菜等。白细胞降低时，应减少探视，避免去公共场所，室内经常开窗通风。血小板降低时，则做好预防出血的护理措施。

4．饮食护理

鼓励患者多食新鲜水果和蔬菜，以及高蛋白、高维生素、清淡易消化的食物，保持大便通畅，防止大便干结、排便困难而引起颅内压增高。

5．心理护理

加强护患沟通，及时发现患者的心理问题，采取个别宣教和集体宣教结合的形式，有针对性地适时宣教；通过板报宣传肿瘤防治知识，定期组织小讲座、公休座谈会，增加护－患、患－患交流的机会，介绍成功案例，鼓励患者增强战胜疾病的信心，顺利完成治疗。

6．其他

密切观察放疗反应，如头痛、呕吐、视力改变等颅内压增高的表现，上述症状出现时及时通知医生处理。密切观察患者的生命体征、瞳孔变化，并准确记录。对高热、烦躁不安、昏迷、癫痫发作甚至发生脑疝的患者应及时抢救，保持呼吸道通畅，防止并发症。

## 三、健康教育

（1）注意营养均衡，多吃蔬菜、水果、粗纤维食物及易消化的食物，多饮水，保持大便通畅。

（2）注意休息，避免重体力劳动。适当参加体育锻炼，多做手指运动。保持心情舒畅，避免情绪波动。

（3）放疗患者出院后一个月内应注意保护放射野皮肤。

（4）注意观察有无反射性晚期毒性反应，如局部损伤、坏死出现，视神经炎，垂体功能低下；有无认知、识别能力障碍；有无脑白质病症状，如肢体无力、麻木、瘫痪，视力障碍，精神障碍等。如有不适，及时就诊。

（5）部分患者出院后仍需继续口服替莫唑胺，要遵医嘱按时间、按疗程用药。

（6）定期复查。

（李　超）

# 案例：四脑室髓母细胞瘤术后放化疗后的护理

## 【案例介绍】

### （一）一般资料

患者×××，女，3岁，以"头痛4月半余、确诊四脑室间变性室管膜瘤3月半余"为代主诉入院，上述症状加重并出现呕吐，呕吐为胃内容物，就诊当地医院按"胃肠炎"治疗，效果差，行头颅MRI检查示：①四脑室占位、脑积水，后左侧桥小脑角区、桥前池、延前池占位，髓母细胞瘤？室管膜瘤？请结合临床及病理协诊；②幕上脑积水并间质性脑水肿；③小脑扁桃体下疝。排除手术禁忌，于2021-02-22在全麻下行"第四脑室病损切除术"。术后患儿伤口愈合较差，出现感染症状，2021-03-29全麻下行"感染切口扩创术"，后至我科行放射治疗。自发病来神志清，精神可，家属代诉偶尔恶心，大小便正常，体重无明显变化。

### （二）病史

既往史：于2021-02-22全麻下行"第四脑室病损切除术"，于2021-03-29全麻下行"感染切口扩创术"。

个人史：生于原籍，久住本地，否认吸烟史，否认饮酒史。

婚育史：未婚未育。

家族史：父母体健。家族中无类似疾病发生，否认家族遗传史。

### （三）医护过程

查体：T 36℃，P 98次/分，R 19次/分，BP 93/41 mmHg。现患儿神志清，精神好，家属代诉偶尔恶心，大小便正常，6月30日开始行全脊髓放射治疗，7月6日急查血常规结果示：白细胞$1.3 \times 10^{12}$/L，遵医嘱给予一级护理、普食，暂停放疗，升白细胞类、降颅压及保胃类药物应用。查体：枕部有一0.5 cm×0.5 cm术后伤口，伤口床呈50%粉红色50%黄色，淡黄色液体渗出，长期未愈，告知主管医师，请院内皮肤小组会诊，遵医嘱每日给予生理盐水清理创面，扶济复溶液剂（重组人碱性成纤维细胞生长因子）局部喷洒，无菌纱布覆盖；左上肢携带一PICC导管，穿刺点在肘窝处，周围皮肤完整，无渗血渗液，内置不详，外露3 cm，固定良好，由于患儿年龄较小，随意活动，外露导管多处折痕，患儿家属讲理能力评定 60 分，中度依赖，遵医嘱家属 24 h 陪伴，严格交接班。

## 【护理措施】

（一）治疗护理

1. 用药护理

本品主要的不良反应包括恶心、呕吐、倦怠和血液学反应。恶心、呕吐、头痛和倦怠的发生频率最高。也可能会有骨髓抑制的情况，因此应每周进行全血细胞计数的检查，并且每隔 12 h 用药。

2. 恶心呕吐护理

遵医嘱给予护胃药物应用，给予患者清淡优质蛋白饮食，避免辛辣刺激的食物，可少食多餐，色彩搭配多样化。

3. 疼痛护理

遵医嘱使用降颅压药物，告知患者家属并观察疗效及副作用，针对不良反应及时采取有效的措施。采取转移注意力的方法，如看电视、听音乐等，增加患者对疼痛的耐受力。

4. 骨髓抑制护理

遵医嘱给予升白细胞药物治疗，告知相关药物的副作用及相关注意事项，避免探视，病人自身要戴好口罩，遮住口鼻，减少外来感染的概率。环境保持清洁，为了更好地清洁病房，请不要在床底下放物品，尽量放入床头柜及储物柜内，以方便保洁人员打扫。做好个人卫生，主要是口腔、肛周、会阴、皮肤的清洁。根据天气变化及时添衣，避免着凉感冒。加强营养，饮食要注意卫生，不要进食生、冷、不洁的食物。

5. 管路的护理

患儿年龄较小、易动，责任护士每天巡视，评估、观察导管及敷料固定情况并做好记录。粘贴导管标识，床尾悬挂防导管标识滑脱标识，定时更换敷贴，异常情况（如潮湿、卷边、渗血、导管打折等）及时更换，做好家属 PICC 置管相关健康教育。

（二）观察护理

严密观察神志和生命体征（体温、脉搏、呼吸、血压、疼痛），以及血常规结果，枕部伤口愈合，还有导管折痕预防导管滑脱。

（三）生活护理

1. 饮食护理

给予患者清淡优质蛋白饮食，避免辛辣刺激的食物，以防加重感染，但同时又要补充机体抗感染所需的能量，所以应食用优质蛋白的食物，如鸡蛋、牛奶等。

2. 皮肤护理

患者枕部切口长期未愈合,每日检查切口情况,观察病情变化,给予切口处碘附消毒,生理盐水清理创面,扶济复局部喷洒,无菌纱布覆盖。指导家属保持局部干燥清洁,敷料浸湿后及时更换;给予患儿供给足够的营养、水分和维生素,增强抵抗力;选择侧卧位,减少切口挤压及摩擦。严格交接班。

3. 预防跌倒护理

患儿年龄较小,跌倒坠床风险较大,告知患者家属须24 h留陪护一人,应用床挡保护,保持地面无水渍、障碍物,灯光充足,责任护士及夜班护士交接班制度。

(四)心理护理

与家属做好沟通,告知家属患者的病情变化,取得家属的配合和同意。并鼓励家属树立战胜疾病的信心,保持乐观的态度去照顾患者。

(五)健康教育

嘱患者枕部伤口创面保持清洁干燥,切不可用手挤压或者搔抓,如有问题及时通知医护人员,给予高蛋白、高维生素饮食促进伤口愈合。针对PICC导管折痕,维护期间根据患儿的活动进行"S"形弯曲固定,减少外露,避免折痕,置管部位不要做大幅度的活动,定时观察导管固定及穿刺点渗血、渗液情况。

## 【小结】

针对患儿的PICC管路护理,根据个体情况进行固定,可选用专用的导管固定贴防止管路异位、脱出、折痕的发生。

(李 超)

# 第六章　胸部肿瘤

## 第一节　小细胞肺癌

放疗是小细胞肺癌主要治疗手段之一，但是放射线在破坏肿瘤细胞的同时，对人体正常组织也会发生一些损伤，并且损伤程度与放疗剂量大小、采用的放疗形式有关，小细胞肺癌放射治疗潜在的护理问题很多，如情绪上焦虑，肺部感染出现的发热、疲劳，皮肤射线损伤出现皮疹、色素沉着，以及可能出现的并发症如放射性肺炎、放射性食管炎，等等。所以对放疗实施科学的护理十分重要。以保证患者顺利完成治疗，减轻患者的痛苦，提高生存质量，是小细胞肺癌放疗护理的主要目的。

### 一、放疗前护理

#### （一）放疗前的准备工作

当护士接到患者接受放疗通知后，首先对患者再次进行评估，通过与患者及其家属之间的积极沟通来全面掌握患者的病情，了解患者的心理动态，根据患者的评估结果确定护理问题。护理人员要将治疗的原理和流程、放疗的射线种类及照射部位、预期效果以及放疗前的各种注意事项，向患者进行讲解和告知，使患者能够调整心态积极配合治疗。保持病房内的环境舒适、安静、整洁，要及时打扫环境卫生，适当开窗通风，保持空气流通，减少污染物、药物和气味等不良的刺激对患者造成的不适，减少对患者感官上的刺激，防止出现不良的条件反射，注意观察患者病情变化，保持呼吸道顺畅，尽可能保持病房内的温度在 18～22℃，相对湿度在 55% 左右。如果湿度过小，会使室内空气干燥从而引起患者干咳，甚至诱发呕吐；如果湿度过大，会使病房内空气密度增大导致空气流动不畅，不良气味会加重引起患者恶心。可见湿度过低或过高都会对机体产生刺激，诱发呕吐，所以要保持室内湿度适宜。放疗前后 1 h 尽量减少或避免进食，以减少患者出现恶心、呕吐的概率，使其保持轻松愉悦的心情。如果发生呕吐现象，医护人员要协助患者用温开水或生理盐水进行漱口，充分清理口鼻内残留的呕吐物。为患者勤换衣物，勤洗被褥。

（二）放疗前的心理护理

心理护理是指在临床护理实践中，以临床心理学的理论系统为指导，护理人员运用心理学知识和沟通技术，通过各种方式和途径，解决患者的心理问题，提高患者适应能力的过程。其目的是针对患者存在和潜在的心理问题，给予关怀、支持和帮助，积极地影响患者的心理状态。心理护理是以良好的医患关系为桥梁，对求助者的心理与行为问题进行矫治的过程，可以解决患者所面对的心理障碍，减少焦虑、忧郁、恐慌等精神症状，改善患者对人对事的看法，促进其人格成熟。

在病情允许的条件下，与患者及其家属进行有规律的会谈，向他们详细讲述小细胞肺癌的发生、发展与转归等有关知识，使他们对该病有科学系统的认识。而对于尚不知病情的患者，要向患者讲明出现各种临床症状的机制，但是不必讲明病因，缓解和稳定患者的紧张情绪；要掌握其心理状态，发现患者因自身疾病出现症状的变化情况，向患者讲解情绪对疾病治疗的效果和每次治疗后可能的不同反应。对病房活动进行指导，教会患者静坐、慢跑、深呼吸等自我放松的方法，让患者多与他人交往以减轻其孤独感，使者明白自己目前的健康状况，以正确的人生价值观对待疾病，意识到住院治疗的必要性。由于患者的心理平衡、社会支持主要来自同事、家人和朋友，因此要指导患者家庭成员照顾、关心和帮助患者，充分发挥社会支持系统的作用，消除患者的心理障碍。给予患者足够的社会支持，让家属尽可能多地向患者表达自己无条件的爱，以确保患者能够满足心理需要和社会需要，对于患者来说这是最好的情感支持。心理治疗不仅包括在生活和治疗上的关心，同时也包括给予患者更多精神上的支持和理解，主动热情地接待患者，多与患者沟通交流，耐心倾听患者的苦恼并及时进行疏导，建立良好的医患关系。帮助患者消除顾虑，看到疾病痊愈的希望，保持积极乐观的心态，有利于疾病的早日康复和治疗的顺利进行，减少复发风险。同时嘱患者尽量做到生活自理，淡化其患者角色意识，增加其参与社会生活的主动性和情趣。在治疗过程中，护理人员要用和蔼的态度和娴熟的技术赢得患者的信任，帮助患者及其家属树立信心。患者往往存在压抑、自卑、失落、悲观等消极情绪，此时我们要帮助患者处理现实问题，使他们意识到自己的社会职能。治疗不能只停留在单纯放射治疗的水平上，非常重要的一点是要兼顾患者社会功能的恢复。要保护患者的自尊及隐私，治疗过程中涉及个人隐私时，要让无关人员回避。而且，如果一些患者的心理承受能力极弱，必要时要遵照患者家属的要求对患者本人保密，酌情对待，最终达到保护患者的目的。

## 二、放疗中的相关护理

### （一）心理护理

随着患者放疗治疗过程中伴随出现的一些放疗反应及病情变化，患者及家属心理会随之出现一些心理变化，如烦躁不安、焦虑等，护理人员应及时给予心理疏导，做好解释和安慰，引导患者及家属正确认识这些反应及变化的出现，树立治疗的信心，配合医护人员坚持治疗，达到顺利完成治疗的目的。

（二）饮食护理

饮食护理是指通过合理的饮食搭配，养成良好的饮食习惯，通过饮食获得人体所必需的各种营养物质，提高蛋白质的生理价值，帮助放疗患者改善营养不良并减轻困境的过程。放射治疗容易引起白细胞低、红细胞低及血红蛋白低的现象。合理的饮食护理有利于放疗的顺利完成，饮食原则以易消化、清淡、高蛋白和高热量为主，要定时、定量、规律进食，有计划地摄入热量和营养。

要注意提高患者的饮食质量，为了防止营养不均衡不能盲目忌口。由于某些放疗部位的影响，会造成暂时性的味觉改变，导致很多患者产生畏食，因此要注意饮食上色、香、味俱全，增加患者的食欲。患者由于接受治疗，可能会导致食管下段括约肌紧张度减低，胃内残留量增加，导致呕吐率高。所以宜少量多餐，减轻胃负担，且进餐前不要喝汤或水，饭后若病情许可要下床进行适量活动，以促进食物的消化吸收。患者及家属要准备一些山楂片、话梅等食物，可以增加患者食欲，并且在患者饥饿时供给一些饼干、杂粮等营养价值较高的食物。不管在任何时候，尽量满足患者想吃东西的要求，但是量不可多，达到弥补进食量不足的目的即可。若患者出现呕吐，要协助其及时漱口并清除口腔异味，保持房间内空气清新，环境整洁。对于一些不能经口进食的患者，除了静脉补液的途径，还要采用肠内营养法，营养液要保持温热。若肠内营养时患者出现腹胀、腹痛或腹泻，则减慢滴速或暂停，摇高床头 $10° \sim 20°$ 角，待营养液滴完 1 h 后再恢复平卧的姿势。在放疗过程中要仔细观察患者的症状和体征，若患者发生放射性食管炎，要采用胃管进食，或者静脉补液来维持营养；若患者发生食管完全性狭窄，必要时要做胃造口术进食，以保证患者的营养供应。若患者口腔唾液分泌功能减弱，会出现口干、口腔溃疡，严重影响患者进食，从而导致患者营养不良，抵抗力降低。因此，要做好宣传教育工作，告知患者口腔保持清洁卫生的重要性，做好口腔护理工作，采用 2.5% $NaHCO_3$ 漱口液和甲硝唑漱口液交替漱口。若患者出现恶心、呕吐，要嘱咐患者勿吃辛辣食物，可减少患者胃肠道反应。对于放疗后出现饮食问题的肿瘤患者，我们要针对病因以改善患者的饮食状况，合理调整饮食结构，增加患者的营养摄入，保证良好的身体条件。

（三）皮肤护理

皮肤护理是放射治疗中不可或缺的重要部分，贯穿于治疗始终，对照射野皮肤要进行密切观察及给予有效的护理措施。

1. 皮肤反应分级

在放疗过程中，放射野皮肤会出现不同程度的皮肤反应，其程度与所用放射源、照射面积和部位有关，临床上大面积照射时或照射皮肤的皱褶及潮湿处可出现一定程度的皮肤反应。根据 RTOG 急性放射性损伤分级标准，将急性放射性损伤分为 5 级。

0 级：皮肤无变化。

1 级：滤泡样暗色红斑或脱发，干性脱皮，出汗减少。

2 级：痛性或鲜色红斑，片状湿性脱皮或中毒水肿。

3 级：皮肤皱褶以外部位的融合的湿性脱皮，凹陷性水肿。

4 级：溃疡、出血及坏死。

2. 照射野皮肤保护措施

胸部肿瘤放射野多为躯干及腋下皮肤。放射野为躯干上的皮肤损伤相对较轻；腋下皮肤褶皱多，易潮湿，皮肤反应大多较重，尤其是在夏季时。在护理上护士要对不同部位皮肤及不同皮肤反应给予针对性的健康宣教及皮肤护理。告知患者保持放射野皮肤清洁、干燥，不要用力清洗标志线，防止照射野皮肤标志线不清晰，不完整。不要用肥皂来擦洗照射野皮肤，不要在照射野皮肤涂抹刺激性药物或使用胶布等，以减少局部刺激。患者穿的内衣宽大柔软，为吸湿性较强的纯棉材质。如果患者皮肤出现脱屑、红斑或者色素沉着等症状时，嘱咐患者不要用手抓痒或撕掉脱屑防止皮肤出现破损，要对症处理。随时对患者进行预防皮肤反应宣教：①穿纯棉、宽松、柔软、透气性强的内衣。②保持放射野皮肤清洁、干燥，腋下放疗患者可常做叉腰动作，照射部位皮肤避免摩擦、刺激。③四禁：禁贴胶布（包括电极片），禁注射，禁热、冰敷，禁自行用药，防止药物中的成分与放疗射线起反应。④照射野皮肤应用温水和柔软的毛巾轻轻沾洗，忌用肥皂擦洗，也不可以用其他化学制剂。忌碘酒、乙醇：乙醇通过皮肤挥发同样刺激皮肤。⑤不可在阳光下暴晒放射野部位皮肤。

3. 出现皮肤反应的护理措施

（1）出现皮肤脱屑，切勿用手撕剥。

（2）皮肤出现痒感时，嘱患者切勿抓挠、揉搓、摩擦，可以采用轻拍的方式转移注意力。临床上常出现睡眠状态中抓挠、揉搓，为防止误伤，嘱患者勤剪指甲，而且要用指甲锉将指甲锉圆滑。

（3）出现大水疱，可用无菌注射器抽出疱内渗液。

（4）皮肤破溃时：方法一，暴露创面，用生理盐水彻底清理创面，待干，喷洒重组人表皮生长因子，加速创面愈合。方法二，暴露创面，用生理盐水彻底清理创面，待干，涂溃疡散。保持创面干燥、清洁。条件允许时，尽量暴露创面，愈合效果更佳，但不可阳光下暴晒。也可根据情况以上两种方法交替进行。需要注意的是，换药时不可使用碘酒及乙醇。

（四）并发症及症状的护理

并发症是指一种疾病在发展过程中引发另一种疾病或症状，或者在诊疗护理过程中患者合并发生了与这种疾病有关的其他疾病，严重影响了患者的生活质量和预后。因此要对患者的放疗并发症实施科学的护理，可以使护理工作由被动转为主动，减轻患者的痛苦，增强治疗的信心，加速疾病的好转和治疗的顺利进行。

1. 咳嗽、咳痰的护理

首先要对患者讲解出现咳嗽、咳痰的原因，使患者消除顾虑，知道咳嗽、咳痰是常见症状，积极配合治疗。保持病房空气清新，使用空气湿化器，以防空气干燥加重患者咳嗽症状。而且患者出现咳嗽、咳痰也可能因为存在潜在轻度缺氧，所以检查后可以常规给予吸氧。医护人员要指导患者做有效咳嗽的锻炼，使患者掌握正确的咳嗽和排痰方法，有利于缓解症状。鼓励患者进行深呼吸运动，深呼吸运动是经鼻腔做深吸气，从而使肺泡达到最大程度的再膨胀与空气湿化，然后再经过缩拢的两唇间将气体呼出，深呼吸能够有效防止呼吸道闭塞，减轻吸入分泌物，从而减少气管远端阻塞和咳嗽的发生。进行腹式呼吸训练，使患者放松所有呼吸肌群，呼气时将腹部徐徐隆起再缓慢下沉，进行反复多次的训练。医护人员要定期对患者进行胸部叩击，手呈杯状以圈位接触皮肤，使手部及腕部的肌肉放松，使用腕力有节律地轻巧拍打背部，胸部叩击能够使肺野或呼吸道的痰液松脱。但是深呼吸和叩击只能促使分泌物向上移动，并不能将其分泌物排出气道，所以要鼓励患者进行咳嗽。在咳嗽之前要进行深吸气，然后腹部肌肉及辅助呼吸肌都进行收缩并冲开声门，最后顺利将痰液排出。但是咳嗽咳痰会引发剧烈疼痛，要做好心理护理和疼痛护理，在患者咳嗽时协助按压伤口，或者将双手放在切口两侧向内挤压以减轻疼痛。

2. 发热的护理

当小细胞型肺癌患者放疗中出现发热现象时，要引起充分重视，要及时补充足够的水分，预防患者发生脱水现象或者出现由脱水引发的虚脱，要防止患者体内出现酸碱平衡紊乱和水盐代谢紊乱；要时刻监护患者的心血管功能，若患者伴有心肌劳损，要防止发生循环衰竭，所以在服用解热剂后而大量出汗开始退热时，要采取相应预防措施，防止患者着凉，使用解热剂时要明确其禁忌证及不良反应。如果患者的体温达到39℃以上时要给患者物理降温，但是如果患者刚服完退热药或者出现高热发抖的现象，禁止冷敷或擦浴。将冷湿毛巾敷于患者的额部，用乙醇棉球或者温水湿毛巾揉擦患者的颈部、腋、腹股沟处等，动作要轻柔，0.5 h后测量体温。对疾病进行确诊，如果物理降温效果不佳可以遵医嘱服用退热药，但是要注意防止感冒着凉，要注意保暖。如果患者出现虚脱，出现呼吸急促、面色苍白、皮肤湿冷等症状，要及时处理。在将发热症状控制后的一段时间内，如果出现细菌感染，患者要继续使用抗生素以巩固疗效。同时在饮食上也要注意，要多食用多糖、多维生素、易消化、清淡的饮食，保证足够的主要营养物质供应，以防消耗过多和产生负氮平衡。在发热期间要食用藕粉、果泥和豆浆等营养高且易消化的流质食物。若患者体温下降病情逐渐好转，可以改为粥和面条等半流质食物，并配以高蛋白菜肴或新鲜蔬菜等。当患者处于恢复期，可以将饮食逐渐变为正常饮食，保证患者充分休息。

3. 血小板偏低的护理

血液在人体中起到运输营养物质的作用，血小板是血液的重要组成部分，对凝血有着决定的作用。如果患者出现血小板偏低的情况，常并发出血，严重威胁生命，所以要弄清病因对症治疗。若患者血小板减少，容易出现皮下出血并表现为瘀点或瘀斑，也可能出现鼻出血、牙龈出血和胃肠道出血等。所以医护人员在护理中要密切观察患者皮肤及黏膜是否有出血点出现，并注意患者刷牙时是否出血，是否有呕血、便血或鼻出血等。若患者四肢发冷、面色苍白、心慌、心悸等，要及时报告医师并采取措施。同时患者要注意休息，尽量避免过多的活动，保证睡眠充足。在饮食上，要多吃红豆、红枣、桂圆等营养丰富的食物，尽量多补充维生素、纤维素等营养物质，避免食用过热、辛辣或过硬食物，也要避免食用过酸食物，如猕猴桃、菠萝等，防止刺激引起口腔黏膜、胃肠道或牙龈出血。女性患者月经期间可适当使用止血药物，根据病情遵医嘱进行成分输血，补充血小板。

4. 白细胞下降的护理

白细胞降低，免疫功能随之下降，患者易发生感染，要叮嘱患者充分休息，并对患者进行保护性隔离。每天对病房进行 2 次紫外线消毒，定时通风，保持室内空气清新，防止发生感染。嘱咐患者尽量不去公众场所，减少探视的人数及次数，尤其要杜绝与已经感染的人员接触，防止发生医院感染。患者要保持个人卫生，勤刷牙勤漱口，注意保护口腔皮肤清洁，同时保持肛周皮肤清洁。医护人员在接触患者前后必须做好消毒，认真洗手，在进行各项护理操作时要严格遵循无菌操作原则。在饮食上要注意清淡饮食，避免进食一些粗糙、辛辣食物，防止口腔黏膜发生损伤，指导患者多饮水，加速代谢产物的排泄，防止出现便秘而损伤直肠黏膜。对血象和体温进行定期检测。密切观察患者是否有出血现象，注射后要按压针眼部位直至止住。按照医嘱，适当采用升白细胞药物或者集落粒细胞刺激因子等予以支持。定期进行血常规检查。

5. 咯血的护理

当患者出现痰中带血的症状时，严密观察患者的病情变化，给予对症护理。嘱患者绝对卧床休息，保持病室环境安静整洁，做好心理护理，解除患者紧张恐惧心理，密切观察监测生命体征，记录咯血量及颜色。当发生咯血量较多时，将患者头偏向一侧，防止误吸及窒息，保持呼吸道通畅，遵医嘱配合治疗及抢救。

6. 放射性肺炎和放射性食管炎的护理

放射治疗使肿瘤附近的肺组织受到的放射剂量超过其发生生物效应的阈值，从而造成不同程度的损伤，不予重视常常会导致并发症的出现，主要包括放射性肺炎和放射性食管炎两种。

放射性肺损伤是胸部肿瘤放射治疗的一种常见并发症，临床上主要分为早期急性放射性肺炎和后期放射性纤维化。放射性肺炎是生理、病理和精神因素共同造成的，属于无菌性炎症，一旦发生往往不可逆转，所以最关键的是预防。其典型症状是呼吸困难和咳嗽，且症状是渐进的，若无有效的预防干预可能发展为呼吸衰竭，甚至危及患者的生命。放射性肺炎偶有在放疗6周左右出现，临床表现为高热、胸闷气促、咳痰、刺激性干咳，并且常常伴随肺部感染，若处理不当可出现放射性肺纤维化。随着病情的恶化，患者常常面临着难以忍受的疼痛。患者的饮食、睡眠、行动和情绪都会受到严重影响。医护人员应该主动询问、耐心倾听患者的疼痛情况和心理变化，用按摩或其他方法来缓解患者的疼痛，转移患者的注意力。轻者不需要特殊治疗，嘱其卧床充分休息即可，并给予其精神安慰；重者采用皮质激素和抗生素等药物进行对症治疗，必要时停止放疗，给予患者吸氧。所以在护理过程中要严密观察患者的呼吸、体温、脉搏及咳嗽的性质，在进行放疗前配合急慢性呼吸系统疾病的治疗，防止发生感染，戒烟、戒酒，注意采取保暖措施，预防感冒，提高机体抵抗力。在放疗期间要加强巡视，嘱咐患者常饮温热开水以减轻其咽部的刺激而缓解咳嗽，常开门窗保证空气对流，减少诱发放射性肺炎的诱因。若出现放射性肺炎要立即停止放疗，让患者卧床休息，吸氧，联合应用肾上腺皮质激素和抗生素，并纠正其他内科病。

放射性食管炎的护理。进行放疗后10～20次，易发生放射性食管炎，所以要注重放疗前的解释工作，做好健康宣教。在进行胸部放疗时，正常的肺、食管等器官和组织也不可避免地会受到部分照射，从而引起放射性损伤。近年来，随着放疗技术的进步和综合治疗的发展，癌症治疗得到了全面的发展，肿瘤患者的生存率也有了明显的提高。放疗过程中若放疗大于30 Gy，可能会引起食管神经肌肉的损伤，使食管蠕动减弱，导致有害物质通过食管的时间延长加重损伤。因为放射剂量和放射部位不同，所以食管损伤的程度也有差异。一般放疗的面积越大、剂量越高，则损伤的发生率越高，也越严重。并且放射线本身具有电离作用，也会导致食管上皮细胞出现损伤坏死。放疗会引起机体白细胞计数减少，使机体免疫力减低，导致食管感染，出现食管的炎症性改变。放疗开始后两周左右，患者常表现出进食疼痛，若症状较轻，要遵医嘱给予患者保护黏膜的药物，每日多次含服慢饮，餐后及时饮温开水冲洗食管，以缓解症状。并且做好解释工作。若症状较重，出现严重的进食困难，可在餐前遵医嘱服用黏膜表面麻醉剂，如利多卡因胶浆后，再进食。为了维持患者体内水和电解质平衡，并且保证营养的供应，必要时要采用静脉补液或者输注胃肠外营养物质，保证治疗的顺利进行。

### （五）放疗患者用药护理

用药护理是指从临床实用角度出发，围绕临床用药过程中遇到的一些具体问题，如临床用药护理的药理学基础知识、管理知识和临床用药护理知识，进行全面系统的阐述。保障患者用药安全并非新话题，但却是医护人员和患者共同追求的永恒主题。其目的在于严格管理高风险药物，制订并遵守小细胞肺癌患者放疗中用药的规范程序，保障患者的用药安全。

在治疗过程中，根据出现的不良反应遵医嘱给予对症用药处理，减少放疗的并发症。用药护理主要包括以下几个方面：①规范操作。严格掌握药物的注意事项，葡萄糖水或生理盐水等溶媒种类和剂量，滴注速度，选择恰当的静脉通路和用药顺序等，如放射野部位不能作为穿刺点；放疗增敏剂要在放疗前静脉滴注，时间要掌握准确。②密切观察患者用药后的反应，尤其是用药30 min内；严格观察，发现问题及时停止输液，通知医师，配合处理。③建立用药的护理流程。护士要通过双重标识来确认患者身份，包括床头卡和腕带，必要时核对患者身份证，以避免出现医疗事故，保证用药安全。配置药物前要对所用药物进行再次核对，临床护士要将所有液体与常规核对治疗单和原始医嘱进行再次核对，确认无误才可输注。为了防治静脉炎和药物外渗，要制订静脉通路的管理规范，包括用药前静脉通路的选择和用药过程中静脉通路的监测两个方面。要根据患者的静脉条件选择最佳静脉通路，若患者静脉条件较好，则使用浅静脉留置针输注药物，输注后当日拔管；若患者静脉条件差，如经过多次静脉化疗或有静脉炎，要经外周中心静脉置管（PICC）或建立深静脉通路。

## 三、放疗结束后的健康宣教

健康教育是指通过有计划、有组织、有系统的教育活动，使人们自觉采纳有益于健康的生活方式，树立健康意识，预防疾病，促进健康，提高生活质量。因此对小细胞肺癌患者的健康教育显得格外重要，要以患者为中心，把满足患者的需求作为目标和宗旨，进行健康宣教。①教会患者自我保健。为了提高生存能力和生活质量，患者常需要我们提供一些保健帮助，渴望得到关于预防疾病复发的指导，并且希望知道如何进行康复训练和解决实际问题。所以护理人员要对患者进行健康教育，尤其是在放射治疗后，一定要在出院前给予患者出院指导，使其具有自我保健的能力，为提高其生存质量奠定基础。②学习知识。小细胞肺癌患者对健康教育内容有着不同程度的求知需求，这就要求护理人员具有扎实的专业知识和较强的业务能力，针对患者知识需求的特点因人而异地向患者及其家属传授相关知识。而且不能忽视家属的支持力量，家属的心理压力也非常大，要同时兼顾好对患者家属的健康教育和心理干预。③情感交流。患者在得知自己的病情时往往非常无助，所以感情需求胜过其他需求。可见放疗结束后的健康宣教及出院前的健康宣教对患者如何正确地护理起着重要的作用，护理人员要重视，不可忽略。

在饮食方面也有必要通过合理饮食来提高机体对放射损害的抵抗能力。因放射线对人体造成的损伤，饮食应注意以下几点。

首先，应注意补充质优量足的蛋白质，以抵抗射线对蛋白质的破坏。含蛋白质多的食品有牛奶、瘦肉、鸡蛋、豆类、肉皮、蹄筋等。从而及时补充了蛋白质的损害，增强了机体对射线的抵抗力。

其次，注意补充富含维生素的食物，尤其是维生素 $B_1$、维生素 $B_2$、维生素 A 和维生素 C，可以抵抗射线对体内酶系统的破坏，稳定酶系统的功能。同时，当射线损伤造血系统而发生贫血时，维生素 $B_{12}$ 和叶酸的供给也是十分重要的。维生素主要存在于各种新鲜蔬菜、水果、杂粮等食物中。

再次，还应注意压缩食物中的脂肪含量，并提高脂肪中不饱和脂肪酸的比例。膳食应以植物油为主，因植物油中富含不饱和脂肪酸。多吃玉米油、花生油、豆油等，适当限制动物油。

放疗结束后，应做一次全面体格检查，可以更好地掌握患者的治疗效果及现在需要治疗和护理的重点。

很多患者往往忽略放疗结束后的护理，以为放疗结束了，就放松警惕，这个观点是不对的。因为放疗虽然结束了，但是损伤并没有痊愈，只是不再继续发展而已。照射野皮肤仍需继续保护，不抓挠，不揉搓，不用肥皂、沐浴乳，更不能用洗澡巾搓放射野部位皮肤，忌酒。为期至少 1 个月。

防止受凉、感冒，坚持肺功能锻炼，可参加适宜的有氧运动，以不感疲劳为度。同时要向患者讲清照射后，局部或全身仍可能出现后期的放射反应，以免患者届时惊慌。如出现发热症状、放射性肺炎等，要及时返院治疗。

随时观察患者局部及全身反应消退情况，预防呼吸道感染，嘱患者按计划复查。

（李　超）

# 第二节　纵隔肿瘤

## 一、护理评估

（1）入院常规评估：评估患者的精神状态、生命体征、自理能力、营养、高危风险因素及肢体运动情况。

（2）评估患者的心理状况、经济来源、社会关系等，了解患者对疾病的发展、预后的认知，以及对放疗的认知和接受程度及应对能力。

（3）评估患者呼吸困难的程度，有无胸闷、刺激性咳嗽、咳痰等。

（4）评估患者有无上腔静脉压迫综合征。

（5）评估患者手术切口愈合情况。

## 二、观察要点

（1）观察血常规、肝肾功能、体温的变化。

（2）观察放射野皮肤反应。

（3）观察患者呼吸功能的改变及上腔静脉压迫症状的改善。

## 三、护理措施

### （一）放疗前护理

（1）辅助检查：完善各项常规检查。

（2）了解放疗的部位、面积，放射源种类，放疗方式及照射剂量。

（3）心理护理：向患者及其家属介绍放疗知识、放疗的副作用及需要配合的事项，有针对性地做好心理干预。

（4）饮食护理：给予高蛋白、高热量、富含维生素、易消化的饮食，纠正贫血，脱水及水、电解质紊乱。

（5）做好皮肤护理指导，保持放射标记线清晰，多饮水，以利于对比剂尽早排出体外。

（6）如有伤口，照射前妥善处理。有全身或局部感染者，须先控制感染后再行放疗。

（7）严密观察有无呼吸和吞咽困难。

### （二）放疗期间护理

（1）放射野皮肤护理：穿柔软、宽松、吸湿性强的纯棉内衣，放射野皮肤禁用碱性肥皂搓洗。不可涂乙醇、碘酊、药膏以及对皮肤有刺激的药物。保持皮肤清洁、干燥，外出时皮肤避免日光暴晒及受风。皮肤如有痒感，禁止搔抓。

（2）预防骨髓抑制引起的感染。如骨髓抑制引起白细胞和血小板下降，可给予补血辅助药或小剂量输血，严重者暂停放疗。

（3）胸闷者，取半坐卧位，做好患者的心理护理，避免其紧张恐惧；去除或减少不良刺激，保持呼吸道通畅，密切观察呼吸频率、节律及深度的变化并记录，遵医嘱给予抗生素、激素治疗及氧气吸入。

（4）患者疼痛时，为其创造安静、舒适的环境，正确评估疼痛，遵医嘱给予止痛药物并观察不良反应。

（5）营养和饮食护理：在食物的调配上注意色、香、味；少量多餐，饭前适当控制疼痛，保持进食环境清洁舒适。

（6）定期检测血象、体温变化。每周检查血常规 1 次，如果发现白细胞及血小板有降低情况或出现骤降，应及时通知医生。体温超过 38.5℃应暂停放疗，及时通知医生处理。

（7）纵隔肿瘤伴上腔静脉综合征护理：严密观察病情变化，监测生命体征，避免在双上肢、颈静脉处输液。患者伴有呼吸困难时，应立即吸氧，选择下肢静脉为输液通道，以减轻心脏负荷，加强巡视，保持输液通畅，滴速宜每分钟 40 ~ 60 滴。患者取坐位或半坐位，防止坠床。注意观察患者尿量，遵医嘱应用利尿药，定期检测电解质。

（8）重症肌无力：评估患者是否有肌无力及异常疲劳，且晨轻暮重。指导患者充分休息，避免疲劳。床旁备吸痰装置、气管切开包。

## 四、健康教育

（1）放疗前做好解释工作，使患者保持稳定的情绪，消除消极的心理反应，树立战胜疾病的信心，安心配合治疗，消除患者对放疗的恐惧。嘱患者切勿带金属物品如手表、手镯、项链、钢笔等进入放疗室。

（2）加强营养，宜进食高蛋白、高热量、富含维生素、易消化的软物，如牛奶、鸡蛋、瘦肉、各种水果及新鲜蔬菜。禁烟、酒，禁食辛辣刺激性食物。

（3）早期患者可适当活动，发热者及晚期患者应卧床休息。

（4）注意保暖，避免上呼吸道感染，指导患者进行各种力所能及的功能锻炼。

（5）放疗期间鼓励患者多饮水，每日 2 000 ~ 3 000 mL，以增加尿量，使因放疗而大量破裂、死亡的肿瘤细胞释放出的毒素排出体外，减轻全身放疗反应。

（6）放射治疗期间要定期复查血常规，在白细胞低于正常期间，嘱患者注意休息，不去公共场所，尽量减少亲友探视，预防交叉感染。

## 五、出院指导

（1）放射野区域皮肤仍需保护至少 1 个月，因该区域皮肤在多年以后仍可发生放射性溃疡，故应注意保护，并避免摩擦和强烈的理化刺激。

（2）指导患者养成良好的饮食生活习惯，注意科学合理地摄入营养，劳逸结合，生活规律，加强个人卫生，预防感冒。

（3）嘱患者按时复查。

（李　超）

# 第三节　食管癌

## 一、疾病概述

（一）定义

食管癌（carcinoma of esophagus）是常见的消化道恶性肿瘤，目前原因不明，与炎症、真菌感染、亚硝胺类化合物摄入、微量元素及维生素缺乏有关。其主要病理类型为鳞癌（90%），少部分为腺癌、肉瘤及小细胞癌等，可分为髓质型、缩窄型、蕈伞型、溃疡型。以胸中段食管癌较多见，下段次之，上段较少。食管癌发生于食管黏膜上皮的基底细胞，绝大多数是鳞状上皮癌（95%），腺癌起源于食管者甚为少见，多位于食管末端。贲门癌多为腺癌，贲门部腺癌可向上延伸累及食管下段。主要通过淋巴转移，血行转移发生较晚。

（二）诊断

1. 症状

（1）早期：常无明显症状，仅在吞咽粗硬食物时有不同程度的不适感，包括：①咽下食物哽噎感，常因进食固体食物引起，第一次出现哽噎感后，不经治疗而自行消失，隔数日或数月再次出现。②胸骨后疼痛，常在咽下食物后发生，进食粗糙热食或刺激性食物时加重。③食物通过缓慢并有滞留感。④剑突下烧灼样刺痛，轻重不等，多在咽下食物时出现，食后减轻或消失。⑤咽部干燥与紧缩感，食物吞下不畅，并有轻微疼痛。⑥胸骨后闷胀不适。症状时轻时重，进展缓慢。

（2）中晚期：

①吞咽困难：进行性吞咽困难是食管癌的主要症状。初起时进食固体食物有哽噎感，以后逐渐呈进行性加重，甚至流质饮食亦不能咽下。吞咽困难的严重程度除与病期有关外，与肿瘤的类型亦有关系。缩窄型出现梗阻症状早而严重，溃疡型及腔内型出现梗阻症状较晚。

②疼痛和呕吐：见于严重吞咽困难病例，多将刚进食的食物伴唾液呕出呈黏液状。疼痛亦为常见症状，多位于胸骨后、肩胛间区，早期多呈间歇性，出现持续而严重的胸痛或背痛，需用止痛药止痛者，为晚期肿瘤外侵的征象。

③贲门癌：可出现便血、贫血。

④体重下降及恶病质：因长期吞咽困难，引起营养障碍，体重明显下降，消瘦明显。出现恶病质是肿瘤晚期的表现。

⑤邻近器官受累的症状：肿瘤侵及邻近器官可引起相应的症状。癌肿侵犯喉返神经，可发生声音嘶哑；侵入主动脉，溃烂破裂，可引起大量呕血；侵入气管，可形成食管气管瘘；高度阻塞可致食物反流，引起进食时呛咳及肺部感染；持续胸痛或背痛为晚期症状，表示癌肿已侵犯食管外组织。

2. 体征

（1）一般情况：以消瘦为主，甚至出现恶病质，有的患者有贫血和低蛋白血症的表现。

（2）专科检查：病变早期并无阳性体征；病变晚期可扪及锁骨上转移的淋巴结或腹上区有包块，并有压痛。

（三）辅助检查

1. 实验室检查

主要表现为低血红蛋白、低血浆蛋白，有的患者可有大便隐血试验阳性。

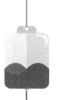

2. 特殊检查

（1）钡餐检查：是食管癌诊断最常用、最有效、最安全的方法，可了解病灶的部位及范围，此外还可了解胃和十二指肠的情况，供手术设计参考；在钡餐检查时应采取正位、侧位和斜位不同的体位并应用双重造影技术仔细观察食管黏膜形态及食管运动的状况以免漏诊早期病变。根据钡餐检查的形态将食管癌分为溃疡型（以食管壁不规则缺损的壁龛影为主）、蕈伞型（病灶如菌状或息肉状突入食管腔）、缩窄型（病变以环状狭窄为主，往往较早出现症状）和髓质型（病变以黏膜下肌层侵犯为主，此型病变呈外侵性生长，瘤体往往较大）。又根据食管癌发生的部位将其分为上段（主动脉弓上缘水平以上的食管段）、中段和下段（左下肺静脉下缘至贲门的食管）食管癌。由于能提取组织做病理定性，因此钡餐与食管镜是不能相互取代的检查；由于钡剂可覆盖的病灶表面造成假象，故钡餐检查最好在组织学检查后再进行。

（2）食管镜检查：可在直视下观察病灶的形态和大小，并采取活体组织做出病理学诊断，对病灶不明显但可疑的部位可用刷取脱落细胞检查。

（3）食管拉网检查：是我国学者发明的极其简便、有效、安全、经济的检查方法，尤其适用于大规模普查及早期食管癌的诊断，其诊断学的灵敏度甚至高于依靠肉眼观察定位的食管镜检查；分段食管拉网结合钡餐检查还可确定病变的部位。

（4）CT 和 MRI 检查：可了解食管癌纵隔淋巴转移的情况及是否侵及胸主动脉、气管后壁。

（5）纤维支气管镜检查：主要观察气管膜部是否受到食管癌侵犯，必要时可做双镜检查（即同时加做食管镜检查）。

（6）内镜式食管超声（EEU）引导下细针穿刺活检（FNA）：是少数患者在其他方法不能明确诊断但又高度怀疑食管恶性病变时可做此检查，用细针刺入食管壁抽吸少量组织病理检查以明确诊断。

（7）超声检查：主要了解肿瘤有无腹腔转移，尤其是食管下段肿瘤容易造成胃小弯、胰腺及肝脏的转移，对于这样的患者应避免外科手术并及时进行非手术治疗。

（四）诊断及鉴别诊断

1. 诊断

（1）进食时有梗阻感或呛咳、咽部干燥紧束感，进行性吞咽困难等症状。

（2）有消瘦、乏力、贫血、脱水、营养不良等恶病质表现。

（3）中晚期患者可出现锁骨上淋巴结肿大、肝转移性肿块、腹腔积液等。

（4）纤维食管癌、食管吞钡 X 线造影等检查结果能明确诊断。

2. 鉴别诊断

（1）食管平滑肌瘤：常见的食管平滑肌瘤可出现类似食管癌下咽困难的症状，通常有

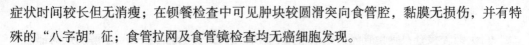

症状时间较长但无消瘦；在钡餐检查中可见肿块较圆滑突向食管腔，黏膜无损伤，并有特殊的"八字胡"征；食管拉网及食管镜检查均无癌细胞发现。

（2）食管良性狭窄：通常有吞服强酸、强碱液病史，化学性灼伤常造成全食管或食管节段性狭窄，发病以儿童和女性患者多见，根据病史不难鉴别。

（3）外压性食管梗阻：食管外的某些异常，如巨大的纵隔肿瘤、纵隔淋巴结、胸骨后甲状腺肿等均可压迫食管造成节段性狭窄致吞咽困难，但通常钡餐检查可见食管黏膜正常，拉网及食管镜检查也无病理学证据。

（4）贲门失弛缓症：病史较长，病情可有缓解期，常有呕吐宿食史，有特征性的食管钡餐表现，亚硝酸异戊酯试验阳性，病理学活检无食管癌的证据。

（5）食管静脉曲张：常发生在食管中下段，吞咽困难较轻，往往伴有门静脉高压，常见于肝硬化、布－加综合征等。钡餐检查可见食管黏膜紊乱，食管镜下可见黏膜下曲张的静脉，但黏膜表面完整无破坏。绝对禁止活检，以免造成大出血。

（五）治疗

一般对较早期病变宜采用手术治疗，对较晚期病变仍应争取手术治疗。位于中、上段的晚期病变，而年龄较高或有手术禁忌证者，则以放射治疗为佳。

1. 手术疗法

手术是食管癌首选的治疗方法，早期切除常可达到根治效果。手术方法应根据病变大小、部位、病理分型及全身情况而定，原则上应切除食管大部分。中、晚期食管癌常浸润至黏膜下，食管切除范围应在距离癌瘤 5 ~ 8 cm。因此食管下段癌，与代食管器官吻合多在主动脉弓上，而食管中段或上段癌则应吻合在颈部。代食管器官常用的是胃，有时用结肠或空肠。

2. 放射治疗

食管癌放射治疗包括根治性和姑息性两大类，单独放射治疗食管癌疗效差，故放射治疗一般仅作为综合治疗的一部分。照射方法包括放射和腔内放射、术前放射和术后放射。治疗方案的选择，需根据病变部位、范围、食管梗阻程度和患者的全身状况而定。颈段和上胸段食管癌手术的创伤大，并发症发生率高，而放疗损伤小，疗效优于手术，应以放疗为首选。凡患者全身状况尚可、能进半流质或顺利进流质饮食、胸段食管癌而无锁骨上淋巴结转移及远处转移，无气管侵犯、无食管穿孔和出血征象、病灶长度 < 8 cm 而无内科禁忌证者，均可做根治性放疗。其他患者则可进行旨在缓解食管梗阻、改善进食困难、减轻疼痛、提高患者生存质量和延长患者生存期的姑息性放疗。放疗源的选择可采取以下原则：颈段及上胸段食管癌选用 $^{60}$Co 或 4 ~ 8 mV X 线，中胸及下胸段食管癌选用 18 mV 或 18 mV 以上 X 线照射，也可选用 $^{60}$Co 远距离外照射。根治性放疗每周照射 5 次，每次 1.8 ~ 2.0 Gy，总剂量为 60 ~ 70 Gy/（7 ~ 8）周。姑息性放疗也尽量给予根治量或接近

根治量。术前放疗主要适用于食管癌已有外侵，临床估计单纯手术切除有困难，但肿瘤在放疗后获得部分退缩可望切除者。术前照射能使癌肿及转移的淋巴结缩小，癌肿周围小血管和淋巴管闭塞，可提高切除率，减少术中癌的播散。术前放疗的剂量为 30 ~ 70 Gy/4 ~ 8 W，放疗后 4 ~ 6 周再做手术切除。对姑息性切除后肿瘤有残留、术后病理检查发现食管切端有癌浸润，手术切缘过于狭窄，肿瘤基本切除但临床估计可能有亚临床病灶残留者，应进行术后放疗，以提高 5 年生存率。但是，对术中切除不完全的病变，局部可留置银夹标记，术后 2 ~ 4 周再做放射治疗，能否提高 5 年生存率尚有争论，术后放疗剂量为 50 ~ 70 Gy。近有学者建议采用食管癌体外三野照射法、超分割分段放疗，以及采用 $^{60}$Co、$^{137}$Cs、$^{192}$Yb 食管腔内近距离放疗，以减少肺组织及脊髓所受的放射剂量而减轻放射损伤，提高放疗的疗效。

3. 药物治疗

由于全身性扩散是食管癌的特征，应用化疗是合乎逻辑的。然而化疗在永久控制此症的效果方面尚未得到证实；显效率在 5% ~ 50%，取决于选用的药物或药物之间的搭配，目前多为数种作用机制不同药物的联合用药，常用方法为 DMP、DBV、PMD 等。但病情改善比较短暂且大多数有效的药物均有毒性。目前临床上常用联合化疗方案有 DDP-BLM、BLMADM、DDP-DS-BLM 以及 DDP-ADM- 氟尿嘧啶等。临床观察发现，DDP、氟尿嘧啶和 BLM 等化疗药物具有放射增敏作用。近 10 年来将此类化疗药物作为增敏剂与放疗联合应用治疗食管癌，并取得了令人鼓舞的疗效。

4. 综合治疗

（1）新辅助化疗：又称诱导化疗或术前化疗，目的在于：①控制原发病灶，增加完全性手术切除的机会，也可减少术中肿瘤的播散。②肿瘤血供完整，允许更有效的化疗药物的输送。③早期的全身治疗可以消灭微小的转移病灶。④术前化疗允许更为客观地评价肿瘤反应情况，从而确定有效的化疗药物。

（2）食管癌的术后化疗：食管癌的术后化疗即辅助化疗研究较少，但现有资料显示其可能明显提高术后生存率。

（3）食管癌的术前化疗和放疗：一般是选用一种或数种化疗药物附加术前放疗，3 ~ 4 周后手术切除。有些患者局部病灶可以完全消失。术前化疗加术前放疗目前有逐渐增加的趋势。

（4）术前放射治疗：该方法能使癌肿及转移的淋巴结缩小，癌肿周围小血管和淋巴管闭塞，可提高切除率，减少术中癌的播散。对术中切除不完全的病变，局部可留置银夹标记，术后 2 ~ 4 周再进行放射治疗。能否提高 5 年生存率尚有争论。

（5）食管支架或人工贲门：采用记忆合金做的人工支架可将肿瘤所致的狭窄食管腔撑开，可姑息性地解决患者的进食和营养；用高分子材料做的人工贲门可扩开食管下端贲门癌所致的狭窄，并有一定的抗反流作用。

5. 食管癌激光切割术

食管癌激光切割术为姑息性治疗食管癌，用激光在食管腔内切割腔内生长的肿瘤，解决患者的进食和营养问题。

## 二、放疗护理

放疗是利用放射线照射肿瘤，达到杀死或破坏肿瘤细胞的一种方法，在食管癌的治疗中占有重要的地位。放射线治疗肿瘤的机制主要是：放射线作用于肿瘤细胞的 DNA 分子，引起 DNA 断裂；射线的电离物质又使癌细胞合成的蛋白质变性，造成细胞退行性变，出现混浊、肿胀、核内空泡增多、核仁消失、核分裂停止，继之被吞噬细胞吞噬，最后为成纤维细胞所替代，而达到治疗的目的。

临床常用的放疗设备，主要有深部 X 线机、$^{60}$Co 治疗机、电子感应加速器和直线加速器等，均系利用其所产生的 X 线、γ 线和电子来进行治疗。其中 X 线穿透力较弱，对深部肿瘤不易达到要求的剂量，故常用于治疗较表浅的肿瘤，如锁骨上淋巴等。$^{60}$Co 和加速器对组织的穿透力较强，对食管癌有较好的疗效。放疗科医师根据患者不同的病情，选择不同的放射源，在模拟机下定位、设野，确定放射剂量。食管癌患者通过足量的放疗后，绝大部分病例的食管癌能大部分或基本消退，获得一定的近期疗效。有些病例还有可能获得更好的远期效果。但放疗效果是慢慢出现的，而且射线在破坏肿瘤细胞的同时，对人体的正常组织也有一定的损伤，尤其是使用较大剂量时，不可避免地出现一些放射反应。因此，在放疗期间做好患者的护理工作极为重要。

### （一）心理护理

患者一旦被确诊为癌症，表现为沮丧、绝望、不知所措，在接受治疗前有恐惧和忧虑，医护人员应有针对性地对患者做好疏导工作。例如在放疗前应告诉患者，放疗是借助于放射源所放出的射线来杀伤肿瘤细胞，在照射过程中不会产生异样的感觉。但在照射时，切不可随便移动位置，以免照在正常组织上。只有向患者解释清楚，使患者有安全感，才能消除不良的情绪，以利于治疗。

### （二）饮食护理

癌症患者由于慢性失血和放疗对造血系统的抑制，患者常有贫血症状，由于患者情绪低落，思想负担重，可引起食欲减退。同时，放疗后患者又常有恶心、呕吐等消化道反应，引起摄入不足，患者均有不同程度的体重下降。因此，放疗患者的饮食应选高热量、高蛋白、高维生素、低脂肪、清淡的食物，如新鲜的蔬菜、蘑菇、豆制品、乳制品、瘦猪肉、河鱼、蛋类，烹饪方法以清蒸、白烧为好。可适当食用人参、红枣、薏米仁、木耳等，以利于提高机体的免疫力。

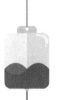

（三）放疗反应及护理

1. 消化道反应及护理

接受放疗的患者，由于射线的影响，常有恶心、呕吐、食欲减退等消化道反应，这些症状常在开始放疗或照射到 20 Gy 左右时出现，这些症状在机体适应以后也就慢慢消失了。此时应给清淡、温或凉、易消化的饮食。头颈部肿瘤的患者，在放疗开始 2～3 周后，上呼吸道和消化道黏膜往往发生干燥、疼痛症状，此症状随放射剂量的积累而加重，有时可导致严重的吞咽困难或咳嗽，所以，在照射前应劝导患者戒烟戒酒，忌吃辛辣和酸醋食物，要避免过热过硬的食物，以免损伤黏膜。局部反应剧烈时，可喷用水剂消炎药或稀释的表面麻醉药（如 1% 丁卡因、1% 普鲁卡因），以减轻疼痛症状。在此同时，患者要养成良好的口腔卫生习惯，饭后漱口可清除口腔中的食物残渣。

食管癌患者在治疗过程中，局部黏膜因充血、水肿、纤维化而出现炎症、溃疡、狭窄甚至穿孔，所以在放疗前要进行饮食的卫生宣教，嘱患者进细而软的饮食。同时要密切观察有无疼痛加重、大出血等食管穿孔情况，以便及时进行处理。

2. 骨髓抑制及护理

骨髓组织在接受照射治疗后，可发生再生不良的抑制情况，使周围血象发生变化，大多数患者均会发生白细胞和血小板下降。所以，对于放疗中的患者要每 2 周测 1 次血常规，如血象偏低，可给予升高白细胞的药物，并摄入高营养、高蛋白、高维生素饮食。如出现白细胞计数 $< 3 \times 10^9$/L，应报告医师，暂停放疗，给予对症处理。如艾灸大椎、足三里穴位，每日 2 次，每次 15 min；少量多次输新鲜血，以刺激骨髓造血。若白细胞计数 $< 1 \times 10^9$/L 时，则需采取保护性隔离措施，患者被隔离在单人房间内，工作人员及家属进去均要戴口罩、帽子，房间每天用紫外线消毒 2 次，每次 30 min（此时患者双眼用手帕盖住）。保持患者被褥、衣、裤的清洁，避免感染。

3. 皮肤反应及护理

局部皮肤经照射后，由于细胞损伤而产生红斑，当照到一定剂量时，会产生干性脱皮，严重者有湿性脱皮和感染，患者非常痛苦，因此要指导患者进行皮肤护理。

（1）在放射治疗的过程中，始终要保持照射野标记的清晰，如发现照射野标记不清，应及时请主管的医师描画清楚。

（2）保持照射野皮肤的清洁干燥，防止溃烂、感染。禁贴胶布或涂对皮肤有刺激性的药物，勿用水或肥皂擦洗，局部可以用消毒滑石粉或樟脑粉。

（3）避免皮肤受物理性（如冷、热敷）和机械性的刺激，避免粗糙毛巾或衣领的摩擦，头颈部放疗的患者，颈部可用柔软光滑的围巾保护照光野。

（4）忌用手指剥皮或挠痒，以免感染、溃烂，延长皮肤愈合时间。

如患者出现皮肤反应（分为四度），可给予适当的处理。

Ⅰ度：轻度红斑反应，一般不需处理。

Ⅱ度：呈色素沉着或干性脱皮，一般也不需处理。

Ⅲ度：湿性皮炎，皮肤表面有少量渗出，此时可采用暴露疗法，如局部无化脓，可涂甲紫以起收敛作用。如果局部皮肤起泡，有脓液积聚时，应用生理盐水冲洗伤口，然后用硼酸软膏包扎 1 ~ 2 d，以排尽脓液，再采用暴露疗法，同时应暂停放疗。

Ⅳ度：溃疡、坏死、真皮层受损，此时应将坏死组织清除，按无菌操作要求及时换药，应用抗生素药液湿敷，以控制炎症。

4. 放射性肺炎及护理

肺癌患者在放射过程中，由于照射部位出现结缔组织和支气管黏膜的充血水肿，淋巴滤泡萎缩，发生放射性肺炎。一般表现为刺激性干咳，少数伴有气急和不规则低热；严重者，出现高热、胸痛、气急等。此时应暂停放疗，并及时给予大剂量抗生素和激素治疗，同时嘱患者卧床休息、保暖等。

5. 放射性肝炎及护理

主要发生于肝癌患者，当食管癌发生肝转移时也时有发生。由于射线作用于肝脏血管系统，特别是静脉系统，使血管内细胞肿胀、脱落，腔内纤维素沉积，管腔狭窄，最后血管闭塞。肝内循环系统紊乱，引起肝组织营养不良，继发肝细胞萎缩、坏死及肝小叶结构破坏，最终导致肝功能损害。其主要表现为肝脏肿大、肝区胀痛、大量腹腔积液，有时伴有黄疸。此时应嘱患者卧床休息，给高蛋白、高能量饮食，限制钠的摄入，并进行适当的保肝治疗。

6. 脑组织的急性放射反应及护理

食管癌脑转移患者，常作头颅照射，脑组织受照射后，可出现血管怒张、充血、水肿，常表现为头痛、恶心、严重呕吐、发热、烦躁不安或昏睡、颅内压增高，严重者可形成脑疝而死亡。

护理要点：①应立即使用激素和脱水疗法；②严密观察患者体温、脉搏、呼吸、血压、神志、瞳孔、肢体活动等情况，发现异常，及时汇报医师；③做好昏迷护理、安全护理、抽搐护理及瘫痪护理，并防止脑疝和窒息发生。

## 三、食管癌患者三维适形放疗的护理

三维适形放射治疗（下称放疗）是目前较为先进的放疗手段，根据肿瘤的立体形状将放射线聚焦在肿瘤靶区内，而使周围正常组织和器官免受或少受不必要的照射，具有提高疗效、不良反应小、并发症少、恢复快等优点。

### （一）三维适形放疗治疗方法

采用三维适形放疗前，行 CT 定位，治疗床上置真空袋，患者躺在真空袋上，摆好正确体位，将真空袋抽成真空，在其胸部皮肤上做好标记，行 CT 扫描，然后将 CT 片通过数字化仪传入（TPS）治疗计划系统。使胸部的重要器官和肿瘤在计算机中形成三维图形，由医生勾画出放疗靶区后，在计算机上优化设计出最佳治疗计划，使肿瘤区剂量达最高，从而使周围组织损伤程度最小。一般常规分次量 DT 200 cCy，放疗每周 5 次，DT 总剂量 6 000 ~ 7 000 cCy，按肿瘤的部位、射野大小确定放射野面积。根据 TPS 计划制出射野模具，每个射野 1 块模具（一般需 3 ~ 5 块）。然后由医生和技术人员在 6 mV X 直线加速器下进行射野核对，核实无误后由技术人员根据 TPS 计划系统设计出的计划进行放疗。

（二）临床护理

1. 心理护理

患者因患癌而产生沉重的心理负担。据文献报道，80% 以上的患者存在恐癌心理，对放疗的未知心理和担心医疗费用较高等，从而使患者出现恐惧、焦虑、急躁等负性情绪。鉴此，护士首先要有同情心，语言亲切，态度诚恳。向患者讲解目前国内外先进的治疗技术和经验，同种疾病治愈的病例，树立癌症可治的信心，宣传三维适形放疗的优点，是根据肿瘤的形态、结构、解剖等位置而设计的放疗靶区，使周围正常组织免受损伤，使患者有信心接受治疗。患病后因患者急于治疗，故放疗前向患者讲解三维适形放疗前要先行 CT 定位，制定 TPS 计划，制作模块等步骤，以缓解患者焦虑情绪；向患者讲解放疗过程中常见的不良反应及处理方法，使患者对放疗有一定的认识，以防止出现反应时产生负性情绪。使患者情绪稳定地接受治疗。因三维适形放疗费用相对较高，许多自费患者的经济问题成为患者选择该治疗方法的重大阻力，故对患者的亲友和子女积极进行宣传和鼓励，让其了解该方法的优点作为切入点，并请治愈的患者进行现身说教，争取亲友和子女的支持，使患者都能接受三维适形放疗。

2. 体位固定

三维适形放疗使放射剂量分布形状与肿瘤的形状在三维方向上一致，从三维方向上进行照射，其射野面积小。因此，体位固定的好坏直接影响照射部位的准确性，直接影响其治疗效果。必须告诫患者放疗时听从技术人员指挥，躺在专用固定体位的体膜上禁动，以免因体位偏离而造成放射线致周围组织和器官的损害，同时使肿瘤组织达不到预期的照射剂量，增加复发及转移概率。

3. 保暖

由于食管癌患者进行放疗时，必须脱去上衣，充分暴露射野皮肤，因三维适形放疗一般有 3 ~ 5 个射野，每个射野需 1 ~ 2 min 放疗，加上摆位时间，一般需 10 min 左右才能完成，故较普通放疗时间长。因此，要调节室温在 24℃ 左右，治疗结束后，立即帮助患者穿好衣服，尤其是年老、体弱、行动不便者，根据季节变化提醒患者及时增减衣服，以免受凉感冒。

4. 观察血常规变化

由于三维适形放疗射野多，每个射野面积较小，对患者的骨髓抑制不明显，嘱患者进食动物肝脏、鸡蛋、排骨汤等有助于升高血常规的食物；尽量避免去公共场所，必要去公共场所时戴口罩，以防交叉感染。

5. 不良反应的护理

①全身反应的护理：因三维适形放疗的射野面积较小，由多个射野面积组成，其剂量分散，所以周围组织和重要器官受损概率较小，故全身反应发生率较低。照射前不必给患者过多的暗示，嘱患者照射前、后 30 min 不可进食，以免形成条件反射性厌食。鼓励患者在放疗期间每天进行有氧运动，如骑车、散步、上下楼梯等，30 ~ 60 min/ 次，2 次 /d，以减轻放疗患者的心理刺激和疲劳。②放射性食管炎的护理：放射性食管炎是食管癌放疗中最常见的早期反应。应向患者讲解进食的注意事项，鼓励患者进少渣、易消化的流食，进食速度宜慢，并分次、少量进食；温度以 40 ~ 42℃为宜，以免过热，烫伤食管黏膜，进食完毕后口服 40℃生理盐水 50 mL，以冲洗食管减少食物滞留管腔。疼痛较重者，进食前 30 min 进 2% 利多卡因 25 mL 加庆大霉素 80 万 U 加吲哚美辛 250 mg 加次苍 3 g 加入生理盐水 500 mL 中混合口服，10 mL/ 次，3 次 /d，以减轻食管黏膜的充血和水肿。

6. 出院指导

患者治疗结束时做好出院前的宣教、指导。如需出院带药应向患者说明药物的作用、用法、用量，嘱患者坚持按医嘱服药；戒烟戒酒、忌食辛辣过酸食物，以免对食管黏膜产生化学性腐蚀、刺激；保持乐观情绪，树立战胜疾病的信心；定期复查，一般 1 个月到医院放疗门诊复查，若出院后出现胸、背疼痛突然加剧，进食时呛咳，呕血，黑便等，是并发食管穿孔和大出血的征象，应及时返院治疗。

（三）住院期间教育

1. 一般知识

患者入院后，护士利用每次与患者接触的机会，用通俗易懂的语言进行面对面的交流，向患者讲解食管癌的诊断、主要症状、病因、治疗方案、预后，详细询问病情，使患者觉得医护人员尊重并关心自己，有利于建立融洽的护患关系，使患者积极配合护理工作。

2. 心理疏导

根据患者的心理反应进行评估，采取一定的干预措施，如向患者介绍乐观的病友和一些效果好的病例，使其认同癌症并不等于死亡，并说明放、化疗时间、剂量、疗程和注意事项，对接受能力差的患者应反复讲解，强化意识直到理解。

3. 放射治疗中的注意事项

充分休息，加强口腔卫生；特殊的皮肤护理，避免直接日晒，用专用的护肤品，在接受放射区域的皮肤不用洗涤剂、化妆品，以免加重皮肤的刺激，禁用含金属粉的油膏，防止吸收放射线并加重对皮肤的刺激。由放疗科医师仔细划出患者照射区域的标记，应注意保护，不能擦拭掉，因放射线每次都是从同一部位进入可获得最佳疗效。放射区必须保持干燥，患者的衣着尽量宽松合身，以免摩擦刺激，及时告知放射治疗引起的任何不适反应。

4. 饮食指导

患者多有不同程度的胸骨后不适、烧灼感或疼痛、吞咽食物有摩擦或异物感，进而出现吞咽困难、呕血等，应少食多餐，细嚼慢咽，进食易消化食物，低盐饮食，不宜进食生冷或刺激性食物，忌烟、烈性酒。

（李　超）

# 第四节　乳腺癌

## 一、疾病概述

### （一）定义

乳腺癌（breast cancer）是一种常见的恶性肿瘤，大多发生于 40～60 岁的妇女，男性少见，女性的发病率约为男性的 100 倍。乳腺癌的发生率不断上升，尽管在大多数病例中，致癌的原因仍然不清楚，但许多因素已经得到证实。这些因素中如初潮早、绝经迟及未经产或高龄妊娠有一定的临床意义。与全身其他恶性肿瘤一样，乳腺癌的病因尚未完全明确，已证实的某些发病因素仍存在不少争议。绝经前和绝经后雌激素是刺激发生乳腺癌的明显因素。

### （二）诊断

1. 症状

（1）乳房肿块：乳腺内无痛性肿块，常是患者就诊的主要症状，多由患者或其配偶无意中发现，也有体格检查时发现。但也有 10%～15% 可伴疼痛。

（2）乳头溢液：约有 5% 的乳腺癌可有乳头溢液症状或为乳腺导管内乳头状瘤恶变。患者更换内衣时发现有少许污迹而来就诊。

（3）乳头和乳房皮肤改变：乳头扁平、回缩，皮肤凹陷，皮肤水肿，此表现常被患者忽视。晚期乳房出现溃破而形成溃疡。乳头粗糙、糜烂如湿疹样，进而形成溃疡，是乳头湿疹样乳腺癌的表现，而常被误诊为普通皮肤湿疹。炎性乳腺癌表现为局部皮肤可呈炎症样表现，即皮肤发红、水肿、增厚。

（4）腋窝淋巴结：晚期可出现腋窝肿大淋巴结。也有患者乳房病灶很小未被发现而先出现腋窝肿大淋巴结。

（5）乳房疼痛：不是乳腺癌常见症状，晚期乳腺癌疼痛为癌肿直接侵犯神经所致。

2. 体征

（1）乳房肿块：早期多为无痛、单发的小肿块。以乳房外上象限为常见，质硬，表面不光滑，与周围组织分界不清楚，在乳房内不易被推动。随着肿瘤增大，可引起乳房局部隆起。若累及 Cooper 韧带，可使其缩短而致肿瘤表面皮肤凹陷，即所谓"酒窝征"。癌肿继续增大，如皮下淋巴管被癌细胞堵塞，引起淋巴回流障碍，出现真皮水肿，皮肤呈"橘皮样"改变。乳腺癌发展至晚期，可侵入胸筋膜、胸肌，以致癌块固定于胸壁而不易推动。如癌细胞侵入大片皮肤，可出现多数小结节，甚至彼此融合。有时皮肤可溃破而形成溃疡，这种溃疡常有恶臭，容易出血。

（2）腋窝淋巴结：乳腺癌淋巴转移最初多见于腋窝。肿大淋巴结质硬、无痛、可被推动；以后数目增多，并融合成团，甚至与皮肤或深部组织粘连。

（3）远处转移：乳腺癌转移至肺、骨、肝脏时，可出现相应的症状。例如，肺转移可出现胸痛、气急，骨转移可出现局部疼痛，肝转移可出现肝大、黄疸等。

（4）特殊类型：有两种特殊类型乳腺癌的临床表现与一般乳腺癌不同，即炎性乳腺癌和乳头湿疹样乳腺癌。炎性乳腺癌并不多见，特点是发展迅速、预后差，局部皮肤可呈炎症样表现，开始时比较局限，不久即扩展到乳房大部分皮肤，皮肤发红、水肿、增厚、粗糙、表面温度升高。乳头湿疹样乳腺癌少见，恶性程度低，发展慢，乳头有瘙痒、烧灼感，以后出现乳头变粗糙、糜烂如湿疹样，进而形成溃疡，有时覆盖黄褐色鳞屑样痂皮。部分病例于乳晕区可扪及肿块。较晚发生腋淋巴转移。

3. 检查

（1）钼靶 X 线摄片：是诊断乳房疾病的重要手段。乳腺癌的表现为边界不规则的肿块影，密度较高，肿块边缘有长短不一的毛刺。病灶内存在钙化点是乳腺癌在 X 线摄片上的另一个特点。

（2）B 超检查表现：为单发的实性低回声肿块，边界不清，周围常有晕征，内部回声不均匀，有不同程度的后方声影衰减，可有点状强回声的钙化点，肿块血流丰富，上方皮肤可能增厚或凹陷，腋下可能触及肿大的淋巴结。

（3）CT 检查：乳腺癌可表现为瘤体密度高于腺体密度的不规则肿块，边缘不光滑有毛刺，肿块内可能有钙化微粒，亦可能有液化坏死的低密度区。皮肤可能有增厚，可看到 Cooper 韧带受侵皮肤凹陷，受累的乳头可回缩。累及胸壁时，乳腺后间隙可消失。增强扫描时，肿块有明显强化。CT 亦可同时清楚显示腋淋巴结和内乳淋巴结的情况。

（4）MRI 检查：可表现为乳腺内境界不清的肿块，边界不规则有毛刺，可能显示有钙化微粒。$T_1$ 相肿块强度低于周围组织，$T_2$ 相肿块强度明显增高。

（5）乳管镜检查：常可见到 2 级、3 级导管腔内有不规则隆起，或多发性小结节，沿导管内壁纵向蔓延。基底宽，易出血，管壁僵硬，弹性差。

（6）液晶及远红外热像图：乳腺癌血供丰富，肿瘤所在部位的皮肤温度比正常部位要高，液晶及热像图即利用这一现象来探测肿瘤部位。

（7）穿刺活检：细针穿刺细胞学检查是一种安全、简便、快速而有效的诊断方法，一般主张在做好必要的根治术的术前准备后，再行穿刺活检，或穿刺证实为恶性肿瘤后，应尽快行根治性手术，间隔时间应控制 1 周之内，最多不超过 2 周。

（8）切除活检或切取活检：是应用最广泛、结果最可靠的诊断方法。对于乳腺内肿块凡考虑为肿瘤病变或不能排除肿瘤可能性者均应行切除活检，若怀疑为恶性病变者则应在有冷冻切片设备及做好根治性手术准备的情况下进行。只有肿瘤巨大或已有周围广泛粘连，甚至破溃者，才用切取活检方法。

（三）诊断

（1）乳腺癌大多发生于 40 ~ 50 岁妇女，近年有年龄提前的倾向。月经初潮早、绝经晚、生育、未生育、乳腺癌家族史及长期高脂饮食者为高危人群。

（2）无痛性肿块为常见症状，少数可有疼痛，肿块质地较硬，边界不清，活动度差，表面不光滑。

（3）局部皮肤凹陷、水肿，呈"橘皮样"改变，晚期可破溃、感染、坏死呈"火山口"样改变并伴有恶臭，肿瘤细胞向皮肤扩散而形成"卫星"结节。

（4）乳头凹陷、抬高，可有乳头溢液（血性或浆液性）。乳晕可有糜烂、渗出、皲裂、增厚等湿疹样变。

（5）淋巴结肿大，早期同侧腋窝淋巴结肿大，质硬，无压痛，分散分布或融合成团及锁骨上淋巴结肿大。

（6）可有上肢水肿及血行转移到肺、肝、脑、骨骼而出现相应症状。

（7）B 超、CT、钼靶摄片及 MRI、红外线等辅助检查可协助诊断。穿刺细胞学检查及病理活检可明确诊断。

（四）鉴别诊断

1. 纤维腺瘤

纤维腺瘤常见于青年妇女，肿瘤大多为圆形或椭圆形，边界清楚、活动度大，发展缓慢，一般易于诊断。但 40 岁以后的妇女不要轻易诊断为纤维腺瘤，必须排除恶性肿瘤的可能。

2. 乳腺增生症

乳腺增生症多见于中年妇女，特点是乳房胀痛，肿块可呈周期性，与月经周期有关。肿块或局部乳腺增厚与周围乳腺组织分界不明显。可观察 1 至数个月经周期，若月经来潮后肿块缩小、变软，则可继续观察；如无明显消退，可考虑手术切除及活检。

3. 浆细胞性乳腺炎

浆细胞性乳腺炎是乳腺组织的无菌性炎症，炎性细胞中以浆细胞为主。临床上 60%呈急性炎症表现，肿块大时皮肤可呈橘皮样改变；40%患者开始即为慢性炎症，表现为乳晕旁肿块，边界不清，可有皮肤粘连和乳头凹陷。

4. 乳腺结核

乳腺结核是由结核杆菌所致乳腺组织的慢性炎症。好发于中、青年女性。病程较长，发展较缓慢。局部表现为乳房内肿块，肿块质硬韧，部分区域可有囊性感。肿块边界有时不清楚，活动度可受限。

（五）治疗

1. 手术治疗

手术治疗是乳腺癌的主要方法之一，还有辅助化学药物、内分泌、放射和生物治疗等。对病灶仍局限于局部及区域淋巴结的患者，手术治疗是首选。目前应用的 5 种手术方式均属治疗性手术，而不是姑息性手术。

（1）乳腺癌根治术：手术应包括整个乳房、胸大肌、胸小肌、腋窝及锁骨下淋巴结的整块切除。有多种切口设计方法，可采取横向或纵行梭形切口，皮肤切除范围一般距肿瘤 3 cm，手术范围上至锁骨，下至腹直肌上段，外至背阔肌前缘。内至胸骨旁或中线。该术式可清除腋下组（胸小肌外侧）、腋中组（胸小肌深面）及腋上组（胸小肌内侧）3 组淋巴结。乳腺癌根治术的手术创伤较大，故术前必须明确病理诊断，对未确诊者应先将肿瘤局部切除，立即进行冰冻切片检查，如证实是乳腺癌，随即进行根治术。

（2）乳腺癌扩大根治术：即在上述清除腋下、腋中、腋上 3 组淋巴结的基础上，同时切除胸廓内动、静脉及其周围的淋巴结（即胸骨旁淋巴结）。

（3）乳腺癌改良根治术：有 2 种术式：①保留胸大肌，切除胸小肌；②保留胸大、小肌。前者淋巴结清除范围与根治术相仿，后者不能清除腋上淋巴结。根据大量病例观察，认为Ⅰ、Ⅱ期乳腺癌应用根治术及改良根治术的生存率无明显差异，且该术式保留了胸肌，术后外观效果较好，目前已成为常用的手术方式。

（4）全乳房切除术：手术范围必须切除整个乳腺，包括腋尾部及胸大肌筋膜。该术式适宜于原位癌、微小癌及年迈体弱不宜做根治术者。

（5）保留乳房的乳腺癌切除术：手术包括完整切除肿块及腋淋巴结清扫。肿块切除时要求肿块周围包裹适量正常乳腺组织，确保切除标本的边缘无肿瘤细胞浸润。术后必须辅以放射治疗、化学治疗。

手术方式的选择还应根据病理分型、疾病分期及辅助治疗的条件而定。对可切除的乳腺癌患者。手术应达到局部及区域淋巴结最大限度地清除，以提高生存率，然后再考虑外观及功能。对Ⅰ、Ⅱ期乳腺癌可采用乳腺癌改良根治术及保留乳房的乳腺癌切除术。在综合辅助治疗较差的地区，乳腺癌根治术还是比较适合的手术方式。胸骨旁淋巴结有转移者如术后无放疗条件可行扩大根治术。

2. 化学药物治疗

浸润性乳腺癌术后应用化学药物辅助治疗，可改善生存率。乳腺癌是实体瘤中应用化疗最有效的肿瘤之一，化疗在整个治疗中占有重要的地位。常用的有 CMF 方案（环磷酰胺、氨甲蝶呤、氟尿嘧啶）。根据病情可在术后尽早（1 周内）开始用药。剂量为环磷酰胺（C）400 mg/m²，氨甲蝶呤（M）20 mg/m²，氟尿嘧啶（F）400 mg/m²，均为静脉注射，在第 1 日及第 8 日各用 1 次，为 1 个疗程，每 4 周重复，6 个疗程结束。因单药应用多柔比星的效果优于其他抗癌药，所以对肿瘤分化差、分期晚的患者可应用 CAF 方案（环磷酰胺、多柔比星、氟尿嘧啶）。环磷酰胺（C）400 mg/m²，静脉注射，第 1 日；多柔比星（A）40 mg/m²，静脉注射，第 1 日；氟尿嘧啶（F）400 mg/m²，静脉注射第 1、8 日，每28 日重复给药，共 8 个疗程。化疗前患者应无明显骨髓抑制，白细胞计数 > $4 \times 10^9$/L，血红蛋白 > 80 g/L，血小板 > $50 \times 10^9$/L。化疗期间应定期检查肝、肾功能，每次化疗前要查白细胞计数，如白细胞 < $3 \times 10^9$/L，应延长用药间隔时间。应用多柔比星者要注意心脏毒性，或用表柔比星替代，其心脏毒性比较轻。

术前化疗目前多用于Ⅲ期病例，可探测肿瘤对药物的敏感性，并使肿瘤缩小，减轻与周围组织的粘连。药物治疗一般可采用 CMF、CAF 方案，一般用 2 ~ 3 个疗程。

3. 内分泌治疗

癌肿细胞中雌激素受体（ER）含量高者，称激素依赖性肿瘤，这类患者对内分泌治疗有效。而 ER 含量低者，称激素非依赖性肿瘤，内分泌治疗效果差。因此，对手术切除标本除做病理检查外，还应测定 ER 和孕激素受体（PGR）。不仅可帮助选择辅助治疗方案，对判断预后也有一定作用。

他莫昔芬为非甾体激素的抗雌激素药物，其结构式与雌激素相似，可在靶器官内与雌二醇争夺 ER，他莫昔芬、ER 复合物能影响 DNA 基因转录，从而抑制肿瘤细胞生长。临床应用表明，该药可降低乳腺癌术后复发及转移，对 ER、PGR 阳性的绝经后妇女效果尤为明显，同时可减少对侧乳腺癌的发生率。他莫昔芬的用量为每日 20 mg，一般服用 5 年。该药安全有效，不良反应有潮热、恶心、呕吐、静脉血栓形成、眼部不良反应、阴道干燥或分泌物多。长期应用后小部分患者可能发生子宫内膜癌。

新近发展的芳香化酶抑制剂如来曲唑等，有资料证明其效果优于他莫昔芬，这类药物能抑制肾上腺分泌的雄激素转变为雌激素过程中的芳香化环节，从而降低雌二醇，达到治疗乳腺癌的目的。

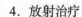

**4. 放射治疗**

放射治疗是乳腺癌局部治疗的手段之一。在保留乳房的乳腺癌手术后，放射治疗是一重要组成部分，应于肿块局部广泛切除后给予较高剂量放射治疗。单纯乳房切除术后可根据患者年龄、疾病分期、分类等情况，决定是否应用放疗。根治术后是否应用放疗，多数认为对Ⅰ期病例无益，对Ⅱ期以后病例可能降低局部复发率。

目前根治术后不做常规放疗，而对复发高危病例，放疗可降低局部复发率，提高生存质量。指征如下：①病理报告有腋中或腋上淋巴结转移者；②阳性淋巴结占淋巴结总数1/2以上或有4个以上淋巴结阳性者；③病理证实胸骨旁淋巴结阳性者（照射锁骨上区）；④原发灶位于乳房中央或内侧而做根治术后，尤其是腋淋巴结阳性者。

**5. 生物治疗**

近年临床上已逐渐推广使用的曲妥珠单抗注射液，系通过转基因技术制备，对C-erbB-2过度表达的乳腺癌患者有一定效果，特别是对其他化疗药无效的乳腺癌患者也能有部分疗效。

## 二、放疗前护理

放疗（放射治疗）是乳腺癌患者手术前后重要的辅助治疗手段之一，可有效提高治愈率，预防术后局部复发，提高患者的生存质量。但在放疗的过程中，患者很可能会出现一些心理、生理等反应，因此，护士要针对不同时期可能出现的问题，及时进行护理干预，避免或减轻一些不良反应的发生，并使患者积极配合，顺利完成治疗。

**1. 一般护理**

患者入院后，在做好常规入院宣教及检查的同时，根据患者术后恢复情况、生活自理能力的程度，给予相应的协助；了解患侧肢体有无肿胀、疼痛，活动程度，患肢功能锻炼情况，告知继续功能锻炼的必要性与方法；了解患者对形体改变的认知程度，给予知识宣教及心理支持；观察保乳患者乳头有无溢液，腋下区域淋巴结及锁骨上淋巴结有无肿大情况，教会乳腺自检方法，观察家属对患者的支持程度及维持健康的知识水平，告知家属，尤其配偶的理解与支持，对患者的康复将起到不可估量的作用。

**2. 心理护理**

患者对将进行的放疗可能会产生焦虑甚至恐惧心理，她们会担心是否病情较重、病程较晚；经过手术和（或）化疗后，身体能否耐受放疗等。护士应耐心讲解放疗在乳腺癌治疗中的作用与意义，告知保持开朗乐观情绪与疾病治愈的相关性，帮助疏导不良心理，树立战胜疾病的信心。

**3. 放疗知识的宣教**

放疗前向患者讲解放疗的基本原理，可能出现的反应及预防与处理方法。协助做好放疗前的准备，告知定位与放疗时的配合要点，如定位、照射时充分暴露照射野部位；记住定位时的体位，尽可能做到每次照射时头、手、身体保持同样的位置；每次治疗过程中不可随意变动体位。

## 三、放疗中护理

1. 一般护理

首次放疗时告知患者每天要照射的部位与每个野的配合要点，特别是用乳腺切线托架的正确卧位，在照内、外切线野打机架时，不必紧张；如有不适挥手即有技术员协助处理。在整个放疗过程中，护士要随时观察患者的心理活动、对治疗的适应状况、全身营养情况、出现反应的时间与程度、对产生反应的认知情况等，及时给予相应的护理与指导，并做好详细的护理记录。

2. 放疗反应护理。

（1）全身反应的护理：全身反应多在放疗初期和末期发生，有头晕、目眩、失眠、疲乏、烦躁不安、食欲缺乏、血细胞减少等骨髓抑制反应。护士应及时做好解释工作。予以适当的心理疏导，消除患者紧张情绪，指导其合理饮食，加强营养，充分休息，适当活动。轻微者可不予以特别处理，重者应配合医师及时治疗。①疲乏：患者常最先感觉到的不良反应是疲乏。应增加患者睡眠时间，夜间睡眠时间不少于 8 h，日间适当午睡，轻度活动与锻炼。②骨髓抑制：尤其是在放疗前接受不同剂量化疗的患者，出现骨髓抑制的概率更高。通常表现为白细胞、血小板计数的减少。每周检查血常规，动态观察白细胞、血小板的变化，白细胞低于 $3 \times 10^9$/L 时要给予适当治疗，严重时遵医嘱停止放疗；病室每日紫外线消毒，定时开窗通风；减少探视与陪客，尽可能少去或不去公共场所；注意个人卫生，加强营养，提高抵抗力；严格无菌操作，预防感染。血小板减少时密切观察出血倾向，减少或避免创伤性操作。③食欲减退：因放射线的电离辐射作用及机体抵抗力的下降，患者会食欲减退，应适时宣教营养的重要性，宜进食高维生素、高蛋白、高热量、低脂肪饮食，少吃多餐。注意美化就餐环境。鼓励家人或朋友陪同进餐，进餐时可放一些愉快、轻松的音乐，以增加食欲。

（2）照射野皮肤护理：放射治疗后皮肤反应比较常见，尤其乳腺癌根治术后放疗的患者，因胸壁皮瓣薄，局部血供和淋巴回流都较差，照射野内皮肤的耐受性差，极易产生不同程度的皮肤反应。放射性皮肤反应分为：①Ⅰ度：皮肤红斑，色素沉着。②Ⅱ度：干性脱皮。当皮肤剂量达 30 Gy 时，皮肤发黑呈片状脱屑。③Ⅲ度：皮肤湿性脱皮。当皮肤剂量达 40 Gy 以上，局部皮肤水肿，水疱形成，继之糜烂、渗液，表皮脱落。④Ⅳ度：皮肤溃疡。所以照射野皮肤的保护与预防反应很重要，要避免机械、理化因素刺激，如忌搔抓，洗澡禁用粗毛巾搓擦，局部用软毛巾吸干；不穿胸罩，内衣要纯棉、宽松而柔软；保持乳房腋窝处皮肤干燥，注意通风；照射野内不贴胶布，不涂碘酊、乙醇等刺激性药物。当出现干性皮肤反应时，忌撕掉脱皮，一般不做特别处理，若伴明显瘙痒可用比亚芬、维斯克、金因肽等涂患处。湿性皮肤反应时，可采用暴露疗法，局部涂喜辽妥乳膏或冰蚌油或用比亚芬、维斯克、康复新、金因肽等。出现溃疡坏死，应暂停放疗，局部换药，行抗感染治疗并外涂上述药物，减轻疼痛并控制感染；若溃疡经久不愈且较深，可考虑手术治疗，也可试用高压氧治疗。

（3）放射性肺损伤的预防与护理：胸部放疗均可能造成不同程度的肺损伤，应加强预防；指导患者戒烟、戒酒。避免过度疲劳，少去公共场所；为其提供安静舒适的休养环境，减少不良刺激；指导患者注意保暖，保持病室内空气新鲜，防止上呼吸道感染。出现上呼吸道感染后，强调遵医嘱按时、按量用药，告知各种药物治疗的重要性。

（4）放射性食管黏膜炎护理：患者可因照射内乳野、锁骨上野而引起轻度食管黏膜炎。表现为自觉黏液增多，进食时有不同程度的疼痛，胸骨后烧灼感，应给患者做好解释，不必担心是否有其他疾病的发生，消除其紧张与顾虑。指导进食温热半流质或软食，进食前后用淡盐水漱口及冲洗食管，必要时餐前用黏膜麻醉剂。

3. 上肢运动障碍护理

尤其术后放疗的患者，因局部疼痛，上肢运动功能尚未完全恢复。鼓励患者坚持徒手功能锻炼，运动范围不能低于手术后最大功能位，以避免或减轻放疗引起淋巴回流受阻，导致肢体肿胀、放射性肩关节活动障碍，同时可促进局部血液循环。

## 四、放疗后护理

1. 出院指导

指导患者继续做好照射野皮肤护理至少1~3个月，避免抓伤、划伤。放疗后3个月，照射野皮肤若无特殊，可根据需要选择合适的义胸。患者需定期复查，每月行健侧乳房自检及观察患侧胸壁情况，观察有无出现刺激性干咳、胸痛，如有不适，及时就诊。继续做好患肢功能锻炼，避免或减少患肢负重；告知患侧上肢不可输液、测血压。因乳腺癌与雌激素水平及脂肪摄入量正相关，因此手术后5年避免妊娠，坚持低脂饮食，控制体重。遵医嘱按时服药，告知药物不良反应与注意事项。

2. 康复指导

以患侧上肢功能锻炼为中心，辐射到胸、背、腰、各肢体的康复锻炼。患侧上肢锻炼的重点是上举、外展，锻炼方法有爬墙运动、拉绳运动、展肘运动、钟摆运动；锻炼动作由简单到复杂，由局部到全身运动的范围与量根据患者的自身状况，以不觉劳累为宜，康复锻炼要持之以恒，以加强效果，巩固疗效。

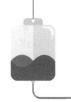

3. 心理指导

大部分乳腺癌患者切除乳房后会担心失去女性美丽，产生焦虑及自信心减弱心理，因此，我们需要帮助患者接受身体局部缺失的事实，告知患者外表的缺陷是可以通过佩戴义乳、专用文胸、乳房整形等乳房重建术来弥补，重要的是自身正确对待。身体康复后，尽早回归社会，积极参加有益健康的活动。

（李　超）

# 案例：食管狭窄的护理

## 【案例介绍】

（一）一般资料

患者×××，男，57岁，以"咳嗽，咯痰症状加重，吞咽不顺加重"为主诉入院，为求进一步治疗，转入我科，患者来时神志清，精神可，体质消瘦，步态不稳。

（二）病史

既往史：否认高血压、心脏病、糖尿病、脑血管疾病史，否认外伤史，否认食物、药物过敏史，于2018年12月28日在我院行"胸腹腔镜食管癌根治术＋镜下胸膜粘连烙断术"。2021年3月26日行"食管肿瘤灌注化疗术"，2021年3月21日、2021年7月8日两次行"食管球囊扩张术"。

个人史：生于原籍，久住本地，否认吸烟史，否认饮酒史。

婚育史：已婚。

家族史：家族中无类似疾病发生，否认家族遗传史。

（三）医护过程

查体：T 36.3℃，P 80次/分，R 17次/分，BP 118/72 mmHg。发育正常，表情自如，体质消瘦，步态不稳，神志清楚，查体合作。2年余前因"声音嘶哑、食管梗阻感"就诊于当地医院行食管镜、胃镜检查示食管癌，病理检查回示，（食管）鳞状细胞癌，后于2018-08-13就诊于我院，排除放疗禁忌后给予局部适行调强放射治疗，同步口服替吉奥化疗；于2018-12-28在我院行"胸腹腔镜食管癌根治术＋镜下胸膜粘连烙断术"，术后恢复可；后规律化疗，定期复查示：疾病稳定。2021-01-08肿瘤异常糖链蛋白TAP 170.562升高，胃镜提示：吻合口鳞癌，排除禁忌证，给予替吉奥药物治疗。2021-03-26行"食管肿瘤灌注化疗术"，于2021-03-21、2021-07-08两次行"食管球囊扩张术"，现患者咳嗽、咯痰症状加重，吞咽不顺加重，患者于9月9日查血常规：血红蛋白108 g/L，血小板436×10^{12}/L；肝肾功：白蛋白32.2 g/L；糖类抗原125：74.5 U/mL；血凝六项：凝血酶原时间 12.10 s，纤维蛋白原 5.72 g/L，D- 二聚体 0.63 mg/L；丙型肝炎抗体：8.526（+）。于 9 月 16 日查心电图示：部分导联 AT 段压低，多数导联 T 波低平。

## 【护理措施】

### （一）治疗护理

**1. 用药护理**

乙酰半胱氨酸的不良反应主要是过敏反应，如荨麻疹、支气管痉挛、恶心、呕吐等情况。若皮肤或黏膜发生新的变化，应及时停药。其与镇咳药不应同时服用，镇咳药对咳嗽反射的抑制作用可能会导致支气管分泌物的聚集。

**2. 疼痛护理**

指导患者家属正确用药并观察疗效及副作用，针对不良反应及时采取有效的措施。可采用转移注意力的方法，如看电视、听音乐等，增加患者对疼痛的耐受力。在医生的指导下进行止痛治疗，不能擅自调整止痛药的剂量。

**3. 呼吸道护理**

保持呼吸道通畅，采取有利于呼吸的体位，鼓励患者多咳嗽排痰，翻身拍背，并给予雾化吸入。

**4. 预防深静脉血栓护理**

嘱患者多饮温开水，每日 2 000 mL 以上。病情允许情况下，早日下床活动，每日也可进行下肢主动、被动踝泵运动。避免下肢和肢体的按摩，避免热水泡脚等，防止血栓脱落。

### （二）观察护理

严密观察患者病情变化，关注氧饱和、患者体重、营养相关指标；预防患者发生跌倒、下肢静脉血栓形成及预防胃管滑脱等情况。

### （三）生活护理

**1. 营养支持护理**

应用营养管鼻饲饮食，宣教注意事项，进餐时协助患者坐起，身体虚弱者可抬高床头取半坐位。进餐后不要立即平卧，应保持坐位或半坐位 15 ~ 30 min。必要时清洁口腔。鼓励适当活动以增加营养物质的代谢和作用，从而增加食欲。

**2. 皮肤护理**

注意病人体位的舒适与安全，加强皮肤管理，保持床单元干燥、无潮湿，必要时加用床栏防止坠床。

3．预防导管滑脱的护理

胃管固定于鼻翼两侧，当病人发热出汗时，胶布很容易弄湿而脱落，护理人员定时观察、巡视，做好标记，并定时观察胃管固定情况，进行严格交接班，并向病人做好宣教，讲解胃管脱落可能导致的严重后果。

（四）心理护理

呼吸困难病人常心情烦躁、痛苦、焦虑，应安慰鼓励病人，稳定病人情绪，有利于减轻呼吸困难。

（五）健康教育

嘱患者避免着凉，注意多休息，预防导管滑脱、呼吸困难、跌倒坠床的发生。遵医嘱坚持治疗，若出现疼痛、呕吐等病情变化应及时告知医护人员。

## 【小结】

患者体质消瘦，携带营养管，必要时请营养科会诊，制定营养计划，为患者提供个性化营养指导；患者痰液黏稠与疾病本身以及营养缺乏均有关系，做好基础护理的同时，要时刻保持高度的风险意识，防止发生呼吸道阻塞。

（李　超）

# 第七章　腹部及其他肿瘤

## 第一节　胃癌

### 一、疾病概述

#### （一）定义

胃癌是我国最常见的恶性肿瘤之一。胃癌的流行病学有明显的地域差别，日本、中国、智利、欧洲为高发地区，而美国、澳大利亚、丹麦和新西兰发病率最低。在我国，西北地区和东南沿海地区发病率较高，广西、广东、贵州发病率低。

#### （二）常见病因

**1. 亚硝基化合物**

亚硝酸盐主要来自食物中的硝酸盐，特别是在大量使用氮肥后的蔬菜中，硝酸盐的含量极高。硝酸盐进入胃中经硝酸盐还原酶阳性菌将其还原成亚硝酸盐。亚硝酸盐的含量与胃内硝酸盐还原酶阳性菌的数量呈正相关。据报道，低胃酸患者胃癌的发生率比正常胃酸者高 4.7 倍，这与胃内亚硝胺类化合物合成增多有关。

**2. 幽门螺杆菌**

幽门螺杆菌为带有鞭毛的革兰阴性菌，在胃黏膜中生长。幽门螺杆菌在发达国家人群中感染率低于发展中国家 30% ~ 40%，在儿童期即可受到感染，如我国广东 1 ~ 5 岁儿童中，最高感染率可达 31%。幽门螺杆菌是胃黏膜肠上皮化生和异型性增生及癌变前期的主要危险因素。在正常胃黏膜中很少分离到幽门螺杆菌，而随胃黏膜病变加重，幽门螺杆菌感染率增高。

**3. 遗传因素**

胃癌在少数家族中显示有聚集性。在对胃癌患者的调查中发现，一级亲属患胃癌比例明显高于二级、三级亲属。血型与胃癌存在一定关系，A 型血人群患胃癌的比例高于一般

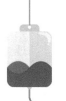

人群。

### 4. 饮食因素

高浓度食盐可使胃黏膜屏障损伤，造成胃黏膜细胞水肿，腺体丢失。摄入亚硝基化合物的同时摄入高盐可增加胃癌诱发率，诱发时间也较短，新鲜蔬菜、水果有预防胃癌的保护性作用，尤其是含有疏基类的新鲜蔬菜，如大蒜、大葱、韭菜、洋葱和蒜苗等。

### 5. 其他因素

吸烟为胃癌的危险因素，吸烟量越大，患胃癌的危险性越高。烟雾中含有多种致癌物质，可溶于口腔唾液进入胃内。此外，吸烟者口腔中硫氰酸含量增高，可使经血液进入口腔的硝酸盐还原成亚硝酸盐。

### 6. 慢性疾患

胃腺瘤样息肉、慢性萎缩性胃炎、肠化生等以胃黏膜腺体萎缩、减少为主要特征，常伴有不同程度的肠上皮化生。

### （三）病理分型

#### 1. 大体形态

胃癌因生长方式不同，大体形态各异。向胃腔内生长者，呈蕈伞样外观；有的沿胃壁向深层浸润很明显，呈弥漫性生长。Borrmann 分类主要根据肿瘤的外生性和内生性部分的相对比例来划分类型。侵至固有层以下的进展期胃癌分为四个类型。

（1）Ⅰ型：息肉样型。肿瘤主要向胃腔内生长，隆起明显，呈息肉状，基底较宽，境界较清楚，可有小的糜烂。在进展期胃癌中占 3%～5%。

（2）Ⅱ型：局限溃疡型。肿瘤有较大溃疡形成，边缘隆起明显，境界比较清楚，向周围浸润不明显。占 30%～40%。

（3）Ⅲ型：浸润溃疡型。肿瘤有较大溃疡形成，边缘部分隆起，部分被浸润破坏，境界不清，向周围浸润较明显，癌组织在黏膜下的浸润范围超过肉眼所见的肿瘤边界。约占半数。

（4）Ⅳ型：弥漫浸润型。呈弥漫性浸润生长，触摸时难以界定肿瘤边界。癌细胞的弥漫浸润及纤维组织增生，可导致胃壁增厚、僵硬，形成"革袋胃"。

#### 2. 组织学分型

国内目前多采用世界卫生组织 1990 年的国际分类法，将胃癌分为腺癌（乳头状腺癌、管状腺癌、黏液腺癌、印戒细胞癌）及其他组织学类型（腺鳞癌、鳞癌、肝样腺癌、壁细胞样腺癌、绒毛膜上皮癌、未分化癌）。有研究显示，在全部胃癌中，高、中分化腺癌占43.7%，低分化腺癌及印戒细胞癌占 56.3%。

#### 3. 活检的病理诊断

胃癌活检病理诊断的准确率不可能达到 100%。肿瘤的生长浸润方式（如主要在黏膜下浸润生长）、肿瘤所在部位（如穹隆部取材困难）、标本取材不当（如主要取到变形坏死组织）及病理漏诊（将高分化腺癌诊断为重度异型增生，或漏掉小的癌灶）都可能致假阴性。

胃癌的前体可分为两个类别：癌前状态和癌前病变。癌前状态是一种临床状态，由此可导致胃癌的发病率较正常人群增高；癌前病变是经过病理检查诊断的特定的组织学改变，可逐渐演变发展成胃癌。

（四）临床表现

1. 症状

早期胃癌无特异性症状，甚至毫无症状。随着肿瘤的进展，影响胃的功能时才出现较明显的症状，但这种症状也并非胃癌所特有，常与胃炎、溃疡病等慢性胃部疾患症状相似。常见症状如下。

（1）胃部疼痛：是胃癌最常见的症状，即使是早期胃癌患者，除了少部分无症状的患者外，大部分均有胃部疼痛的症状。起初仅感腹上区不适，或有胀痛、沉重感，常被认为是胃炎、胃溃疡等，给予相应的治疗，症状也可暂时缓解。胃窦部胃癌可引起十二指肠功能改变，出现节律性疼痛，易被忽视，直至疼痛加重甚至出现黑便才引起重视，此时往往已是疾病的中、晚期，治疗效果不佳。

（2）食欲减退、消瘦、乏力：这也是一组常见又不特异的胃恶性肿瘤症状，有可能是胃癌的首发症状。很多患者在饱餐后出现饱胀、嗳气而自动限制饮食，体重逐渐减轻。

（3）恶心、呕吐：早期可仅有进食后饱胀和轻度恶心感，常因肿瘤引起梗阻或胃功能紊乱所致。贲门部肿瘤开始可出现进食不顺利感，以后随病情进展而发生吞咽困难及食物反流。胃窦部癌引起幽门梗阻时可呕吐有腐败气味的隔夜饮食。

（4）出血和黑便：早期胃癌有出血、黑便者约占20%。少量出血时仅有大便隐血阳性，当出血量较大时可有呕血及黑便。凡无胃病史的老年人出现黑便时必须警惕胃癌的可能。

（5）其他：患者可因为胃酸缺乏、胃排空加快而出现腹泻或便秘及下腹部不适。胃癌血行转移多发生于晚期，以转移至肝、肺最为多见。在腹腔种植转移中，女性患者易转移至卵巢，称为 Krukenberg 瘤。

2. 体征

一般胃癌尤其是早期胃癌常无明显体征，可有腹上区深压痛，有时伴有轻度肌抵触感。腹上区肿块、直肠前触及肿物、脐部肿块、锁骨上淋巴结肿大等均是胃癌晚期或已出现转移的体征。

（五）诊断

胃癌的诊断和治疗需要多学科专家（肿瘤放射科专家、肿瘤外科专家、肿瘤内科专

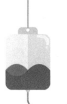

家、营养学专家及内镜专家）共同参与。

1．X线检查

X线检查主要用于观察胃腔在钡剂充盈下的自然伸展状态、胃的大体形态与位置的变化、胃壁的柔软度及获得病变的隆起高度等，有充盈法、黏膜法、压迫法、双对比法和薄层法。

2．CT诊断

（1）胃壁增厚：癌肿沿胃壁浸润造成胃壁增厚，增厚的胃壁可为局限性或弥漫性。根据癌肿浸润深度不同，浆膜面可光滑或不光滑，但黏膜面均显示不同程度的凹凸不平是胃癌的特点之一。

（2）腔内肿块：癌肿向胃腔内生长，形成突起在胃腔内的肿块。肿块可为孤立的隆起，也可为增厚的胃壁在胃腔内明显突出的一部分。肿块的表面不光滑，可呈分叶、结节或菜花状，表面可伴有溃疡。

（3）溃疡：CT图像可以更好地显示胃癌腔内形成的溃疡。溃疡所形成的凹陷的边缘不规则，底部多不光滑，周边的胃壁增厚较明显，并向胃腔内突出。

（4）环堤：环堤表现为环绕癌性溃疡周围的堤状隆起。环堤的外缘可锐利或不清楚。

（5）胃腔狭窄：CT表现为胃壁增厚基础上的胃腔狭窄，狭窄的胃腔边缘较为僵硬并不规则，多呈非对称性向心狭窄，伴周围环形非对称性胃壁增厚。

（6）黏膜皱襞改变：黏膜皱襞在CT横断面图像上表现为类似小山峰状的黏膜面突起，连续层面显示峰状隆起间距和形态出现变化，间距的逐渐变窄、融合、消失标志着黏膜皱襞的集中、中断和破坏等改变。

女性患者需要进行盆腔CT扫描。

3．内镜诊断

（1）早期胃癌：癌组织浸润深度仅限于黏膜层或黏膜下层，而不论有无淋巴结转移，也不论癌灶面积。符合以上条件，癌灶面积 5.1 ~ 10 $mm^2$ 为小胃癌，小于 5 $mm^2$ 为微小胃癌。原位癌是指癌灶仅限于腺管内，未突破腺管基底膜的癌。

（2）进展期胃癌：癌组织已侵入胃壁肌层、浆膜层或浆膜外，不论癌灶大小或有无转移均称为进展期胃癌。

（3）内镜下直视活检及细胞学检查：

①活检：活检是确诊胃癌的必要手段，依靠活检可明确病理类型。早期胃癌胃镜结合活检确诊率可达95%，进展期胃癌可达90%。

②细胞学检查：胃镜直视下做细胞学检查，可与活检结果互相验证，收取细胞在活检后进行。

4．超声诊断

应用水充盈胃腔法及超声显像液，超声图像可显示胃壁蠕动状况。在 X 线及内镜的定位下，超声图像可以显示肿瘤的大小、形态、内部结构、生长方式、癌变范围。

5．实验室检查

对胃癌较早诊断有意义的检查是大便隐血试验。

（六）治疗

1．胃癌的治疗原则

术前行分期性检查，包括纤维内镜、腹部 CT（女性患者盆腔 CT）、B 超、胸部 X 线检查等，根据检查结果，可考虑如下治疗原则。

（1）无远处转移的患者：临床评价为可手术切除的，首选手术治疗。对有高危因素如低分化腺癌、脉管瘤栓、年轻（＜35 岁）的患者应行术后含 5- 氟尿嘧啶（5-FU）方案的化疗或同步放、化疗。任何有淋巴结转移及局部晚期的患者，均应在术后进行放、化疗。

临床评价为不可手术切除的，可行放疗同时行 5-FU 增敏。治疗结束后评价疗效，如肿瘤完全或大部分缓解，可观察，对合适的患者行手术切除；如肿瘤残存或出现远处转移，考虑全身化疗，不能耐受化疗的，给予最好的支持治疗。

（2）有远处转移的患者：考虑以全身化疗为主，或参加临床试验。不能耐受化疗的，给予最好的支持治疗。

2．外科手术

手术方式分为内镜下黏膜切除术、腹腔镜下胃改良切除术、胃癌的根治性切除术、联合脏器切除术、姑息性手术。

3．化疗

迄今为止，胃癌的治疗仍以手术治疗为主，但是多数患者仅通过手术难以治愈。化疗在胃癌的治疗中占有重要地位，分为以下几种。

（1）术后辅助化疗：由于单纯的手术治疗疗效欠佳，且不少有效的化疗药物或联合化疗方案对胃癌的有效率常可达 40% 以上，因此，可以应用术后辅助化疗处理根治术后可能存在的转移灶，以达到防止复发、提高疗效的目的。有效的化疗药物仍以 5-FU（或卡培他滨）+ 亚叶酸钙（LV）为主。

（2）术前新辅助化疗：一般用于局部分期较晚的病例，该类患者不论能否手术切除，都有较高的局部复发率。术前化疗的目的是降低期别，便于切除及减少术后复发。常用的联合化疗方案有 FUP 方案（5-FU+ 顺铂）、PDF 方案（紫杉醇 + 顺铂 +5-FU）、FOX4 方案（奥沙利铂 + 顺铂 + 亚叶酸钙）。

（3）晚期或转移性胃癌的化疗：晚期胃癌不可治愈，但是化疗对有症状的患者有姑息性治疗效果。有几种单药对晚期胃癌有肯定的疗效，这些药物包括 5-FU、丝裂霉素、依托泊苷和顺铂。有几种新药及其联合方案对胃癌有治疗活性，包括紫杉醇、多西他赛、伊立替康、表柔比星、奥沙利铂注射剂，以及口服依托泊苷和优福定（尿嘧啶和替加氟的复合物）。近年来常用的化疗方案有 FAM（5-FU、多柔比星、丝裂霉素）、ECF（表柔比星、顺铂、5-FU）、ECF（表柔比星、顺铂、5-FU）等。

（4）腹腔内化疗：绝大多数胃癌手术失败的病例均因腹膜或区域淋巴结等的腹腔内复发，现已知在浆膜有浸润的胃癌病例常可在腹腔内找到游离的癌细胞，甚至有报道浸润性胃癌病例腹腔内游离的癌细胞阳性率可达 75%。对病期较晚且已切除的胃癌病例，在术中进行腹腔温热灌注化疗，有可能提高疗效。

4. 放疗

放疗包括术前、术后或姑息性放疗，是胃癌治疗中的一部分。外照射与 5-FU 联合应用于局部无法切除的胃癌的姑息性治疗时，可以提高生存率。使用三维适形放疗和非常规放射野照射，可以精确地对高危靶区进行照射且剂量分布更加均匀。

5. 最佳支持治疗

目的是预防、降低和减轻患者的痛苦并改善其生活质量，是晚期及转移性胃癌患者完整治疗中的一部分。缓解晚期胃癌患者症状的治疗包括内镜下放置自扩性金属支架（SEMS）缓解食管梗阻症状，手术、外照射、内镜治疗可能对出血患者有效。疼痛控制可使用放疗或镇痛剂。

胃癌的预后取决于诊断时的肿瘤分期情况。国内胃癌根治术的 5 年生存率为 30%。

约有 50% 的患者在诊断时胃癌已经超过了局部范围，近 70%～80% 的胃癌切除标本中可以发现局部淋巴结转移。因此，晚期胃癌在临床更为常见。局部晚期和转移性胃食管癌的不良预后因素包括体力状况（PS）评分不良（≥2）、肝转移、腹腔转移和碱性磷酸酶≥100 U/L。

## 二、护理措施

1. 放疗前的护理

（1）告知患者在模拟定位和治疗前 3 h 不要饱食。可使用口服或静脉对比剂进行 CT 模拟定位。

（2）胃的周围有对射线敏感的肾、肝、脾、小肠等器官，放疗前，技术人员应精确摆位，最好使用固定装置，以保证摆位的可重复性。指导患者采用仰卧位进行模拟定位和治疗。

（3）放疗中使用定制的挡块来减少正常组织不必要的照射剂量，包括肝脏（60% 肝脏 < 30 Gy）、肾脏（至少一侧肾脏 < 20 Gy）、脊髓（< 45 Gy）、心脏（< 50 Gy），尽量降低肺和左心室的剂量，并使左心室的剂量降到最低。指导患者稳定体位，以避免射线对周围

组织和器官的损伤。放疗中需要暴露受照部位，需注意为患者肩部及上肢保暖，防止受凉。

2. 饮食护理

饮食以软烂的半流质或流质为主，如各种粥、面条、馄饨、蒸鸡蛋、肉末、菜末、豆腐等，每日进食 5～6 顿或 7～8 顿，注意细嚼慢咽。多食新鲜蔬菜、水果，食物多样，粗细搭配。吃适量的鱼、禽、蛋和瘦肉，注意饮食卫生。少食油炸、熏烤、腌制、辛辣刺激的食物，多饮水，每天 2 000～3 000 mL。禁忌吸烟，禁忌食用加工肉制品和霉变食物，禁忌偏食和暴饮暴食，禁忌狼吞虎咽，禁忌食用不洁瓜果。鼓励患者进食富含维生素 $B_{12}$ 和铁、钙的食物。放疗后 1～2 h，患者可能会出现恶心、呕吐等不良反应，告知患者这是由于射线致使胃黏膜充血、水肿所致。指导患者放疗前避免进食，以减轻可能发生的消化道反应。

3. 皮肤护理

（1）保持放射野皮肤清洁、干燥，禁湿敷、热敷及涂抹有刺激性的药膏，避免暴晒和过冷：衣服要柔软，避免粗糙衣物摩擦；放射野皮肤可用温水和柔软毛巾轻轻沾洗，禁用肥皂擦洗或热水浸浴，避免冷热刺激；勤剪指甲，禁忌搔抓，避免外伤；皮肤脱屑时，切忌用手撕剥；照射区皮肤的毛发可用电动剃须刀刮，防止损伤皮肤造成感染；保持放射野标记清晰，如模糊，应及时找医生描画。

（2）皮肤干性反应的处理：无须特殊治疗，穿宽大、柔软的衣服，保持局部清洁、干燥，勿用手抓挠，以免造成皮肤损伤。若出现奇痒时，局部可使用冰片、疮疡灵膏等。

（3）皮肤湿性反应的处理：局部外用富林蜜凝胶、美诺佳、贯新克（复方维生素 $B_{12}$ 溶液）等，可减轻局部炎症反应，促进皮肤愈合。用药后应充分暴露反应区皮肤，切勿覆盖或包扎。出现皮肤色素沉着，不必做特别处理，放疗结束后皮肤会逐渐恢复。

4. 放疗并发症的护理

（1）放射性胃炎的护理：遵医嘱预防性使用止吐剂和保护胃黏膜的药物。食欲减退、恶心、呕吐及腹痛常发生于放疗后数日，对症处理即可缓解，一般患者可以耐受，不影响放疗进行。

（2）放射性小肠炎的护理：多发生于放疗中或放疗后，可表现为高位不完全性肠梗阻。由于肠黏膜细胞早期更新受到抑制，导致小动脉壁肿胀、闭塞，引起肠壁缺血、黏膜糜烂。晚期肠壁纤维化，肠腔狭窄或穿孔，腹腔内形成脓肿、瘘管和肠粘连等。主要护理措施为遵医嘱给予解痉剂及止痛剂，给予清淡、易消化饮食。

（3）其他并发症的护理：胃癌放疗还可出现穿孔、出血与放射性胰腺炎，放疗期间应注意观察有无剧烈腹痛、腹胀、恶心、呕吐、呕血等表现。

5. 血常规监测

（1）放疗期间每周查 1 次血常规。

（2）当白细胞低于 $3 \times 10^9/L$、血小板低于 $70 \times 10^9/L$ 时，暂停放疗，同时应用升白细胞和升血小板药物，注意观察用药后反应。

（3）合理调整饮食，多吃一些动物肝脏、动物脊髓、瘦肉、豆制品、菠菜等，有助于血常规的恢复。

（4）白细胞降低时，抵抗力随之下降，容易感染，应减少探视，患者避免去公共场所，避免接触传染病患者，避免接触动物及其排泄物，室内禁止养花。

（5）经常开窗通风，保持室内空气清新。

## 三、观察重点

（1）患者的营养状况。

（2）患者血常规、体温的变化。

（3）患者剧烈腹痛、腹胀、恶心、呕吐、呕血等表现。

（4）患者放射野皮肤的变化。

## 四、健康教育

（1）注意饮食习惯：长期不良的饮食习惯很容易引起慢性胃病、胃溃疡甚至胃癌。经常吃过热的食物可破坏口腔和食管的黏膜，导致细胞癌变。吃饭快、食物咀嚼不细，易对消化道黏膜造成机械性损伤，产生慢性炎症；吃团块的食物易对贲门产生较强的机械刺激，久之会导致损伤甚至癌变。养成定时定量、细嚼慢咽的饮食习惯，避免进食生硬、过冷、过烫、过辣及油腻食物，戒烟、酒。少食含纤维较多的蔬菜、水果（橘子）或黏聚成团的食物（如糖葫芦、年糕、糯米饭、柿饼），以免发生肠梗阻。避免过浓、过甜、过咸的流质食物。宜进低糖、高蛋白饮食，餐时限制饮水喝汤。进餐后平卧 10 ~ 20 min，以预防倾倒综合征。维生素 C 具有较强的阻断亚硝基化合物的能力，β - 胡萝卜素具有抗氧化能力，可以在小肠内转化成维生素 A 维持细胞生长和分化。可鼓励患者进食富含维生素 C 和 β - 胡萝卜素的食品。

（2）积极治疗胃病和幽门螺杆菌感染：长期慢性胃炎和长期不愈的胃溃疡均要考虑幽门螺杆菌感染，要积极治疗。

（3）避免高盐饮食：食盐中的氯离子能损伤胃黏膜细胞，破坏胃黏膜和黏膜保护层，使胃黏膜易受到致癌物质攻击，因此要减少食盐的摄入量。

（4）避免进食污染的食物：我国胃癌高发区居民有食用储存的霉变食物的习惯，其胃液中真菌检出率明显高于低发区。

（5）多食牛奶、奶制品和富含蛋白质的食物：良好的饮食构成有助于降低胃癌发生的危险性。食物应多样化，避免偏食，在满足热量需要和丰富副食供应的基础上，增加蛋白质的摄入。

（6）经常食用富含维生素的新鲜蔬菜和水果：蔬菜和水果含有防癌的抗氧化剂，增加蔬菜和水果的摄入量可降低人类恶性肿瘤发生的危险性。食用黄绿色蔬菜可以明显降低胃癌的发生率。

（7）戒烟与戒酒：饮酒和吸烟具有协同致癌作用，使患胃癌的危险更大。

（8）告知患者慎用阿司匹林、保泰松、肾上腺皮质激素类药物，因可引起胃黏膜损伤。

（9）密切监测血清铁、钙水平。术后患者可口服补充铁剂，同时饮用酸性饮料如橙汁可以维持血清铁水平。

（10）出院指导：

①定期复查，如有不适，及时就诊。如出现下列情况随时就诊：上腹部不适、疼痛、恶心、呕吐、呕血、黑便、体重减轻、疲乏无力、食欲减退等。

②保持乐观情绪，劳逸结合，生活规律。

③科学合理地摄入营养，饮食搭配遵循"三高一低"的原则，即高维生素、高蛋白、高热量、低脂肪。禁烟、酒。

④保护放射野皮肤免受理化刺激，防止风吹雨淋、阳光暴晒，以免诱发放射性皮肤溃疡。

（李　超）

# 第二节　结－直肠癌

## 一、概述

在我国，结－直肠癌发病率位于所有恶性肿瘤的 4～6 位，在某些经济发达地区已上升至第 3 位。结－直肠癌不仅有较高的发病率，而且死亡率也居高不下。目前我国结－直肠癌的防治水平虽有提高，但发展并不平衡，仍需进一步强调早期诊断的重要性。

## 二、发病相关因素

结－直肠癌的病因尚不完全清楚，目前认为结－直肠癌的发生是遗传因素和环境因素共同作用的结果。发病相关的因素可归纳如下：

### （一）年龄性别

结－直肠癌的发病率在男性中较常见，男女之比为（1.1～3.4）：1。40 岁以下少见，大都发生在 50 岁以后，以后每增加 10 岁，其发生结 – 直肠癌危险性增加 2 倍，其中结肠癌的患病风险较直肠癌高，发病年龄并有年轻化的趋势，30 岁以下的青年结 – 直肠癌并不少见。如结 – 直肠癌出现在家族性多发性肠息肉病的基础上者，其发病年龄也较早。

（二）遗传和基因缺陷

约 15% 的结 – 直肠癌有遗传倾向。小部分病例是由于常染色体遗传的高外显率单基因缺陷。例如，家族性腺瘤性息肉病（FAP）和遗传性非息肉病性结 – 直肠癌（HNPCC），具有这二者遗传或基因缺陷的人群易患结 – 直肠癌的概率明显高于正常人群，而且具有年轻化倾向。FAP 是由于 APC 基因异常引起，这种患者在 40 岁前几乎均发生结 – 直肠癌。

（三）结 – 直肠腺瘤结 – 直肠癌相关遗传综合征

流行病学的研究表明，结 – 直肠癌最密切相关的癌前状态为结 – 直肠腺瘤。此外，虽然结 – 直肠癌息肉综合征并不多见，但患结 – 直肠癌的机会却相当高，故也属重要的癌前状态。

在结 – 直肠癌的遗传综合征中，最常见的为遗传性非息肉病性结 – 直肠癌（HNPCC）、家族性腺瘤性息肉病（FAP）、幼年性息肉病综合征（JPS）和遗传性皮肤色素肠息肉综合征（Peutz-Jeghers syndrome）。

（四）慢性肠道疾病

溃疡性结肠炎和克罗恩病（Crohn's 病）也被认为是一种癌前疾病。这种疾病尽管没有癌基因缺陷，但是长期慢性炎症刺激易使结肠黏膜细胞特性发生变化而增加癌变的机会。病程 10 年以上、范围较广的炎症性肠病患者的结 – 直肠癌发病率增高，是普通人群的 10 ~ 20 倍。

（五）饮食因素

饮食结 – 直肠癌的发病近年来已得到广泛重视，食物直接肠道接触，影响生理和代谢。目前，有关饮食因素结 – 直肠癌的确切关系尚未完全阐明，主要表现在来自流行病学调查的结果往往矛盾，可能与研究者所使用的不同方法、食物整体、饮食方式或食物特殊的营养及化学成分有关。但多数流行病学研究表明，约 3/4 的结 – 直肠癌与不合理的饮食有关，通过改变不合理饮食方式可以预防近 90% 的结 – 直肠癌。

（六）吸烟

英国研究人员对美国人吸烟进行了研究表明，必须经过 35 年诱发时间，吸烟才显示结 – 直肠癌有关。而吸烟的前 20 年大肠小腺瘤有关，超过 20 年则大肠大腺瘤有关。因此要努力避免吸烟，尤其是青年吸烟，建议长期吸烟者经常进行结 – 直肠癌防癌查体。

（七）职业和体育锻炼

研究表明，静态工作者和平时体育锻炼少者其发生结 – 直肠癌的可能性明显增加。有人认为，其机制一方面在于体力劳动使肠道的随机无推进作用的分节运动减少而使有效肠蠕动增加；另一方面是由于体力活动促进前列腺素分泌，前列腺素刺激肠蠕动，肠蠕动加强可缩短肠道粪便通过时间，减少肠黏膜和粪便中致癌物的接触。

### （八）非甾体抗感染药

阿司匹林对结－直肠癌有化学防护作用呈剂量相关性，动物实验和流行病学研究证明阿司匹林或其他非甾体抗感染药（NSAIDs）能降低结－直肠癌危险。NSAIDs 对腺瘤复发和散发性结－直肠癌的发生有保护作用，使结－直肠癌发生的危险性减少 40%～50%。但也有不支持阿司匹林具有保护作用的临床资料。

### （九）激素作用

近期资料表明，生长激素、促胃液素、胰岛素等对大肠细胞具有营养及促生长作用，而促胃液素受体拮抗剂可以抑制结肠癌细胞生长。结－直肠癌在传统观念中属非激素依赖性肿瘤。

## 三、病理

### （一）病理形态

#### 1. 发生部位

结－直肠癌多见于直肠。国内所见约半数以上位于直肠，比欧美的直肠癌发病为高，且我国所见直肠癌约 90% 位于距肛门 7 cm 以下，多可经直肠指检发现，这是本病在我国的特点之一。另有约 1/5 位于乙状结肠，其余依次见于盲肠、升结肠、降结肠、横结肠。

#### 2. 大体病理

（1）早期结－直肠癌：当病变只限于黏膜下层时，和胃癌的分期一样，称为早期结－直肠癌。早期结－直肠癌基本上多为隆起型，即息肉样癌。

（2）中晚期结－直肠癌：当癌浸润已达或超过肌层时，则为中晚期结－直肠癌。其大体形态一般按 borrmann 分类，肉眼观察有四种类型：Ⅰ型又称息肉型，较多见，癌体较大，呈菜花样，向肠腔内突出，表面可有糜烂小溃疡，易溃烂出血，好发于盲肠、升结肠肝曲。Ⅱ型、Ⅲ型均为溃疡型，最常见。Ⅱ型为单纯溃疡型，癌体早期出现糜烂坏死，形成溃疡，边缘有结节状周堤，溃疡周围浸润不明显，易引起出血穿孔；Ⅲ型为浸润溃疡型，在隆起的癌体上有坏死溃疡，肠壁浸润，常扩展至肠管周径，形成环形狭窄。此两型可见于结肠各段，但以下段结肠直肠多见。Ⅳ型称为弥漫浸润型，较少见，有结缔组织增生，也因环形浸润而易出现狭窄，多在直肠、乙状结肠或降结肠。

### （二）组织学分类

绝大多数为腺癌，约占 90% 以上。组织学分类以管状腺癌最多，黏液腺癌、乳头状腺癌其次，其余为印戒细胞癌、腺鳞癌、髓样癌和未分化癌等。根据其分化程度可分高度、中度和低度恶性，高度恶性的分化细胞少于 25%，中度恶性的分化细胞占 25%～75%，低度恶性的分化细胞占 75% 以上。多数腺癌分化良好，约 20% 为低分化未分化癌。

（三）临床病理分期

根据其浸润深度进行分期有 Dukes 分期法及 TNM 分期法，如下。

1. Dukes 分期

将大肠癌分为 A、B、C 三期，A 期为癌限于肠壁内，B 期为癌已侵及肠壁外。无论癌限于肠壁内还是侵及肠壁外，只要淋巴结已有转移，即属 C 期；其中癌灶邻近淋巴结转移者属 C1 期，肠系膜高位淋巴结转移时属 C2 期。Dukes 之后，陆续有不少人对其分期加以修改，提出了各种"改良的 Dukes 分期"。如今引用较多的是 Astler Coller 提出的改良 Dukes 分期。他们仅将限于黏膜层及黏膜下层的癌归入 A 期，癌侵及固有肌层时属 B1 期，癌已浸出固有肌层时属 B2 期，癌限于肠壁内但有淋巴结转移时为 C1 期，癌已浸出肠壁且有淋巴结转移时为 C2 期。

2. 我国大肠癌分期

Ⅰ期（Dukes A 期）：癌浸润深度未穿出肌层，且无淋巴结转移。进一步分为三个亚期：Ⅰ 0 期（A0 期）：病变限于黏膜层；Ⅰ 1 期（A1 期）：癌侵至黏膜下层；Ⅰ 2 期（A2 期）：癌侵至肠壁肌层。

Ⅱ期（Dukes B 期）：癌已侵达浆膜或肠外邻近组织，但无淋巴结转移。

Ⅲ期（Dukes C 期）：已有淋巴结转移。其中肠旁及系膜淋巴结转移者属 C1 期，系膜动脉切断结扎处淋巴结转移者属 C2 期。

Ⅳ期（DukesD 期）：包括所有因病灶广泛浸润、远处转移或种植播散而无法切除，或不能完全切除者。

## 四、临床表现

（一）症状、体征

结 - 直肠癌起病隐匿，早期常仅见粪隐血阳性，随后出现下列临床表现。

1. 排便习惯粪便性状改变

（1）血便：常以血便为突出表现，或有痢疾样脓血便，里急后重，系因结肠下段或直肠癌肿糜烂坏死所致，一般每日失血少于 6 mL。近端结肠腔直径大，渗血时间较长可表现为缺铁性贫血。

（2）便秘和腹泻：有时表现为顽固性便秘，大便形状变细，由于大肠远段癌肿引起的肠腔狭窄所致。由于癌肿及其产生的分泌物刺激肠管引起排便次数增加，也可表现为腹泻糊状大便，或腹泻便秘交替，粪质无明显黏液脓血，多因癌肿位于结肠上段，瘤体表面糜烂，炎症可导致肠功能紊乱。

（3）肠梗阻：随病情的发展可出现轻度梗阻现象，有腹泻便秘交替出现，最后有腹

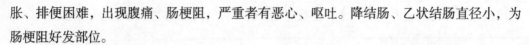

胀、排便困难，出现腹痛、肠梗阻，严重者有恶心、呕吐。降结肠、乙状结肠直径小，为肠梗阻好发部位。

**2. 腹痛**

癌肿常有糜烂、坏死继发感染，使相应的肠段蠕动增加，多引起不同性质程度的腹痛。一般见于右侧结－直肠癌，表现为右腹钝痛，或同时涉及右上腹、中上腹。因病变可使胃结肠反射加强，则出现餐后腹痛。左侧结－直肠癌常并发肠梗阻，有腹绞痛，伴有腹胀、肠鸣音亢进肠型。晚期患者因有腹膜后转移，可浸润腰骶神经丛，常有腰骶部持续性疼痛。

**3. 腹部肿块**

腹部肿块属晚期表现，多见于右腹，是右侧中晚期结肠癌的表现之一，提示癌瘤体积较大，已有肠壁外局部转移。肿块位置取决于癌肿的部位，盲肠、升结肠、结肠肝曲癌的肿块分别位于右下、右中、右上腹，横结肠癌的肿块可在脐周扪到，肿块质坚，大小不等，表面呈结节感，一般可以推动，但至后期则固定，合并感染者可有压痛。直肠肿块因结－直肠癌位于直肠者占半数以上，故直肠指检是临床上不可忽视的诊断方法。多数直肠癌患者经指检可以发现直肠肿块，质地坚硬，表面呈结节状，有肠腔狭窄。常见直肠指检后的指套上有血性黏液。

**4. 浸润邻近器官引起的症状**

侵犯直肠有里急后重，穿透膀胱有尿频、尿急及血尿，侵犯阴道可引起内瘘，侵犯盆腔器官穿孔有急腹症征象，侵犯直肠周围脂肪可引起输尿管梗阻。

**5. 全身情况**

可出现进行性贫血，系癌肿糜烂而有小量慢性出血所致。癌肿坏死或有继发感染，可出现低热，以上表现多见于右侧结－直肠癌。如临床上以贫血低热为主要表现，而腹泻轻，腹痛不明显，易被误诊为全身性疾病。晚期患者有进行性消瘦、恶病质、黄疸和腹腔积液等。由于右侧大肠的周径较大、粪便稀薄、以吸收水分功能为主，而左侧大肠的周径渐小、粪便成形、以储存粪便的功能为主，且息肉型癌好发于右侧大肠，引起环形狭窄的癌多在左侧大肠。

**6. 其他并发症表现**

并发症主要见于晚期结－直肠癌，主要有肠梗阻、肠出血或穿孔、化脓性腹膜炎、结肠周围脓肿、直肠膀胱瘘等。

**（二）转移途径**

直肠癌的转移途径主要有以下四种。

**1. 淋巴转移**

淋巴转移是最主要的转移途径。上段直肠癌向上沿直肠上动脉、肠系膜下动脉及腹主

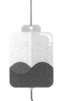

动脉周围淋巴结转移。发生逆行转移现象很少见。

2. 直接浸润

癌肿从黏膜下向肠管上下四周及肌层浸润，可侵入邻近脏器。

3. 血行转移

癌肿侵入静脉后可沿门静脉转移至肝脏，其次可转移至肺、骨、肾等处。

4. 种植转移

直肠癌种植转移的机会较小。

## 五、检查诊断

1. 粪隐血试验

粪隐血试验对本病的诊断虽无特异性，但是一种简单且廉价的识别结－直肠癌的方法，可作为普查筛检或早期诊断的线索。粪隐血试验一般用愈创木脂或联苯胺化学法。另有免疫法隐血试验，不受食物中动物血或铁剂等药物干扰，减少假阳性结果。

该试验的敏感性和特异性取决于试验类型、是否水化、标本数量和采集时间，以及对所获结果的解释。非水化方法的敏感性和特异性分别为70%和98%，水化方法敏感性和特异性均可达90%。因此后者的假阳性增多，不必要的结肠镜检查随之增多。用粪便隐血试验进行的监察可使结－直肠癌的死亡率下降15%~33%。

2. 内镜检查

直肠乙状结肠镜检查是重要的诊断措施，不少患者因此获得确诊。

（1）纤维乙状结肠镜检查：可在直视下检查肠道息肉和肿瘤，如行息肉摘除术，可减少结－直肠癌的发生。但其明显的缺点是可能遗漏右半结肠病变，进一步行全结肠镜检查的指证存在争议。如发现高危远端息肉（多发性腺瘤或大小超过1cm或组织学发现管状绒毛状腺瘤），建议全结肠镜检查。但超过30%的近端肿瘤不伴有远端息肉，一些小的远端息肉亦可能伴有近端息肉。

（2）结肠镜检查：这是发现癌前病变或早期肿瘤的良好方法。直视下可检查整个结肠，既可用于诊断，又可进行治疗。结肠镜下的息肉摘除术可减少结－直肠癌的发生率。早期肿瘤的检出可以降低死亡率。软性乙状结肠镜比较，结肠镜检查的缺点是需要进行全结肠准备和良好的操作技术，费用昂贵且依从性较差。最近的两项研究对无症状的患者用全结肠镜进行筛查提示，如果发现远端息肉，近端结肠出现恶性息肉（大小超过1 cm、组织学类型绒毛状腺瘤、高度异型增生或侵袭性癌）的危险性增加。然而，50%~60%的近端肿瘤患者无远端息肉。根据目前的实践情况，乙状结肠镜检查后并不都进行全结肠镜检查，只是有些病损可被遗漏。结肠镜检进行人群筛检有赖于减低费用、减低并发症发生率和提高成功率。

总之，结肠镜检查有助于检出可治疗的恶性肿瘤。结肠镜检查总并发症率为0.3%，98%插管可达到盲肠。

3．影像学检查

（1）气钡双重造影：气钡双重造影检查结－直肠癌，可提高放射学诊断的正确率，显示癌肿的部位范围，发现钡影充盈缺损、肠腔狭窄、黏膜皱襞破坏等征象。

（2）仿真结肠镜：仿真结肠镜也称计算机体层结肠显像（CTC），是一种较新的放射诊断技术。螺旋CT扫描的信号经计算机软件处理后得到详细的结肠三维影像。其优点是迅速、无并发症和无须麻醉。以结肠镜作金标准，其对较大息肉（10 mm）检测的敏感性为60%～90%，右半结肠息肉常被漏诊。随着技术的快速发展和敏感性的提高，计算机结肠显像可望成为一种筛检工具。它比粪隐血试验敏感，乙状结肠镜检查相当（且具有直视右半结肠的优点）。

（3）其他检查：CT、MRI或高分辨率的直肠内超声检查，主要在明确结肠或直肠癌的肠壁、肠外浸润深度及有无淋巴转移，有利于进行临床病理分期，制订治疗方案及判断预后。

4．肿瘤标志物

常用指标有血清癌胚抗原（CEA），这是一种糖蛋白，常出现在恶性肿瘤的血清中，并非结－直肠癌的特异相关抗原，故血清CEA测定对本病的诊断不具有特异性。但用放射免疫法检测CEA，作定量动态观察，对结－直肠癌手术效果的判断、术后复发的监视，均有价值。

结－直肠癌经手术将癌肿完全切除后，血清CEA逐渐下降，如有复发可再度升高，可作为筛检结－直肠癌的一种方法。

## 六、治疗

结－直肠癌的治疗必须采用以外科为主的综合治疗，辅以化疗、放疗及生物免疫、支持等治疗。

### （一）外科治疗

结－直肠癌的唯一根治方法是癌肿的早期切除。手术方式取决于癌肿的部位、大小、浸润深度，至少需切除距癌肿边缘上、下各5 cm的肠段，包括局部淋巴结。位于盲肠、升结肠、肝曲及横结肠的癌应做右半结肠切除；位于脾曲至乙状结肠的癌应做左半结肠切除而保留直肠；局限于乙状结肠的可切除乙状结肠保留直肠，避免做结肠造瘘，但必须切除下腹淋巴结群。有轻度梗阻者争取一期切除；如有明显梗阻可争取二期手术，分期吻合法；有蒂的腺瘤样息肉可经内镜灼除。探查中如发现癌肿已转移，但病变肠曲尚可游离时，原则上仍应将结－直肠癌切除，以免日后发生肠梗阻。

（二）化疗

结 - 直肠癌的化疗以氟尿嘧啶（5-FU）为首选药物。一般用静脉注射，可给 12 ~ 15 mg/kg，每日 1 次，共 5 d，以后剂量减半，隔日 1 次，直至明显毒性症状如呕吐、腹泻等出现，一般总量达 100 mg/kg 为 1 个疗程。也可静脉注射 12 ~ 15 mg/kg，每周 1 次，总量达 8 ~ 10 g 为 1 个疗程，该法副作用稍轻，适用门诊治疗。另有其衍生物替加氟（喃氟啶，FT207）、替加氟尿嘧啶（优福定，UFT）或卡莫氟（HCFU），可用静脉注射或口服，比 5-FU 毒性小；也可联合化疗，可选择加用丝裂霉素（MMC）、环磷酰胺（CTX）、阿糖胞苷（Ara-C）、多柔比星（ADM）、顺铂（DDP）等。亚硝脲类药物洛莫司汀（CCNU）及司莫司汀（MeCCNU）对结 - 直肠癌也有一定疗效。可使用 MFC 方案，即氟尿嘧啶 500 mg、丝裂霉素 4 mg、阿糖胞苷 50 mg 联合，第 1 ~ 2 周每周静脉注射 2 次，以后每周 1 次，共 8 ~ 10 次为 1 个疗程。

辅助性化疗可在术中及术后 1 ~ 2 d 每日静滴 5-FU 500 ~ 750 mg 以杀灭术中逸出的癌细胞，也可在术中癌肿近、远端用纱条结扎肠段后在肠腔内一次性注入 5-FU 30 mg/kg。

（三）放射治疗

总体效果不满意。对于不能切除的直肠癌可试术前放疗，然后手术切除。也有主张在术前术后采用放射治疗，可能在一定程度上提高手术切除率，减少手术后复发，提高 5 年存活率。对晚期患者用小剂量放射治疗，有时能起到暂时止血、止痛的效果。

（四）支持治疗

支持治疗包括补充营养镇痛等。

## 七、预后

直肠癌的预后较好，5 年生存率较高。综合目前国内报道直肠癌根治手术后患者的 5 年存活率为 60% ~ 67%。如为早期直肠癌患者 5 年存活率可达 80% 以上，而晚期直肠癌患者行根治手术后的 5 年存活率较低，仅在 30% 左右。

直肠癌的预后如何受多种因素的影响。其中肿瘤的病理分期是最重要的因素，而肿瘤的病理类型、肿瘤发生部位、转移浸润的程度、治疗方法、病程长短、性别、患者的年龄和大小等多种因素对直肠癌预后均有不同程度的影响。

## 八、放疗护理

放疗期间的护理如下。

（一）心理护理

放疗前应向患者讲解治疗方法、疗效、不良反应等问题，根据患者的不同类型选择不同方式给予疏导、鼓励，消除恐惧、焦虑心理，告知进行治疗和护理操作时如何配合，提高患者治疗信心，使之积极配合治疗。治疗期间耐心指导患者进行坐浴，行保留灌肠时应做好解释，认真观察，使患者清洁、舒适、配合。

### （二）饮食指导

肿瘤为消耗性疾病，放疗为损伤性治疗，约有半数的患者会出现胃纳减退、恶心，出现放射性直肠炎时致排便次数增多、黏液便，饮食宜选用高热量、高蛋白、易消化适量维生素饮食为主。保证能量供给，增强体质，防止因白细胞下降而中断治疗。部分患者因排便次数增多不敢进食，导致营养不良，引起抵抗力下降、白细胞降低，延长住院时间，因此做好饮食指导使患者顺利完成放疗是很重要的。应结合个人喜好，食物注意色、香、味的调配及饮食卫生，易产气的食物（豆类，牛奶，奶酪，洋葱，啤酒，碳酸饮料等）和易致腹泻的食物（酒，咖啡，绿豆，菠菜，香蕉，辛辣等）应禁忌，要戒烟酒。如饮食不能满足机体需要量者，必要时按医嘱给静脉补液，补充营养辅助治疗。

### （三）排便性状和次数的改变

直肠癌放疗早期反应为腹痛、大便异常、次数增多，肛门下坠感，肛周疼痛，是由于放疗引起肠道黏膜反应，轻者可口服十六角蒙脱石等黏膜保护剂，待放疗结束后会好转；重者可配合西药（盐水 + 庆大霉素 + 地塞米松 + 云南白药）或中药制剂保留灌肠，保留灌肠时药量可控制在 50 ～ 100 mL，肛管插入深度 10 ～ 12 cm 为宜，嘱患者让药物保留时间尽可能延长，灌肠后不要马上起床，应卧床休息 20 ～ 30 min，灌肠后观察腹部和大便的情况。

### （四）肛周皮肤护理

放疗期间用温盐水或 1/5 000 PP 溶液坐浴，每天 1 ～ 3 次，水温 38 ～ 41℃，每天 10 ～ 20 min 以改善局部循环，促进组织水肿或炎症吸收，解除痉挛，并对局部起清洁作用。保持肛周皮肤清洁干爽，可涂抹少许皮炎平，勿用纸擦拭。

### （五）预防感染

放疗期间放疗野皮肤充血，色素沉着，皮肤瘙痒，应指导患者保持局部皮肤清洁干燥，保持标志线清晰，勿用碱性肥皂和粗毛巾擦洗，避免用手搔抓照射野干燥的皮肤，内裤及用物宜选用柔软、吸水性好的材料。出现外阴炎症患者进行温水坐浴时水温不宜过高，一般为 37 ～ 38℃。皮炎干痂要自然脱落，避免用手抓或自行剪切，防感染。

### （六）放射性膀胱炎的护理

放疗期间注意患者小便的量及颜色，每次放疗前排空膀胱，减少治疗时膀胱的辐射受量；应鼓励患者多饮水，每天饮水量达 3 000 mL，口服维生素 C 及维生素 K，必要时使用尿路抑菌药。

### （七）人工肛门的护理

有人工肛门的患者，放疗后会产生大便性状的改变，每次排便后，用柔软、温湿纱布或小毛巾洗净造瘘口周围皮肤，并涂上一层薄薄的氧化锌软膏以保护皮肤，并保持此处的清洁；放疗结束后，还需进行排便训练，每天定时在早晨、晚上临睡前各进行 1 次排便，耐心、持久、不厌其烦地进行训练，以达到控制大便的目的，养成有规律性的排便，可给生活带来很大的方便。

（八）造血系统不良反应

治疗期间应注意观察患者的出血倾向，每周查血象，WBC $< 3.2 \times 10^9$/L 暂停放疗。放疗期间保持病房空气疏通，每天紫外线消毒，遵医嘱使用升白细胞药，营养支持，提高免疫力后继续坚持放疗。

（九）皮肤的护理

指导患者放疗期间保护照射野皮肤，保持局部清洁干燥，穿宽松棉布内衣裤，禁用肥皂擦洗，禁用刺激性消毒液，局部皮肤不要搔抓，蜕皮时切忌用手撕剥，若有皮肤破损，经涂无刺激性软膏等处理后可愈合。

（李　超）

# 第三节　宫颈癌

## 一、疾病概述

（一）定义

宫颈癌又称子宫颈癌，是指发生在子宫阴道部及宫颈管的恶性肿瘤。

（二）病因

1. 病毒感染

高危型 HPV 持续感染是宫颈癌的主要危险因素，90% 以上的宫颈癌伴有高危型 HPV 感染。

2. 性行为及分娩次数

多个性伴侣、初次性生活 $< 16$ 岁、初产年龄小、多孕多产等与宫颈癌发生密切相关。

3. 其他生物学因素

沙眼衣原体、单纯疱疹病毒 II 型、滴虫等病原体的感染在高危 HPV 感染导致宫颈癌的发病过程中有协同作用。

4. 其他行为因素

吸烟作为 HPV 感染的协同因素可以增加子宫颈癌的患病风险。另外，营养不良、卫生条件差也可影响疾病的发生。

（三）常见的病理类型

常见宫颈癌有鳞癌、腺癌和腺鳞癌三种类型。

1. 鳞癌

按照组织学分化分为三级：Ⅰ级为高分化鳞癌；Ⅱ级为中分化鳞癌（非角化性大细胞型）；Ⅲ级为低分化鳞癌（小细胞型），多为未分化小细胞。

2. 腺癌

腺癌占宫颈癌的 15%～20%，主要组织学类型有两种：①黏液腺癌：最常见，来源于宫颈管柱状黏液细胞，镜下见腺体结构，腺上皮细胞增生呈多层，异型性增生明显，见核分裂象，癌细胞呈乳突状突入腺腔，可分为高、中、低分化腺癌；②恶性腺瘤：又称微偏腺癌，属高分化宫颈管黏膜腺癌，癌性腺体多，大小不一，形态多变，呈点状突起伸入子宫颈间质深层，腺上皮细胞无异型性，常有淋巴结转移。

3. 腺鳞癌

腺鳞癌占宫颈癌的 3%～5%，是由储备细胞同时向腺细胞和鳞状细胞分化发展而形成，癌组织中含有腺癌和鳞癌两种成分。

（四）常见转移途径

宫颈癌常见转移途径主要为直接蔓延及淋巴转移，血行转移较少见。

1. 直接蔓延

直接蔓延最常见，癌组织局部浸润，向邻近器官及组织扩散。常向下累及阴道壁，极少向上由宫颈管累及宫腔；癌灶向两侧扩散可累及宫颈旁、阴道旁组织直至骨盆壁；癌灶压迫或侵及输尿管时，可引起输尿管阻塞及肾积水。晚期可向前、后蔓延侵及膀胱或直肠，形成膀胱阴道瘘或直肠阴道瘘。

2. 淋巴转移

癌灶局部浸润后侵入淋巴管形成瘤栓，随淋巴液引流进入局部淋巴结，在淋巴管内扩散。淋巴转移一级组包括宫旁、宫颈旁、闭孔、髂内、髂外、髂总、骶前淋巴结，二级组包括腹股沟深、浅淋巴结、腹主动脉旁淋巴结。

3. 血行转移

较少见，晚期可转移至肺、肝或骨骼等。

（五）临床表现

1. 阴道流血

早期多为接触性出血，中晚期为不规则阴道流血。出血量根据病灶大小、侵及间质内血管情况而不同，若侵袭大血管可引起大出血。年轻患者也可表现为经期延长，经量增多；老年患者常为绝经后不规则阴道流血。一般外生型较早出现阴道出血症状，出血量多；内生型较晚出现该症状。

2. 阴道排液

多数患者有阴道排液，液体为白色或血性，可稀薄如水样或米泔状，或有腥臭。晚期患者因癌组织坏死伴感染，可有大量米汤样或脓性恶臭白带。

3. 晚期症状

根据癌灶累及范围出现不同的继发性症状，如尿频、尿急、便秘、下肢肿痛等；癌肿压迫或累及输尿管时，可引起输尿管梗阻、肾盂积水及尿毒症；晚期可有贫血、恶病质等全身衰竭症状。

（六）治疗

手术治疗、化疗治疗及放射放疗。根据宫颈癌临床分期、患者年龄、生育要求、全身情况、医疗技术水平及设备条件等综合考虑制定适当的个体化治疗方案。

1. 手术治疗

0～Ⅱa期患者，无严重内外科并发症，无手术禁忌证。对Ⅰa～Ⅱb期的癌肿患者采用子宫颈癌根治术及盆腔淋巴结清扫术。Ⅰa1期选用全子宫切除术，对要求保留生育功能的年轻患者可行宫颈锥形切除术（即完整的移行带切除）。Ⅰa2期选用改良根治性子宫切除术及盆腔淋巴结清扫术。Ⅰb～Ⅱa期，采用根治性子宫切除术及盆腔淋巴结清扫术。由于子宫颈癌较少转移至卵巢，卵巢正常者可以保留。

2. 放疗治疗

有腔内及体外照射两种方法，腔内放疗用于控制局部病灶，对早期病变以腔内放疗为主，体外照射为辅。中晚期患者以放疗为主，有的肿瘤体巨大的Ⅰb～Ⅱa期患者先行放疗使其瘤体缩小，再行手术。或手术后证实淋巴结或宫旁组织有转移者，放疗作为术后的补充治疗。放疗的优点是疗效高，危险少；缺点是对放疗不敏感的疗效差，并能引起放射性直肠炎、膀胱炎等并发症。

3. 手术及放射综合治疗

此疗法是用于癌肿较大病灶者，术前先行放疗，待癌肿缩小后再行手术治疗，放疗可以作为手术治疗后的补充治疗。

4. 化学治疗

化学治疗适应于晚期及复发转移的患者，也可以作为手术或放疗的辅助疗法，用于治疗局部巨大肿瘤。一般采取联合化疗方案，化疗途径有静脉化疗和介入化疗。常见化疗方法如下。

（1）新辅助化疗：是指对宫颈癌患者先行数个疗程化疗后再行手术或放疗，以期提高疗效。其目的是减少肿瘤体积，使手术易于施行，并控制亚临床转移，适宜于Ⅰb2、Ⅱa期（巨块型）、Ⅱb期较年轻的患者。

（2）同步放化疗：又称同期放化疗，即盆腔外照射加腔内近距离照射，同时应用以铂类为基础的化疗。

（3）术后、放疗后辅助化疗：术后化疗多用于术后发现淋巴结和宫旁转移，切缘肿瘤细胞阳性，或脉管浸润，分化差具有复发高危因素的患者；放疗后化疗多用于复发、转移等情况，晚期、复发性宫颈癌的姑息化疗。

## 二、放疗前护理

### 1. 心理护理

放射治疗虽然是临床治疗恶性肿瘤行之有效的方法之一，但肿瘤患者往往受"癌为不治之症"的影响，多数患者对"放疗"缺乏了解和认识，治疗时患者存在严重的思想负担，医护人员应具有高度的责任心和同情心，详细向患者及家属介绍治疗的目的、方法、效果及治疗前后的注意事项，可能出现的不良反应，如何应对措施，并以实例说服患者，让其树立战胜癌症的信心，克服放射治疗前的焦虑、恐惧心理，主动配合治疗。

### 2. 常规处理

查肝、肾功能及血常规，胸透；彩超查肝、脾、肾、胰腺及盆腔；监测生命体征，备皮，以防感染。每周照射5次，休息2 d。

### 3. 术前准备

①配合医生详细了解病史、有无手术史，有手术史者的严重肠道并发症为无手术史者的2～3倍。②指导并协助患者进行全面体格检查。如血、尿的常规，肝肾功能，胸片，心电图，B超，阴道镜，必要时行盆腔CT、MRI等检查，以了解有无禁忌证，并及时处理异常情况。③配合医生积极处理并发症。妇科肿瘤的严重并发症，可影响治疗的疾病，如心、肺、肝、肾功能异常，糖尿病等，应积极治疗；对宫颈肿瘤本身的并发症，如贫血、盆腔炎、泌尿系感染应及时处理；因贫血者盆腔组织处于缺氧、瘀血状态影响疗效。放疗期间发生盆腔感染较未发生感染者生存率下降20%～50%，因此，护理人员应配合医生给予抗感染治疗，治疗前做好尿常规检查，必要时尿培养＋药敏，以选择合适的抗生素治疗。④阴道准备。放疗前每日2次用1%过氧化氢冲洗阴道，对易出血者给予阴道填塞，对于局部有坏死组织者冲洗的同时去除坏死组织，并给予甲硝唑或保妇康栓上药。⑤肠道准备。告知患者术前进易消化食物，每次腔内照射前排空大小便，便秘者治疗前给缓泻剂。⑥观察患者全身情况。监测患者生命体征，血压升高、体温超过37.5℃者，必须停止腔内、腔外放射治疗。

## 三、放疗中护理

### 1. 饮食护理

放疗患者的饮食应选用蛋类、乳类、瘦肉、禽类、鱼及豆制品、新鲜水果和蔬菜。

进食不宜过于单调，各种营养素要平衡。在食物烹调上，注意食物的色、香、味俱全。多食用抑癌食物，如芹菜、洋葱、茄子、甘蓝、苦瓜、南瓜、菜花、萝卜、菠菜、香菇、西红柿；多喝骨头汤、甲鱼汤、大枣水；忌食高脂肪、油炸、辛辣食物，多喝水，每日饮水量不少于 2 000 mL。胃肠道反应重者，可少食多餐，进清淡易消化饮食，注意保持口腔清洁，以促进食欲，减少感染。

2. 血象观察

放疗可致骨髓抑制，血象下降，以白细胞、血小板减少常见。每周查血常规 1 次，白细胞 $< 4 \times 10^9$/L、血小板计数 $< 100 \times 10^9$/L 时应及时，应用升血药物如口服复方皂矾丸或皮下注射金磊赛强 75 μg，成分输血治疗，如脐带血、脐血浆、机采血小板。白细胞 $< 2.0 \times 10^9$/L 时，应暂停放疗，选择单间，避免与多人接触，做好个人卫生，严格执行无菌操作制度，防止继发感染。病室每日定时通风换气 4 次，15 min/ 次；紫外线消毒 2 次 /d，30 min/ 次。注意卧床休息，根据天气变化增减衣服，防感冒。

3. 照射野皮肤护理

放射治疗 8 ～ 10 d 后放射部位易出现皮肤红斑、干性脱屑、色素沉着、疼痒等干性反应，重者出现水疱、溃烂、渗出等湿性反应。嘱患者保护好照射野皮肤，勿抓挠，保持干燥清洁，穿柔软棉质宽松内衣，勤换内裤，不热敷，不洗澡，不贴胶布，禁用肥皂水及碘酒、乙醇等消毒物品擦洗，以免加重皮肤反应。保持照射野标记清晰完整，以防照射误差。出现干性反应时，放疗前可涂皮肤防护剂。若出现湿性反应，需停止放疗，暴露皮肤于空气中，保持照射野皮肤干燥，局部外敷贯新克或溃疡散。

4. 阴道冲洗

宫颈癌患者有不同程度的阴道流血和白带增多及放疗过程中肿瘤坏死组织的脱落。为防止阴道盆腔感染，避免阴道粘连，提高放疗敏感度，每日或隔日用 0.9% 生理盐水 250 mL 和甲硝唑 250 mL 冲洗阴道 1 次，直至治疗后半年以上。先用碘附消毒外阴，置妇科检查窥器，护士动作要轻柔，缓慢打开窥器，使阴道完全暴露，移动冲洗管冲洗阴道各壁。冲洗过程中要观察阴道分泌物的颜色量，有无臭味，有异常时报告医生。提醒患者有大出血时禁止冲洗。保持外阴的清洁，每日用温开水清洗。

5. 阴道大出血的护理

放疗后由于癌肿溃烂、组织脆弱，患者易发生阴道出血。嘱患者不能离床活动，应卧床，用纱条或纱球给予阴道填塞止血。若出血量较多，将纱球喷洒上凝血酶或用吸收性明胶海绵行阴道压迫止血。填塞的纱球 24 h 内取出，以防感染。填塞后注意观察继续出血的情况，必要时备血、输血，同时应用抗感染药物和止血药。体温 $> 37.5$℃应及时通知医生，对症处置，必要时吸氧、补液。填塞后患者饮食要少食渣饮食，保持大便通畅。阴道填塞期间，为防止纱条脱出和尿液污染或排尿困难，应留置导尿管，每日行尿道口护理及更换尿袋 1 次，每周行膀胱冲洗 2 次。

6. 放疗反应的护理

①全身反应：可出现精神不振、乏力、头晕、胃肠功能紊乱、食欲减退、恶心、呕吐、腹泻等症状，给予患者对症治疗。应用止吐剂，如口服甲氧氯普安 10 mg 或 0.9% 生理盐水 20 mL、盐酸格雷司琼 3 mg 静脉推注等。睡眠差者，睡前口服艾司唑仑 10 mg 或肌内注射地西泮 1 mg。听音乐、热水泡脚或喝一杯牛奶，均可促进睡眠。大量饮水或补液，增加尿量，可迅速排出体内毒素，减轻反应。给予患者充分的休息，加强营养，增加机体抵抗能力。②阴道炎：放射治疗可致阴道炎，易合并感染，表现为阴道流血、水肿，阴道分泌物增多。嘱患者保持外阴清洁、干燥，勤换内裤，每日温开水清洗外阴，防止外阴感染，每日行阴道冲洗，睡前将双唑泰栓 1 片塞入阴道内，连续 1 周症状可缓解。③放射性膀胱炎：放疗后可引起黏膜水肿、溃疡，表现为尿频、尿急、尿痛等膀胱刺激症状。嘱患者多饮水，每日饮水量 ≥ 3 000 mL，多吃西瓜等水果以利利尿。必要时应用利尿剂及抗生素，血尿者给予止血药。④放射性直肠炎：治疗 2 ~ 3 周后可能出现腹痛、腹泻、便秘、里急后重，甚至有黏液便，排便 3 ~ 5 次 /d。饮食上少食多餐，勿进食粗纤维辛辣食物。每日可行维斯克灌注。除给予酵母片、多酶片以助消化外，可用健脾补气中药或输液以补充维生素及营养，均可改善症状。

## 四、放疗后的护理及指导

### （一）放射野皮肤护理

照射野皮肤可出现干燥、皮疹、红肿、表皮脱落、溃烂等症状，放疗前向患者说明保护照射野皮肤对预防皮肤反应的重要性，告知患者保护好照射野画线，禁用肥皂擦洗或热水浸泡，禁用刺激性消毒剂如碘酒、乙醇擦洗局部，勿抓挠，脱屑时忌用手撕剥表皮，保持局部皮肤及会阴清洁干燥，穿全棉、柔软、宽松内衣，以防擦伤皮肤造成感染。

### （二）胃肠道护理

放疗后患者有不同程度的胃肠道反应，患者表现为恶心、轻度呕吐、稀便、大便次数增多，指导患者饮用易消化软食或半流质食物，避免产气、辛辣刺激食物，并根据医嘱给予甲氧氯普安、复方维生素 B 液、颠茄合剂口服以减轻胃肠道反应。

### （三）放射性直肠炎的预防及护理

放射性直肠炎及出血性膀胱炎是放疗后主要并发症之一，有 10% ~ 20% 发生率因治疗方式和放射总剂量不同而有差别。按严重程度可分轻、中、重度。精心的护理可减轻放射损伤，促进康复。

1. 轻度直肠炎的观察及护理

放射治疗开始后数日即可出现轻度放射性直肠炎，表现为腹部不适，大便次数增多，

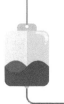

每日 3 次左右，稀薄不成形，无肉眼血便，实验室检查大便红细胞（＋～++）。内镜检查直肠黏膜充血水肿，有表浅散在糜烂。

护理措施：嘱患者多吃有营养易消化的少渣食物及少纤维的蔬菜水果，以减少肠黏膜摩擦性损伤，并酌情给予对症治疗，可服用一些解痉、消炎类药物。

2. 中度直肠炎的观察及护理

中度直肠炎主要表现为腹痛、腹泻、黏液血便。内镜检查黏膜水肿，溃疡出血。

护理措施：保护直肠黏膜，减少大便次数，减轻患者痛苦。忌多纤维食物；为保护直肠黏膜，减少排便次数，可口服碱式碳酸铋或液状石蜡 30 mL，每晚 1 次；有黏膜溃疡及便血时，肌内注射 α–巨球蛋白制剂 3 mL，每日或隔日 1 次。同时给予抗感染、止血类药物口服或静脉滴注治疗，必要时加用激素，以防止纤维组织增生。

3. 重度直肠炎的观察及护理

重度直肠炎表现腹部坠胀严重，里急后重，大便时疼痛，有间歇性全血便。内镜检查可见，宫颈水平附近直肠前壁充血水肿，直肠多处溃疡、狭窄、纤维化。

护理措施：患者由于出血等，全身情况较差，肠黏膜难以修复。在饮食上应进食高蛋白、高维生素易消化少纤维素食品，并静脉给予氨基酸、维生素、抗生素等抗感染和营养支持，必要时少量多次输全血，改善全身状况。

（四）放射性膀胱炎预防及护理

放疗可引起膀胱黏膜出血、水肿、溃疡、出血，患者出现尿频、尿急、尿痛、血尿或排尿困难等症状，严重时可出现反复血尿或持续血尿，易造成贫血。其预防及护理措施：①在实施放疗前应告知患者排空膀胱，腔内放疗时阴道内填塞纱布，以减少膀胱接受放射量，减轻损伤。②轻度症状时指导患者多休息，避免劳累，多饮水，每日 2 000 mL 左右，勿憋尿，以减少血尿发生诱因。③中、重度者，注意外阴清洁、干燥，以防感染，必要时保留导尿，长期开放，以维持膀胱排空状态。④遵医嘱给予 0.9% 生理盐水 250 mL，替硝唑氯化钠注射液 100 mL 膀胱灌注。

（五）下肢静脉回流障碍护理

由于放疗造成盆腔纤维化，血栓性静脉炎及淋巴管阻塞造成下肢静脉回流障碍，可表现为下肢不同程度水肿，应指导患者每日活动双下肢，并每 2 h 按摩双下肢，观察双下肢情况，一旦发生下肢水肿，指导患者卧床休息，患肢抬高，口服利尿药，并给予双嘧达莫、丹参片疏通微循环，必要时溶栓治疗。

（六）造血系统不良反应预防

放射治疗因射线引起患者骨髓抑制，特别是辅助化疗增效者更易引起血液系统变化。放疗开始，应每周复查血常规，白细胞低于 $3×10^9$/L、血小板低于 $75×10^9$/L 时，应暂停放疗，给予利血生、升白胺、复方阿胶浆等口服，必要时输成份血细胞或血小板，指导患者注意营养摄入，防感冒，保持良好心态，以增强抵抗力，密切观察有无皮肤黏膜出血现象，及时处理。

## 五、出院指导

放疗结束出院前制定指导计划：①教会患者阴道冲洗方法，包括冲洗液浓度、温度及冲洗头插入阴道深度，以保持会阴部清洁；②指导患者合理饮食，增加营养；③告知患者避免剧烈运动及重体力劳动，适当休息；④指导患者保持外阴清洁的方法及性生活指导以提高生活质量；⑤告知患者出院随访的重要性及随访时间。

放射治疗作为恶性肿瘤治疗手段之一，在妇科肿瘤领域中占有十分重要的地位，作为根治性手段之一，它使不少宫颈癌患者治愈；作为姑息治疗手段之一，它使不少晚期复发性肿瘤患者病情缓解，达到减轻痛苦、延长寿命、提高生活质量的目的。要取得这些疗效，必须具备完善的放疗前准备、治疗计划，重视治疗后处理及随访。20 世纪 60 年代 Graham 所言："宫颈癌较差的治疗效果常为治疗前忽略或错误估计或治疗中不正规的处理护理有关。"由此可见，宫颈癌患者放射治疗的护理配合至关重要。

（李 超）

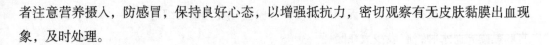

## 第四节　转移性骨肿瘤

### 一、护理评估

（1）患者对自身疾病的认识。

（2）患者对放疗方式的了解及自我护理能力。

（3）患者的情绪状态及心理问题，患者的角色转换情况。

（4）饮食、营养、身体状况及基础疾病。

（5）风险因素（自理能力、跌倒/坠床风险、深静脉血栓风险等）。

（6）原发肿瘤阳性检查结果、不适症状等。

### 二、观察要点

1. 疼痛

疼痛是最常见的症状，特点是常有变化，制动多无效。

2. 压迫症状

根据转移部位的不同出现不同的压迫症状。脊柱转移肿瘤常很快出现脊髓、马尾或神经根的压迫症状，如根性神经痛、感觉减退、肌力减弱甚至麻痹；在骨盆者可引起直

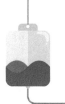

肠、膀胱的压迫症状，出现大小便功能障碍；位于肢体者亦可引起血管和神经干的压迫症状。

3. 病理性骨折

病理性骨折常为首要症状，在下肢发生率最高。一旦发生病理性骨折，则疼痛加重，肿胀明显。

4. 主要阳性检查结果

X线平片、放射性核素扫描、CT和MRI扫描等。

## 三、护理措施

（一）放疗前护理

（1）做好入院评估：疼痛、Ballthel指数、跌倒/坠床风险及压力性损伤风险评分，对于高危人群建立警示标识，给予防跌倒注意事项告知，并定期评价。

（2）对已知骨转移尚未发生病理性骨折的患者，进行骨折风险评估，对高风险患者可行预防性内固定，防止病理性骨折的发生。

（二）放疗中护理

（1）骨肿瘤疼痛的特点是初期疼痛不剧烈，随病情进展疼痛逐渐加重，且夜间加重；疼痛通过药物较难缓解。治疗时应根据世界卫生组织（WHO）阶梯给药原则，首选口服给药。当因呕吐、肠梗阻、吞咽困难或疼痛控制不好而不能口服给药时，应更改给药方式，并预防和治疗可能出现的副作用。

（2）饮食指导：进食高蛋白、高维生素、补血食物及壮骨食物。

（三）放射野皮肤护理

（1）根据放射治疗的部位、面积、放射源种类、照射剂量，遵医嘱于放疗前后涂抹皮肤保护剂。

（2）穿全棉、柔软、宽松的衣服；禁用刺激性大的肥皂水清洗及涂抹化妆品；保持放射野皮肤清洁、干燥；放射野区皮肤禁忌冷、热敷，不可贴胶布；避免日光直射。

（四）检查血常规

每周定期检查血常规1次，白细胞低于$2.0 \times 10^9/L$、血小板低于$80 \times 10^9/L$时暂停放疗。

（五）放射野标记

保持放射野标记清晰，如标记颜色变浅，应由主管医生给予描画。

（六）监测体温

放疗期间每日监测体温变化，如体温≥38℃，应暂停放疗，对症处理。

## 四、健康教育

（1）对转移性骨肿瘤患者应预防病理性骨折的发生，告知其注意事项。

①脊椎转移的患者应平卧于硬板床，注意翻身时使用轴线翻身法。

②如有颈椎和腰椎转移，建议使用腰封和颈托予以保护。

③骨转移的患者活动勿剧烈，幅度要小，避免弯腰扭转。

（2）卧床时间过长会导致肠蠕动减慢、便秘，患者应多进食蔬菜、水果，多饮水，适当按摩腹部，促进肠蠕动。

（3）卧床的患者避免坠积性肺炎的发生。

（4）长期卧床的患者应定时翻身，以避免压力性损伤的发生。

（5）可进食一些排骨、瘦肉及骨头汤等壮骨食物。

## 五、出院指导

（1）对于生活不能自理的患者，指导家属做好护理，掌握预防病理性骨折、压力性损伤、便秘的方法。

（2）指导患者正确服用止痛药。

（3）定期复查。

（李　超）

# 案例：肝恶性肿瘤多发转移的护理

## 【案例介绍】

### （一）一般资料

患者×××，男，55岁，5年前发现右侧上臂占位，大小约6 cm×5 cm，无疼痛，今为求进一步诊治来我院。自发病以来，食欲正常，睡眠正常，大小便正常，精神正常，体重无减轻。

### （二）病史

既往史：7年前因肝占位于我院行"肝占位根治性切除术"，于2014年2月份在外院行"右侧肩关节置换术"。

于2016年1月及2016年4月分别于我院行$^{89}$Sr治疗2次。

个人史：生于原籍，久住本地，否认吸烟史，否认饮酒史。

婚育史：已婚。

家族史：家族中无类似疾病发生，否认家族遗传史。

（三）医护过程

查体：T 36℃，P 80 次 / 分，R 20 次 / 分，BP 122/78 mmHg。发育正常，营养良好，自主体位，神志清楚，查体合作。患者 7 年前因肝占位于我院行"肝占位根治性切除术"，术后恢复良好，病理示：肝细胞癌，高 - 中分化。切缘呈肝硬化改变，胆囊未见癌。后于 2013-07-12、2014-03-21、2014-07-05、2015-02-09、2015-06-09 五次至我院行 TACE 术，5 年前发现右侧上臂占位，2015-06-09 五次至我院行 TACE 术，5 年前发现右侧上臂占位，并于 2014 年 2 月份在外院行"右侧肩关节置换术"，术后于 2016 年 1 月及 2016 年 4 月分别于我院行 ⁸⁹Sr 治疗 2 次。2016 年 11 月 8 日于我院行 SPECT 显示：左侧第 9 后肋骨代谢异常活跃，考虑骨转移。2020-04-24 复查 CT：①"肝 HCC 介入术后"改变，肝内多发转移，较前 2020-02-24 片部分稍大；②左侧胸壁占位，第 9 肋骨骨质破坏，较前软。

## 【护理措施】

（一）治疗护理

1. 用药护理

替莫唑胺的不良反应主要是恶心、头痛、腹泻和呕吐。也可能会有骨髓抑制的情况，因此应每周进行全血细胞计数的检查，并且每隔 12 h 用药。

甘露醇不良反应可出现恶心、呕吐、头痛、眩晕、寒战、发热、脱水，条索样静脉炎。在静滴过程中观察输液滴速，观察穿刺处血管情况，注意患者意识，预防跌倒坠床的发生。

2. 肺部感染护理

保持呼吸道通畅，采取有利于呼吸的体位，鼓励患者多咳嗽排痰，必要时给予雾化吸入。做好痰液的细菌培养。嘱患者保持良好的心情，大便通畅。

3. 预防深静脉血栓护理

嘱患者多饮温开水，每日 2 000 mL 以上。每日主动、被动床上肢体活动，促进血液循环。卧位时抬高下肢，促进血液回流。病情许可，早日下床活动。

（二）观察护理

严密观察神志和生命体征（体温、脉搏、呼吸、血压），CVC 导管固定及预防导管相关感染，皮肤管理。

（三）生活护理

1. 饮食护理

给予患者高纤维素半流质饮食，少食多餐。预防便秘。

2. 皮肤护理

患者右上肢肌力0级，协助患者适当做康复训练以促进肌力恢复，定时协助患者翻身并查看受压处皮肤情况，骨突处可涂抹赛肤润皮肤保护剂。嘱患者及家属保持床单位平整、清洁、干燥，无渣屑。床尾悬挂防压疮标识。

3. 预防导管滑脱的护理

CVC置管位置活动度较大，容易牵拉使敷贴卷边，不易固定，嘱患者尽量减小颈部活动角度，避免大幅度扭头，责任护士加强巡视，发现卷边及时更换，做好班班交接，床尾悬挂防导管滑脱标识。

4. 预防跌倒/坠床的护理

患者右下肢肌力4级，右上肢肌力为0级，术后一直卧床，跌倒坠床风险较大，应用床挡保护，告知患者家属必须24 h留陪护一人，教会患者及家属呼叫器使用方法，嘱患者穿合适大小病号服、防滑鞋等。各班勤巡视病房，加强责任护士及夜班护士交接班制度。

（四）心理护理

患者为中年男性，术后右侧肢体肌力受损，自理能力严重受影响，生活形态改变，情绪低落。责任护士加强康复宣教，鼓励患者多与医护人员、家属及病友沟通、交流，帮助患者树立战胜疾病的信心。

（五）健康教育

告知患者家属注意患者的意识及肌力，预防跌倒坠床的发生，少食多餐，给予患者高纤维素半流质饮食，预防呛咳、窒息的发生。勤翻身，预防压疮。

## 【小结】

针对多发转移患者注意观察患者的意识，导管固定情况，多饮水，预防尿路感染。关注患者家属针对患者的居家护理：褥疮、自理、跌倒坠床，给予患者家属多一些关心和照顾。

（李　超）

# 儿科护理

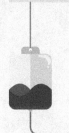

# 第八章　新生儿疾病

## 第一节　新生儿窒息

### 一、疾病概述

#### （一）定义

新生儿窒息（asphyxia of newborn）是指婴儿出生后无自主呼吸或呼吸抑制，而导致低氧血症、高碳酸血症和代谢性酸中毒，是新生儿死亡和儿童伤残的重要原因之一。

#### （二）病因与发病机制

窒息的本质是缺氧，凡能使血氧浓度下降的任何因素均可引起窒息。

1. 孕母因素

①母亲如患严重贫血、心脏病、高血压等。②胎盘因素如前置胎盘、胎盘早剥或胎盘老化等。③母亲吸烟或被动吸烟、吸毒等。④母亲年龄 ≥ 35 岁或 < 16 岁以及多胎妊娠等。

2. 分娩因素

①如胎头过大或母亲骨盆过小、胎位不正等。②高位产钳助产、胎头吸引不顺利等。③产程中麻醉药、镇痛药和催产药使用不当等。④脐带绕颈、打结、过长、扭转、过短等。

3. 胎儿因素

①早产儿或巨大儿。②宫内感染。③羊水或胎粪吸入致使呼吸道阻塞。④先天性畸形如呼吸道梗阻畸形、先天性心脏病等。

#### （三）病理生理

缺氧初期，出现呼吸深快，随即转为呼吸抑制和反射性心率减慢，即原发性呼吸暂停（primary apnea）。因血液重新分布（潜水反射），此时肌张力存在，血压稍升高，伴有发绀。此阶段如能及时给氧或予以适当刺激，即可恢复自主呼吸。若缺氧持续存在，则出现喘息样呼吸，心率继续减慢，血压下降，肌张力消失，呼吸运动减弱，最终出现一次深度喘息而进入继发性呼吸暂停（secondary apnea）。如无外界加压呼吸帮助，可致死亡。临床上有时难以区分原发性和继发性呼吸暂停，为不延误抢救，均可按继发性呼吸暂停处理。

缺氧导致血 $PaO_2$ 及 pH 降低，$PaCO_2$ 升高。由于低氧血症和酸中毒，引起体内血液重新分布，以保证生命器官（心、脑、肾上腺等）血液供应，继之血流失代偿，重要脏器血供减少，导致缺氧缺血性损害。窒息尚可引起低血糖、低钙血症、低钠血症等代谢改变。

（四）临床表现

1. 胎儿缺氧（宫内窒息）

早期有胎动增加，胎心率 ≥ 160 次 / 分；晚期则胎动减少，甚至消失，胎心率 < 100 次 / 分；羊水被胎粪污染。

2. 新生儿窒息

Apgar 评分（表 8–1）是临床评价出生窒息程度经典而简易的方法。①评估时间：分别于生后 1 min、5 min 和 10 min 进行。②评估内容：包括皮肤颜色（appearance）、心率（pulse）、对刺激的反应（grimace）、肌张力（activity）和呼吸（respiration）5 项指标。③评估标准：每项 0 ~ 2 分，总共 10 分。8 ~ 10 分为正常，4 ~ 7 分为轻度窒息，0 ~ 3 分为重度窒息。④评估意义：1 min 评分反应窒息严重程度，5 min 和 10 min 评分有助于判断复苏效果及预后。

目前认为单独的 Apgar 评分不应作为评估低氧或产时窒息以及神经系统预后的唯一指标，特别是早产儿或存在其他严重疾病者。出生时加做脐血血气分析可提高判断窒息程度的正确性。

表 8–1　新生儿 Apgar 评分法

| 体征 | 评分标准 | | | 评分 | |
| --- | --- | --- | --- | --- | --- |
| | 0 | 1 | 2 | 1 min | 5 min |
| 皮肤颜色 | 青紫或苍白 | 躯干红，四肢青紫 | 全身红 | | |
| 心率（次 / 分） | 无 | < 100 | > 100 | | |
| 弹足底或插鼻管反应 | 无反应 | 有些动作，如皱眉 | 哭，喷嚏 | | |
| 肌张力 | 松弛 | 四肢略屈曲 | 四肢活动好 | | |
| 呼吸 | 无 | 慢，不规则 | 正常，哭声响 | | |

3. 多脏器受损症状

缺氧缺血可造成多器官受损：①中枢神经系统。缺氧缺血性脑病和颅内出血。②呼吸系统。胎粪吸入综合征，肺透明膜病和肺出血。③心血管系统。持续性肺动脉高压、缺氧缺血性心肌损害、心力衰竭、心源性休克、DIC 等。④泌尿系统。急性肾衰竭及肾静脉血栓形成等。⑤消化系统。应激性溃疡、坏死性小肠结肠炎及黄疸加重或时间延长等。⑥代谢方面。高血糖或低血糖、低钙及低钠血症等。

### （五）辅助检查

**1. 出生前**

可通过羊膜镜了解羊水混入胎便程度，或胎头露出宫口时取头皮血进行血气分析，以评估宫内缺氧程度。

**2. 出生后**

应检测动脉血气、血糖、电解质、血肌酐、尿素氮和胆红素等生化指标。

### （六）治疗

**1. 预防和治疗孕母疾病**

若预测胎儿存在宫内缺氧，根据孕母情况酌情辅助分娩，加快产程；分娩前应做好充分复苏准备，包括人员、技术和仪器物品的准备。

**2. 生后立即进行复苏及评估**

采用国际公认的 ABCDE 复苏方案：A（airway）清理呼吸道；B（breathing）建立呼吸；C（circulation）维持正常循环；D（drugs）药物治疗；E（evaluation）评价。其中 A 是根本，B 是关键，E 则贯穿于整个复苏过程中。呼吸、心率和皮肤颜色是窒息复苏评价的三大指标。应遵循评估→决策→措施程序，如此循环往复，直至完成复苏。并严格按照 A → B → C → D 步骤进行复苏，其步骤不能颠倒。

**3. 复苏完成后**

根据机体代谢紊乱及器官功能损害情况给予相应治疗。合并吸入性肺炎者给予抗生素治疗。

## 二、护理评估

**1. 健康史**

评估窒息程度，了解母亲孕期健康史，有无影响胎盘血流灌注的疾病，及分娩过程和母亲的用药情况。

**2. 身体状况**

按 Apgar 评分评估心率、呼吸、肌张力、皮肤颜色和对刺激的反应情况，复苏完成后根据临床表现及实验室检查结果评估器官损害及代谢紊乱情况。

**3. 心理–社会评估**

了解家长对本病的知识及对患儿病情的了解程度，对患儿治疗预后的担心和焦虑程度，以及对后遗症康复治疗和护理方法的了解程度。

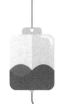

## 三、主要护理问题

**1. 自主呼吸受损**

自主呼吸受损与吸入羊水、气道分泌物导致低氧血症和高碳酸血症有关。

**2. 体温过低**

体温过低与缺氧、产热少、环境温度低等有关。

**3. 潜在并发症**

潜在并发症有肺出血、心力衰竭、呼吸衰竭等。

**4. 焦虑**

焦虑与病情危重及预后不良有关。

**5. 感染的危险**

感染的危险与患儿机体免疫功能低下、污染的羊水及胎粪吸入有关。

## 四、护理措施

**1. 复苏**

必须争分夺秒，由产、儿科医师、护士、助产师及麻醉师共同合作进行。根据 ABCDE 复苏原则，具体复苏步骤和程序如下。

（1）最初评估：出生后立即用数秒钟快速评估 4 项指标：①是否为足月儿？②羊水清否？③有无呼吸或哭声？④肌张力好吗？如以上任何 1 项为"否"，则进行以下初步复苏。

（2）初步复苏步骤：①保暖。娩出后立即置于预热的辐射暖箱。②减少散热。用温热干毛巾快速揩干全身。③摆好体位。肩垫高，头略后仰。④清理呼吸道。娩出后立即吸净口、鼻、咽黏液，先吸口腔，再吸鼻腔黏液。⑤触觉刺激：拍打足底 2 次或摩擦背部以诱发自主呼吸。以上步骤要求在 30 s 内完成。

（3）气囊面罩正压人工呼吸：最初的几次正压人工呼吸需要 30 ~ 40 cmH$_2$O，以后维持在 20 cmH$_2$O，频率为 40 ~ 60 次 / 分（胸外按压时为 30 次 / 分），以心率增加接近正常，胸廓起伏、听诊呼吸音均正常为宜。

（4）胸外心脏按压：如无心率或气管插管正压通气 30 s 后，心率持续 < 60 次 / 分，应同时进行胸外心脏按压。用双拇指或中示指按压胸骨体下 1/3 处，频率为 90 次 / 分（每按压 3 次，正压通气 1 次），按压深度为胸廓前后径的 1/3。

（5）遵医嘱给药：①1 : 10 000 肾上腺素。脐静脉导管内或气管导管内注入，剂量为 0.3 ~ 1 mL/kg，5 min 后可重复 1 次。②扩容剂。给药 30 s 后，如心率 < 100 次 / 分，并有血容量不足表现时，给予生理盐水，剂量为每次 10 mL/kg，于 10 min 以上静脉缓慢输注。大量失血时，需输入与新生儿交叉配血阴性的同型血。③碳酸氢钠。对充分通气后

合并严重代谢性酸中毒患儿，可给予5%碳酸氢钠3～5 mL/kg，加等量5%葡萄糖液，缓慢静脉推注（＞5～10 min）。④纳洛酮。每次0.1 mg/kg，静脉或气管内注入，间隔0.5～1 h可重复1～2次。其母产前4～6 h有注射麻醉药史的新生儿母亲疑有吸毒史或持续使用美沙酮的新生儿不可用纳洛酮，否则会导致新生儿严重惊厥。

2. 复苏后的监护

复苏完成后患儿绝对安卧，延迟开奶，注意保暖。监测生命体征、尿量、肤色等。密切观察病情变化，如神志、哭声、前囟、瞳孔、肌张力、神经反射和有无抽搐等，观察药物反应，认真做好护理记录。

3. 预防感染

复苏过程应严格无菌操作，有羊水、胎粪污染或羊水吸入者应给予抗生素治疗。

## 五、健康教育

（1）向家长介绍新生儿窒息的相关知识，及时告知家长患儿的病情、抢救情况及可能出现的并发症。

（2）对即将出院的患儿，根据患儿病情介绍随诊及康复治疗的情况，指导家长对患儿进行感知、视听、语言和动作的训练，如视听刺激、做婴儿被动操、抚触等。

（李艳阁）

# 第二节　新生儿缺氧缺血性脑病

## 一、疾病概述

### （一）定义

新生儿缺氧缺血性脑病（HIE）是指各种围生期因素引起的部分或完全缺氧、脑血流减少或暂停，导致胎儿或新生儿的脑损伤所致的一类疾病。HIE是引起新生儿急性死亡和慢性神经系统损伤的主要原因之一。

### （二）病因与发病机制

缺氧是发病的核心，其中围生期窒息是最主要的病因。此外，出生后心脏病变、肺部疾患及严重贫血也可引起HIE。

1. 脑血流改变

当缺氧缺血为部分性或慢性（不完全性窒息）时，体内血液重新分配（全身血液分流），以保证心、脑的血液供应；如缺氧继续存在，这种代偿机制失效，脑血流灌注减少，出现第2次血流重新分配（脑内血液分流），以保证代谢最旺盛的部位，如脑干、丘脑和小脑的血供。但大脑半球血流减少，导致大脑前、中、后动脉的边缘带（矢状旁区及其下白质）受损。如缺氧缺血为急性完全性（完全性窒息），则上述代偿机制不会发生，脑损伤最容易发生在代谢最旺盛的部位。脑组织损害的高危性称为选择性易损区，足月儿的易损区在大脑矢状旁区，早产儿的易损区位于脑室周围白质区。缺氧和酸中毒可使脑血管的自主调节功能障碍，形成"压力被动性脑血流"。当血压增高时，脑血流过度灌注，导致颅内血管破裂出血；当血压下降时，脑血流减少，引起缺血性脑损伤。

2. 脑组织代谢改变

缺氧时，由于脑组织无氧酵解增加，组织中乳酸堆积，能量急剧减少甚至衰竭，出现一系列使脑组织及细胞死亡的瀑布样反应，如细胞膜上钠–钾泵、钙泵功能异常，氧自由基生成增多等，最终导致细胞水肿、凋亡和坏死。

（三）临床表现

本病主要表现为意识障碍和肌张力低下。根据意识、肌张力、原始反射改变、有无惊厥、病程及预后等，临床上分为轻、中、重3度（表8-2）。

表 8-2　HIE 临床分度

| 临床表现 | 分度 | | |
| --- | --- | --- | --- |
| | 轻度 | 中度 | 重度 |
| 意识 | 过度兴奋 | 嗜睡、迟钝 | 昏迷 |
| 肌张力 | 正常 | 减低 | 松软 |
| 拥抱反射 | 稍活跃 | 减弱 | 消失 |
| 吸吮反射 | 正常 | 减弱 | 消失 |
| 惊厥 | 无 | 常有 | 多见 |
| 中枢性呼吸衰竭 | 无 | 有 | 明显 |
| 瞳孔改变 | 无 | 缩小 | 不对称或扩大 |
| 前囟张力 | 正常 | 稍饱满 | 饱满、紧张 |
| 病程及预后 | 症状在 72 h 内消失，预后好 | 症状在 14 d 内消失可能有后遗症 | 症状可持续数周，病死率高，存活者多有后遗症 |

1. 轻度

一般在生后 24 h 内症状最明显，以后逐渐减轻。患儿无意识障碍，呼吸平稳，肌张力无异常，一般不出现惊厥。主要表现为兴奋、易激惹，下颌或肢体可出现颤抖，拥抱反射活跃或正常，前囟平，脑电图及影像学检查无明显改变。3 d 内上述症状消失，预后良好。

2. 中度

症状在生后 24 ~ 72 h 内表现明显，表现为嗜睡、反应迟钝、肌张力减低、肢体自发动作减少，病情较重者出现惊厥，拥抱、吸吮反射减弱。前囟张力正常或稍高，瞳孔缩小，对光反应迟钝。足月儿上肢肌张力减退较下肢重，表明病变累及矢状窦旁区；早产儿表现为下肢肌张力减退较上肢重，则是因脑室周围白质软化所致。病情恶化者嗜睡程度加深甚至昏迷，反复抽搐。脑电图检查可见癫痫样波或电压改变，影像学检查常发现异常。部分患儿可留有后遗症。

3. 重度

以初生至 72 h 内症状最明显，常处于昏迷状态，惊厥频繁发作，反复出现呼吸暂停。肢体自发动作消失，四肢松软，前囟张力高，拥抱、吸吮反射消失，瞳孔不等大或瞳孔放大，对光反应差，心率减慢。脑电图及影像学检查明显异常，脑干诱发电位异常。重度患儿大多预后不良、死亡率高，存活者多留有神经系统后遗症。

急性损伤、病变在两侧大脑半球者，症状常发生在生后 24 h 内，其中 50% ~ 70% 可发生惊厥，特别是足月儿。惊厥最常见的表现形式为轻微发作型或多灶性阵挛型，严重者为强直型，同时有前囟隆起等脑水肿症状体征。病变在脑干、丘脑者，可出现中枢性呼吸衰竭、瞳孔缩小或扩大、顽固性惊厥等脑干症状，常在 24 ~ 72 h 病情恶化或死亡。少数患儿在宫内已发生缺血缺氧性脑损伤，出生时 Apgar 评分可正常，多脏器受损不明显，但生后数周或数月逐渐出现神经系统受损症状。

（四）辅助检查

1. 血清磷酸肌酸激酶脑型同工酶（CPK-BB）

正常值 < 10 U/L，脑组织受损时升高。

2. 神经元特异性烯醇化酶（NSE）

正常值 < 6 μg/L，神经元受损时血浆中此酶活性升高。

3. 腰椎穿刺

无围生期窒息史，需要排除其他疾病引起的脑病时可行腰椎穿刺，应行脑脊液常规、生化及脑特异性肌酸激酶检测。

4. 影像学检查

对确定病变部位与范围、有无颅内出血和出血类型有价值，并可为进一步随访、观察病变恢复情况提供客观依据，主要包括头颅 B 超、CT、MRI 检查。

5. 脑电图

脑电图可客观地反映脑损害程度、判断预后，并有助于惊厥的诊断。在生后 1 周内检查，表现为脑电活动延迟、异常放电及背景活动异常等。

（五）治疗

1. 支持疗法

（1）维持良好通气换气功能：保持 $PaO_2$ 为 50 ~ 70 mmHg，$PCO_2 < 40$ mmHg。

（2）维持正常血压：低血压可用多巴胺，也可同时加用多巴酚丁胺升压。

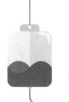

（3）维持血糖在正常高值。

2．控制惊厥

首选苯巴比妥，负荷量 20 mg/kg，于 15 ～ 30 min 静脉滴入。若不能控制惊厥，1 h 后再加用 10 mg/kg；12 h 后给维持量，每天 5 mg/kg。顽固性抽搐者加用地西泮，每次 0.1 ～ 0.3 mg/kg 静脉滴入。

3．治疗脑水肿

每天液体总量不超过 60 ～ 80 mL/kg。颅内压增高时首选呋塞米，每次 1 mg/kg，静脉注射；严重者可用 20% 甘露醇，每次 0.25 ～ 0.5 g/kg，静脉推注，每 4 ～ 6 h 1 次。一般不主张使用糖皮质激素。

4．亚低温治疗

采用人工诱导方法使体温下降 2 ～ 4℃，以减少脑组织的基础代谢，保护神经细胞。降温方法可采用全身性或选择性头部降温，前者能迅速、稳定地降低脑部温度，但易出现新生儿硬肿症；而后者能避免其缺点，且能发挥脑保护作用。目前亚低温治疗 HIE 仅适用于足月儿，早产儿尚不宜采用。

## 二、护理评估

1．健康史

健康史包括出生前患儿在母体内有无胎动加快、胎心率增加等病史。了解患儿分娩史及产程中用药史，出生时有无产程延长、羊水污染及了解 Apgar 评分结果等，了解新生儿的复苏过程，评估出生后有无心、肺、脑等严重疾病。

2．身体状况

评估患儿有无意识障碍及肌张力低下，原始反射是否能引出，是活跃还是减弱；出生后有无惊厥发生，自主呼吸情况如何，有无呼吸暂停，检查瞳孔对光反射情况等。

3．心理－社会状况

评估家长对该病的认知程度及心理状态，有无焦虑、恐惧或其他不良情绪反应。

## 三、主要护理问题

1．自主呼吸受损

与缺氧缺血致呼吸中枢损害有关。

2．潜在并发症

颅内压升高。

3．有废用综合征的危险

与缺氧缺血导致的神经系统后遗症有关。

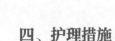

## 四、护理措施

1. 给氧

保持呼吸道通畅，根据患儿病情选择合适的给氧方式。呼吸暂停过于频繁时，采用机械通气并做好相关护理。

2. 监护

严密监测患儿的呼吸、血压、心率、血氧饱和度等，注意观察患儿的神志、肌张力、瞳孔、前囟张力等的变化。若有脑疝征兆，应及时报告医师并做好抢救准备。

3. 亚低温治疗的护理

（1）降温：采用循环水冷却法进行选择性头部降温，起始水温保持 10 ～ 15℃，直至体温降至 35.5℃时开启体部保暖，头部采用覆盖铝箔的塑料板反射热量。脑温下降至 34℃时，保持这一体温时间应控制在 30 ～ 90 min，否则将影响效果。

（2）维持：使头颅温度维持在 34 ～ 35℃，由于头部温度降低，体温亦会相应下降，易引起新生儿硬肿症的发生，因此在亚低温治疗的同时必须注意保暖。可给予远红外或热水袋保暖，但要注意在保暖的同时要保证亚低温的温度要求。使用远红外保暖时，将肤温探头放置于腹部，肤温控制设定在 35 ～ 35.5℃；使用热水袋保暖时，使热水袋的水温维持在 50℃左右，注意及时更换。

（3）复温：复温宜缓慢，时间＞ 5 min，保证体温上升速度不能超过 0.5℃ /h。

（4）监测：在亚低温治疗过程中，给予持续的动态心电监护、肛温监测、呼吸监测及血压监测，同时密切观察患儿的面色、反应及末梢循环情况。

4. 早期康复干预

0 ～ 2 岁的小儿，其脑处于快速发育的灵敏期，可塑性极强，因此对 HIE 患儿及早开始康复训练如视听刺激、皮肤感觉刺激、前庭运动刺激等可促进脑结构和功能的代偿，有利于促进脑功能的恢复和减少后遗症。干预的方案应个别化，指导家长根据患儿主要的功能障碍去训练，以取得最佳效果。

## 五、健康教育

耐心细致地解答病情，取得家长的理解和配合，指导家长掌握康复干预的措施，坚持定期随访。

（李艳阁）

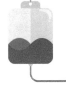

## 第三节 新生儿黄疸

### 一、新生儿黄疸

新生儿黄疸（neonatal jaundice）是新生儿期由于血中胆红素在体内积聚引起的皮肤、巩膜及其他器官黄染的现象。其原因复杂，可分为生理性黄疸及病理性黄疸两大类。病理性黄疸严重者可导致胆红素脑病，部分患儿留有神经系统后遗症，甚至引起死亡。

#### （一）新生儿胆红素代谢特点

**1. 胆红素生成过多**

胆红素是血红素的分解产物，新生儿每天生成的胆红素约为成人的 2 倍以上，原因主要有以下几点。

（1）红细胞数量过多：胎儿在宫内处于低氧环境，红细胞代偿性增多，出生后建立了自主呼吸，氧分压提高，过多的红细胞被破坏，产生较多胆红素。

（2）新生儿红细胞寿命短（早产儿低于 70 d，足月儿约 80 d，成人为 120 d），且血红蛋白的分解速度是成人的 2 倍，形成胆红素的周期短。

（3）旁路胆红素来源多：如来源于肝脏和其他组织中的血红素及骨髓红细胞前体较多，这也是造成胆红素产生多的原因之一。

**2. 胆红素代谢不利于清除**

（1）刚娩出的新生儿可有不同程度的酸中毒，导致白蛋白与胆红素联结的数量减少；早产儿血中白蛋白的量偏低，均影响胆红素的转运。加之新生儿肝脏缺乏 Y 和 Z 蛋白，肝细胞对间接胆红素的摄取能力受限制。另外，肝酶系统发育不完善，肝内葡萄糖醛酰转换酶等酶的量和活性不足，使胆红素的结合能力受限。

（2）新生儿出生 2 h 内肠道内无菌，开奶后逐渐建立正常菌群，故不能将胆红素还原成粪胆原、尿胆原排出体外；同时由于新生儿肠腔内 β – 葡萄糖醛酸酶活性较高，能很快使进入肠道内的结合胆红素水解成非结合胆红素而被肠黏膜重吸收，经门静脉达肝脏，构成特殊的新生儿肠肝循环。

上述特点决定新生儿摄取、结合、排泄胆红素的能力仅为成人的 1% ～ 2%，因此很容易出现黄疸。

#### （二）新生儿黄疸的分类

**1. 生理性黄疸**

大部分新生儿在出生后 2 ～ 3 d 出现黄疸，4 ～ 5 d 达高峰，足月儿在 2 周内消退，早产儿可延迟到 3 ～ 4 周消退。黄疸期间患儿一般情况好，实验室检查，肝功能正常，仅表现

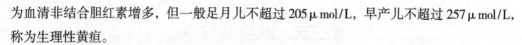

为血清非结合胆红素增多，但一般足月儿不超过 205 μmol/L，早产儿不超过 257 μmol/L，称为生理性黄疸。

2. 病理性黄疸

（1）病理性黄疸的特点：①出现早。出生后 24 h 内出现黄疸。②黄疸程度重。足月儿血清胆红素大于 205 μmol/L，早产儿大于 257 μmol/L，或每天上升超过 85 μmol/L。③黄疸持续时间长。黄疸消退延迟，足月儿超过 2 周未消退，早产儿超过 4 周未消退。④黄疸退而复现。新生儿生理性黄疸消退后在新生儿后期或出生 1 个月后复又出现，部分呈进行性加重趋势。

凡具有以上特点之一时，则应考虑病理性黄疸。

（2）病理性黄疸的病因：分为感染性和非感染性两大类。

①感染性：a. 新生儿肝炎。大多因病原体通过胎盘传给胎儿或通过产道时被感染，以病毒感染为主，巨细胞病毒最常见，其他还有风疹病毒、单纯疱疹病毒、乙型肝炎病毒、弓形虫等。常在生后 1 ~ 3 周缓慢起病。表现为生理性黄疸持续不退甚至进行性加重，部分病例表现为黄疸退而复现，同时伴有畏食、呕吐、尿色深黄、体重不增、肝大。b. 新生儿败血症及其他感染。主要由于细菌毒素加快红细胞破坏及损坏肝细胞所致，除黄疸外临床表现还可见反应低下、体温不升，往往可见感染灶。

②非感染性：a. 新生儿溶血病。b. 母乳性黄疸。原因尚不明确，目前认为可能与母乳中 β- 葡萄糖醛酸苷酶活性过高，使胆红素在肠腔内重吸收增加有一定关系。其特点为：血清中非结合胆红素超过生理性黄疸峰值，婴儿一般状况良好，未发现引起黄疸的其他原因。停母乳喂养 3 d，黄疸消退或胆红素下降 50% 以上即可确定诊断。c. 胆道闭锁。可发生在肝外（胆总管、肝胆管）或肝内胆管闭锁。目前认为与宫内病毒感染有关，部分可能是胎儿肝炎的结果。它是引起新生儿期阻塞性黄疸的重要原因，多于生后 2 周出现黄疸且进行性加重，尿色深，粪便呈灰色或淡黄色，逐渐变为白色，肝脏进行性增大，血清中结合胆红素升高。d. 胎粪排出延迟。由于胎粪排出延迟，可使胆红素肠肝循环增加而加重黄疸。e. 代谢性和遗传性疾病。红细胞葡萄糖 -6- 磷酸脱氢酶（G-6-PD）缺陷症、红细胞丙酮酸激酶缺陷症、遗传性球形红细胞增多症、$\alpha_1$ 抗胰蛋白酶缺乏症、半乳糖血症等。f. 药物性黄疸。如磺胺类药、水杨酸盐、维生素 K 等可影响胆红素代谢，使生理性黄疸加重或延迟消退。g. 其他。如头颅血肿、甲状腺功能减退症等。

（三）治疗

（1）找出引起黄疸的病因并给予相应的治疗。

（2）给予蓝光治疗，降低血清胆红素。

（3）有胎粪延迟排出的给予通便治疗；尽可能早开奶以促进肠道菌群的建立，刺激肠蠕动以利于排便，亦可给予口服肠道微生态调节剂，减少胆红素的肠肝循环。

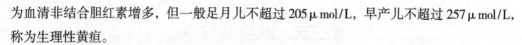

（4）保护肝脏，避免使用对肝脏有损害、可能引起溶血及黄疸的药物。

（5）早期应用肝酶诱导药苯巴比妥和尼可刹米，必要时输血浆和白蛋白，防止胆红素脑病的发生。

（6）控制感染，保暖，纠正缺氧、低血糖、脱水，维持水、电解质酸碱平衡。

## 二、新生儿溶血病

新生儿溶血病（hemolytic disease of the newborn）是指母、婴血型不合引起的新生儿同族免疫性溶血，一般仅发生在胎儿与新生儿早期，是引起新生儿重症黄疸的原因之一。人类的血型系统有 29 种，虽然有多种系统可发生新生儿溶血病，但临床以 Rh、ABO 血型系统的血型不合引起的溶血病常见。

### （一）病因与发病机制

胎儿因父亲遗传获得母体所不具有的血型抗原，通过胎盘进入母体，刺激母体产生相应的血型抗体，此抗体（IgG）又经胎盘进入胎儿循环，与红细胞上的相应抗原结合（致敏红细胞），上述致敏红细胞在单核－吞噬细胞系统内被破坏，引起溶血。

1. ABO 溶血病

ABO 溶血病主要发生在母亲为 O 型血而胎儿为 A 型或 B 型血时。

（1）40% ~ 50% 的 ABO 溶血病可发生在第 1 胎。其原因为：O 型血的母亲在第 1 胎妊娠前，已受到自然界 A 或 B 血型物质（某些植物、革兰阴性细菌、寄生虫、疫苗等）的刺激，产生了抗 A 或抗 B 抗体（IgG），故怀孕后这类抗体通过胎盘进入胎儿体内可引起溶血。

（2）在母婴 ABO 血型不合中，仅 1/5 的新生儿发生 ABO 溶血病。其原因为：①胎儿红细胞的抗原性强弱不同，导致抗体产生量的多少各异。②血浆及组织中存在的 A 和 B 血型物质，可与来自母体的抗体结合，使血中的抗体减少，而不发生溶血。

2. Rh 溶血病

Rh 溶血病主要发生在母亲 Rh 阴性、胎儿 Rh 阳性的情况下。Rh 血型系统共有六种抗原，即 D、E、C、c、d、e（目前 d 抗原未测出，只是推测），其中 D 抗原最早被发现且抗原性最强，故 Rh 溶血病中以 RhD 溶血病最为常见。传统上将具有 D 抗原者称为 Rh 阳性，缺乏 D 抗原者称为 Rh 阴性。中国人绝大多数为 Rh 阳性。

（1）Rh 溶血病一般不发生在第 1 胎，因自然界无 Rh 血型物质，Rh 抗体只能由人类红细胞 Rh 抗原刺激产生。Rh 血型不合时，在妊娠末期或临产时，Rh 阳性胎儿血（> 0.5 ~ 1mL）进入母血中，引起初发免疫反应，产生 IgM 抗体，以后虽可产生少量 IgG，但胎儿已经娩出。若再次妊娠（与第 1 胎 Rh 血型相同），孕期可有少量（> 0.05 ~ 0.1mL）胎儿血进入母血，可迅速发生次发免疫，产生大量 IgM 抗体并通过胎盘进入胎儿体内，导致胎儿溶血。既往输入过 Rh 阳性血的 Rh 阴性母亲，第 1 胎即可发生 Rh 溶血病。极少数 Rh 阴性母亲虽未曾接触过 Rh 阳性血，但其第 1 胎也可发病，可能的原因为 Rh 阴性孕妇的母亲为 Rh 阳性血，其怀孕时已使孕妇致敏，即外祖母学说。

（2）由于母亲对胎儿红细胞 Rh 抗原的敏感性不同，即使是抗原性最强的 RhD 血型不合，也仅有 1/20 发病。

（二）临床表现

本病的临床症状是由溶血所致，症状的轻重和母亲产生的 IgG 抗体量、抗体与胎儿红细胞结合程度和胎儿代偿能力有关。Rh 溶血病症状较重，严重者甚至死胎。

1. 胎儿水肿

患儿全身水肿，苍白，皮肤瘀斑，胸腹腔积液，心音低钝，心率快，呼吸困难，肝脾大，严重者为死胎。部分胎儿出现早产，如不及时治疗，常于生后不久即死亡。此种类型一般见于 Rh 溶血症。

2. 黄疸

胎儿胆红素主要通过母体代谢，因而出生时常无黄疸，脐血胆红素很少超过 119 μmol/L（7 mg/dL），出生后 24 h 内出现黄疸并迅速加深，黄疸出现早、上升快是 Rh 溶血病的特点。血清胆红素以非结合胆红素为主，于出生后第 3～4 d 血清胆红素可超过 342 μmol/L（20 mg/dL）。

3. 贫血

贫血程度不一，贫血轻重与红细胞破坏的程度一致，严重者可出现心力衰竭。部分未进行换血治疗的 Rh 溶血患儿在生后 2～6 周时发生明显贫血，称为晚发性贫血。与 Rh 血型抗体在体内持久存在且继续发生溶血有关。

4. 肝脾大

肝脾大与髓外造血有关，增大程度不一，胎儿水肿者肝脾大常较明显。

5. 胆红素脑病

新生儿尤其是早产儿血 - 脑脊液屏障不够完善，通透性较大，血清胆红素尤其是非结合胆红素（脂溶性）升高时易通过血 - 脑脊液屏障而引起中枢神经系统损伤。临床分为 4 期：警告期、痉挛期、恢复期和后遗症期。多于生后 4～7 d 出现症状，早期表现为嗜睡、吸吮力减弱、肌张力减低、拥抱反射减弱等，如不及时治疗，很快出现尖叫、双眼凝视、惊厥、肌张力增高等症状。严重者可出现死亡，存活者常遗留有手足徐动症、眼球运动障碍、听觉障碍、牙釉质发育不良、智力落后等后遗症。

（三）辅助检查

1. 血常规及血清胆红素

红细胞计数、血红蛋白降低，网织红细胞显著增高，有核红细胞增多。血清胆红素增

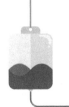

高，以非结合胆红素为主。

2. 血型

母子血型同时检查，若母为 Rh 阴性，子为 Rh 阳性，要考虑 Rh 血型不合；母为 O 型，子为 A 型或 B 型，应考虑 ABO 血型不合。

3. 血清学检查

在母子体内检测到血型特异性免疫抗体，是确诊本病的依据，包括婴儿红细胞直接抗人球蛋白实验、红细胞抗体释放试验及婴儿血清游离抗体（抗 A 或抗 B 的 IgG 抗体）检查。

（四）治疗

极少数重症 Rh 溶血症胎儿需在宫内开始接受治疗，以减轻病情、防止死胎。绝大多数溶血症的治疗在出生后进行。

1. 出生前的治疗

可采用孕妇血浆置换术、宫内输血和考虑提前分娩。

2. 出生后的治疗

（1）光照疗法：若其母既往曾产下溶血病需要换血的患儿，胎儿水肿型或出生前接受过产前溶血病治疗的新生儿，出生后应立即接受光疗。也可作为换血前或换血后降低胆红素的治疗措施。

（2）换血疗法：适用于出生后胆红素上升速度快的严重溶血症患儿。

（3）药物治疗：输血浆、白蛋白以减少游离胆红素，预防胆红素脑病的发生；静脉注射大剂量丙种球蛋白以达到免疫封闭减少溶血的目的；纠正酸中毒等。

（4）纠正贫血：早期血清胆红素很高，贫血严重者需交换输血；晚期若患儿贫血严重，伴心率加快、气急或体重不增时应适量输血。

## 三、护理评估

1. 健康史

了解其母孕期有无感染病史，了解母亲血型，有无输血、流产史；询问患儿胎次、血型、黄疸出现时间、进展情况；询问其兄、姊有无新生儿期黄疸及胆红素脑病病史，是否接受过换血治疗等。了解患儿出生后有无感染史，喂养情况，胎粪排出早晚，有无家族遗传性、代谢性疾病；有无应用磺胺、水杨酸盐、维生素 K 等药物病史。

2. 身体状况

观察患儿有无黄疸、黄疸程度，参考化验单胆红素数值及直接、间接胆红素数值分析患儿胆红素增高的原因，观察患儿胆红素上升及下降的动态变化过程，血红蛋白值有无下降。检查患儿有无贫血、水肿、肝脾大，评估患儿精神、反应及心功能情况，早期发现心力衰竭的症状和体征。分析母婴血型、血清抗体、胆红素升高值及血红蛋白下降程度。

3. 心理社会状况

了解患儿家长对黄疸的病因、性质及预后的认识程度。

## 四、主要护理问题

1. 潜在并发症

胆红素脑病、心力衰竭。

2. 知识缺乏

患儿家长缺乏有关新生儿溶血病方面的相关知识。

## 五、护理措施

1. 一般护理

（1）保暖及输液：因地制宜应用不同方式保暖，遵照医嘱输注葡萄糖及碱性液体，避免低体温、低血糖、酸中毒、脱水等影响胆红素与白蛋白的结合度，而使游离状态胆红素浓度增高。

（2）喂养：出生后提早喂养，可刺激肠蠕动，促进胎粪排出，同时有利于肠道正常菌群的建立；如无胎粪排出或延迟，应予灌肠处理，促进大便及胆红素排出，减少胆红素的肠肝循环。黄疸期间患儿常表现为吸吮无力、食欲缺乏，应耐心喂养，按需调整喂养方式，如少量多次、间歇喂养等，保证奶量摄入。

2. 病情观察

（1）评估黄疸程度：根据患儿皮肤黄染的部位和范围，判断黄疸程度、黄疸进展情况，也可对新生儿进行经皮胆红素监测。一般来说，溶血性黄疸为阳黄，色鲜亮，呈杏黄、橙黄色等。根据自然光线下肉眼观察，黄疸程度可分为轻、中、重3度：①轻度。患儿只表现为颜面部皮肤黄染，躯干部及四肢皮肤黄染不明显。②中度。除颜面部皮肤黄染外，躯干部、四肢皮肤亦黄染，但肘膝关节以下皮肤黄染不明显。③重度。全身皮肤黏膜黄染明显，颜面部、躯干部、四肢皮肤均黄染，且患儿肘膝关节以下包括手、足心皮肤亦出现黄染。

（2）严密观察病情：观察患儿体温、脉搏、呼吸，尤其进行蓝光照射时，应密切观察患儿皮肤黏膜及黄疸消退情况，如果患儿溶血严重，应积极做好换血治疗的术前准备工作，观察患儿精神反应状态、神经系统症状和体征，以早期发现胆红素脑病。注意观察患儿呼吸、心率变化情况，以及时发现心力衰竭表现。

3. 预防胆红素脑病的护理

（1）加强支持治疗：做好保暖、喂养、纠正酸中毒等护理工作，以减少胆红素的肠肝循环及利于胆红素代谢。按医嘱输入清蛋白，以利于胆红素与清蛋白结合，减少胆红素脑病的发生。注意调整输液速度，切忌快速输入高渗性药物，以免血－脑脊液屏障暂时开放，使已与清蛋白联结的胆红素进入脑组织。纠正酸中毒输注 5% 的碳酸氢钠时应予以稀释。

（2）做好蓝光疗法的护理：非结合胆红素在蓝光、白光等光线照射下可水解为水溶性的结合胆红素排出体外，如果为蓝光单面光疗，应注意为患儿翻身、变换体位，以利于不同部位皮肤均得到蓝光照射。蓝光照射时可出现发热、腹泻、皮疹等不良反应，多不严重，可继续光疗。蓝光还可分解体内核黄素，故光疗时注意适当补充维生素 $B_2$；同时，光疗也可使机体不显性失水增加，亦需注意水分的补充。

（3）换血疗法：换血疗法是用胆红素浓度正常的成人的血替换患儿的血液，借以除去患儿体内的大量胆红素、被敏感化的红细胞及与溶血相关的抗体成分。该手术危险性大，主要用于严重的新生儿溶血症非结合胆红素迅速升高者，护士应协助医师做好换血前的用品、环境、药物准备，协助术中操作及换血后的护理。

（4）观察病情：如患儿出现拒食、嗜睡、肌张力减退等胆红素脑病的早期表现，应立即通知医师，做好抢救准备。

## 六、健康教育

（1）指导孕母预防和治疗感染性疾病，避免新生儿肝炎、胆道闭锁、败血症的发生。如可能存在母子血型不合，应做好产前检查及孕妇预防性服药。向患儿家长讲解黄疸的病因、严重性、预后及可能出现的后遗症，并给予心理上的安慰。

（2）若临床考虑母乳性黄疸，嘱可停母乳 3 d，待黄疸消退后继续母乳喂养。若怀疑 G-6-PD 缺陷者，母亲哺乳期间注意不能吃蚕豆及其制品，也尽量不服用具有氧化作用的药物（如磺胺类药、阿司匹林等），以防急性溶血的发生。

（3）黄疸较重尤其发生核黄疸者，建议家长尽早带孩子到有条件的医院进行新生儿行为神经测定。

（4）对可能留有后遗症者，建议家长早期对患儿进行康复治疗和训练，向家长讲解功能训练和智能开发的重要性。

## 七、光照疗法

1. 操作目的

操作目的是治疗各种原因引起的新生儿高胆红素血症。光照治疗（phototherapy）是一种通过荧光灯照射治疗新生儿高胆红素血症的辅助疗法，主要作用是使 4Z, 15Z- 胆红素转变成 4Z, 15E- 胆红素异构体和光红素异构体，从而易于从胆汁和尿液中将其排出体外。

2. 操作前准备

（1）评估患儿日龄、体重、生命体征、精神状态，黄疸的范围和程度、胆红素检查结果。清洁皮肤、剪指甲、戴眼罩、脱衣裤，全身裸露，长条尿布遮盖会阴、肛门、男婴阴囊处。

（2）护士需衣帽整洁、修剪指甲、洗手、戴口罩、戴墨镜。

（3）用物准备：①光疗箱：波长 425～475 nm 蓝光灯管。②遮光眼罩。

（4）调节室内温湿度。光疗箱放在干净、温湿度变化小、无阳光直射处。

3. 操作步骤

（1）清洁光疗箱及灯管，接通电源，检查线路及灯管亮度，温湿度适中。

（2）患儿戴眼罩，放入已预热好的光疗箱中，灯管与患儿皮肤距离 33～50 cm。记录开始照射的时间。

（3）使患儿皮肤均匀受光，每 2 h 更换体位 1 次。

（4）每小时测体温 1 次，保持体温在 36～37℃。

（5）符合出箱条件（血清胆红素 < 171 μmol/L）时停止光疗。出箱前将患儿衣被预热，切断电源，除去眼罩，抱回病床。

（6）记录。

4. 注意事项

（1）掌握光疗箱的性能及出入箱条件。

（2）光疗过程中，注意患儿眼罩有无脱落，注意皮肤有无破损。

（3）注意患儿沐浴后不要擦爽身粉，以免影响光疗效果。

（4）注意患儿有无发热、皮疹、腹泻、青铜症等光疗不良反应。

（5）保持灯管及反射板的清洁，每天擦拭，防止灰尘影响光照强度。禁用乙醇擦洗光疗箱的有机玻璃。夏季为避免箱温过高，光疗箱应放置于空调病房内。

（6）灯管使用 300 h 后光能量输出减少 20%，使用 900 h 后减少 35%，因此灯管使用时间超过 1 000 h 必须更换。

（李艳阁）

## 第四节　新生儿感染性疾病

### 一、感染性肺炎

感染性肺炎是新生儿期的常见疾病，可发生在宫内、分娩过程中或出生后，称产前、产时或出生后感染性肺炎，可由细菌、病毒、衣原体、真菌等不同的病原体引起，病死率可达 5%～20%。

（一）病因

1. 宫内感染性肺炎

宫内感染性肺炎又称先天性肺炎，感染途径有：①上行感染。胎膜早破，细菌如大肠埃希菌、克雷伯菌、李斯特菌、B组 β 溶血性链球菌或原虫（弓形虫）、支原体等从阴道上行感染污染羊水，导致胎儿感染。胎膜早破时间越长，感染的概率越高。②血行感染。病原体由母体通过胎盘至胎儿循环，然后到达肺组织，一般以病毒为主，如巨细胞病毒、风疹、水痘、单纯疱疹、柯萨奇病毒等，也可由李斯特菌、肺炎链球菌、梅毒螺旋体、弓形虫原虫等引起。

2. 分娩过程中感染性肺炎

①胎膜早破。②产程延长时胎膜通透性增高，产道内细菌可通过未破的胎膜上行污染羊水后再感染胎儿。③胎儿吸入了产道中污染的血性分泌物而发生肺炎。病原体有细菌、沙眼衣原体、巨细胞病毒、单纯疱疹病毒。早产、滞产、产道检查过程中更易诱发感染。

3. 出生后感染性肺炎

①呼吸道感染：病原体经飞沫传播由上呼吸道向下至肺，亦可为鼻腔内原来带有的金黄色葡萄球菌在抵抗力降低时（如受凉、上呼吸道感染后）下行引起感染。②血行感染：病原体经血液循环至肺组织，常为败血症的一部分。③医源性感染：由于医用器械吸痰器、雾化器、气管插管、供氧面罩等消毒不严，或呼吸机使用时间过长，或通过医务人员的手传播病原体等引起感染性肺炎。病原体以金黄色葡萄球菌、大肠埃希菌多见。近年来机会致病菌如克雷伯菌、表皮葡萄球菌、假单胞菌、枸橼酸杆菌等感染增多。病毒则以呼吸道合胞病毒、腺病毒多见，广谱抗生素使用过久易发生假丝酵母菌性肺炎。

（二）临床表现

1. 宫内感染性肺炎

发病早，多在生后24 h发病，出生时常有窒息史，复苏后可有气促、呻吟、口吐白沫、呼吸困难、体温不稳定、反应差。肺部听诊呼吸音粗糙、减低或可闻及湿啰音；严重者可出现呼吸衰竭、心力衰竭、DIC、休克或持续肺动脉高压，血行感染者多为间质性肺炎，缺乏肺部体征，而表现为黄疸、肝脾大和脑膜炎等多系统受累。

2. 分娩过程中感染性肺炎

发病需经过潜伏期再发病，一般在出生后数天至数周发病，如衣原体感染在生后3 ~ 12周发病，细菌感染在生后3 ~ 5 d发病，Ⅱ型疱疹病毒感染多在生后5 ~ 10 d发病，表现为体温不稳定、呛奶、发绀、吐沫、三凹征等。

3. 产后感染性肺炎

产后感染性肺炎表现为发热或体温不升（早产儿或重症者多见）、精神萎靡、呛奶、气促、鼻翼扇动、发绀、吐沫、三凹征等。肺部体征早期常不明显，胸式呼吸增强是新生儿肺炎的体征之一，病程中双肺亦可出现细湿啰音。呼吸道合胞病毒性肺炎可表现为喘息，肺部听诊可闻及哮鸣音。病情严重者可表现为明显的呼吸困难、呼吸暂停，亦可表现为反应低下、面色青灰、呼吸不规则、腹胀等。

### （三）辅助检查

#### 1. 血液检查

细菌感染者白细胞总数多增高，以中性粒细胞增高为主；病毒感染者、早产儿、体弱儿白细胞总数升高不明显。

#### 2. X 线检查

胸片可显示肺纹理增粗，可见点片状阴影，可融合成片，可有肺不张、肺气肿改变。金黄色葡萄球菌肺炎 X 线检查可见肺大疱。

#### 3. 病原学检查

取血液、气管分泌物、鼻咽部分泌物等进行细菌培养、病毒分离和血清特异性抗体检查有助于病原学诊断。

### （四）治疗

#### 1. 呼吸道管理

及时洗净口鼻分泌物，保持呼吸道通畅。体位引流，定期翻身、拍背。有低氧血症时给予氧疗。

#### 2. 控制感染

细菌性肺炎早期合理应用抗生素，衣原体肺炎首选红霉素，单纯疱疹病毒性肺炎可选用阿昔洛韦，巨细胞病毒性肺炎可选用更昔洛韦。

#### 3. 对症和支持治疗

纠正酸中毒，有心力衰竭者使用洋地黄药物。

### （五）护理评估

#### 1. 健康史

了解母亲孕期有无呼吸、生殖及其他系统感染史，有无胎膜早破，羊水是否混浊；询问新生儿有无宫内窘迫，出生时有无窒息史，有无吸入胎粪、羊水或乳汁史，生后有无感染史。患儿有无反应差、吃奶减少、呛奶、发热、口吐白沫、发绀、呼吸暂停等情况。

#### 2. 身体状况

注意评估呼吸频率及节律、心率、体温，观察患儿精神反应情况，有无鼻翼扇动、发绀、呼吸困难等。听诊呼吸音有否改变，肺部可否听到细湿啰音。

#### 3. 心理 – 社会状况

了解患儿家长心理 – 社会状况，尤其当患儿病情较重甚至出现严重的并发症需要住院治疗时，常使其家长陷入恐惧和焦虑中，应给予心理支持。重点评估患儿家长有无焦虑及

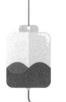

其程度，以及对治疗的态度和承受能力。

（六）主要护理问题

1. 清理呼吸道无效

清理呼吸道无效与吸入羊水、胎粪，咳嗽反射功能不良及无力排痰有关。

2. 气体交换受损

气体交换受损与肺部炎症有关。

2. 有体温改变的危险

有体温改变的危险与患儿感染和环境温度变化有关。

4. 潜在并发症

潜在并发症有心力衰竭、呼吸衰竭、DIC、休克等。

（七）护理措施

1. 保持呼吸道通畅

及时有效清除呼吸道分泌物，分泌物黏稠者应采用雾化吸入，以湿化气道，促进分泌物排出。加强呼吸道管理，定时翻身、叩背、体位引流。

2. 合理用氧，改善呼吸功能

根据患儿病情和血氧监测情况选择鼻导管、面罩或头罩等不同方式给氧；重症并发呼吸衰竭者，给予正压通气。

3. 维持正常体温

体温过高时给予打包散热、温水浴等降温，体温过低者给予保暖。

4. 密切观察病情

注意液体量不宜过多、输液速度宜慢，保证抗生素及其他药物有效进入体内，严密观察药物不良反应。当患儿心率突然加快、呼吸急促、肝脏在短期内增大时，提示合并心力衰竭，应及时与医师取得联系，并给予吸氧、控制液体量和速度，遵医嘱给予强心、利尿药等。当患儿突然出现呼吸困难、青紫明显加重时，可能合并气胸或纵隔气肿，应做好胸腔闭式引流的准备，配合医师穿刺及术后护理。

（八）健康教育

（1）向家长讲解本病的知识及护理要点，指导喂养，避免呛奶及乳汁吸入气管。

（2）宣传孕期保健知识，防止感染。

（3）新生儿出生后及时清理呼吸道，避免吸入羊水等。

（4）出生后注意加强护理，避免交叉感染。

## 二、新生儿败血症

新生儿败血症（neonatal septicemia）是指新生儿期病原菌侵入血液循环并在血液中生

长、繁殖，产生毒素并发生全身炎症反应综合征。常见的病原体为细菌，也可为真菌、病毒或原虫等。早期临床症状和体征不典型为其临床特点，是新生儿时期常见严重疾病，可引起严重的并发症，发病率及病死率亦相对较高。本节主要阐述细菌性败血症。

（一）病因与发病机制

1. 自身因素

新生儿非特异性及特异性免疫功能均不成熟，易致感染。

（1）屏障功能差：主要因为皮肤黏膜柔嫩易损伤；脐残端未完全闭合，细菌易进入血液；感染；呼吸道纤毛运动差，胃液酸度低，胆酸少，杀菌力弱，消化道黏膜通透性高，有利于细菌侵入血液循环。同时，新生儿尤其是早产儿血－脑屏障不完善，感染后易患细菌性脑膜炎。

（2）免疫活性物质低：IgA、IgM 不能通过胎盘获得；血清补体浓度低，机体对某些细菌抗原的调理作用差；备解素、纤维结合蛋白、溶菌酶含量低，吞噬和杀菌能力不足，早产儿尤甚；单核细胞产生粒细胞－集落刺激因子（G–CSF）、白细胞介素 8（IL–8）等细胞因子的能力低下。

（3）免疫活性细胞功能不成熟：中性粒细胞产生及储备均少，趋化性及黏附性低下；单核－吞噬细胞系统的吞噬作用弱。由于未接触过抗原，T 细胞处于初始状态，产生细胞因子低下，对未来特异性抗原应答差；巨噬细胞、自然杀伤细胞活性低。

（4）炎症不易局限：由于白细胞的调理、趋化及吞噬等功能差，因此新生儿被细菌感染后易致全身性感染。

（5）应激作用对免疫功能的影响：胎儿出生后由于要适应外界独立生活，机体经常处于应激状态，应激状态下（如缺氧、酸中毒、高胆红素血症）免疫系统的杀菌力下降。

2. 病原菌

引起新生儿败血症的主要病原菌随不同地区和年代而异，我国大部分地区以金黄色葡萄球菌及大肠埃希菌等革兰阴性杆菌为主要致病菌。近年来随着 NICU 的发展，由于小胎龄、低体重早产儿存活率的提高和各种侵入性医疗技术在临床的广泛应用，由表皮葡萄球菌、铜绿假单胞菌、克雷伯菌、肠杆菌等机会致病菌，产气荚膜梭菌、厌氧菌以及耐药菌株所致的感染有增多趋势。

3. 感染途径

新生儿败血症可发生在出生前、出生时及出生后。

（1）出生前感染：出生前感染与孕妇感染有关，母亲孕期有感染灶（如子宫内膜炎），细菌可通过胎盘血行感染胎儿；胎膜早破使羊水污染，细菌可经过血行或直接感染胎儿。

（2）出生时感染：出生时感染与胎儿通过产道时被细菌感染有关，常见原因有婴儿吸入或吞咽了产道中被污染的羊水；胎膜早破、产程延长造成细菌上行；产钳助产时，皮肤破损，细菌侵入血液循环引起感染；分娩过程中消毒不严引起的感染。近年来医源性感染有增多趋势。

（3）出生后感染：是新生儿感染的主要途径。细菌从脐部、呼吸道、破损的皮肤黏膜、消化道侵入血液，其中以脐部最多见。各种导管插管破坏皮肤黏膜后，细菌侵入血液循环而导致医源性感染。

（二）临床表现

多数新生儿败血症感染灶不明显，早期症状不典型，易被忽略。出生后 7 d 内出现症状者称为早发型败血症，7 d 后出现者称为迟发型败血症。早期表现为精神反应低下，食欲不佳，哭声减弱，体温异常，低热或中等度热，病理性黄疸。重症病情发展较快，可表现为体温不升，迅速出现精神萎靡、嗜睡，面色欠佳及病理性黄疸的加重。消化系统表现为腹胀、腹泻、呕吐、肝脾大，严重者表现为中毒性肠麻痹；皮肤黏膜可见出血点，甚至有弥散性血管内凝血。呼吸系统尤其原发病是肺炎或其他部位感染波及肺部时，往往表现为呼吸急促或憋气、反应低下、面色苍白、呛奶、口吐白沫；并发化脓性脑膜炎时表现为精神萎靡、嗜睡、烦躁不安、哭声高尖，前囟膨出甚至惊厥发作。早产儿缺乏以上体征，常表现为“五不”，即不吃、不哭、不动、体重不增、体温不升；面色青灰，常伴有硬肿、休克及出血倾向。

少数患儿随病情进展，全身情况急骤恶化，很快发展为循环衰竭或呼吸衰竭，酸碱平衡紊乱，弥散性血管内凝血，抢救不及时可危及生命。

（三）辅助检查

1. 外周血常规

正常新生儿白细胞计数波动范围较大，计数增高诊断意义不大，计数降低往往提示严重感染尤其是革兰染色阴性细菌的感染。若白细胞总数 $< 5.0 \times 10^9/L$，中性粒细胞中杆状核细胞所占比例 $\geq 0.2$，粒细胞内出现中毒颗粒或空泡，血小板计数 $< 100 \times 10^9/L$，有诊断价值。

2. 病原学检查

（1）细菌培养：①培养。应争取在用抗菌药物前做血培养，同时做药敏试验。抽血时必须严格消毒，同时做 L 型细菌和厌氧菌培养可提高阳性率。血培养阳性可确诊败血症，阴性结果不能排除败血症。②感染灶的细菌培养。根据临床可能感染部位选择脑脊液、尿、咽拭子、呼吸道分泌物、脐残端、皮肤感染部位等合适标本做细菌培养。若在呼吸道分泌物、脐残端、脑脊液、皮肤感染部位的分泌物、尿液等标本中培养出与血培养一致的结果，则临床诊断意义更大。

（2）病原菌抗原检测：采用对流免疫电泳（CIE）、酶联免疫吸附试验（ELISA）、乳胶颗粒凝集（LA）等方法检测血、脑脊液、尿中致病菌抗原；应用基因诊断方法如质粒分析、核酸杂交、聚合酶链反应等方法用于鉴别病原菌的生物型和血清型，有利于寻找感染源。

**3. C- 反应蛋白**

有细菌感染时 C- 反应蛋白值可增高，有助于早期诊断，治疗有效则其值迅速下降。

**4. 其他**

疑有脑膜炎时做脑脊液检查，疑有泌尿系统感染时可做尿常规检查，疑有肺部感染时做胸片检查。

**（四）治疗**

**1. 抗感染**

选择合适的抗生素，并早期、足量、全程、静脉联合给药。未明确病原菌以前，可结合当地菌种流行病学特点和耐药菌株情况选择两种抗生素联合使用；病原菌明确后可根据药敏试验选择用药；药敏试验提示不敏感但临床有效者暂不换药，一般疗程至少10 ~ 14 d，有并发症者应治疗 3 周以上。

**2. 支持、对症治疗**

保暖，给氧，纠正酸中毒，保持水、电解质平衡；治疗原发病，如脐炎或皮肤感染，注意局部病灶的处理；如肺炎，加强呼吸道管理，注意翻身、拍背、体位引流；必要时输新鲜血浆、鲜血或丙种球蛋白。

**3. 免疫疗法**

输新鲜血浆或全血以增强机体抵抗力，重症患儿也可考虑交换输血，交换输血不仅可使循环内的细菌或内毒素稀释或部分释放出，还可输入抗体。中性粒细胞绝对数减少者，可输注粒细胞及应用粒细胞集落刺激因子（G-CSF）。重症患儿也可适当应用静脉丙种球蛋白，既可增加抗体，也可封闭抗体的下端受体以减轻免疫反应及免疫反应造成的组织损伤。

**（五）护理评估**

**1. 健康史**

了解孕母有无生殖系统、呼吸系统感染史，有无宫内窘迫、产时窒息、胎膜早破等，新生儿生后有无羊水吸入史，羊水有无胎粪污染，新生儿有无感染接触史，有无少吃、少哭、少动等异常表现。

**2. 身体状况**

评估患儿生命体征、面色、反应，有无感染灶，特别是脐部和皮肤有无破损或化脓；有无黄疸、肝脾大、腹胀、休克和出血倾向等。早产儿有无皮肤硬肿。

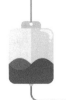

3. 心理－社会状况

评估家长对本病的了解程度、护理新生儿知识的掌握程度，评估家长担心焦虑或恐惧的程度。

（六）主要护理问题

1. 体温调节无效

体温调节无效与感染有关。

2. 皮肤完整性受损

皮肤完整性受损与脐炎、皮肤感染有关。

3. 营养失调：低于机体需要量

营养失调与拒奶、吸吮无力、摄入量不足有关。

4. 潜在并发症

潜在并发症有化脓性脑膜炎、DIC 等。

（七）护理措施

1. 积极查找病原菌

根据患儿可能感染部位，在使用抗生素之前做病灶部位及血液细菌培养。采集血培养标本时应在体温上升时采集，以提高培养阳性率。取血量应＞2 mL，并严格执行无菌技术操作原则，尽量避免选择股静脉，因此处污染概率较其他部位大。

2. 维持体温恒定

（1）降温：当体温过高时，可调节室温、散开包被，或应用温水浴等物理方法降温。新生儿不宜用退热药、乙醇擦浴等方式降温。体温波动较大时，每 1～2 h 测体温 1 次，物理降温后半小时复测。

（2）保暖：体温过低或体温不升者可放入暖箱，早产儿宜放入中性温度下的暖箱中。重症患儿宜放入远红外辐射抢救台以便监护和抢救。

3. 备好氧气、吸痰器

新生儿败血症患儿常拒食或呕吐，部分患儿可因肺部感染、电解质紊乱、血液黏滞度增加等原因产生组织缺氧，应及时吸氧，并根据患儿缺氧程度调节氧流量，及时清除口腔或鼻腔分泌物，保持呼吸道通畅。

4. 保证营养供给

坚持母乳喂养，按需哺乳，少量多次喂养。不能进食者用鼻饲喂养（可鼻饲收集的新鲜母乳），也可配合部分静脉高营养。每天称体重，观察喂养及体重增长情况。

5. 有效控制感染

使用抗生素时，一定要新鲜配制，保持静脉输液通畅，确保疗效；同时注意药物的毒性作用。患败血症时输液时间长，故应有计划地选择血管，用静脉留置针以减少穿刺次数，保护血管。

**6. 清除感染灶**

及时处理局部感染灶，如脐炎、脓疱疮、皮肤破损等，促进病灶早日愈合，防止感染蔓延扩散。脐炎可先用 3% 过氧化氢溶液清洗，再用 0.2% ~ 0.5% 的聚维酮碘棉签擦拭；皮肤脓疱疮时先用 75% 的乙醇消毒，再用无菌针头刺破，拭去脓液后涂抗生素软膏。

**7. 预防交叉感染**

严格执行无菌操作及消毒隔离制度，患儿均应注意隔离，接触患儿前后要洗手，预防交叉感染。

**8. 严密观察病情**

加强巡视，注意观察生命体征变化，严重者需专人护理。观察内容包括神志、面色、食欲、体温、呼吸、循环、前囟张力、皮肤出血点等，及时发现化脓性脑膜炎、肺炎、中毒性肠麻痹的早期征象。如患儿面色青灰、皮肤发花、四肢厥冷、脉搏细弱、皮肤有出血点等，应考虑感染性休克或 DIC，应立即与医师联系，积极处理，必要时专人守护。

**（八）健康教育**

（1）指导家属正确喂养和护理新生儿，保持皮肤、黏膜的清洁卫生。

（2）注意保护皮肤、黏膜、脐部免受感染或损伤。

（3）嘱咐家长细心观察新生儿吃、睡、动等方面有无异常表现，尽可能及早发现轻微的感染征兆。当患儿有感染灶如脐炎、口腔炎、皮肤脓肿或呼吸道感染时应及时就诊，妥善处理，以防感染扩散。

（4）应对住院患儿的家长做好心理护理，讲解与败血症有关的病因、治疗、预后、预防的知识，解释使用抗生素治疗需要较长时间，以取得家长的理解。

（5）出院患儿应叮嘱按时复查病情，若患儿出现精神、食欲、体温改变等症状，应及时就诊。

## 三、新生儿破伤风

新生儿破伤风（neonatal tetanus）是指破伤风梭菌侵入脐部并产生痉挛毒素而引起以牙关紧闭和全身肌肉强直性痉挛为特征的急性感染性疾病。随着我国城乡新法接生技术的应用和推广，本病发病率已明显降低。

**（一）病因与发病机制**

破伤风梭菌为革兰阳性厌氧菌，其芽孢抵抗力强，普通消毒剂无效。破伤风梭菌广泛存在于土壤、尘埃和粪便中，当用该菌污染的器械断脐或包扎时破伤风梭菌即进入脐部，包扎引起的缺氧环境更有利于破伤风梭菌繁殖。其产生的痉挛毒素沿神经干、淋巴液等传至脊髓和脑干运动神经核，与中枢神经组织中神经节苷脂结合，使后者不能释放抑制性神经介质（甘氨酸、氨基丁酸），引起全身肌肉强烈持续收缩。此毒素也可兴奋交感神经，引起心动过速、血压升高、多汗等。

（二）临床表现

其潜伏期 3 ~ 14 d，多为生后 4 ~ 7 d 发病，故本病又有"七日风"的俗称。潜伏期愈短，病情愈重，病死率也愈高。早期症状为哭闹、口张不大、吃奶困难，如用压舌板压舌时，用力愈大，张口愈困难，有助于早期诊断。随后发展为牙关紧闭、面肌紧张、口角上牵、呈"苦笑"面容，伴有阵发性双拳紧握，上肢过度屈曲，下肢伸直，呈角弓反张状。呼吸肌和喉肌痉挛可引起青紫、窒息。痉挛发作时患儿神志清楚为本病的特点，任何轻微刺激即可诱发痉挛发作。经合理治疗 1 ~ 4 周后痉挛逐渐减轻，发作间隔时间延长，能吮乳，完全恢复需 2 ~ 3 个月。病程中常并发肺炎和败血症。

（三）治疗

1. 抗毒素

抗毒素只能中和游离破伤风毒素，对已与神经节苷脂结合的毒素无效，因此愈早用愈好。破伤风抗毒素（TAT）1 万 ~ 2 万 IU 肌内注射或静脉滴注，3 000 IU 脐周注射，用前须做皮肤过敏试验；或破伤风免疫球蛋白（TIG）500 IU 肌内注射，TIG 血浓度高，半衰期长达 30 d，且不会发生变态反应，但价格较昂贵。

2. 止痉药

控制痉挛是治疗成功的关键。

（1）地西泮：首选，每次 0.3 ~ 0.5 mg/kg，缓慢静脉注射，5 min 内即可达有效浓度，但半衰期短，不适合做维持治疗，4 ~ 8 h 1 次。

（2）苯巴比妥钠：首次负荷量为 15 ~ 20 mg/kg，缓慢静脉注射；维持量为每天 5 mg/kg，分 4 ~ 8 h 1 次，静脉注射。可与地西泮交替使用。

（3）10%水合氯醛：剂量每次 0.5 mL/kg，胃管注入或灌肠，常作为发作时临时用药。

3. 抗生素

青霉素每天 20 万 U/kg，或头孢菌素、甲硝唑，静脉滴注，7 ~ 10 d，可杀灭破伤风梭菌。

（四）护理评估

1. 健康史

了解分娩过程是否采取新法接生，有无严格消毒，出生后脐部护理方法是否得当，有无感染接触史等。

2. 身体状况

评估患儿神志、面色、肌张力、吮乳情况等。

### 3. 心理 – 社会状况

评估家长对本病的了解程度以及评估家长担心焦虑或恐惧的程度。

### （五）主要护理问题

#### 1. 有窒息的危险

窒息的危险与喉肌痉挛有关。

#### 2. 有受伤的危险

受伤的危险与抽搐有关。

#### 3. 清理呼吸道无效

清理呼吸道无效与不能咳出分泌物有关。

#### 4. 营养失调：低于机体需要量

营养失调与咀嚼肌痉挛致吞咽障碍、喂养困难有关。

#### 5. 组织完整性受损

组织完整性受损与破伤风梭菌感染脐部残端有关。

#### 6. 体温过高

体温过高与骨骼肌痉挛致产热增加、感染有关。

### （六）护理措施

（1）注射破伤风抗毒素中和血液中游离的外毒素。使用前须做皮试，皮试阴性后，再注射或静脉滴入1万～2万IU。对于过敏患儿，可使用脱敏注射法。

（2）单独放置，专人看护，房间要求遮光、隔音。保持室内绝对安静、空气新鲜、温湿度适宜、光线稍暗，避免任何声、光等不良刺激，各种治疗及护理应在镇静药发挥最大作用时集中进行，操作时动作要轻、细、快，静脉输液使用留置套管针，减少对患儿的刺激。

（3）控制痉挛，遵医嘱静脉给予地西泮、苯巴比妥、水合氯醛，严禁药液外渗，尤其是地西泮，可引起局部组织坏死。

（4）正确处理脐部，用消毒剪刀剪去残留脐带远端并重新结扎，近端用3%过氧化氢或1∶4 000高锰酸钾清洗局部后，涂以2%碘酊，保持脐部清洁、干燥。脐部严重感染或脐周脓肿应清创引流。接触伤口的敷料须焚烧处理。

（5）患儿处于骨骼肌痉挛状态，易发热、出汗，适当打开包被降温，及时擦干汗渍，保持皮肤清洁干燥。

（6）密切观察患儿，详细记录病情变化，尤其是用镇静药后第1次痉挛发生时间、强度、大小、抽搐持续和间隔时间，痉挛发生时患儿面色、心率、呼吸及血氧饱和度的改变。发现异常，立即通知医师并做好抢救准备。

（7）保持呼吸道通畅，在治疗过程中，镇静药物应用剂量较大，易在体内蓄积，引起呼吸停止而导致患儿死亡。应将抢救物品如氧气、吸引器、气管插管或气管切开用物准备齐全并放置在患儿床前。发作频繁、有缺氧表现者，应选用头罩间断给氧。病情好转时，缺氧改善后应及时停止用氧，避免氧疗并发症的发生。

（8）保证营养，病初应禁食，给予静脉营养以保证热能供给。病情好转可用滴管或小匙耐心、细致地经口喂养，训练患儿吸吮及吞咽功能，同时做好口腔护理，尤其在发病早期，患儿往往处于禁食或鼻饲喂养期，口唇常干裂，应涂液状石蜡等保持滋润。

（七）健康教育

（1）推广新法接生。新法接生的基础是"三洁"，即手洁、消毒阴部皮肤和使用消毒脐带剪。通过下述方式可实现"三洁"：①在医院或乡卫生院分娩，严格进行科学接生，即助产全过程应进行无菌操作；②在家中由接受过培训的接生人员进行新法接生；③在家中应用消毒产包进行新法接生。

（2）高危育龄期妇女或妊娠期妇女实施破伤风类毒素免疫预防。

（3）对患儿家长讲授有关育儿知识，宣传优生优育好处、父母应尽的义务、孩子应享有的权利等。

（李艳阁）

# 第五节　新生儿寒冷损伤综合征

## 一、疾病概述

### （一）定义

新生儿寒冷损伤综合征（neonatal cold injure syndrome），简称新生儿冷伤，系新生儿期由于寒冷和（或）多种原因引起的皮肤和皮下组织水肿、变硬，同时伴有低体温及多器官功能受损，也称为新生儿硬肿症，严重患儿常并发肺出血而死亡。

### （二）病因与病理生理

寒冷、早产、感染和窒息为主要原因，某些疾病可造成和加剧硬肿症的发生，低体温及皮肤硬肿可进一步引起多器官功能损害。

1. 寒冷和保温不足

新生儿尤其是早产儿的生理特点是发生低体温和皮肤硬肿的重要原因。①体温调节中枢不成熟。环境温度低时，其增加产热和减少散热的调节功能差，使体温降低。②体表面积相对大，皮下脂肪层薄，血管丰富，易于失热。③躯体小，总液体含量少，体内储存热量少，对失热的耐受能力差。④棕色脂肪储存少，尤其是早产儿。由于新生儿缺乏寒战反应，寒冷时主要靠棕色脂肪代偿产热，因而代偿能力有限。⑤皮下脂肪中饱和脂肪酸含量高，其熔点高，低体温时易于凝固出现皮肤硬肿。

2. 某些疾病影响

肺炎、败血症、新生儿肺透明膜病、先天性心脏病、坏死性小肠结肠炎等使能源物质消耗增加、热量摄入不足，加之缺氧致使能源物质的氧化产能发生障碍，故产热能力不足，即使在正常散热的条件下，也可出现低体温和皮肤硬肿。严重的颅脑疾病也可抑制尚未成熟的体温调节中枢，使其调节功能进一步下降，造成机体散热大于产热，出现低体温，甚至皮肤硬肿。

3. 多器官功能损害

低体温及皮肤硬肿可使局部血液循环淤滞，引起缺氧和代谢性酸中毒，导致皮肤毛细血管壁通透性增加，出现水肿。如低体温持续存在和（或）硬肿面积扩大，缺氧和代谢性酸中毒加重，可进一步引发多器官功能损害。

（三）临床表现

其多发生在寒冷季节，但因严重感染、重度窒息等因素引起者在夏季亦可发生。出生后 1 周内发生的较多，早产儿、低出生体重儿发病率相对较高。发病早期表现为患儿进食差甚至拒乳，肢体发凉，反应差，哭声低。逐渐出现皮肤硬肿及各器官功能损害的临床表现。

1. 一般表现

患儿反应低下，吮乳无力或拒乳，哭声低弱，活动量减少，部分患儿出现呼吸暂停现象。严重者出现"三不"现象，即不吃、不哭、不动。

2. 低体温

体核温度（肛门内 5 cm 处温度）常降至 35℃以下，重症 < 30℃，低体温时常伴有心率减慢。新生儿腋窝处含有较多棕色脂肪，寒冷时产热使局部温度较高。临床上可以根据腋窝与肛温差值作为棕色脂肪产热状态的指标。

3. 皮肤硬肿

凡有皮下脂肪积聚的部位均可发生硬肿，其特点是受累部位的皮肤紧贴于皮下组织，不能移动，部分颜色紫红，有水肿者压之有轻度凹陷。硬肿发生常呈对称性，其发生的顺序依次为小腿→大腿外侧→整个下肢→臀部→面颊→上肢→全身。硬肿范围可按头颈部 20%，双上肢 18%，前胸及腹部 14%，背及腰骶部 14%，臀部 8%，双下肢 26%计算。严重硬肿可妨碍关节活动，胸部受累可致呼吸困难。

4. 多器官功能损害

呼吸和心率缓慢、心音低钝、少尿，严重时可出现休克、弥散性血管内凝血（DIC）、急性肾衰竭和肺出血等多器官功能衰竭（MOF）。

5. 病情分度

根据临床表现，可将病情分为轻、中、重度（表 8-3）。

表 8-3　新生儿寒冷损伤综合征的病情分度

| 分度 | 肛温 | 腋、肛温差 | 硬肿范围 | 全身情况及器官功能改变 |
| --- | --- | --- | --- | --- |
| 轻度 | ≥ 35℃ | > 0 | < 20% | 一般情况尚好 |
| 中度 | < 35℃ | ≤ 0 | 25% ~ 50% | 精神反应差、器官功能低下 |
| 重度 | < 30℃ | < 0 | > 50% | 休克、DIC、肺出血、急性肾衰竭 |

（四）治疗

1. 复温

复温是低体温患儿治疗的关键，其目的是在体内产热不足的情况下，通过提高环境温度（减少失热或外加热），以恢复和保持正常体温。复温原则是逐步复温，循序渐进。轻中度患儿可于 6 ~ 12 h 内恢复正常体温，重症患儿一般要求 12 ~ 24 h 内使患儿体温恢复至正常。复温过程中，密切监测患儿的心率、呼吸、血压及血气等情况。

2. 补充热量和液体

供给充足的热量有助于复温和维持正常体温。

3. 合理用药

合理应用抗生素，预防和治疗感染；及时纠正酸中毒和代谢紊乱，休克时扩容纠酸及应用血管活性药物（多巴胺、酚妥拉明或山莨菪碱）；DIC 高凝状态时考虑用肝素治疗。

4. 肺出血的处理

重症患儿应逐步缓慢复温以免引起肺出血；一旦发生肺出血，应及早气管内插管进行正压通气治疗及应用止血药。

## 二、护理评估

1. 健康史

了解患儿胎龄、母亲分娩史及 Apgar 评分情况、出生体重、感染史、喂养及保暖等情况。

2. 身体状况

观察患儿反应是否低下，监测体温、脉搏、呼吸、心率、尿量变化，观察皮肤颜色，评估硬肿面积及程度，分析血气、血生化、胸部 X 线检查等结果。根据临床表现及辅助检查结果评估各脏器功能有无损害，有无 DIC 及肺出血发生的可能性。

3. 心理 - 社会状况

了解家长对本病病因、性质、护理、预后知识的了解程度，评估家长对患儿疾病的认识情况、家长的经济承受能力及情绪反应情况。

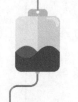

## 三、主要护理问题

**1. 体温过低**

体温过低与新生儿体温调节功能不足、寒冷、早产、感染、窒息等因素有关。

**2. 皮肤完整性受损**

皮肤完整性受损与皮肤硬肿,局部血液循环不良有关。

**3. 有感染的危险**

感染的危险与皮肤黏膜屏障功能低下有关。

**4. 营养失调:低于机体需要量**

营养失调与吸吮无力,热能摄入不足有关。

**5. 潜在并发症**

潜在并发症有肺出血、DIC。

**6. 知识缺乏**

患儿家长缺乏正确保暖及育儿知识。

## 四、护理措施

**1. 积极复温**

若肛温＞30℃,腋、肛温差≥0℃,提示患儿棕色脂肪产热较好。足月儿一般可包裹温暖并加用热水袋保暖,置于25～26℃的室温环境下,使体温升至正常;早产儿置于已预热至中性温度的温箱中,一般在6～12 h内恢复正常体温。对于肛温＜30℃,腋、肛温差＜0℃的重度患儿,提示棕色脂肪已耗尽,自身产热不足,需依靠外加热来恢复体温。应将患儿置于比体温高1～2℃的温箱中开始复温,监测肛温、腋温,并每小时提高温箱1℃;亦可酌情采用辐射式新生儿抢救台或恒温水浴法复温,使患儿体温在12～24 h内恢复正常。

**2. 合理喂养**

根据患儿情况选择喂养方式,轻症能吸吮者可经口喂养,吸吮无力者用滴管、鼻饲或静脉营养。必须严格控制输液量及输液速度,最好用输液泵,按3～5 mL/(kg·h)给予。

**3. 预防感染**

严格消毒隔离。未感染的硬肿症患儿应与感染患儿分开,防止交叉感染。

**4. 观察病情**

监测体温、呼吸、心率、血压、尿量、血气,观察硬肿程度及有无出血征象,随时对患儿进行评估,详细记录护理单,备好抢救药品和设备,一旦病情发生突变,及时与医师取得联系进行救治。对于重症患儿如面色突然发青、发灰,鼻腔流出或喷出粉红色泡沫样液体，提示患儿可能已经发生肺出血，应立即将患儿头偏向一侧，及时吸出呼吸道分泌物，保持呼吸道通畅，报告医师及时抢救，在抢救过程中避免挤压患儿胸部，以免加重出血。

### 五、健康教育

向家长介绍硬肿症发生的相关知识，及时反馈患儿病情变化，介绍有关保暖、喂养、预防感染、计划免疫等育儿知识，鼓励母乳喂养。

（李艳阁）

## 第六节　新生儿肺透明膜病

### 一、疾病概述

#### （一）定义

新生儿肺透明膜病（HMD）又称新生儿呼吸窘迫综合征（RDS），由于缺乏肺表面活性物质（PS）而引起，表现为生后不久出现进行性加重的呼吸困难和呼吸衰竭，多见于早产儿。

#### （二）病因与发病机制

1. 病因

（1）早产：是肺表面活性物质不足或缺乏的最主要因素。PS于孕18～20周开始产生，缓慢增加，35～36周达肺成熟水平。早产儿胎龄愈小，发病率愈高，胎龄36周者仅5%，32周者为25%，28周者达70%，24周者超过80%。

（2）糖尿病母亲娩出的婴儿（IDM）：由于血中高胰岛素能拮抗肾上腺皮质激素对PS合成的促进作用，故HMD的发生概率比正常儿增加5～6倍。

（3）肺灌流不足：PS的合成还受体液pH值、体温和肺血流量的影响，因此，围生期窒息、低体温、前置胎盘、胎盘早剥和母亲低血压等所致的胎儿血容量减少，都会诱发HMD。

（4）剖宫产婴儿：因减除了正常分娩时子宫收缩使肾上腺皮质激素分泌增加而促进肺成熟的作用，所以HMD的发生率也较高。

2. 发病机制

PS覆盖在肺泡表面，可降低肺泡表面张力，防止呼气末肺泡萎陷，保持功能残气量（functional residual capacity，FRC），稳定肺泡内压，减少液体自毛细血管向肺泡渗出。由于PS缺乏，肺泡表面张力增加，呼气末FRC明显减少，肺泡逐渐萎陷，肺顺应性降低，吸气时做功增加也难以使肺泡充分扩张，潮气量和肺泡通气量减少，导致缺氧和$CO_2$潴留，从而引起代谢性和呼吸性酸中毒。缺氧及混合性酸中毒使肺毛细血管通透性增加，液体漏出，肺间质水肿和纤维蛋白沉着于肺泡表面形成嗜伊红透明膜，加重气体弥散障碍，加重缺氧和酸中毒，而缺氧和酸中毒又会进一步抑制 PS 的合成，形成恶性循环，病情进展非常迅速。

（三）临床表现

出生时多正常。生后 2 ~ 6 h（严重者生后即刻）出现呼吸窘迫，具体表现有：①呼吸急促：为增加肺泡通气量，代偿潮气量减少，呼吸频率＞ 60 次 / 分。②鼻翼扇动：是为增加呼吸道横截面积，减少气流阻力。③呼气性呻吟：是由于呼气时声门不完全开放，使肺内气体潴留产生正压，防止肺泡萎陷。④吸气性三凹征：是呼吸辅助肌参与的结果，以满足增加的肺扩张压需要。⑤发绀：反映氧合不足，常提示动脉血中还原血红蛋白＞ 50 g/L。呼吸窘迫呈进行性加重是 HMD 的特点，严重时表现为呼吸浅表、呼吸节律不整、呼吸暂停及四肢松弛。由于呼气时肺泡萎陷，体格检查可见胸廓扁平；因潮气量小，听诊呼吸音减低，肺泡有渗出时可闻及细湿啰音。

随着病情的逐渐好转，由于肺的顺应性改善，肺动脉压力降低，易出现动脉导管重新开放，表现为喂养困难、呼吸暂停、水冲脉、心率增快或减慢、心前区搏动增强、胸骨左缘第 2 肋间可听到收缩期或连续性杂音。

HMD 通常于生后第 2 ~ 3 d 病情严重，72 h 后明显好转。并发颅内出血及肺炎者病程较长。若出生 12 h 后出现呼吸窘迫，一般不考虑本病。

（四）辅助检查

1. 血气分析

$PaO_2$ 和 pH 下降、$PCO_2$ 升高，碳酸氢根减低是 HMD 的常见改变。

2. PS 测定

PS 的主要成分为磷脂。其中磷脂酰胆碱（即卵磷脂，lecithin）是起表面活性作用的重要物质。此外还含有鞘磷脂（sphingomyelin），其含量较恒定，所以羊水或气管吸引物中的 L/S（lecithin/sphingomyelin）值可作为判断胎儿或新生儿肺成熟度的重要指标。LS ≥ 2 提示"肺成熟"，1.5 ~ 2 为"可疑"，＞ 1.5 为"肺未成熟"。

3. 泡沫试验

将出生 6 h 以内患儿胃液（代表羊水）1 mL 加 95% 乙醇 1 mL，振荡 15 s，静置 15 min 后沿管壁有多层泡沫，表明 PS 多，可除外 HMD；无泡沫表明 PS 少，可考虑为 HMD；两者之间互为可疑。

4. X 线检查

胸片表现较特异，是目前确诊 HMD 的最佳手段。早期两肺野普遍呈透过度降低，可见均匀细小颗粒的斑点状阴影（肺泡萎陷与肺不张）和网状阴影（过度充气的细支气管和肺泡管）。晚期由于肺泡内无空气，萎陷的肺泡互相融合形成实变，气管及支气管仍有空气充盈，故可见清晰透明的支气管充气征。重者呈白肺（white out），双肺野均呈白色，

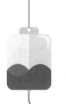

肺肝界及肺心界均消失。

（五）治疗

目的是保证通换气功能正常，待自身 PS 产生增加，HMD 得以恢复。机械通气和 PS 是治疗该病的重要手段。

1. 纠正缺氧

根据患儿病情可予头罩吸氧、鼻塞持续呼吸道正压（continuous positive airway pressure，CPAP）吸氧、气管内插管机械呼吸。

2. 支持治疗

支持治疗包括保温、保证液体和营养的供应、纠正酸中毒等。

3. PS 替代疗法

应用外源性肺表面活性物质以迅速提高肺内该物质的含量，一旦确诊，力争生后 24 h 内经气管插管注入肺内，可明显降低 HMD 病死率及气胸发生率，同时可改善肺顺应性和通换气功能，降低呼吸机参数。根据所用 PS 的不同，其剂量及重复给药的间隔时间亦不相同（6 h 或 12 h）。视病情轻重，可予以 2 ~ 4 次。

4. 治疗动脉导管未闭

①严格限制入液量，并给予利尿药，尽可能减少液体的摄入，减少血液从降主动脉分流到肺动脉，以减少肺内液体的积聚。此外，利尿药尚有利于减轻心脏的前负荷。②若仍不关闭，可静脉注射吲哚美辛（前列腺素合成酶抑制药），前列腺素 E 是胎儿及生后初期维持动脉导管开放的重要物质，前列腺素合成酶抑制药可以减少前列腺素 E 的合成，有助于导管关闭。静脉注射吲哚美辛剂量为每次 0.2 mg/kg，首次用药后 12、36 h 再各用 1 次，共 3 次。③用药无效时考虑手术结扎。

## 二、护理评估

1. 健康史

评估患儿生后出现呼吸窘迫的时间，生产时是否顺利，出生时有无窒息，为何种生产方式，是否为早产儿，其胎龄评估与预产期推算的宫内发育时间是否相符等。

2. 身体状况

评估患儿的呼吸状况，如是否有进行性呼吸困难、呼吸不规则、呼吸暂停、发绀等。早产儿出生后 24 h 内应进行胎龄评估。

3. 辅助检查

了解血气分析、X 线检查、羊水 L/S 值及泡沫试验结果。

4. 心理 – 社会状况

评估家长对本病及其预后的认知程度及心理状态等。

## 三、主要护理问题

**1. 低效性呼吸形态**

低效性呼吸形态与 PS 缺乏导致的肺不张有关。

**2. 气体交换受损**

气体交换受损与 PS 缺乏导致的肺透明膜形成有关。

**3. 有感染的危险**

感染的危险与患儿抵抗力低下有关。

**4. 营养失调：低于机体需要量**

营养失调与摄入量不足有关。

**5. 潜在并发症**

潜在并发症有动脉导管未闭。

**6. 体温过低**

体温过低与早产儿体温调节功能差、产能量少有关。

## 四、护理措施

**1. 氧疗**

维持 $PaO_2$ 50 ~ 70 mmHg 和 $TcSO_2$ 85% ~ 93%为宜。保持呼吸道通畅，及时清除患儿口、鼻、咽部分泌物，分泌物黏稠时可给予雾化吸入后吸痰，根据患儿病情选择合适的给氧方式。①头罩给氧：应选择大小适宜的头罩型号，头罩过小不利于 $CO_2$ 排出，头罩过大易引起氧气外溢。头罩给氧氧流量必须 > 5 L/min，以免呼出气体在头罩内被重复吸入，导致 $CO_2$ 蓄积。② CPAP：目的是使有自主呼吸的患儿在整个呼吸周期中都接受高于大气压的气体，能使肺泡在呼气末保持正压，由于呼气末增加了气体存留，因此 FRC 增加，防止了呼气时肺泡萎陷，改善了肺氧合，并能减少肺内分流；CPAP 多适用于轻、中度 HMD 患儿，若其 $TcSO_2$ 或 $PaO_2$ 已符合上呼吸机指征者，应尽早给予机械通气治疗。③气管内插管用氧：若使用 CPAP 后病情仍无好转，应采用间歇正压通气（IPPV）及呼气末正压呼吸（PEEP）。

**2. 保温**

将患儿放置在自控式暖箱内或辐射式抢救台上，保持皮肤温度在 36.5℃，肛温在 37℃；环境温度维持在 22 ~ 24℃，相对湿度在 55% ~ 65%。

**3. 预防感染**

HMD 患儿多为早产儿，住院时间较长，抵抗力较差，极易发生院内感染，因此做好消毒隔离工作至关重要。

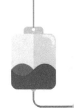

4．保证营养供给

吸吮无力、不能吞咽者可用鼻饲法或静脉补充营养。

5．严密观察病情

监测体温、呼吸、心率、经皮测氧分压，并随时进行评估，及时准确地填写护理记录单。

## 五、健康教育

使家长了解该病的发病机制、危险性、治疗情况及预后，向家长解释病情的转归，为其提供心理支持，以减轻焦虑情绪并使其理解和配合治疗。

（李艳阁）

# 第九章　儿科疾病

## 第一节　支气管哮喘

### 一、疾病概述

#### （一）定义

支气管哮喘，简称哮喘，是由嗜酸性粒细胞、肥大细胞和T淋巴细胞等多种炎性细胞参与的气道慢性炎症，使易感者对各种激发因子具有气道高反应性。气道高反应性是哮喘的基本特征，气管慢性（变应性）炎症是哮喘的基本病变，可引起气道缩窄，表现为反复发作的喘息、呼吸困难、胸闷或咳嗽等症状。

#### （二）病因

哮喘的病因复杂，是一种多基因遗传病，其中过敏体质（特发反应性体质，atopy）与本病关系密切，多数患儿以往有婴儿湿疹、过敏性鼻炎、食物或药物过敏史，不少患儿有家族史。但是，哮喘的形成和反复发病往往又是环境因素（如接触或吸入螨、蟑螂、霉菌、皮毛、花粉等过敏源，呼吸道感染和寒冷刺激等）综合作用的结果。

#### （三）临床表现

婴幼儿哮喘多为呼吸道病毒感染诱发，起病较缓慢；年长儿大多在接触过敏源后发作，呈急性过程。哮喘发作常在清晨或夜间较重，一般可自行缓解或用平喘药物后缓解。

**1. 症状**

哮喘发作时常先为刺激性干咳，有时咳大量白黏痰，伴以呼气性呼吸困难和哮鸣音，出现烦躁不安或被迫坐位，咳喘剧烈时还可出现腹痛。

**2. 体格检查**

发作时胸廓饱满，呈吸气状，叩诊过度反响，听诊全肺遍布哮鸣音；重症病儿呼吸困难加剧时，呼吸音可明显减弱，哮鸣音也随之消失。发作间期可无任何症状和体征，

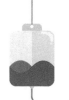

有些在用力时可听到哮鸣音。病久反复发作者，可出现桶状胸，常伴营养障碍和生长发育落后。

3. 哮喘持续状态

如哮喘急剧严重发作，经合理应用拟交感神经药物仍不能在 24 h 内缓解者，称作哮喘持续状态，属危重急症，应积极抢救，否则可因呼吸衰竭而死亡。

（四）辅助检查

（1）外周血嗜酸粒细胞增高（＞ $300 \times 10^6/L$）。

（2）X 线检查可见肺过度充气，透明度增高，肺纹理可能增多；并发支气管肺炎或肺不张时，可见沿支气管分布的小片状阴影。

（3）肺功能测定显示残气容量增加或伴换气流率和潮气量降低。每天检测呼吸峰流速值（PEF）及其一天的变异率，是判断亚临床型哮喘的良好指标。

（4）用可疑的抗原作皮肤试验有助于明确过敏源，皮肤挑刺法的结果较为可靠。

（五）防治

哮喘的治疗原则为去除病因、控制发作和预防复发，应根据病情轻重、病程阶段因人而异地选择适当的防治方案。

1. 去除病因

应避免接触过敏源，积极治疗和清除感染病灶，去除各种诱发因素。

2. 控制发作

控制发作主要是解痉和抗感染治疗。

（1）拟肾上腺类药物。目前常用的 β－受体激动剂药物为：①沙丁胺醇（舒喘灵）：0.5％舒喘灵溶液，每次 0.01 ～ 0.03 mL/kg，最大量 1 mL，用 2 ～ 3 mL 生理盐水稀释，每 4 ～ 6 h 雾化吸入。其气雾剂每揿一下可吸入 100 μg，每次 1 ～ 2 揿，每日 3 ～ 4 次。②特布他林（喘康速）：如博利康尼片剂，每片 2.5 mg，1 ～ 2 岁每次 1/4 ～ 1/3 片，3 ～ 5 岁每次 1/3 ～ 2/3 片，6 ～ 14 岁每次 2/3 ～ 1 片，每日 3 次；也可用博利康尼雾化液雾化吸入。③其他：如丙卡特罗、克伦特罗等。该类药物最好选用吸入方式，但要避免过量应用。连续使用 β－受体激动剂可产生耐药，但停药 1 ～ 2 周可完全恢复。

（2）茶碱类药物：小儿剂量为每次 4 ～ 5 mg/kg；缓释茶碱，每次 8 ～ 10 mg/kg，12 h 1 次。氨茶碱的有效浓度与中毒浓度很接近，应作血浓度检测，最佳血药浓度为 10 ～ 15 μg/mL。

（3）抗胆碱药物：异丙托溴铵气雾剂每次 1 ～ 2 揿，每日 3 ～ 4 次。

（4）肾上腺皮质激素：尽可能采用吸入疗法，如吸入普米克都保干粉剂或气雾剂等。应严格掌握口服用药的适应证，一般只用于重症，或持续发作，或其他平喘药物难以控制的反复发作患者。需长期用药者，应将维持量改为每日或隔日清晨顿服。

（5）抗生素：疑有细菌感染时宜同时选用适当的抗生素。

（六）哮喘持续状态的处理

**1. 吸氧**

氧气浓度以 40% 为宜，相当于 4 ~ 5 L/min，使 $PaO_2$ 保持在 9.3 ~ 12.0 kPa（70 ~ 90 mmHg）。

**2. 补液、纠正酸中毒**

可用 1/5 张的含钠液纠正脱水；用碳酸氢钠纠正酸中毒，改善 β-受体对儿茶酚胺的反应性。

**3. 糖皮质激素类静脉滴注**

糖皮质激素类静脉滴注应早期、较大剂量应用。氢化可的松每次 5 ~ 10 mg/kg，每 6 h 静脉滴注 1 次；地塞米松每次 0.25 ~ 0.75 mg/kg，奏效较前者慢。

**4. 支气管扩张剂**

①沙丁胺醇雾化剂吸入，每 1 ~ 2 h 吸入 1 次；②氨茶碱静脉滴注，每次 4 ~ 5 mg/kg，30 min 滴完；③如上述治疗不奏效者，可给予沙丁胺醇静脉注射，学龄前儿童每次 5 μg/kg，学龄前期小儿用量减半。

**5. 异丙肾上腺素**

以上治疗无效或无药可用时，可试用异丙肾上腺素以每分钟 0.1 μg/kg 静脉滴注，每 15 ~ 20 min 加倍，直到 $PaO_2$ 及通气功能改善或心率达 180 ~ 200 次/分时停用，症状好转后可维持用药 24 h 左右，剂量不变。

**6. 镇静剂**

可用水合氯醛灌肠，慎用或禁用其他镇静剂。

**7. 机械呼吸**

指征为：①严重的持续性呼吸困难；②呼吸音减弱，遂以哮鸣音消失；③呼吸肌过度疲劳而使胸廓活动受限；④意识障碍，甚至昏迷；⑤吸入 40% 氧气而发绀仍无改善，$PaCO_2 \geq 8.6$ kPa（65 mmHg）。

（七）预防复发

**1. 免疫治疗**

①脱敏疗法：用于对不可能避免的抗原（如尘埃、尘螨、花粉等）过敏，而一般治疗又未能控制复发者。根据皮肤试验结果，将引起阳性反应的过敏源浸液作皮下注射，浓度由低到高，剂量逐渐递增，每周 1 次，持续 2 年。若发作有季节性，则于发作前 1 月开始上述脱敏治疗，也是每周注射 1 次，15 ~ 20 次为 1 疗程。据报道螨脱敏治疗大多有效，偶有发热、局部一过性红肿痒痛、荨麻疹、哮喘发作等副作用。②免疫调节治疗：可采用中医辨证论治或给胸腺素等免疫调节剂提高机体免疫力，降低其过敏性。

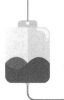

2．色甘酸钠

宜在好发季节的前 1 个月开始用药，每次吸入 10 ~ 20 mg，每日 3 ~ 4 次，经 4 ~ 6 周无效者可停用。一般对运动诱发的哮喘效果较好，对激素依赖性哮喘者，应用本品可望减少激素用量。

3．酮替芬（甲哌噻庚酮）

其作用与色甘酸钠相似，小于 3 岁者每次 0.5 mg，每日 2 次；大于 3 岁者每次 1 mg，每日 1 ~ 2 次，口服 6 周无效可停用。

4．激素吸入疗法

能使哮喘得以缓解的患儿应继续吸入维持量糖皮质激素，至少 6 个月 ~ 2 年或更长时间。

5．自我管理教育

将防治知识教给患儿及家属，调动他们的抗病积极性，鼓励病儿参加日常活动和体育锻炼以增强体质。

## 二、主要护理问题

1．低效性呼吸形态

低效性呼吸形态与支气管痉挛、呼吸道阻力增加有关。

2．清理呼吸道无效

清理呼吸道无效与呼吸道分泌物多且黏稠有关。

3．潜在并发症

潜在并发症有呼吸衰竭。

4．焦虑

焦虑与哮喘反复发作有关。

5．知识缺乏

与缺乏哮喘的防护知识有关。

## 三、护理措施

（一）缓解呼吸困难

（1）给患儿取坐位或半坐位，鼓励患儿缓慢地深呼吸。

（2）呼吸困难者给予鼻导管或面罩吸氧，注意湿化后给氧，氧浓度以 40% 为宜，定时进行血气分析，及时调整氧流量，保持 $PaO_2$ 在 9.3 ~ 12.0 kPa（70 ~ 90 mmHg）。

（3）遵医嘱给予支气管扩张剂和肾上腺皮质激素，并评价其效果和副作用。

（4）监测生命体征，注意呼吸困难的表现及病情变化，若出现意识障碍、呼吸衰竭等及时给予机械呼吸。

**（二）保持呼吸道通畅**

（1）保持室内空气清新，温湿度适宜。

（2）鼓励患儿多饮水，以降低分泌物的黏稠度，防止痰栓形成。

（3）给予患儿雾化吸入、胸部叩击、震颤等，以促进分泌物的排出，病情许可的情况下给予体位引流；对痰多而无力咳出者，及时吸痰。

（4）如有感染，遵医嘱给予抗生素治疗。

**（三）密切观察病情变化**

当患儿出现烦躁不安、发绀、大汗淋漓、气喘加剧、心率加快、血压下降、呼吸音减弱、肝脏在短时间内急剧增大等情况，应立即通知医生并积极配合抢救。

**（四）心理护理**

哮喘发作时守护并安抚患儿，鼓励患儿解除思想负担，树立治疗疾病的信心。向患儿家长解释哮喘的诱因、治疗过程及预后，指导家长以积极的态度去应对疾病发作，充分调动家长和患儿自我护理、预防复发的主观能动性。

## 四、健康教育

（1）指导患儿学会呼吸运动以强化横隔呼吸肌。在执行呼吸运动前，应先清除呼吸道分泌物。

①胸部呼吸运动：a. 平躺，双手平放在身体两侧，膝弯曲，脚平放地板。b. 用鼻连续吸气并放松下腹部，但胸部不扩张。c. 缩紧双唇，慢慢吐气直到吐完。d. 重复以上动作10次。

②向前弯曲运动：a. 坐在椅上，背伸直，头向前向下低至膝部，使腹肌收缩。b. 慢慢上升躯干并由鼻吸气，扩张腹上区。c. 胸部保持直立不动，由口将气慢慢吹出。

③胸部扩张运动：a. 坐在椅上，将手掌放在左右两侧的最下肋骨上。b. 吸气，扩张下肋骨，然后由口吐气，收缩上胸部和下肋骨。c. 用手掌下压肋骨，可将肺底部的空气排出。重复以上动作10次。

（2）介绍有关防护知识：a. 指导家长及患儿确认哮喘发作的诱因，避免接触可能的过敏源，去除各种诱发因素。此外，还应预防下呼吸道感染，避免疲劳过度、淋雨受凉或精神方面的刺激，以防止哮喘发作。b. 使家长及患儿能辨认哮喘发作的早期征象、症状，了解适当的处理方法。c. 提供出院后使用药物资料（如药名、剂量、用法、疗效及副作用等）。d. 指导家长和患儿选用长期预防及快速缓解的药物，并做到正确安全的用药。e. 及时就医，以控制哮喘严重发作。

（李艳阁）

## 第二节　急性支气管炎

### 一、疾病概述

#### （一）定义

急性支气管炎（acute bronchitis）是支气管黏膜的急性炎症，常继发于上呼吸道感染后，亦可为急性传染病如麻疹、百日咳等的一种早期临床表现。气管常同时受累，故也可称为急性气管支气管炎。

#### （二）病因

能引起上呼吸道感染的病原体都可引起支气管炎。免疫功能失调、营养不良、佝偻病、特异性体质、鼻炎、鼻窦炎等都是本病的诱发因素，且易使支气管炎反复发作。

#### （三）临床表现

起病可急可缓，大多先有上呼吸道感染症状。咳嗽为主要症状，开始为干咳，以后有痰，如为细菌感染可呈黄色痰。婴幼儿症状较重，常有发热、呕吐、腹泻等。年长儿一般症状较轻，但有时可诉头痛、胸痛。咳嗽一般在 7 ~ 10 d 缓解，部分患儿可迁延不愈或者反复加重。体检时双肺呼吸音粗糙，有不固定的、散在的干湿啰音。X 线检查胸片显示正常，或有肺纹理增粗，肺门阴影增深。

婴幼儿可发生一种特殊类型的支气管炎，称为哮喘性支气管炎，其特点为：①多见于 3 岁以下，有湿疹或其他过敏史者；②有类似哮喘的症状，如呼气性呼吸困难，肺部叩诊呈鼓音，听诊两肺满布哮鸣音及少量粗湿啰音；③有反复发作倾向。但一般到 4 ~ 5 岁发作停止，少数于数年后发展成为支气管哮喘。

#### （四）治疗

**1. 一般治疗**

适当休息，经常变换体位，多饮水，使呼吸道分泌物易于咳出。

**2. 控制感染**

对婴幼儿有发热、黄痰、白细胞增多者，或考虑有细菌感染时可适当选用抗生素，如青霉素类、红霉素类及其他广谱抗生素等。

**3. 对症治疗**

一般不用镇咳剂或镇静剂，以免抑制咳嗽反射，影响黏痰咳出。

（1）化痰止咳：常用复方甘草合剂等，痰稠者可用 10% 氯化铵，每次 0.1 ~ 0.2 mL/kg，或用羚羊清肺散（金振口服液）等，痰液不易咳出时可行超声雾化吸入（含糜蛋白酶、庆大霉素、利巴韦林等）。

（2）止喘：对喘憋严重者，可用氨茶碱，每次 2 ~ 4 mg/kg，每 6 h 1 次；还可用 β₂ 受体激动剂，如沙丁胺醇、特布他林等。

（3）其他：喘息严重时可加用泼尼松，每日 1 mg/kg，共 1 ~ 3 d。咳嗽影响睡眠时可用镇静剂，如苯巴比妥钠或异丙嗪及氯丙嗪。

## 二、主要护理问题

### 1. 清理呼吸道无效

清理呼吸道无效与痰液黏稠不易咳出有关。

### 2. 体温过高

体温过高与细菌或病毒感染有关。

## 三、护理措施

### （一）保持呼吸道通畅

（1）保持室内空气清新，温湿度适宜，避免对流风，减少对支气管黏膜的刺激，以利于排痰。

（2）卧位时可抬高头胸部，并常变换患儿体位，拍击背部，指导并鼓励患儿有效咳嗽，以利于痰液排出。

（3）若痰液黏稠可适当提高病室湿度，以湿化空气，稀释分泌物；也可给予超声雾化吸入，以湿化气道，促进排痰。必要时用吸引器及时清除痰液，保持呼吸道通畅。

（4）遵医嘱给予抗生素、化痰止咳剂、平喘剂，密切观察用药后的疗效及副作用。

（5）对哮喘性支气管炎的患儿，注意观察有无缺氧症状，必要时给予吸氧。

### （二）发热护理

（1）密切观察体温变化，体温超过 38.5℃时给予物理降温或遵医嘱给予药物降温，防止发生惊厥。

（2）保证充足的水分及营养。鼓励患儿多饮水，必要时由静脉补充。发热期间以进食流质或半流质为宜。

（3）保持口腔清洁。婴幼儿可在进食后喂适量开水，以清洁口腔；年长儿应在晨起、餐后、睡前漱洗口腔。

## 四、健康教育

适当户外活动，进行体格锻炼，增强机体对气候变化的适应能力；根据气候变化增减衣服，避免受凉或过热；在呼吸道疾病流行期间，避免到人多的公共场所，避免交叉感染；积极预防佝偻病、营养不良、贫血和各种传染病，按时预防接种。

（李艳阁）

# 第三节　肺炎

## 一、疾病概述

### （一）定义

肺炎（pneumonia）是由不同病原体或其他因素所引起的肺部炎症，临床上以发热、咳嗽、气促、呼吸困难和肺部固定湿啰音为主要表现。

本病是目前我国住院小儿死亡的第一位原因，被我国卫生部列为儿童保健需要重点防治的"四病"之一，一年四季均可发生，尤以冬、春季及气温骤变时多见，常继发于上呼吸道感染、急性支气管炎，也可为原发感染。

目前，小儿肺炎常用的分类方法有：①病因分类：分为病毒性肺炎（呼吸道合胞病毒、腺病毒、流感病毒等）、细菌性肺炎（肺炎链球菌、流感嗜血杆菌、葡萄球菌、大肠埃希菌等）、支原体肺炎、衣原体肺炎、真菌性肺炎、吸入性肺炎及过敏性肺炎等。②病理分类：分为支气管肺炎、大叶性肺炎、间质性肺炎等。③病程分类：分为急性肺炎（病程＜1个月）、迁延性肺炎（病程1～3个月）、慢性肺炎（病程＞3个月）。④病情分类：分为轻症肺炎（以呼吸系统症状为主，常无全身中毒症状）和重症肺炎（除呼吸系统表现外，还有累及其他系统及伴有全身中毒症状）。⑤临床表现典型与否分类：分为典型性肺炎（指由肺炎链球菌、金黄色葡萄球菌、流感嗜血杆菌、大肠埃希菌等引起的肺炎）和非典型肺炎（由肺炎支原体、衣原体、军团菌、病毒等引起的肺炎）。临床上若病原体明确，则以病因分类，有利于指导治疗，反之则按病理分类。

### （二）病理生理

病原体一般由呼吸道入侵，少数经血行入侵，引起小支气管、肺泡、肺间质的炎症。支气管因炎症使管腔黏膜水肿而狭窄甚至阻塞，造成通气障碍。肺泡炎症使肺泡壁充血、水肿、增厚，加之肺泡腔内充满炎症渗出物，造成换气障碍。通气和换气障碍导致缺氧和二氧化碳潴留，因而引起机体代谢紊乱及器官功能障碍。重症肺炎常伴有毒血症，引起不同程度的中毒症状，从而造成一系列病理生理改变。①循环系统：缺氧和二氧化碳潴留，使肺小动脉反射性收缩，肺循环压力增高，形成肺动脉高压。同时病原体和毒素侵袭心肌，引起中毒性心肌炎。肺动脉高压和中毒性心肌炎可诱发心力衰竭。②中枢神经系统：缺氧和高碳酸血症使脑血管扩张、血管通透性增加、血流减慢，导致脑水肿和颅内压增高。病原体毒素作用可导致中毒性脑病。③消化系统：低氧血症和病原体产生的毒素可引起胃黏膜屏障功能破坏，使胃肠功能紊乱，消化能力下降。严重者可引起中毒性肠麻痹和消化道出血。④水、电解质和酸碱平衡紊乱：严重缺氧时体内有氧代谢障碍、高热、进食少，酸性代谢产物增加，可引起代谢性酸中毒；而 $CO_2$ 潴留和 $H_2CO_3$ 增加又可引起呼吸性酸中毒。故重症肺炎常有混合性酸中毒。利尿剂和激素治疗可导致低血钾，从而出现低钾性酸中毒。

## 二、护理评估

### （一）健康史

#### 1. 病原体

引起肺炎的主要病原体为细菌、病毒、支原体、真菌等。发达国家小儿肺炎以病毒为主，最常见的是呼吸道合胞病毒，其次为腺病毒、流感病毒等。发展中国家则以细菌为主，以肺炎链球菌多见，其他有葡萄球菌、链球菌等。近年来肺炎支原体、衣原体和流感嗜血杆菌感染有增多趋势。

#### 2. 机体因素

小儿呼吸系统发育不完善，呼吸道的解剖、生理特点及呼吸道免疫功能差等特点，是小儿易患肺炎的重要因素。

#### 3. 环境因素

婴幼儿患营养不良、维生素 D 缺乏性佝偻病、贫血、先天性心脏病及免疫功能低下等疾病时易患肺炎，且病情重、迁延不愈、死亡率高。

### （二）身体状况

#### 1. 支气管肺炎（bronchopneumonia）

支气管肺炎是小儿时期最常见的肺炎类型，多见于 3 岁以下婴幼儿。

（1）轻症肺炎：以呼吸系统症状为主，大多起病急，主要表现为发热、咳嗽、气促及肺部闻及固定的湿啰音，无全身中毒症状及其他系统功能的损害。①发热：热型不一，多为不规则发热，但小婴儿及重度营养不良小儿可不发热，甚至体温不升。②咳嗽：早期为刺激性干咳，以后有痰，新生儿可表现为口吐白沫。③气促：一般发生在发热、咳嗽之后，表现为呼吸频率增快，每分钟可达 40～80 次，同时出现呼吸困难，鼻翼扇动、唇周发绀，严重者出现三凹征、抽泣样呼吸或点头样呼吸。④肺部听诊：早期常无明显异常或仅有呼吸音粗糙，随病情进展可听到固定的中、细湿啰音，以脊柱两旁及两肺底多见；病灶较大者可出现肺实变体征。

新生儿及小婴儿表现不典型，新生儿感染性肺炎分为宫内感染性肺炎、产时感染性肺炎和产后感染性肺炎三种。其临床表现差别较大，宫内感染的患儿多在娩出后 24 h 内发病，出生时多有窒息史，复苏后可出现呼吸快、呻吟、体温不稳定等；产时感染的患儿因病原体不同其表现有较大差异，易发生全身感染；产后感染患儿先有上感表现，常出现呼吸急促、口周发绀、鼻翼扇动、口吐白沫、体温升高或降低、呛奶、吐奶等。肺部体征不明显，严重者在脊柱两旁仔细检查可闻及细湿啰音。新生儿肺炎病情多较严重，表现不典型，死亡率较高。

（2）重症肺炎：除呼吸系统症状加重外，全身中毒症状明显，可累及循环、神经及消化系统等。①循环系统：常见心肌炎和心力衰竭，心肌炎主要表现为面色苍白、心动过速、心律不齐、心音低钝，心电图显示 ST 段下移和 T 波低平或倒置。心力衰竭时表现为心率突然增快，安静状态下婴儿超过 180 次/分（幼儿超过 160 次/分），呼吸突然加快，超过 60 次/分；突发极度烦躁不安，明显发绀，面色苍白或发灰；心音低钝，有奔马律、颈静脉怒张，指（趾）甲微血管充盈时间延长；肝短期内迅速增大，右肋下超过 3 cm 以上；尿少或无尿，颜面或下肢水肿等。重症革兰阴性杆菌肺炎可发生微循环衰竭、休克、DIC。②神经系统：轻度缺氧常表现烦躁或嗜睡，脑水肿时出现意识障碍、呼吸不规则，甚至停止、惊厥、前囟隆起、脑膜刺激征阳性、瞳孔对光反射迟钝或消失等。③消化系统：轻症者主要是胃肠道功能紊乱，出现食欲减退、呕吐、呛奶、腹泻等；重症者可发生中毒性肠麻痹，表现为腹胀、肠鸣音消失。也可出现消化道出血，以呕吐咖啡渣样物、大便潜血阳性或黑便等症状为主。

（3）并发症：若病原体致病力强或延误诊治，在肺炎治疗过程中，中毒症状或呼吸困难突然加重，体温持续不退或退而复升，提示脓胸、脓气胸、肺大疱及肺脓肿等并发症发生。

2. 几种不同病原体所致肺炎的特点

除肺炎链球菌肺炎外，小儿临床还常见呼吸道合胞病毒性肺炎、腺病毒肺炎、葡萄球菌肺炎及肺炎支原体等几种不同病原体所致的肺炎，各类肺炎的特点见表 9-1。

表 9-1 几种不同病原体所致肺炎的特点

| | 呼吸道合胞病毒性肺炎 | 腺病毒肺炎 | 葡萄球菌肺炎 | 肺炎支原体肺炎 |
|---|---|---|---|---|
| 好发年龄 | ＜2岁，2～6个月多见 | 6个月～2岁 | 新生儿及婴幼儿 | 婴幼儿及年长儿 |
| 临床特点 | 起病急，干咳，低中度发热，喘憋为突出表现，很快出现呼吸困难及缺氧症状。肺部听诊以哮鸣音为主，肺底可闻及细湿啰音 | 起病急骤，全身中毒症状明显，发热呈稽留热；频繁咳嗽，可出现喘憋、呼吸困难、发绀。高热 3～7 d 后出现肺部体征 | 起病急，发展快，全身中毒症状明显，发热为弛张热型，皮肤常见猩红热样皮疹；易并发脓胸、脓气胸等。肺部体征出现较早，可闻及中细湿啰音 | 起病缓慢，常有发热，可持续 1～3 周，以刺激性咳嗽为突出表现。肺部体征不明显，少数可闻及干、湿啰音 |
| 胸部 X 线 | 小点片状薄阴影，不同程度梗阻性肺气肿及支气管周围炎 | 可见大小不等的片状阴影或融合成大病灶，多见肺气肿 | 小片浸润阴影，很快出现肺脓肿、肺大疱或胸腔积液 | 支气管肺炎改变，间质性肺炎改变，均匀实变影 |

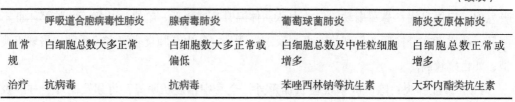

（续表）

|  | 呼吸道合胞病毒性肺炎 | 腺病毒肺炎 | 葡萄球菌肺炎 | 肺炎支原体肺炎 |
|---|---|---|---|---|
| 血常规 | 白细胞总数大多正常 | 白细胞数大多正常或偏低 | 白细胞总数及中性粒细胞增多 | 白细胞总数正常或增多 |
| 治疗 | 抗病毒 | 抗病毒 | 苯唑西林钠等抗生素 | 大环内酯类抗生素 |

（三）辅助检查

1. 血常规

外周血白细胞检查细菌感染时白细胞总数可增多，以中性粒细胞增多为主。病毒感染时正常或减少。

2. 胸部 X 线检查

胸部 X 线检查可见肺纹理增粗，沿支气管走向分布的小斑、片状阴影，以肺的中、下野和中、内带居多，可融合成片，可伴有肺气肿或肺不张。

3. 病原学检查

鼻咽拭子或气管分泌物可作病毒分离或细菌培养。用免疫荧光法及 IgM 抗体捕获试验等可快速进行病原诊断。血清冷凝集试验在 50%～70% 的支原体肺炎患儿中可呈阳性。

（四）心理－社会支持状况

肺炎患儿一般需住院治疗，可因环境陌生、休息、睡眠和饮食不佳而情绪烦躁，或畏惧注射而精神紧张。病程长者，情绪抑郁，加之发热、咳嗽等不适，父母分离以及各种检查和治疗等刺激，可产生焦虑和恐惧，表现为哭闹、易激惹等。家长因缺乏疾病护理知识及家庭正常生活秩序被打乱，也会出现自责、焦虑、不安。要注意评估患儿及家长对疾病的认知程度，了解患儿以往有无住院的经历。

（五）治疗

治疗主要是采用控制感染，改善通气功能，对症治疗，防止并发症等综合处理措施。

1. 控制感染

根据不同病原体选用敏感的抗生素控制感染。用药原则为早期、联合、足量、足疗程，重症患儿宜静脉给药。抗生素用至体温正常后 5～7 d，临床症状消失后 3 d。支原体肺炎至少使用 2～3 周。葡萄球菌肺炎在体温正常后 2～3 周才可停药，一般总疗程 6 周以上。抗病毒可选用利巴韦林、干扰素、聚肌胞等药物。

2. 对症治疗

止咳、平喘，保持呼吸道通畅，纠正水电解质与酸碱平衡紊乱，改善低氧血症，必要时吸氧。有中毒性肠麻痹者，可以使用禁食、胃肠减压、注射新斯的明等方法。

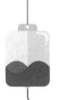

3. 激素的使用

中毒症状明显或严重喘憋、脑水肿、呼吸衰竭、感染性休克者，可用糖皮质激素，常用地塞米松 0.1 ~ 0.3 mg/（kg·d）。

4. 并发症的治疗

若出现脓胸、脓气胸应及时进行穿刺引流，经反复穿刺抽脓不畅或发生张力性气胸时，立即采用胸腔闭式引流。

5. 控制心力衰竭

一旦出现心率和呼吸突然加快、发绀明显、肝脏肿大等心力衰竭的表现，应保持安静，给予吸氧、强心、利尿和使用血管活性药物。

## 三、主要护理问题

1. 气体交换受损

气体交换受损与肺部炎症导致通气、换气障碍有关。

2. 清理呼吸道无效

清理呼吸道无效与呼吸道分泌物增多、痰液黏稠及排痰能力不足有关。

3. 体温过高

体温过高与肺部感染有关。

4. 潜在并发症

潜在并发症有心力衰竭、中毒性脑病、中毒性肠麻痹、脓胸、脓气胸、肺大疱。

## 四、护理目标

患儿气促、发绀消失，呼吸平稳。患儿能及时清除痰液，保持呼吸道通畅，体温恢复正常，住院期间不发生并发症。

## 五、护理措施

1. 改善呼吸功能

（1）生活环境：宜保持室内安静、舒适，空气流通，居室温度应保持在 18 ~ 20℃、湿度 50% ~ 60% 为宜，有利于呼吸道的湿化及分泌物的排出。病室定时通风，每天用紫外线消毒 1 次。不同病原体肺炎患儿应分室居住，以免交互感染。

（2）休息：保证患儿安静休息，尽量减少活动，避免哭闹，以减少氧的消耗。采取半卧位，或抬高床头 30° ~ 60°，应经常帮患儿翻身，以利分泌物排出，减轻肺部瘀血和防止肺不张。

（3）吸氧：患儿有低氧血症的表现，如呼吸困难、喘憋、口唇发绀、面色苍白等情况

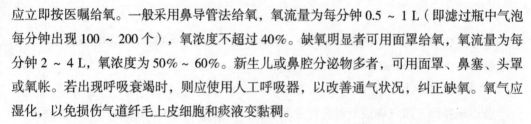

应立即按医嘱给氧。一般采用鼻导管法给氧，氧流量为每分钟 0.5 ~ 1 L（即滤过瓶中气泡每分钟出现 100 ~ 200 个），氧浓度不超过 40%。缺氧明显者可用面罩给氧，氧流量为每分钟 2 ~ 4 L，氧浓度为 50% ~ 60%。新生儿或鼻腔分泌物多者，可用面罩、鼻塞、头罩或氧帐。若出现呼吸衰竭时，则应使用人工呼吸器，以改善通气状况，纠正缺氧。氧气应湿化，以免损伤气道纤毛上皮细胞和痰液变黏稠。

吸氧注意事项：①吸氧前应先清除鼻内分泌物。②吸氧过程中应经常检查导管是否通畅（可取出鼻导管，将其插入水中观察有无气泡）。③应每日更换鼻导管 1 次，两侧鼻孔应交替使用，以免一侧长时间吸入冷空气，使鼻黏膜干燥出血。④湿化瓶内蒸馏水应每日更换 1 次，要让氧气加温、加湿。⑤氧浓度不宜过高，持续时间不宜过长，以免发生晶体后纤维增生而造成失明。

2. 保持呼吸道通畅

（1）饮水和饮食：鼓励患儿多饮水，以避免呼吸道干燥，稀释痰液使之容易咳出。哺喂时应耐心、细心，防止呛咳引起窒息。母乳喂养婴儿可延长喂哺时间，喂哺过程中可让患儿休息片刻。人工喂养者选用开孔大小合适的奶嘴喂养，避免开孔过小，增加患儿的耗氧量；也不宜开孔过大，乳汁流速过快造成呛咳。呼吸困难较严重者，喂哺同时应给予吸氧。断乳的患儿给予高蛋白、高热量、高维生素的清淡流质或半流质饮食，少食多餐，每次进食不宜过饱，以免膈肌抬高影响呼吸。病情严重不能经消化道喂养者，可按医嘱静脉补充营养。

（2）翻身拍背：经常协助患儿更换体位，一般每 2 h 1 次。同时，用手轻拍患儿背部，促使痰液排出。方法是五指并拢、掌指关节略屈，轻拍背部，自下而上、由外向内，边拍边鼓励患儿咳嗽。若呼吸道分泌物较多而导致排出不畅时，可进行体位引流，使呼吸道分泌物借助重力和震动易于排出。

（3）超声雾化吸入：对痰液黏稠不易咳出者，可按医嘱给予超声雾化吸入，以稀释痰液有利于咳出。可在雾化吸入器中加入庆大霉素、利巴韦林、糜蛋白酶、地塞米松等药物，雾化吸入每次 20 min，每日 2 次。因雾化吸入必须深吸气才能达到最佳效果，故应对患儿进行指导。

（4）吸痰：分泌物过多影响呼吸时给予吸痰，注意保护黏膜，且吸痰不能过频和过慢（过频可刺激黏液产生增多，过慢可妨碍呼吸使缺氧加重）。吸痰不能在哺乳后 1 h 内进行，以免引起呕吐。吸痰时患儿多因刺激而咳嗽、烦躁，故吸痰后宜立即吸氧。

（5）药物：按医嘱给予解痉、祛痰等药物，以保持呼吸道通畅。

3. 维持体温正常

新生儿或小婴儿易出现体温过低，应注意保暖，保证体温在正常范围。对体温高于38.5℃的患儿积极采取降温措施以防高热惊厥的发生，可以使用以下几种降温方法：①调节室内温度及湿度，对小婴儿（特别是新生儿）可采取松解包被予以降温。②让患儿多饮水，以保持体内液体平衡。③给予物理降温。④按医嘱给退热剂进行药物降温。无论使用何种降温方式，在采取降温措施后 30 min 应复测体温并做好记录。可以根据肺炎患儿体温的变化情况判断病情或是否发生并发症，故严密观察体温变化非常重要，轻症肺炎每天测量体温 2 次，重症肺炎每天测量 4 次。

4．加强病情观察，防治并发症

（1）预防及处理心力衰竭：①保持安静，各项护理操作集中进行，减少刺激，使患儿耗氧量减少，减轻心脏负荷。②控制输液速度，肺炎时因缺氧导致肺动脉高压，使心脏负荷增加，在输液过程中若速度过快会进一步加重心脏负担，诱发肺水肿和心力衰竭，故输液时滴速宜慢，静脉输液的滴速应控制在每小时 5 mL/kg。③密切观察病情，注意监测患儿的呼吸、脉搏、面色及精神状态，若出现心率突然加快、气促明显、发绀加重、极度烦躁不安以及肝脏在短时间内迅速增大等心力衰竭的表现，应及时通知医生，同时做好给氧、强心、利尿等抢救准备。若患儿出现口吐粉红色泡沫痰，考虑肺水肿，可以给患儿吸入 20% ～ 30% 乙醇湿化的氧气，每次吸入时间不宜超过 20 min。

（2）密切观察中毒性脑病的表现：若患儿出现烦躁、惊厥、昏迷、呼吸不规则、瞳孔改变等，提示颅内压增高，应立即报告医生共同抢救。

（3）腹胀护理：肺炎患儿消化功能降低，可因进食易产气的食物、便秘及低血钾等原因引起腹胀。重症时可因中毒性肠麻痹而出现严重腹胀，从而限制膈肌运动，影响患儿的呼吸。有以下一些处理方法：①可用中药或松节油进行腹部热敷。②肛管排气，可将肛管插入肛道 8 ～ 10 cm 处，另一端放于盛水的瓶中观察排出气泡的多少，再轻轻按摩腹部及改变体位帮助排气。③若是低钾血症引起者可按医嘱补充氯化钾。④由中毒性肠麻痹引起者，应按医嘱禁食，或皮下注射新斯的明以促进肠蠕动。⑤必要时进行胃肠减压，以减轻腹胀，缓解呼吸困难。

（4）密切观察脓胸或脓气胸的表现：若患儿发热持续不退或退而复升，呼吸困难，频繁咳嗽，中毒症状加重，咳出大量脓性痰提示可能并发了肺脓肿。若病情突然加重，出现剧烈咳嗽、胸痛、发绀、呼吸困难、脉率加快、烦躁不安、患侧呼吸运动受限等，考虑并发脓胸或脓气胸的可能，应及时报告医生，并积极配合医生做好胸腔穿刺或胸腔闭式引流的准备。

5．用药护理

（1）肺炎的治疗主要是抗感染：WHO 推荐了 4 种第一线抗生素，即青霉素、氨苄西林、阿莫西林、复方新诺明，其中青霉素是首选药。我国卫生部对轻症肺炎推荐用头孢氨苄。支原体肺炎、衣原体肺炎用大环内酯类抗生素均有效。

（2）静脉用药时要注意药液的配伍禁忌：密切观察有无药物不良反应。口服用药时应确保服入用量，喂药时防止呛咳，对婴幼儿可使用小匙或注射器喂药，不宜强行喂药。长期应用广谱抗生素时，应预防霉菌感染。

（3）使用青霉素类药物注意事项：①用前必须做皮试，防止过敏性休克。②注射液应临用前新鲜配制，配制后如需放置应冷藏，宜于当天用完。③若为静脉注射，药液应在 1 h 内输完，因青霉素稀释后在室温下易分解而降低效价，特别是在葡萄糖溶液中效价降低比在盐水中快，故青霉素应加入盐溶液中静脉滴入为宜。

6. 加强心理护理

护士应主动关心患儿，做到耐心、态度亲切、和蔼，以减少分离性焦虑。对年长儿可用患儿能理解的语言，说明住院和静脉注射对疾病治疗的重要性。对婴幼儿应经常怀抱，使其得到充分的抚爱和心理满足。主动与家长沟通，及时向家长介绍患儿的病情，耐心解答问题，给予家长心理支持。

## 六、护理评价

患儿能否及时清除痰液以保持呼吸道通畅。患儿呼吸困难，发绀是否消失，呼吸是否平稳，体温是否恢复正常。

## 七、健康教育

（1）向患儿家长介绍肺炎的有关知识，安慰其不必过分紧张，指导患儿适当休息，解释安静休息对疾病康复的重要性。解释要经常怀抱小婴儿，给年长儿说明住院和积极治疗对疾病痊愈的重要性，鼓励患儿积极与医护人员合作，教会家长拍背协助排痰的方法。

（2）指导合理喂养，婴儿时期提倡母乳喂养，指导婴儿家长哺乳的方法及注意事项，鼓励患儿多饮水。帮助断乳的患儿家长选择营养丰富、易消化的饮食，要少食多餐，避免吃得过饱影响呼吸。

（3）指导家长正确用药，说明使用抗生素必须足疗程及按医嘱准时给药的重要意义。

（4）出院时做好预防宣教，如保护环境和家庭卫生、不随地吐痰及保持良好的个人卫生习惯。要加强体格锻炼，多进行户外活动，提高机体抗病能力，天气变化时应注意随时增减衣服。积极防治上呼吸道感染，呼吸系统感染的高发冬、春季节避免去人多的公共场所。按时预防接种和健康检查。积极治疗佝偻病、贫血、营养不良、先天性心脏病及各种急性传染病等，以减少肺炎的发生。

（李艳阁）

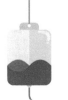

# 第四节 川崎病

## 一、疾病概述

### （一）定义

川崎病（Kawasaki's，KD）又称皮肤黏膜淋巴结综合征（MCLS），是一种以全身血管炎性病变为主的儿童急性发热出疹性疾病，20世纪60年代日本川崎富作首次报道以来至今日本已报道16余万该病病例，亚、欧、美、澳洲及南非等世界各地均有报道。我国川崎病发病亦逐年增加，目前在许多国家，川崎病已取代风湿热成为儿童后天性心脏病的主要病因，因此引起儿科医生的普遍重视，对本病的病因、早期诊断和防治方法的研究，已成为儿科心血管领域研究的重要课题。

### （二）诊断及鉴别诊断

由于早期静脉注射丙种球蛋白（IVIG）可防止KD的冠状动脉病变，因此本病的早期诊断是有效治疗的关键。但由于本病病因不明，诊断缺乏特异性指标。目前仍采用日本川崎病研究委员会1984年修订的诊断标准，主要在下列6项主征中如能满足5项即可确诊：①发热持续5d以上；②初期手中硬肿、掌跖红斑，恢复期出现指（趾）端膜状脱皮；③多形性红斑皮疹；④双侧结膜充血；⑤唇红皲裂、出血、草莓舌，口咽黏膜弥漫充血；⑥急性非化脓性淋巴结肿大。但如二维超声心动图或冠状动脉造影发现冠状动脉病变，则具有4项主征即可确诊。由于该诊断标准以临床表现为依据，缺乏特异性，常易与小儿其他发热性疾病如病毒感染、猩红热、颈淋巴结炎及幼年类风湿病等疾病混淆，且因发热5d以上是诊断的主要条件，约有10%的KD的患儿缺乏典型症状，使本病的早期诊断更加困难。有研究表明，心脏彩超最早可于KD病程的第3天发现冠状动脉异常，66.7%的冠状动脉改变在病程的第9天出现，Niwa认为对可疑KD患儿尽早进行心脏彩超检查，可提高早期诊断率。多年来许多学者努力探索，希望发现更为敏感的诊断指标，但尚未有理想结果，不典型KD的早期诊断方法今后仍然是儿科领域关注的热点问题。川崎病的鉴别诊断包括猩红热、金葡菌烫伤样综合征、Stevens-Johnson综合征、药物反应立氏立克次体斑疹热、中毒性休克综合征、钩端螺旋体病、幼年型类风湿性关节炎及麻疹。临床及辅助检查有助于除外这些情况。

### （三）临床分期

川崎病的病程可分为3个期，急性期通常持续1～2周，以发热、结膜充血、口腔黏膜红斑、手足发红肿胀、皮疹、颈淋巴结病、无菌性脑膜炎、腹泻、肝功能不良为特征。急性期常见心肌炎，心包炎亦常见。冠状动脉炎处于活动期，但一般超声心动图见不到动

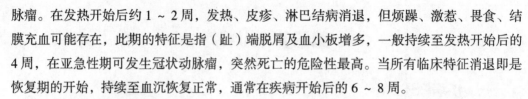

脉瘤。在发热开始后约 1～2 周，发热、皮疹、淋巴结病消退，但烦躁、激惹、畏食、结膜充血可能存在，此期的特征是指（趾）端脱屑及血小板增多，一般持续至发热开始后的 4 周，在亚急性期可发生冠状动脉瘤，突然死亡的危险性最高。当所有临床特征消退即是恢复期的开始，持续至血沉恢复正常，通常在疾病开始后的 6～8 周。

（四）急性期的临床处理

目前，对 KD 仍缺乏特异性治疗，阿司匹林作为抗感染、抗血栓的基本用药已在临床广泛应用。静脉用丙种球蛋白（IVIG）自 20 世纪 80 年代用于临床治疗 KD 以来，许多大样本研究证明在发病 10 d 内静脉注射 IVIG 2 g/kg，同时服用阿司匹林 30～50 mg/（kg·d），可达到预防并发症的最佳效果。但是 IVIG 的作用机制尚不完全清楚，使用剂量也有不同意见，多数研究认为早期大剂量一次使用效果较好。据统计约有 10% 患者于 MG 加阿司匹林治疗 48 h 后仍持续发热或反复发热。美国心脏病学会也报道尽管在病程 10 d 内应用大剂量 IVIG，仍有 5% 患儿出现冠状动脉扩张，1% 发生巨大冠状动脉瘤。关于皮质激素治疗 KD 的问题一直存在争议，1979 年 Kato 等观察到，单独使用泼尼松治疗，结果 17 例 KD 患儿中 11 例发生冠状动脉瘤，因此认为皮质激素是治疗 KD 的禁忌药物。近年来的临床观察表明应用皮质激素辅助治疗 KD，对缩短急性期发热日程有一定效果，联用阿司匹林可降低血液黏滞度，预防血栓形成，因此许多学者认为对 IVIG 治疗失败的患者应用皮质激素辅助治疗是可行的。对 MG 治疗失败的患者的治疗依然是 21 世纪广大儿科工作者面临的挑战，有待进一步探索以发现更加有效的治疗方法。

（五）急性期后的治疗

对发生冠状动脉扩张或冠状动脉瘤的患者，阿司匹林应用至超声心动图证实冠状动脉病变消失为止，或根据心血管造影而定。如用阿司匹林长期治疗的患儿接触水痘或流感患者时，应考虑停用阿司匹林以免引起 Reye 综合征，暂时用双嘧达莫 2～3 mg/kg 代替，每日 3 次，口服。对发生多个小或中等度动脉瘤，或一至多个巨大冠状动脉瘤的病例应接受阿司匹林联用或不联用华法林，在头 10 年不限制体力活动，以后则根据运动负荷试验而定，常通过心肌灌注扫描确定。如果经这些研究提示和冠状动脉造影证实冠状动脉阻塞，应考虑冠状动脉搭桥术、球囊血管成形术或其他恢复冠状动脉血流的手术。川崎病自 1967 年首次被报道至今已逾 50 年，目前已成为 3 岁以下儿童发热性疾病常见原因之一，也是引起儿童缺血性心脏病的主要病因。部分患儿的冠状动脉损害可长期存在，易导致心肌梗死甚至猝死，并可能为成人冠状动脉病变的重要病因。目前，由于本病的病因和发病机制仍不十分清楚，常规的检查方法不能提供本病的病原诊断依据，以致临床诊断和治疗尚存在许多问题和困难。进一步认识本病，深入开展川崎病的病原学研究，探讨对不典型川崎病的早期诊断方法，进一步提高川崎病心血管损害的防治水平，将是广大儿科工作者面前的重要任务。

## 二、护理措施

### 1. 环境与休息

病室温湿度适宜，温度保持在 20 ~ 24℃，相对湿度 50% ~ 60%，保持通风良好和安静，避免交叉感染。急性期卧床休息，恢复期逐渐增加活动，但应避免剧烈活动。

### 2. 发热的观察和护理

患儿多以发热起病，体温 39 ~ 40℃，可持续 7 ~ 10 d，精神萎靡，烦躁不安，这一阶段尽量让患儿卧床休息，以减少或降低机体的新陈代谢，从而减少能量的消耗。监测体温变化，观察热型及伴随症状，4 h 测量 1 次并记录，体温 > 38.5℃时进行物理降温，给予头部冷敷，温水擦浴。发热期间鼓励患儿多饮水，温度超过 39℃时要警惕高热惊厥的发生，药物降温效果不佳时要加用物理降温，防止体温过高导致惊厥出现。对出汗较多者随时更换内衣裤，保持皮肤干燥，以免受凉。同时鼓励患儿多饮水或多饮喜欢的饮料，对饮水不足者，汇报医生，及时由静脉补充。出现高热惊厥者给予 10% 水合氯醛液灌肠，一般剂量是 0.5 mL/kg，与生理盐水等量稀释。保持病室内空气通畅新鲜，每日开窗 2 次，每次 15 ~ 20 min。

### 3. 皮肤黏膜的护理

本病的皮肤护理尤为重要，为防止感染需加强护理，保持皮肤清洁，衣被质地柔软而清洁，床单清洁平整，每天洗澡 1 次或温水擦洗 1 ~ 2 次，水温度不可过高，在 37℃左右即可，以减少对皮肤的刺激，勤换内衣裤，每次便后清洁臀部，并涂强生护臀油。经常剪指甲避免擦伤和抓伤，出现脱皮时要保护嫩皮。护理患儿前后要洗手，严格遵守消毒隔离制度。眼结膜充血时可滴眼药水防感染。患儿有口腔咽部黏膜充血、糜烂、溃疡，每日口腔护理 2 次，动作轻柔；漱口液选用 1% ~ 2% 碳酸氢钠溶液、生理盐水，鼓励多饮水，保持口腔清洁湿润，增加食欲，评估患儿进食能力，防止继发感染，局部涂碘甘油消炎止痛。

### 4. 口腔黏膜护理

因为患儿口腔干燥和疼痛，进食时症状加剧，影响患儿的食欲，更加影响疾病的康复，因此要加强对这部分患儿的口腔护理，可先用生理盐水清洗口腔。3 岁以上的患儿可用复方硼酸含漱液含漱，每日 3 次。进食前后用温开水漱口。如疼痛影响患儿进食或睡眠，可用利多卡因棉球涂抹创面以缓解疼痛。

### 5. 饮食护理

患儿高热机体消耗大，胃肠道消化功能减弱并给予清淡的高维生素、高蛋白、高热量的易消化的流质及半流质饮食，以满足患儿的生长发育需要。避免刺激性及坚硬食物，鼓励患儿多饮水，注意少量多餐避免过饱。

6. 用药护理

（1）应用丙种球蛋白治疗的护理。输注丙种球蛋白前后输生理盐水或5%的葡萄糖溶液，并注意控制滴数，药物溶解后立即使用，避免失效和时间过长，污染变质。输注时选择外周粗静脉，尽可能使用留置针，便于患儿变换体位及肢体活动。在输注过程中密切观察患儿一般情况和生命体征，如出现出汗、恶心、呕吐等症状，应减慢输液速度或暂停输液并密切观察；如上述症状加重或出现呼吸急促、荨麻疹、发绀等，考虑是否有药物过敏，应立即停药，并给予保暖、输氧，同时立即通知值班医生做相应处理。另外，川崎病恢复期儿童在接种活的或其他疫苗后非肠道的活病毒疫苗预防接种（麻疹、腮腺炎和风疹）应在丙种球蛋白用后延迟至少5个月。

（2）口服阿司匹林的护理。阿司匹林为环氧酶抑制剂，具有较强的抗感染和抗血栓作用，但其酸性可直接导致胃黏膜损伤，故嘱患者在饭后服用本药，并服用制酸剂或胃黏膜保护剂；阿司匹林大剂量使用时有抗感染作用，小剂量使用则表现为抗血小板凝集作用。因此，在急性期使用大剂量或中等剂量，退热后72 h减量至10 ~ 30 mg/（kg·d），服用至少2周后，根据血常规、血沉及C-反应蛋白结果减至小剂量，即3 ~ 5 mg/（kg·d），连用6 ~ 8周。多数患者在服用中等剂量阿司匹林数天后即见大便隐血试验阳性，长期服用者尚有出血倾向，所以在治疗过程中出现鼻出血、呕血、便血、牙龈出血，要及时检查血小板及凝血功能。

7. 并发症的护理

急性期患儿绝对要卧床，床边心电监护，测量脉搏、呼吸、2 h血压各1次。注意心律、心音改变及有无心包摩擦音等，发现异常及时与医生联系，协助做好心电图、超声心动图和心肌酶谱等检查，密切观察患儿有无心悸、胸闷、出汗或烦躁不安等症状，做好观察记录，如有异常应立即通知医生积极抢救。

8. 心理护理

（1）大部分家长对本病缺乏了解，当得知本病可引起冠状动脉病变进而导致缺血性心脏病、心肌梗死和猝死时，有不同程度的紧张及焦虑，此时应耐心倾听家长的诉说，主动解答家长的问题，及时澄清家长的疑惑，并且积极告知本病的治疗方案、护理措施、疗程及预后。

（2）部分家长因患儿使用丙种球蛋白等贵重药品致使医疗费用过高而引起焦虑。此时应向家长说明使用丙种球蛋白的重要性及对患儿病情的影响，取得家属的心理支持，并且尽力帮助其取得其他经济支持。

（3）由于患儿年龄尚小，缺乏独立思考能力，其思想及情绪易受外界影响，应及时了解患儿的心理状态，以和蔼的态度、友善的语言与患儿进行有效沟通，帮助患儿度过恐惧阶段，增强战胜疾病的信心。也可采用"移情法"，鼓励患儿与病友交朋友、游戏、看电视，分散患儿的注意力，减轻患儿对住院的恐惧，转移患儿对疾病及家长的注意力。

### 三、健康教育

因为患儿发热时间长，而心血管损害特别是冠状动脉又是最严重的并发症，家长往往表现为焦虑、恐惧。因此，应给家长耐心解释临床表现、治疗过程、效果及预后，使家长正确对待，积极配合治疗，树立战胜疾病的信心。出院时遵医嘱服用阿司匹林，避免漏服，观察药物不良反应，注意休息，避免剧烈运动，多吃新鲜蔬菜、水果，多饮水，保持大便通畅，定期做超声心电图，每隔 3 ~ 12 个月复查 1 次，定期复查血小板、血沉等，应定期回院复诊。

总之，川崎病是小儿时期的一种急性全身性血管炎，病变主要累及心血管系统，可引起冠状动脉扩张、冠状动脉瘤、血栓栓塞，导致心肌梗死而猝死。近年来，发病率呈逐年上升趋势，并取代风湿热成为儿童期主要的获得性心脏病，可能为成人后缺血性心脏病的危险因素之一，延误诊治是心血管受累的主要原因之一，如果发病 10 d 未接受治疗，20% ~ 25%的患儿有冠状动脉受累。本病可引起冠状动脉病变，导致心肌梗死和猝死，早期症状以发热为主，缺乏特异性的临床表现和特征的实验室检测指标，其诊断主要根据临床表现。因此，需要细心的观察和护理，及时发现冠状动脉病变，可减少并发症，提高治疗效果。

（李艳阁）

## 第五节　糖尿病

### 一、疾病概述

#### （一）定义

糖尿病（diabetes mellitus，DM）是由于胰岛素绝对或相对不足引起的糖、脂肪、蛋白质代谢紊乱，致使血糖增高、尿糖增加的一种病症。糖尿病可分为：①胰岛素依赖型（IDDM），即 I 型糖尿病，98％儿童期糖尿病属此类型，必须使用胰岛素治疗；②非胰岛素依赖型（NIDDM），即 II 型糖尿病，儿童发病甚少，但由于近年来儿童肥胖症明显增多，于 15 岁前发病者有增加的趋势；③其他类型，包括青年成熟期发病型（matruity-onset diabetes of youth，MODY）、继发性糖尿病（如胰腺疾病、药物及化学物质引起的糖尿病）、某些遗传综合征伴随糖尿病等。儿童糖尿病易并发酮症酸中毒而成为急症之一，其后期伴发的血管病变，常累及眼和肾脏。随着我国经济社会的发展和生活方式的改变，儿童糖尿病亦有逐年增高趋势。本节重点介绍 IDDM。

## （二）病因

Ⅰ型糖尿病的发病机制迄今尚未完全阐明，目前认为与遗传易感性、自身免疫及环境因素等密切相关。

## （三）发病机制

胰岛素具有促进葡萄糖、氨基酸和钾离子的膜转运，促进糖的利用和蛋白质合成，促进肝、肌肉和脂肪组织储存多余的能量，抑制肝糖原和脂肪的分解等作用。当胰岛素分泌不足时，使葡萄糖的利用量减少，而增高的胰高血糖素、生长激素和皮质醇等又促进肝糖原分解和糖异生作用，脂肪和蛋白质分解加速，使血糖和细胞外液渗透压增高，导致渗透性利尿，患儿出现多尿症状，可造成电解质紊乱和慢性脱水；作为代偿，患儿饥渴感增加，饮水增多；同时，由于组织不能利用葡萄糖，能量不足而产生饥饿感，引起多食；又由于蛋白质合成减少，使生长发育延迟和抵抗力降低，易继发感染。胰岛素不足和反调节激素的增高也促进了脂肪分解过程，使血循环中脂肪酸增高，大量的中间代谢产物不能进入三羧酸循环，使乙酰乙酸、β 羟丁酸和丙酮酸等酮体长期在血中堆积，形成酮症酸中毒。酸中毒时，导致呼吸中枢兴奋而出现不规则的深快呼吸，呼气中含有丙酮产生的烂苹果味。同时，水、电解质紊乱及酮症酸中毒等代谢失衡最终可损失中枢神经系统功能，可导致意识障碍或昏迷。

## （四）临床表现

儿童糖尿病起病较急剧，多数患儿常因感染、饮食不当或情绪激惹而诱发。

1. 典型症状

多尿、多饮、多食和体重下降，即"三多一少"。

2. 糖尿病酮症酸中毒

约有 40% 的患儿首次就诊即表现为糖尿病酮症酸中毒，常由于急性感染、过食、诊断延误或突然中断胰岛素治疗等诱发，且年龄越小者发生率越高。酮症酸中毒患儿除多饮、多尿、体重减少外，还会恶心、呕吐、腹痛、食欲缺乏，并迅速出现脱水和酸中毒征象：皮肤黏膜干燥、呼吸深长、呼气中有酮味，脉搏细速、血压下降，随即可出现嗜睡、昏迷甚至死亡。

3. 其他表现

婴儿多饮、多尿不易被察觉，很快可发生脱水和酮症酸中毒。学龄儿可因遗尿或夜尿增多而就诊。年长儿可表现为精神不振、疲乏无力、体重逐渐减轻等。由于免疫力低下，常患多种感染，如呼吸道感染、消化道感染、泌尿道感染等。糖尿病患儿晚期可出现蛋白尿、高血压等糖尿病肾病表现，最后致肾功能衰竭，还可导致白内障和视网膜病变，甚至失明。

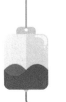

（五）辅助检查

1. 尿液检查

尿糖阳性，其呈色强度可粗略估计血糖水平。通常分段收集一定时间内的尿液以了解24 h内尿糖的动态变化，如晨8时至午餐前、午餐后至晚餐前、晚餐后至次晨8时等。餐前半小时内的尿糖定性更有助于胰岛素剂量的调整。尿酮体阳性提示有酮症酸中毒，尿蛋白阳性提示可能有肾病的继发损害。

2. 血糖

空腹全血血糖≥ 6.7 mmol/L，血浆血糖≥ 7.8 mmol/L（120 mg/dL、140 mg/dL）。1日内任意时刻（非空腹）血糖≥ 11.1 mmol/L（200 mg/dL）。

3. 糖耐量试验（OGTT）

糖耐量试验仅用于无明显临床症状、尿糖偶尔阳性而血糖正常或稍增高的患儿。通常采用口服葡萄糖法：试验当日自0时起禁食，在清晨按1.75 g/kg口服葡萄糖，最大量不超过75 g，每克加水2.5 mL，于3 ~ 5 min服完，在口服前（0 min）和服后60 min、120 min和180 min，分别测定血糖和胰岛素浓度。正常人0 min血糖< 6.2 mmol/L（110 mg/dL），口服葡萄糖后60 min和120 min时血糖分别低于10.0 mmol/L和7.8 mmol/L（180 mg/dL和140 mg/dL），糖尿病患儿120 min血糖> 11.1 mmol/L（200 mg/dL），且血清胰岛素峰值低下。

4. 糖化血红蛋白（IIbA1c）检测

指标明显高于正常（正常人< 7%）。

5. 血气分析

酮症酸中毒时，pH < 7.30，$HCO_3^-$ < 15 mmol/L。

6. 其他

胆固醇、三酰甘油及游离脂肪酸均增高，胰岛细胞抗体可呈阳性。

（六）治疗

采用胰岛素替代、饮食控制和运动锻炼相结合的综合治疗方案。治疗目的：消除临床症状，预防并纠正糖尿病酮症酸中毒，纠正代谢紊乱，保证其正常的生活活动。

1. 胰岛素治疗

胰岛素是治疗IDDM最主要的药物。新诊断的患儿，开始治疗一般选用短效胰岛素（RI），用量为每日0.5 ~ 1.0 U/kg，分4次于早、中、晚餐前30 min皮下注射，临睡前再注射1次（早餐前用量占30% ~ 40%，中餐前占20% ~ 30%，晚餐前占30%，临睡前占10%）。根据血糖调整胰岛素用量。

2. 饮食控制

根据患儿年龄和饮食习惯制定每日的总能量和食物成分，以维持正常血糖和保持理想体重。

### 3. 运动治疗

通过运动增加葡萄糖的利用，利于血糖控制。

### 4. 糖尿病酮症酸中毒处理

（1）液体疗法：纠正脱水、酸中毒和电解质紊乱。酮症酸中毒时脱水量约为 100 mL/kg，可按此计算输液量，再加继续丢失量后为 24 h 总液量。补液开始先给生理盐水 20 mL/kg 快速静脉滴入，以扩充血容量，改善微循环，以后根据血钠决定给予 1/2 张或 1/3 张不含糖的液体。要求在开始 8 h 输入总液量的一半，余量在此后的 16 h 输入，同时见尿补钾。只有当 pH ＜ 7.2 时，采用碱性液纠正酸中毒。

（2）胰岛素应用：采用小剂量胰岛素持续静脉输入。

## 二、主要护理问题

### 1. 营养失调：低于机体需要量

营养失调与胰岛素缺乏所致代谢紊乱有关。

### 2. 潜在并发症

潜在并发症有酮症酸中毒、低血糖。

### 3. 有感染的危险

感染的危险与蛋白质代谢紊乱所致抵抗力低下有关。

### 4. 知识缺乏

患儿及家长缺乏糖尿病控制的有关知识和技能。

## 三、护理措施

糖尿病是终身性疾病，患儿必须学会饮食控制、胰岛素治疗及运动疗法。

### 1. 饮食控制

饮食护理是糖尿病护理工作的重要环节。食物的能量要适合患儿的年龄、生长发育和日常活动的需要，每日所需能量（卡）为 1 000+（年龄 ×80~100），对年幼儿宜稍偏高。饮食成分的分配为：糖类占总热量的 50%、蛋白质占 20%、脂肪占 30%。全日热量分三餐，早、午、晚分别占 20%、40%、40%，每餐留少量食物作为餐间点心。当患儿游戏增多时可给少量加餐或适当减少胰岛素的用量。食物应富含蛋白质和纤维素，限制纯糖和饱和脂肪酸。每日进食应定时、定量，勿吃额外食品。

### 2. 用药护理

（1）胰岛素注射部位：可选用股前部、腹壁、上臂外侧、臀部，每次注射须更换部位，一个月内不要在同一部位注射 2 次，以免局部皮下脂肪萎缩硬化。

（2）监测：根据血糖、尿糖监测结果，每 2 ~ 3 d 调整胰岛素剂量 1 次，直至尿糖不超过"++"。鼓励和指导患儿及家长独立进行血糖和尿糖的监测，教会其用纸片法检测末梢血糖值。

（3）注意事项：

①胰岛素的注射：每次注射时尽量用同一型号的 1 mL 注射器，以保证剂量的绝对准确。

②在室温下使用胰岛素，剩余的胰岛素必须贮存于冰箱中。

③防止胰岛素过量或不足：胰岛素过量会发生 Somogyi 现象，即在午夜至凌晨时发生低血糖，随即反调节激素分泌增加，使血糖升高，以致清晨血糖、尿糖异常增高，只需减少胰岛素用量即可消除。当胰岛素用量不足时可发生清晨现象，患儿不发生低血糖，却在清晨 5 ~ 9 时呈现血糖和尿糖增高，这是因为晚间胰岛素用量不足所致，可加大晚间胰岛素注射剂量或将注射时间稍往后移即可。

3．运动锻炼

糖尿病患儿应每天做适当运动，但注意运动时间以进餐 1 h 后，2 ~ 3 h 以内为宜，不在空腹时运动，运动后有低糖血症状时可加餐。

4．防治糖尿病酮症酸中毒

（1）密切观察病情，监测血气、电解质以及血和尿液中糖和酮体的变化。

（2）立即建立两条静脉通路，一条为纠正水、电解质、酸碱平衡的紊乱，另一条为输入小剂量胰岛素降低血糖用，最好用微量泵缓慢输入。并遵医嘱给予碱性溶液与补钾。

（3）积极寻找病因，常规做血、尿培养，以便及时发现感染源，遵医嘱使用有效抗生素控制感染。

5．预防感染

保持良好的卫生习惯，避免皮肤的破损，坚持定期进行身体检查，特别是口腔、牙齿的检查，维持良好的血糖控制。

6．预防并发症

按时做血糖、尿糖测定，根据测定结果调整胰岛素的注射剂量、饮食量及运动量，定期进行全面身体检查。

7．心理支持

针对患儿不同年龄发展阶段的特征，提供长期的心理支持，帮助患儿保持良好的营养状态、适度的运动，并建立良好的人际关系以减轻心理压力。指导家长帮助患儿逐渐学会自我护理，以增强其战胜疾病的自信心。

## 四、健康教育

（1）患儿日常生活管理。教育患儿生活要有规律，注意个人卫生，应指导患儿每日做好口腔、皮肤、足部护理。

（2）基本知识教育。使患儿及家长了解糖尿病的相关知识，解释预防感染的重要性。

（3）糖尿病患儿的心理状态维护。让糖尿病患儿树立起控制好疾病的信心，让他们变得更独立，学会自我管理，可以让患儿之间经常保持联系，或者参加一些专门为他们举办的活动。

（4）给家长及患儿示教正确抽吸的注射胰岛素的方法，指导定期随访，以便调整胰岛素用量。

（5）宣传严格遵守饮食控制运动疗法的重要性。膳食调配时应注意以下几点。

①饮食中限制含糖食物，糖类最好以糙米和玉米为主；脂肪应以植物油为主，限制动物脂肪的摄入。

②提倡使用含纤维素多的食物，易饥饿者食物中应增加粗杂粮、豆类和新鲜蔬菜的比例。

③饮食需定时定量，勿吃额外食品。详细记录进食情况。

（李艳阁）

## 第六节　猩红热

### 一、疾病概述

猩红热为 A 组 B 型溶血性链球菌引起的急性呼吸道感染病。其临床特征为发热、咽峡炎、全身弥漫性红疹，疹后脱皮屑。少数患者病后可出现变态反应性心、肾、关节的并发症。A 组 B 型溶血性链球菌感染后引起三种病变：①坏死性病变，A 组 B 型溶血性链球菌能借助 LTA 黏附于黏膜上皮细胞，进入组织引起炎症，通过 M 蛋白保护细菌不被吞噬，在透明质酸酶、链激酶及溶血素的作用下，使炎症扩散和引起组织坏死。②中毒性病变，病原体所产生的红疹毒素及其他产物经咽部丰富的血管进入血流，引起头痛、发热、食欲缺乏等全身中毒症状。红疹毒素引起皮肤血管充血、水肿、炎症细胞浸润等，形成猩红热皮疹，肝、淋巴结可有充血和脂肪变性，心肌可有混浊肿胀和变性，肾可有间质性炎症改变。③变态反应性病变，仅发生于个别病例，可能为 A 组链球菌某些型与被感染者的心肌、心瓣膜、肾小球基底膜的抗原相似，当产生特异性免疫后引起的交叉免疫反应，也可能因抗原抗体复合物沉积在上述组织有关。猩红热的传染源主要是患者和带菌者，人群带菌率因季节、是否在流行期及与患者接触程度等有所不同，本病主要通过呼吸道飞沫传播。人群对猩红热普遍易感，无性别差异，儿童为主要易感人群，好发年龄为 3 ～ 7 岁。全年均可发病，但冬春季明显多于夏秋季，北方较南方多见。近年来，猩红热的临床表现渐趋轻症化。

## 二、护理评估

### （一）临床症状评估与观察

1. 询问患儿病史及起病原因

评估发病情况，有无发热、咽峡炎和皮疹，有无猩红热患者接触史，以往有无猩红热发病史或其他急、慢性疾病史。

2. 评估症状、体征

潜伏期通常 2 ～ 3 d（1 ～ 7 d）。

病程分三期。

（1）前驱期：起病较急，有发热、畏寒，偶有寒战，体温多在 39℃左右。可伴有头痛、头晕、恶心和呕吐。咽痛明显，吞咽时加重。咽部充血，扁桃体红肿，扁桃体腺窝处可有点片状脓性分泌物，甚至可形成大片假膜，但较松软，易拭去。

（2）出疹期：皮疹在起病 24 ～ 36 h 内出现，开始于颈部，很快扩散至胸、背、腹及上肢。全身皮肤弥漫性潮红，其上散布粟粒样点状红疹、鸡皮样疹，疹间无正常皮肤，压之褪色。皮肤褶皱处如颈部、腋窝、腹股沟等处，常因压迫摩擦而引起皮下出血，形成紫红色线条，称为帕氏线。面部充血潮红且有皮疹，只有口周苍白无皮疹，称为"口周苍白圈"。出疹的同时，舌乳头红肿，突出于白苔之外，称为"草莓舌"。2 ～ 3 d 后，舌苔剥脱，舌面光滑无肉色，舌乳头仍突起，称"杨梅舌"。

（3）恢复期：出疹后 3 ～ 5 d 开始退疹，退疹的同时伴有脱屑。脱屑的程度与皮疹的严重程度有关。皮疹少而轻者脱皮呈糠屑状，皮疹重者可呈大片状脱皮，手足可呈手套状或袜套状脱皮。脱屑的顺序与出疹的先后顺序一致。

除上述典型表现外，尚有其他临床类型。

（1）轻型：近年多见，表现为轻至中度发热，咽峡炎轻微，皮疹亦轻且仅见于躯干部，疹退后脱屑不明显。病程短，但仍有发生变态反应的可能。

（2）中毒型：中毒症状明显，可出现中毒性心肌炎、中毒性肝炎及中毒性休克等，近年少见。

（3）脓毒型：罕见，主要表现为咽部严重的化脓性炎症、坏死及溃疡，常可波及邻近组织引起颈淋巴结炎、中耳炎和鼻窦炎，亦可侵及血循环引起败血症及迁徙性化脓性病灶。

（4）外科型/产科型：病原菌经伤口或产道侵入而致病。咽峡炎缺如，皮疹始于伤口或产道周围，然后蔓延全身，中毒症状较轻。

3. 评估心理－社会因素

应注意评估家长对猩红热护理知识的了解程度。重症病例应注意评估家长有无焦虑、家庭的护理能力等。

（二）辅助检查评估

1. 血常规检查

白细胞总数增多，多为（10～20）×$10^9$/L，中性粒细胞比例常在0.8以上，严重患者可出现中毒颗粒。

2. 尿液检查

常无明显异常改变，若发生肾脏变态反应并发症，则尿蛋白增加并出现红细胞、白细胞和管型。

3. 细胞学检查

咽拭子和其他病灶分泌物培养可有A组β溶血性链球菌生长，可用免疫荧光法检测咽拭涂片以进行快速诊断。

## 三、主要护理问题

1. 体温过高

体温过高与乙型溶血性链球菌感染有关。

2. 皮肤完整性受损，皮疹

此症状与细菌产生红疹病毒引起皮肤损害有关。

3. 疼痛，咽痛

此症状与咽及扁桃体炎症有关。

4. 潜在并发症

风湿热，与变态反应有关；急性肾小球肾炎，与变态反应有关。

## 四、护理目标

（1）做好隔离消毒工作，患儿及家长能接受隔离。

（2）及时有效地采取降温措施，患儿体温逐渐下降，恢复正常。

（3）无皮肤继发感染，恢复皮肤完整、光洁。

（4）保证营养与水分的供给，必要时静脉补液。

（5）发现病情变化及时通知医生并配合处理。

（6）无并发症发生，或有并发症发生时得到及时处理，未受到其他传染病的感染。

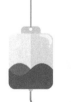

## 五、护理措施

**1. 一般护理**

做好心理护理，减除患儿的焦虑、恐惧情绪。急性发热期应卧床休息，补充足量水分及营养，给予高热量、高蛋白、高维生素、易消化的软食。立即隔离，学龄儿童禁止去学校上课，避免交叉感染。

**2. 发热护理**

可使用冷敷、温水擦浴；卧床休息至体温下降至正常，给予足够的水分或静脉输液，给予高热量、富含维生素等易消化的流质或半流质饮食；使用退热剂时防止大量出汗而引起虚脱；出汗后及时更换内衣裤。

**3. 皮疹护理**

患者应着通气性好、柔软棉织品之类的内衣裤，切忌用尼龙、绢丝及化纤制品，以免加重皮损。避免食用醇类、海产品、辛辣及刺激性食物，禁用诱发皮疹、加重病情及引起瘙痒的食物。适当调整室内温湿度，避免因温湿度不适而加重皮损。避免搔抓，避免日光直射，禁用肥皂、热水烫洗，切忌海水浴及日光浴，以免刺激皮肤。

**4. 用药护理**

青霉素（做皮肤试验）为首选药物，一般于用药 24 h 左右退热，其他症状亦随之减轻或消失，脓毒性并发症亦减少。对青霉素过敏者可改用红霉素等。在治疗过程中，注意观察患儿的血常规；用药时抽取的剂量要准确；注意观察神志、精神状态，面色有无苍白等过敏性反应症状，一旦发生变态反应立即实施抢救。

## 六、健康教育

发现患者应立即进行隔离，至咽炎消失。在集体儿童机构应严密观察接触者有无咽峡炎症状，观察时间为最后一个病儿发病之日起 7 ~ 12 d。同时做咽拭子培养以确定是否带菌。对密切接触及个别体弱者和带菌者，可注射青霉素（做皮肤试验），作为预防。流行期间小儿不要到公共场所，若外出须戴口罩，也可用每毫升含 5 000 U 的青霉素液滴鼻（使用前先做皮肤试验）。

（李艳阁）

# 第七节　水痘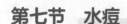

## 一、疾病概述

水痘是由水痘－带状疱疹病毒引起的一种传染性极强的儿童期出疹性疾病。水痘的临床特征是全身症状轻微和分批出现的皮肤黏膜斑疹、丘疹、疱疹和结痂并存。带状疱疹表现为从一侧的一个或几个连接区出现成簇疱疹为特征。水痘痊愈后血清抗体可与水痘抗原或带状疱疹抗原发生同样的反应。水痘是儿科常见传染病，而带状疱疹则相对少见。水痘病毒经上呼吸道侵入机体，在呼吸道黏膜细胞中复制，而后进入血流，到达单核－吞噬细胞系统内再次增生后释放入血流，引起病毒血症而发病。水痘皮疹分批出现与病毒间歇性播散有关。水痘的皮损为表皮棘细胞气球样变性、肿胀，胞核内嗜酸性包涵体形成，邻近细胞相互融合形成多核巨细胞，继而有组织液渗出形成单房性水疱。疱液内含大量病毒。由于病变浅表，愈后不留瘢痕。黏膜病变与皮疹类似。水痘患者是唯一的传染源。病毒存在于患儿上呼吸道鼻咽分泌物及疱疹液中，经飞沫传播和直接接触传播。出疹前1天至疱疹全部结痂时均有传染性，且传染性极强。易感儿（一般为1～6岁）接触后90％发病，6个月以下的婴儿受染较少，可能与母体抗体在婴儿体内暂时存留有关。但如孕期发生水痘，则可从胎盘传给新生儿。感染水痘后多可获得持久免疫，但可以发生带状疱疹。本病一年四季均可发生，以冬春季高发。

## 二、护理评估

### （一）临床症状评估与观察

1. 询问患儿病史及起病原因

了解发疹经过，3周内有无水痘患者接触史，包括家族中的带状疱疹病史。有无应用糖皮质激素、免疫抑制剂等药物史。

2. 评估症状、体征

潜伏期14～16 d，有时达3周。典型水痘临床表现可分以下几期。

（1）前驱期：婴幼儿常无症状或症状轻微，年长儿可有低热、头痛、乏力、食欲不振、咽痛等上呼吸道感染症状，持续1～2 d。

（2）出疹期：发病的第一天就可发疹，皮疹的性状按红斑疹、丘疹、疱疹、脓疱、结痂的顺序演变。疱疹形态呈椭圆形，3～5 mm大小，周围有红晕，无脐眼。经24 h，水痘内容物由清亮变为混浊，疱壁薄易破，瘙痒明显。疱疹3～4 d从中心开始干缩，迅速结痂，愈后多不留瘢痕。水痘出疹的特点：①连续分批出现，一般2～3批，每批历时

1～6 d。②同一部位可见不同性状的皮疹。③皮疹呈向心性分布，首发于躯干，后至脸、肩、四肢。④由于病变浅表，愈后不留瘢痕。部分患儿疱疹可发生于口腔、咽喉、结膜和阴道黏膜，破溃后形成溃疡。

水痘为自限性疾病，一般 10 d 左右自愈。少数体质很弱或正在应用肾上腺皮质激素的小儿，如果感染水痘，可发生出血性和播散性皮疹，病儿高热，疱疹密布全身，疱疹内液呈血性，皮肤黏膜可出现瘀点和瘀斑，病死率高。妊娠早期发生水痘，偶可引起胎儿畸形，致新生儿患先天性水痘综合征。接近产期感染水痘，新生儿病情多严重，病死率高达30%。水痘患儿可继发皮肤细菌感染、肺炎和脑炎等，水痘脑炎一般于出疹后 1 周左右发生。水痘应注意与天花、丘疹样荨麻疹鉴别。注意评估出疹的顺序，皮疹的分布、形态和颜色。

3. 评估心理 – 社会因素

水痘一般预后良好。但重症病例，应注意评估家长对该病护理知识的了解程度。

（二）辅助检查评估

1. 周围血象

周围血白细胞正常或稍高。

2. 疱疹刮片

可发现多核巨细胞及核内包涵体，也可经直接荧光抗体染色查病毒抗原。

3. 血清学检查

血清特异性抗体 IgM 检查，抗体在出疹 1～4 d 后即出现，2～3 周后滴度增高 4 倍以上即可确诊。

4. 病毒分离

将疱疹液直接接种到人胚成纤维细胞，分离出病毒鉴定。

5. PCR 检查

敏感而快捷的诊断方法是采用 PCR 检查患者呼吸道上皮细胞和外周血白细胞内的特异性病毒 DNA。

## 三、主要护理问题

1. 皮肤完整性受损

皮肤完整性受损与水痘病毒感染有关。

2. 有感染的可能

感染与皮肤黏膜受损、继发细菌感染有关。

3. 体温过高

体温过高与病毒血症有关。

### 4. 潜在并发症

潜在并发症有肺炎、心肌炎、脑炎，与病毒感染有关。

## 四、护理措施

### （一）恢复皮肤的完整性

室温适宜，衣被不宜过厚，以免造成患儿不适，增加痒感。勤换内衣，保持皮肤清洁，防止继发感染。剪短指甲，婴幼儿可戴并指手套，以免抓伤皮肤，继发感染或留下瘢痕。因皮肤瘙痒吵闹时，设法分散其注意力，或用温水洗浴、局部涂 0.25% 冰片炉甘石洗剂或 5% 碳酸氢钠溶液，亦可遵医嘱口服抗组胺药物。疱疹破溃时涂 1% 甲紫，继发感染者局部用抗生素软膏，或遵医嘱给抗生素口服控制感染。有报道用麻疹减毒活疫苗 0.3 ~ 1 mL 一次皮下注射，可加速结痂，不再出现新皮疹，疗效明显。亦有报道用周林频谱仪照射皮疹，有止痒、防止继发感染、加速疱疹干涸及结痂脱落的效果。

### （二）病情观察

注意观察精神、体温及食欲，有无呕吐，如有口腔疱疹或溃疡影响进食，应给予补液；如有高热，可行物理降温或给予适量退热剂，忌用阿司匹林，以免增加发生 Reye 综合征的危险。水痘临床过程一般顺利，偶可发生播散性水痘。并发脑炎者，应注意观察，及早发现，并予以相应的治疗及护理。

### （三）避免使用肾上腺皮质激素类药物（包括激素类软膏）

应用激素治疗其他疾病的患儿，一旦接触了水痘患者，应立即肌内注射较大剂量的丙种球蛋白 0.4 ~ 0.6 mL/kg 或带状疱疹免疫球蛋白 0.1 mL/kg，以期减轻病情。如已发生水痘，肾上腺皮质激素类药物应争取在短期内递减，逐渐停药。

### （四）预防感染的传播

#### 1. 管理传染源

大多数无并发症的水痘患儿多在家隔离治疗，应隔离至疱疹全部结痂或出疹后 7 d 止。

#### 2. 保护易感者

保持室内空气新鲜，托幼机构宜采用紫外线消毒避免易感者接触，尤其是体弱、免疫缺陷者更应加以保护。如已接触，应在接触水痘后 72 h 内给予水痘－带状疱疹免疫球蛋白（VZIG）125 ~ 625 U/kg 肌内注射，或恢复期血清肌内注射，可起到预防或减轻症状的作用。孕妇如患水痘，则终止妊娠是最好的选择，母亲在分娩前 5 天或新生儿生后 2 天患水痘，也应使用 VZIG。近年来国外试用水痘－带状疱疹病毒减毒活疫苗效果满意，副作用少，接触水痘后立即给予即可预防发病，即使患病症状也很轻微。所以，凡使用免疫抑制剂或恶性病患儿在接触水痘后均应立即使用 VZIG。

（李艳阁）

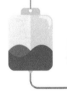

# 案例一：哮喘持续状态的护理

## 【案例介绍】

### （一）一般资料

患者 ×××，男，4 岁 2 个月，以"咳嗽 2 d，喘憋、呼吸困难 5 h 余"为代主诉于 2020 年 7 月 13 日 22：42 鼻导管吸氧下急诊 120 医务人员护送下转入我科。2 d 前患儿无明显诱因出现咳嗽 2 ~ 3 声 / 次，3 ~ 5 次 /d，干咳，活动后明显，给予药物口服，效果欠佳；5 h 前咳嗽加剧，4 ~ 5 声 / 次，频咳，伴咳憋、呼吸困难、烦躁，无发热、发绀等，继续以上药物口服，效欠佳，急诊 120 鼻导管吸氧下以"重症肺炎、哮喘"收入科。

### （二）病史

既往史：既往有多次类似发作史，均在当地诊所给予"药物雾化"后好转。

个人史：第 1 胎第 1 产，否认异物呛咳史、结核，否认湿疹、鼻炎病史。

家族史：父母及 1 妹，体健，否认家族性遗传性及传染性疾病病史。

### （三）医护过程

查体：T 37.5℃，P 193 次 / 分，R 55 次 / 分，体重 13.8 kg。神志清，精神差，烦躁，口唇无发绀。颈软，气管居中。胸廓正常。呼吸急促，三凹征阳性，双肺呼吸音粗，布满哮鸣音。心音可，心率 193 次 / 分，律齐，各瓣膜听诊区未闻及杂音，腹平软，肝脾肋下未触及。肠鸣音正常。入院查血气：pH 7.31，$PaO_2$：49 mmHg，$PaCO_2$：36 mmHg，AB：22.8 mmol / L，BE：−7.4，$SpO_2$：92%。复查血气 pH 7.41，$PaO_2$：81 mmHg，$PaCO_2$：37 mmHg，AB：23.1 mmol/L，BE：1.8，$SpO_2$：94%。入院血常规：WBC $14.33 \times 10^9$/L，N：84.1%，L 9.5%；复查血常规：WBC $10.23 \times 10^9$/L，N：77.1%，L 15.9%。CRP：7.30 mg/L。PCT：0.30 ng/mL；ESR：13 mm/h。IL-6：26.93 pg/mL；外周血涂片未见明显异常；BNP、TNT 未见明显异常。IgG 5.31 g/L；IgA 0.56 g/L；IgE 363.4 IU/L。肝肾功、心肌酶、离子四项、ASO 未见异常；患儿于 2020 年 7 月 13 日 22：42，因"重症肺炎"急诊入我科，立即给予鼻导管吸氧（2 L/min），沙丁胺醇 2.5 mg 雾化连续雾化 2 次，不缓解，立即复方异丙托溴铵 + 布地奈德雾化，同时甲强龙 1.5 mg q4 h 抗炎，呼吸困难有所改善，抢救成功。7 月 14 日 01：35，经以上治疗后仍咳喘、呼吸困难，仍烦躁，$SpO_2$ 92% 左右，改为面罩吸氧（4 L/min），$SpO_2$ 升至 96% 左右，心率 178 ~ 190 次 / 分，呼吸 35 ~ 40 次 / 分，治疗有效，继续巩固。

## 【护理措施】

（1）对患儿雾化治疗、饮食、生活等行指导干预，并密切关注患儿心理变化情况，密切跟踪患儿胸闷、憋喘等症状消失情况。

（2）使用雾化吸入器，在 1.75 mL 生理盐水中加入 0.25 mL 沙丁胺醇，混匀后，将其置于雾化吸入器中，随后将电源插入，将开关打开。根据患儿年龄、病情程度，进行雾量调节。支气管哮喘患儿取坐立位或半卧位，将口鼻用口罩罩住，至没有雾化成气后停止，时间 15 ~ 20 min。吸入结束，将口罩取下放入消毒液中进行消毒。每天 2 次，每次吸入时间为 15 ~ 20 min。

（3）定期帮助患儿翻身，并以由下到上、由两侧至中间的顺序进行叩背，充分吸净口、鼻、咽分泌物，并对痰多时采用激素类喷剂。雾化吸入治疗期间，应控制其温度在 22 ~ 26 ℃；对吸入期间哭闹的患儿，为获得良好的雾化效果，由家属和护理人员在一旁安抚以防心脏负荷加重而引起严重缺氧。

（4）雾化吸入护理。

在雾化吸入时，若患儿出现明显哭闹，可予以暂停，以防止患儿因哭闹再次引发哮喘。治疗完成后对患儿进行由下至上的背部反复轻拍，以协助痰液排出。让患儿多饮水，减少痰液黏稠以利排除。

（5）吸氧护理。

采取体位引流，帮助患儿排出痰液，同时加强与家属的沟通，叮嘱患儿家长予以配合，避免因患儿不适或烦躁等原因，使得鼻导管或面罩被抓脱。

（6）心理护理。

哮喘患儿大多认知能力、忍耐力较差，对治疗环境存在害怕、恐惧等不良情绪，往往不能很好地配合治疗，同时患儿家属对雾化吸入了解不甚全面。护理人员应根据具体情况与患儿及家属进行交流，消除恐惧与疑虑。

护理基础上增加环境改良，嘱咐患儿家长为患儿治疗创造良好环境，在患儿经常活动区域杜绝宠物、花粉、地毯、脱毛编织物等，避免这些物质引发患儿出现过敏等，保障患儿安全。同时，家长要定期通风，定期房间消毒，并告诫患儿家长避开患儿所处环境吸烟等。

（7）健康教育。

向患儿及家属进行哮喘相关医学知识讲解，对患儿家属进行指导，掌握应急处理哮喘严重发作时各种突发症状的方法以及正确用药等知识的普及。

**（李艳阁）**

# 案例二：重症肺炎的护理

## 【案例介绍】

（一）一般资料

患者×××，女，6岁，以"咳喘、呼吸困难13 d，发热11 d"为主诉入院，13 d前无明显诱因出现阵发性咳嗽，伴气喘、呼吸困难等症，2 d后出现发热，体温39℃左右，自行给予药物治疗（具体不详），效欠佳，仍反复发热、咳喘；至县人民医院住院治疗，给予"地塞米松、阿莫西林克拉维酸钾、痰热清"等药物治疗8 d（具体不详），现患儿仍反复发热、咳喘，病情进行性加重，以"重症肺炎"收入PICU。自发病以来，患儿神志清，精神差，进食及睡眠欠佳，体重无明显变化，大便正常，少尿。

（二）医护过程

查体：T 37℃，P 120次/分，R 45次/分，体重28.0 kg。唐氏患儿体貌特征，神志清，查体合作，面色苍白，口唇发绀、青紫，呼吸困难。吸气性三凹征阳性，双肺呼吸音粗，可闻及明显细湿啰音。心率120次/分，律齐，各瓣膜听诊区可闻及三级杂音，无心包摩擦音。腹平软，无压痛、无反跳痛。肝脾肋下无触及，Murphy氏征阴性，肠鸣音正常，4次/分。下肢无浮肿。四肢肌力、肌张力未见异常，生理反射正常。病理反射呈阴性。

辅助检查：血常规（2021–01–04外院）：白细胞$12.97 \times 10^9$/L，中性粒细胞百分比90.7%，淋巴细胞百分比6.5%，红细胞$3.76 \times 10^{12}$/L，平均血红蛋白浓度109 g/L，血小板$197 \times 10^9$/L；C–反应蛋白（2021–01–05外院）：93.52 mg/L；降钙素原：2.81 ng/mL；肺炎支原体：阳性。

2021年1月11日16：05，患儿自主呼吸下经皮血氧饱和度波动在40%左右，心率波动在110次/分，予头罩吸氧应用，经皮血氧饱和度上升至80%左右。结合患儿有唐氏综合征及先天性心脏畸形病史，考虑心功能不全，予抗感染、酚妥拉明血管活性药物扩血管、呋塞米利尿减轻心脏负荷对症治疗，予2021年1月11日16：20抢救成功。因考虑患儿先心病史及平素慢性缺氧史，现头罩吸氧下患儿氧和维持在80%左右，家属拒绝应用呼吸机辅助治疗，与家属沟通，患儿随时有呼吸暂停等危及生命严重情况发生，家属知情。

2021–01–11凝血酶原时间15.7 s，国际标准化比值1.43，D–二聚体2.52 μg/mL，FDP定量7.89 μg/mL，均稍高。2021–01–12呼吸道病毒九联检：肺炎支原体抗体IgM阳性。肺炎支原体抗体检测（凝集法）＜1：40。2021–01–11查N端利钠肽前体8 764.00 pg/mL，超敏肌钙蛋白T 75.480 ng/L，肌酸激酶同工酶40 U/L，乳酸脱氢酶671 U/L，丙氨酸氨基转移酶15 U/L，门冬氨酸氨基转移酶55 U/L，白蛋白31.3 g/L，总蛋白56.3 g/L。2021–01–12痰涂片：

找到大量阳性球菌，找到阳性杆菌。标本质量：白细胞＞25/LP；鳞状上皮细胞＜10/LP。2021-01-13 痰涂片：革兰染色：未找到细菌，未找到真菌孢子。标本质量：白细胞＞25/LP；鳞状上皮细胞＜10/LP。2 次痰培养：口咽部正常菌群生长。血培养：培养 5 d 无生长。2021-01-12 床旁胸片：检查意见：双肺渗出性病变；左侧胸膜增厚、胸腔积液可能。床旁心脏彩超：复杂性先天性心脏病：完全性心内膜垫缺损动脉导管未闭？右室扩大，建议进一步检查。胸腔彩超：左侧胸腔内可探及极少量无回声区，范围约 12 mm×6 mm；右侧胸腔未见明显不规则液性暗区；左侧胸腔积液（极少量）。胸部 CT：两肺多发渗出性病变；心影增大。入院后予（进口）头孢曲松 1 g qd（01-11 ～ 01-19），（进口）阿奇霉素 0.14 g qd，（01-11 ～ 01-15、01-20 ～ 01-21），（进口）头孢哌酮舒巴坦 0.75 g q8 h（01-20 ～ 01-21）。甲泼尼龙琥珀酸钠 15 mg q12 h（01-11 ～ 01-14），酚妥拉明 7 mg q8 h（01-11 ～ 01-21），其余予氨溴索静滴，重组人干扰素、布地奈德、特布他林、吸入用乙酰半胱氨酸雾化吸入等对症支持治疗。

## 【护理措施】

### 1. 生活护理

实施临床护理路径模式干预，即主责护士接诊后评估患者病情，实施健康教育，建立良好护患关系，让家属全面了解患者病情，告知患者在接受治疗期间配合治疗等相关措施。在接待患者和患者家属过程中语言和蔼、态度诚恳，充分理解患者和家属心情，可为患者发放小礼物，这样有助于主责护士更易接近患者，全面消除患者恐惧紧张心理，使其在轻松愉快氛围中接受相关医疗技术操作。确保病房干净整洁，监测病房内温湿度，并注意保暖。

### 2. 饮食方面

嘱咐患者要注意少食多餐，多饮水，并限制其过多活动，减少相关消耗。住院期间确保患者口腔卫生，加强患者呼吸道管理，密切观察患者心血管系统、消化系统等相关症状，一旦发现问题应及时通知临床医师，进行有效处理。在患者病情平稳期间，家属应对患者进行正确饮食，并逐渐减少肠外营养。在恢复期，待患者恢复正常饮食后 2 ～ 3 d 即可出院，并嘱咐其定期随访检查和复诊。

### 3. 并发症护理

为加快散热速度，护理人员可适时解开患儿的衣服，给予患儿进行温水浴，也可用药物干预。为预防中毒性肠麻痹，可放置肛管排气，给肠胃减压，同时可给予胃黏膜保护剂[1~2]。

4. 心理护理

护理人员要保证与患儿家属的沟通，告知家属患儿的基本病情，治疗、护理方案，以及治疗过程中可能会发生的突发状况、并发症等，尽量减少可能的误会，避免出现因误会产生的医疗干预[3]。

5. 临床护理路径模式干预

可有效改善重症肺炎合并心衰患者的血气指标、临床症状，并明显改善患者心理状态及提高护理满意度，与文献报道大体相符[4]。临床护理路径模式干预通过建立良好护患关系、健康教育、保持病房环境卫生、加强患者呼吸道管理、合理饮食指导、出院后定期检查和复诊等形式对重症肺炎合并心衰患者进行干预[5]，有效地改善了患者血气分析指标、临床症状和心理状况，从而提高护理质量和患者的护理满意度。

## 【小结】

临床护理路径模式干预在重症肺炎合并心衰患者中应用效果明显，不仅可有效改善患者血气指标、临床症状，且明显改善患者心理状态，从而提高患者护理满意度。

## 【参考文献】

［1］李明合，杨蕾，何庆荣，谢凤兰，秦诚成. 集束化护理干预预防患儿呼吸机相关性肺炎的研究［J］. 保健医学研究与实践，2017，14（01）：75-76.

［2］郭宇，刘萍，张婷，李桂荣. 集束化护理在小儿血液净化中心静脉导管置管护理中应用的效果分析［J］. 卫生职业教育，2016，34（24）：117-119.

［3］李萌，彭明琦，陈清秀，夏小媛. 集束干预策略在儿童机械通气镇静镇痛中的应用［J］. 安徽医药，2015，19（11）：2231-2233.

［4］黄海英，汪小平，王艳菊. 氧驱动雾化联合临床护理路径在重症肺炎患儿中的临床效果观察［J］. 河北医药，2015，37（12）：1911-1913.

［5］李娟. 临床路径护理对住院大叶性肺炎患儿治疗依从性及临床疗效的影响［J］. 现代中西医结合杂志，2016，25（14）：1583-1585.

（李艳阁）

# 案例三：川崎病的护理

## 【案例介绍】

### （一）一般资料

患者×××，6岁3个月，以"间断发热20 d"为主诉入院，患儿20 d前无明确诱因出现发热，初最高体温38.0℃，9 d前再次发热，最高体温38.5℃，无恶心、呕吐、腹泻、头痛等不适，在当地诊所予口服药物治疗（具体不详），第二天体温恢复正常，5 d前再次发热，最高体温40.0℃，至县人民医院给予输注"头孢噻肟钠针"及口服药物治疗（具体用药不详），体温仍反复，今为求进一步诊治来我院，门诊以"发热"收住我科。发病来，神志清，精神一般，饮食尚可，大小便正常，体重无变化。

### （二）医护过程

查体：T 37.1℃，P 95次/分，R 22次/分，体重28.0 kg。神志清，精神一般，咽部黏膜充血、红肿，双侧扁桃体Ⅰ度肿大。双肺呼吸音粗，心率95次/分，律齐，腹软，肝脾未及。肠鸣音正常，病理反射呈阴性。患儿体征表现见图9-1～图9-4。胸部CT：右肺条索影。入院第1天查血常规：WBC $3.68×10^9$/L，N 58.5%，L 35.8%，RBC $3.69×10^{12}$/L，HB 99 g/L，PLT $185×10^9$/L，白蛋白38.9 g/L，补体40.51 g/L，CRP 36.7 mg/L，PCT 0.17 ng/mL。外周血涂片：中性杆状核粒细胞3%，中性分叶核粒细胞59%，成熟单核细胞3%，成熟淋巴细胞34%，异型淋巴细胞1%，血沉66 mm/h。肝功能、肾功能、心肌酶、离子、ASO、RF基本正常。予"拉氧头孢"抗感染、"热毒宁针"清热解毒。入院后第2天肺炎支原体抗体检测（凝集法）1:80，加用"依托红霉素混悬液"联合抗感染。EB病毒壳抗原IgM抗体阴性，ANCA两项、抗核抗体、结核抗体均阴性。肝胆胰脾肾、心脏彩超均正常。入院后第5天，腰椎穿刺术，脑脊液常规：无色、清晰、无凝块；潘氏试验：阴性；WBC：$5×10^6$/L；C多核：0%；C单核：100%。加用"20%甘露醇注射液"静推降颅压治疗。血常规：WBC $2.82×10^9$/L，N 49.1%，L 41.6%，RBC $3.91×10^{12}$/L，HB 103 g/L，PLT $202×10^9$/L，CRP 35.22 mg/L，血沉81 mm/h。外周血涂片：中性杆状核粒细胞1%，中性分叶核粒细胞49%，成熟单核细胞8%，成熟淋巴细胞42%。胸部CT：平扫肺窗示双肺内见索条影，边界欠清。纵隔及双侧腋窝见小结节影。入院后第6天仍反复发热。调整抗生素为"进口头孢哌酮舒巴坦针"加强抗感染治疗。头颅磁共振无异常，脑电图示：中功率慢波分布。

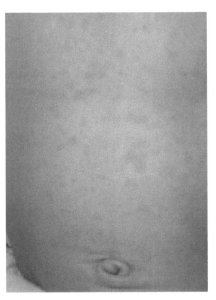

图 9-1 川崎病皮疹

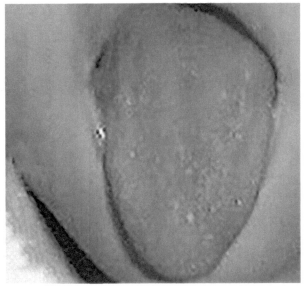

图 9-2 川崎病草莓舌

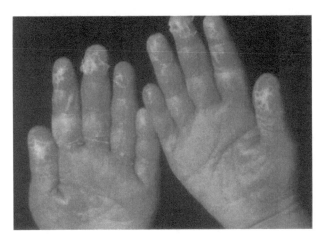

图 9-3 手部表现

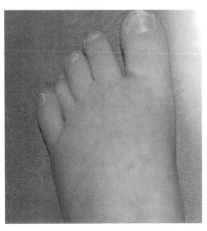

图 9-4 足部表现

## 【护理措施】

（1）保持病室内空气流通新鲜，每日开窗通风 2～3 次，维持室温 20～22℃，湿度 50%～60%。川崎病患儿均有不同程度的持续发热，体温过高易致高热惊厥，定时测体温、密切观察十分重要。体温波动于 39～41℃，呈稽留热或弛张热。每 4 h 监测体温 1 次，及时准确记录。密切观察患儿病情动态变化，必要时可 1 次 /1～2 h，为保证体温的准确性，建议测肛温。若体温高于 38.5℃可给予物理降温，如温水擦浴、持续冰枕、额头

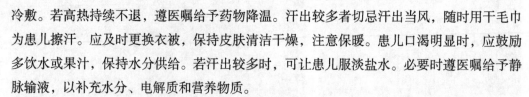

冷敷。若高热持续不退，遵医嘱给予药物降温。汗出较多者切忌汗出当风，随时用干毛巾为患儿擦汗。应及时更换衣被，保持皮肤清洁干燥，注意保暖。患儿口渴明显时，应鼓励多饮水或果汁，保持水分供给。若汗出较多时，可让患儿服淡盐水。必要时遵医嘱给予静脉输液，以补充水分、电解质和营养物质。

（2）患儿有口腔咽部黏膜充血、糜烂、小溃疡、唇皲裂，每日口腔护理2次，动作轻柔；漱口液选用1%～2%碳酸氢钠溶液、生理盐水，鼓励多饮水，保持口腔清洁湿润，增加食欲，评估患儿进食能力，防止继发感染。

（3）唇干裂者可涂液状石蜡油，也可给予银花、甘草煎水，凉后漱口。口腔护理时观察口腔有无感染、溃疡等情况，养成餐前餐后漱口的良好习惯，保证口腔清洁，以防感染，动作轻柔。

（4）患儿皮肤出现广泛硬性水肿、红斑时，应协助家属做好患儿的生活护理，修剪指甲，告之勿搔抓皮肤，每日清洁皮肤2次，每次便后及时清洗臀部，并擦干外涂鞣酸软膏，衣裤应柔软，每日更换，保持床单清洁平整。保持皮肤清洁，定期用温水擦浴，擦时不要用力过猛，使皮肤破损，不可使用刺激性洗涤用品。衣被宜松软舒适保持干燥清洁。疹块瘙痒者，防止患儿抓破皮肤。有脱屑时，应使其自然脱落，防止患儿用手剥皮屑，以免撕破皮肤，引起感染。

（5）每天用生理盐水清洗双眼，指导患儿勿揉眼睛，必要时遵医嘱予0.3%氧氟沙星眼液滴眼，预防继发感染。

（6）护理急性期患儿绝对卧床休息，每4 h测量体温、脉搏、呼吸、血压各1次。注重心律、心音改变及有无心包摩擦音等，发现异常及时与医生联系，协助做好心电图、超声心电图和心肌酶谱等检查。

（7）密切观察患儿有无乏力、心悸、胸闷、头晕、出汗或烦躁不安等症状，做好观察记录。年长儿诉说心前区疼痛并有惧怕感应怀疑心肌梗死的可能，如同时伴神志障碍、四肢湿冷、心率增快、血压下降，则提示心源性休克，应立即通知医生给予积极抢救。

（8）健康教育。

①向患儿介绍病室环境及四周小伙伴，鼓励患儿与同室病友交往，转移注意力，让患儿把内心害怕的事情讲出来，并告诉其这些害怕是正常的。

②取得患儿家长的合作，共同安慰患儿，做患儿的工作，请患儿父母陪伴，减少或消除引起惧怕的适应性相关因素。

③穿刺过程中动作轻柔，态度温和。

④加强对病情的健康宣教，让患儿家属了解患儿病情，加以配合。

（李艳阁）

# 案例四：糖尿病性酮症酸中毒的护理

## 【案例介绍】

### （一）一般资料

患者×××，男，3岁，以"确诊糖尿病半年，发热2d，呼吸急促、意识蒙眬半天"为代主诉入院，半年前，于北京确诊"糖尿病"，一直给予胰岛素应用，2周前，家属自行停用胰岛素；2d前患儿发热，不规则热，峰值39℃，按"感冒"给予口服药物（未使用胰岛素），效欠佳；半天前出现呼吸急促、神志朦胧，仍口服以上药物，渐加重，至我院，以"糖尿病酮症酸中毒"收入我科。

### （二）医护过程

查体：神志朦胧，口唇稍发绀，呼吸急促，深大呼吸，未闻及特殊气味；心音略钝，未闻及杂音。腹平软，肝脾肋下未触及。神经系统查体阴性。入院给予完善相关检查，立即给予液体复苏、应用胰岛素、抗感染、请内分泌科会诊、纠正酸碱平衡及内环境紊乱等对症支持治疗，患儿清醒，血糖渐降低，波动较大，可自行进食，病情较入院时明显好转，但血糖波动较大，血钾偏低，家属要求转上级医院进一步诊疗。

## 【护理措施】

1. 严密观察病情

（1）观察体温、脉搏、呼吸、血压等生命体征。

（2）准确记录每小时出入量，防止严重失水或补液不当。

（3）定时测定血钾、钠、钙、氯，防止电解质紊乱加重。

（4）观察血糖、尿糖的变化，严防低血糖。

（5）观察二氧化碳结合力的变化。

（6）观察神志、意识等中枢神经功能。

2. 胰岛素护理治疗

（1）准确执行小剂量胰岛素治疗：使血糖稳步下降。DKA病人末梢循环差，肌注或皮下注射胰岛素效果均不能保证，且剂量不宜随时调整。在病程的第一个24h，均采用持续静滴胰岛素治疗。

（2）及时监测血糖：依血糖水平随时调整胰岛素剂量。当班者应警惕低血糖的发生，心慌、大汗、手抖、饥饿、眩晕、嗜睡，甚至昏迷等症状。

3. 饮食护理

Ⅰ型糖尿病患儿的饮食治疗过程中，坚果与豆类是植物性蛋白质的主要来源。Ⅰ型糖尿病患儿饮食治疗中，脂肪的摄入应注意其胆固醇含量，一般每天摄入的胆固醇不宜超过 200 mg，并且保证饱和脂肪酸与不饱和脂肪酸的比例在 1 : 2 左右。参照食谱如下，早餐：粥、花卷 / 豆包，酱菜 / 肉松；中餐：软饭 / 细面条，青菜沫 / 冬瓜肉末 / 番茄炒蛋；晚餐：面条 / 蔬菜米糊 / 软米饭、菜泥 / 猪肉白菜水饺、醋炒西葫芦，水饺汤[1]。

4. 对患儿进行家访

患儿出院 1 周后进行电话随访，之后每周均进行随访，根据病情随时调整饮食计划。护理人员需了解患儿家长糖尿病相关知识（如血糖监测、教育、药物、饮食、运动等）知晓情况，以及网络、电话、微信等应用能力，以便开展后续的延续护理。

5. 实施叙事护理方式。

（1）成立叙事护理小组：团队成员主要是在儿科重症监护室工作 5 年以上的责任护师，指导老师由 2 名国家二级心理咨询师担任，同时还需要对团队成员进行叙事护理方面的培训，培训内容主要包括叙事护理的相关知识、具体步骤、护理技巧、成功案例以及注意事项等。每周单独对患儿进行一次叙事心理干预，时间为 40 ~ 60 min。

（2）首先倾听患儿的叙述：了解患儿的故事，对患儿的价值观以及最看重的东西进行探索，在对患儿的心理问题有一定的了解之后，需要在护理期间多对患儿进行观察，体会患儿的感受与想法，帮助患儿解决问题。

（3）解构：对于同一件事，每个人都会有自己的想法，因此，每个人处理问题的方法也都不同，这种情况在叙事护理中称为个人的认知蓝图。护理人员应通过叙事了解是何种因素影响了患儿的认知蓝图，找出可以解决患儿心理问题的根本，为改写做好准备。

（4）改写：对患儿的认知蓝图进行重建，通过叙事可以对患儿心理隐匿的正能量进行挖掘，以此改变患儿的行为蓝图。

（5）见证人：主要由叙述、复述、再复述三个部分组成，复述主要是通过表达、意象、共鸣以及触动的流程增强患儿行为改变的决心，促进患者改变自身的行为蓝图。

（6）治疗：叙事小组成员可以给正在改变行为蓝图的患儿介绍一些成功案例，增加患儿持续行为改变的毅力。

## 【小结】

叙事医学最初是由有叙事能力的医生所开展的，即医疗的过程中通过叙事方法帮助病人减轻自身的焦虑、抑郁等不良情绪，完全配合医生进行治疗的一种医疗手段[2]。由于大部分 DKA 患儿的年龄比较小，一旦进入重症监护室，周围陌生的环境、疾病所带来的创伤以及各个监护仪器的报警声，很容易使患者出现焦虑、抑郁等不良心理反应[3]。本次研究中，观察组对患儿实施的叙事护理的方式，患儿 2、4、6 周的焦虑与抑郁评分均低于对照组，差距具有统计意义（P＜0.05）。由此可见，对 DKA 患儿实施叙事护理，可以有效地减少患儿的焦虑以及抑郁的状态。

综上所述，对儿科重症监护室糖尿病酮症酸中毒患儿实施叙事护理，可明显缓解患儿的焦虑与抑郁的不良心理反应，让患儿树立对抗疾病的决心，可以有效地提高患儿的生活质量，值得在临床中推广。

## 【参考文献】

［1］张精娜，杨斌，张秀红．儿童 1 型糖尿病酮症酸中毒并发脑水肿的护理［J］．中国城乡企业卫生，2018，33（09）：4-6.

［2］朱艺成，刘汉娇，张惠珍．饮食干预和健康教育对糖尿病酮症酸中毒患者的护理效果观察［J］．国际医药卫生导报，2018，24（16）：2474-2477.

［3］丰建胜，陈毓，吴凌云，楼炳恒．动静脉血气分析在糖尿病酮症酸中毒中的应用［J］．中国现代医生，2019，57（12）：103-106.

（李艳阁）

# 案例五：猩红热的护理

## 【案例介绍】

### （一）一般资料

患者 ×××，男，5 岁 10 个月，以"发热 3 d，全身皮疹 2 d，左下肢疼痛 1 d"为主诉入院，3 d 前患儿无明确诱因出现发热，最高 39.8℃，无寒战、惊厥、恶心、呕吐等症，在当地诊所就诊，给予口服"布洛芬、小儿健脾口服液"等药物（具体药物及剂量不详），热可退，易反复，2 d 前出现全身皮疹，以躯干、四肢红色斑丘疹，针尖样，突出皮面，疹间皮肤色红，压之褪色，伴瘙痒，腋窝及腹股沟处可见红色线样皮疹，仍发热，遂至县医院就诊，给予口服"对乙酰氨基酚"等药物（具体药物及剂量不详），热可退，易反复，皮疹进一步增多，1 d 前出现左下肢疼痛，不能站立，为进一步诊治，遂来我院，门诊以"猩红热 左下肢疼痛原因待查"收入我科。患病来患儿精神一般，饮食差，睡眠可，二便正常，体重无明显改变。

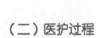
（二）医护过程

查体：T 39.3 ℃，P 125 次／分，R 30 次／分，体重 21.0 kg。神志清，精神可，全身皮疹，以躯干、四肢红色斑丘疹，针尖样，突出皮面，疹间皮肤色红，压之褪色，伴瘙痒，腋窝及腹股沟处可见红色线样皮疹，口腔黏膜正常。舌苔厚，舌乳头稍突出，咽部黏膜充血、红肿，双侧扁桃体Ⅰ度肿大。双肺呼吸音粗，无胸膜摩擦音。心率 105 次／分，律齐。腹平软，无压痛、无反跳痛，腹部无包块。肠鸣音正常，4 次／分。上肢、右下肢肌力、肌张力未见异常，左下肢疼痛明显，不能配合肌力、肌张力检查，生理反射正常。病理反射呈阴性。体征见图 9-5 ～图 9-8。入院后查血常规：WBC $21.9 \times 10^9$/L，N 96.1%，HB 111 g/L，PLT $217 \times 10^9$/L，CRP 86.1 mg/L，PCT 7.5 ng/mL，钾 3.28 mmol/L，钠 129 mmol/L，氯 91 mmol/L，钙 2.11 mmol/L，LDH 1 048 U/L；外周血涂片：中性杆状核粒细胞 12%，中性分叶核粒细胞 80%，嗜酸细胞 2%，成熟单核细胞 1%，成熟淋巴细胞 4%，中性晚幼 1%。肝功能、肾功能、血糖、ASO 均正常，腹腔彩超未见异常。全身皮疹如入院时，比入院时稍增加，左下肢为曲侧肿胀、疼痛，左膝关节正常。给予"青霉素针"抗感染。6 月 10 日下午开始左膝关节疼痛明显，伴肿胀，左下肢曲侧仍肿胀，疼痛减轻。6 月 11 日查血常规：WBC $23.08 \times 10^9$/L，N 83.6%，HB 96 g/L，PLT $199 \times 10^9$/L；PCT 4.4 ng/mL，CRP 155.6 mg/L，血沉 47 mm/h；白蛋白 26.4 g/L，钠 131 mmol/L，氯 95 mmol/L，钙 1.96 mmol/L，钾 3.58 mmol/L，LDH 300 U/L，补体 C3 0.7 g/L，补体 C4 0.11 g/L。外周血涂片：中性杆状核粒细胞 10%，中性分叶核粒细胞 75%，嗜酸细胞 4%，成熟单核细胞 4%，成熟淋巴细胞 6%，异型淋巴细胞 1%。ASO、RF 均正常。"青霉素针"联合"进口头孢曲松钠针"抗感染。皮疹明显减少，躯干粟粒样皮疹，可见白色小疱样皮疹。舌乳头突出，呈杨梅舌。6 月 13 日血常规：WBC $15.4 \times 10^9$/L，N 65.7%，HB 98 g/L，PLT $214 \times 10^9$/L，CRP 134.9 mg/L，血沉 101 mm/h，PCT 1.18 ng/mL，IgE 704.6 IU/mL。ASO、RF、抗核抗体谱正常。心脏彩超：左侧冠状动脉起始处内径宽约 2.5 mm，右侧冠状动脉起始处内径宽约 2.2 mm，余无异常。双侧颈部淋巴结彩超：双侧颈部淋巴结稍肿大。第一次血培养为金黄色葡萄球菌，为多重耐药菌，对"万古霉素""利奈唑胺"敏感。下午给予"静注人免疫球蛋白针"2 g/kg 冲击。

6 月 14 日左下肢肿胀明显减轻，无疼痛，左膝关节肿胀明显减轻，仍有压痛，较前减轻，可屈膝。全身皮疹基本消退，可见脱屑。下午第二次血培养金黄色葡萄球菌，停"青霉素针"，给予"进口头孢曲松钠针"联合"利奈唑胺输液"抗感染。6 月 16 日血常规：WBC $17.9 \times 10^9$/L，N 75.8%，HB 93 g/L，PLT $559 \times 10^9$/L，CRP 122.3 mg/L，血沉 112 mm/h，PCT 正常；白蛋白 25.9 g/L，球蛋白 60.6 g/L，钠 133 mmol/L，氯 98 mmol/L，钙 2.08 mmol/L，肝功能、肾功能、心肌酶、ASO、RF 均正常。左膝关节 CT 正常。第三次血培养为金黄色葡萄球菌。左下肢无肿胀，左膝关节肿胀基本消退，左下肢屈膝，不能伸直，腘窝处压痛。

6月17日请全儿科会诊，会诊后给予更换抗生素为"万古霉素针"抗感染，再次"静注人免疫球蛋白针"冲击，并给予"泼尼松片"抗炎、"阿司匹林、双嘧达莫"抗血小板聚集治疗。6月19日复查血常规：WBC $16.6 \times 10^9/L$，N 61.5%，L 27.1%，RBC $2.83 \times 10^{12}/L$，HB 84 g/L，PLT $1\,078 \times 10^9/L$，ASO 211.6 IU/mL，CRP 21.3 mg/L。肝功能测定：总蛋白92.2 g/L，白蛋白 25.1 g/L，球蛋白 67.1 g/L，白蛋白/球蛋白 0.37；T细胞亚群：白细胞$16.6 \times 10^9/L$，$CD3^+CD4^+/CD3^+CD8^+$ 2.04，总T淋巴细胞绝对数（二平台法）3 318/$\mu$L，辅助T淋巴细胞绝对数（二平台法）2 091/$\mu$L，肾功、心肌酶、类风湿因子、葡萄糖、血沉、外周血细胞形态、离子四项正常。磁共振：左膝关节及髋关节磁共振示，左膝关节少量积液，左侧腘窝多发结节，考虑肿大淋巴结可能；左侧耻骨及相邻髋臼内异常信号伴相邻软组织肿胀，关节积液，盆腔及双侧腹股沟区多发肿大淋巴结，右侧臀大肌内软组织水肿，盆腔少量积液，所显示椎体及骨盆骨质信号$T_1WI$普遍减低。

6月25日复查血常规：WBC $10.2 \times 10^9/L$，N 42.2%，L 44.5%，RBC $2.67 \times 10^{12}/L$，HB 83 g/L，PLT $876 \times 10^9/L$，CRP 11.2 mg/L。肝功能：丙氨酸氨基转移酶 111 U/L，门冬氨酸氨基转移酶 64 U/L，白蛋白 30.6 g/L，球蛋白 51.4 g/L，白蛋白/球蛋白 0.6，血沉 114 mm/h，外周血细胞及形态分析、肾功能、心肌酶、血糖、离子、类风湿因子、ASO未见明显异常。

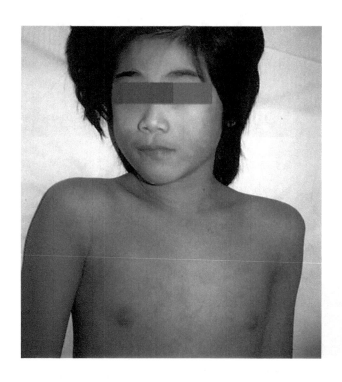

图9-5　皮肤表现

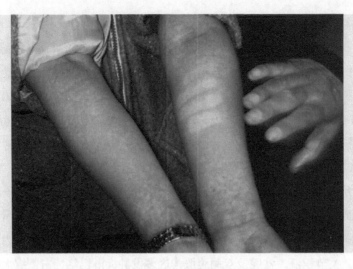

图 9-6　上肢表现

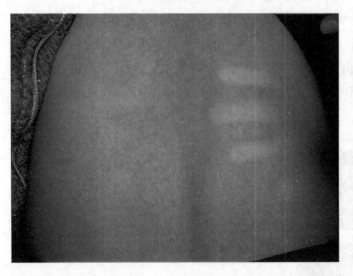

图 9-7　背部表现

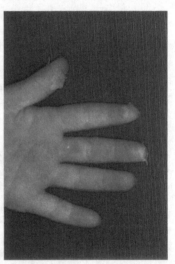

图 9-8　手部表现

## 【护理措施】

1．一般护理

急性期应卧床休息，给清淡易消化的饮食，禁食辛辣刺激性食物及海产品。高热时可给物理或药物降温，中毒症状明显者，可用小剂量激素治疗。

2．皮疹护理

出疹期皮肤瘙痒时，忌用肥皂水擦洗，剪短指甲，穿纯棉、宽大、柔软内衣，勤换洗，勿搔抓，以防抓伤皮肤。大块脱皮时，用消毒剪刀修剪，不要用手撕剥，以免撕破皮

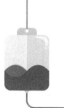

肤引起感染。

3. 病程 2 ~ 3 周时

注意观察患者有无心悸、气短、眼睑水肿、血尿及关节肿痛等症状，一旦有上述症状，应及时就医。

4. 创新临床路径

（1）组建护理小组：首先由科室主任、主治医师、护士长以及责任护士共同组成临床护理路径小组，按照患者的病情诊疗状况制定相应的护理规划。所有护理小组成员需要熟练掌握理论知识，并且具有丰富的临床实操经验，定时总结临床护理工作的经验，找出在护理工作中需要改善和进步的地方。

（2）护理实施步骤：患者在入院后详细掌握相关的病史等，配合患者各方面的信息进行综合的诊断，告知患者及家属在护理过程中需要注意的事项，提升依从性，有利于治疗过程的顺利展开。

（3）入院就诊第一天：详细了解患者的病情状况等，并且辅助患者进行一系列的健康检查，综合各方面状况信息资料综合诊疗。患者在入院的时候，统一进行疾病以及护理相关的健康宣教，患者的室内保证干净整洁，定时叮嘱患者进行口腔护理，科学合理地调节患者的饮食结构，并且注意皮肤方面的护理。

（4）入院复诊第二到第五天：护理人员在查房的过程中注意观察患者的病情康复状况以及并发症现象等，随时观察患者生命体征的变化情况，定时记录患者的体温变化，并且注意室内进行空气消毒，督促患者按时按量服用药物，指导患者家属进行皮肤及口腔护理，正确地疏导患者的不良情绪等。

（5）入院复诊第六到第七天：患者在出院的时候一定要做好后续的出院教育，改善患者的预后康复质量，并且辅助患者办理出院手续等。

5. 开展安全管理

护理人员为了能够保障患儿治疗过程中的安全，需要向家属详细讲解电源开关与床档等物品的正确使用方法，避免不正当使用而出现安全事故。如果患儿在治疗期间需要运用静脉留置针，护理人员需要将运用静脉留置针的注意事项一一告知，患儿家属不能够私自给患儿运用退热药物。此外，护理人员还需要对患儿家属进行健康教育，护理人员告知家属患病期间需要居家隔离休息，待疾病痊愈之后才可以将隔离解除。

## 【小结】

临床护理路径的主要目标就是护理患儿，按照患儿的病情状况，进行临床护理路径表的合理建设。护理者按照护理路径表内容落实护理工作，保证护理工作的规划性、可预测

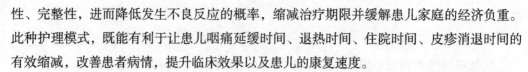

性、完整性，进而降低发生不良反应的概率，缩减治疗期限并缓解患儿家庭的经济负重。此种护理模式，既能有利于让患儿咽痛延缓时间、退热时间、住院时间、皮疹消退时间的有效缩减，改善患者病情，提升临床效果以及患儿的康复速度。

临床护理路径用于护理猩红热患儿，不仅能促进患儿生活质量提升，缓解其抑郁、任性、焦虑等负面情绪，还能让治疗时间缩短，减轻患儿家庭经济负担，效果显著。

## 【参考文献】

张大维. 猩红热469例患者临床观察［J］. 中华传染病杂志，2015，33（02）：102-105.

（李艳阁）

## 案例六：水痘的护理

### 【案例介绍】

#### （一）一般资料

患者×××，女，10岁，以"皮疹6d，头痛4d，发热伴视力下降2d"为主诉入院，6d前无诱因出现全身皮疹，4d前头痛，间断性，伴恶心，偶有头晕不适，在当地诊所"蒲地蓝消炎口服液、维生素E、头孢类"及外用"阿昔洛韦软膏"，自觉畏寒，但未测体温，2d前出现发热，体温最高38℃，伴双眼视力下降，至我院眼科，建议至上级医院，今至郑州某医院就诊后（具体不详），建议回当地医院，遂入我院。

#### （二）医护过程

2018-12-30眼科会诊，查视力：右光感（+），左指数/1 m。双眼睑不肿胀，球结膜不充血，角膜光滑、透明，前房适中、清晰，瞳孔约3 mm，位中形圆，对光反射稍迟钝，晶状体透明。眼底：双眼视盘色正、边界基本清晰，黄斑区结构可，中心凹反射可见，所见范围内未见明显出血及渗出。双眼黄斑区光学相干断层成像检查结构示，黄斑区各层结构大致在正常范围内。双眼视神经光学相干断层成像检查结构示，视神经纤维层厚度大致正常。视觉诱发电位结果示，双眼视神经传导通路异常。眼部初步诊断：双眼底病变待排。建议：①完善头颅MRI及腰椎穿刺检查，排除颅内病变所致双眼视力下降；②积极治疗原发病；③可试验性应用营养神经药物，酌情改善视力（维生素$B_1$片、甲钴胺片、复方血栓通胶囊等按说明书及儿童用量给予口服）。2018-12-30脑电图：以8 ~ 10 c/sa节律为主调，调节、调幅欠佳，对称可，光反欠敏。阵发性慢波增多脑地形图：以 8～10 c/sa 频带为背景，高功率慢波分布，双侧对称结论：轻度异常脑电图。

2018-12-30 头颅、颈椎、胸椎 MRI 未见明显异常。血常规：白细胞 3.81，中性粒细胞百分比 26.7%，淋巴细胞百分比 63.1%，红细胞 4.46，血红蛋白浓度 119 g/L，血小板 164，钠 136 mol/L，氯 9 mmol/L，免疫球蛋白 G 13.43 g/L，免疫球蛋白 A 1.27 g/L，免疫球蛋白 M 1.32 g/L，肝肾功、血糖、血清离子、心肌酶、降钙素原、CRP、尿常规无明显异常。外周血涂片：白细胞总数减低，其中淋巴细胞比例偏高，形态未见明显异常。中性分叶核粒细胞 22%，成熟单核细胞 3%，成熟淋巴细胞 75%。给予"阿昔洛韦（10 mg/kg）""脑活素""甘露醇""静注人免疫球蛋白（400 mg/kg）"及口服"维生素 $B_1$、甲钴胺、赖氨肌醇维 $B_{12}$ 口服液、复合维生素 B"。

视力恢复情况：2018-12-31 右眼光感增强，左眼约 10 cm 处能对物体颜色有识别。2019-01-01 右眼光感增强，左眼约 10 cm 处能对物体颜色有识别均较前稍增强。2019-01-02 右眼近距离能稍视物，左眼能识别约 1 m 处物体。

2019-01-02 全院会诊：目前诊断"水痘、水痘感染相关性视神经炎、中枢神经系统感染"明确，临床表现见图 9-9～图 9-11。现可行腰椎穿刺脑脊液检查、视神经 3.0 MRI 及眼科视野、眼底造影等检查，目前因禁忌未用激素冲击，现给予激素冲击和双眼球后注射"曲安奈德＋地塞米松"注射治疗，对远期预后、视神经萎缩情况尚无经验，建议至上级医院。

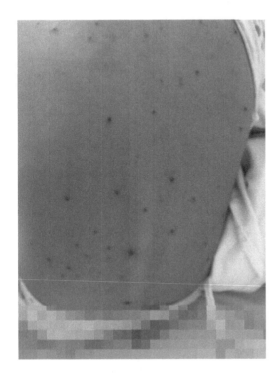
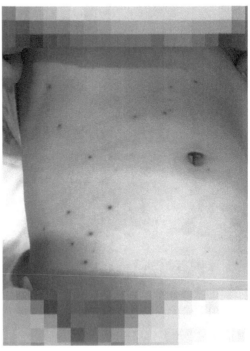

图 9-9　背部表现

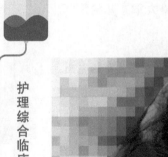

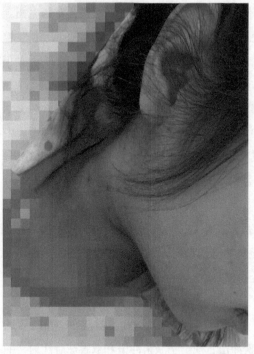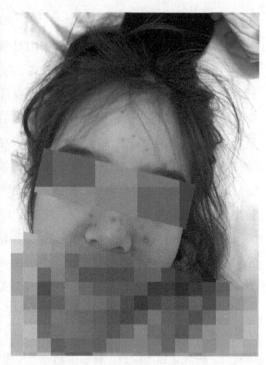

图 9-10　面部表现

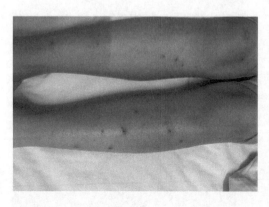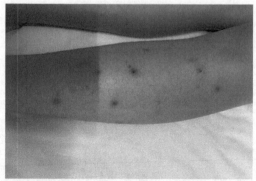

图 9-11　下肢表现

## 【护理措施】

（1）解除引起疼痛的刺激源：清洁患者皮肤，积极采取有效措施治疗带状疱疹，防止其病情发展增强疼痛程度。

（2）指导患者正确使用止痛药物，告知其止痛药物通常容易导致成瘾性及呼吸抑制的不良反应。

（3）心理护理：向患者讲解其产生疼痛的原因，并告知其减少疼痛的有效方法，有利于减少患者负性情绪的产生；鼓励患者尽量多参加其喜欢的活动，转移患者对疼痛的注意力，减少其对疼痛程度的感受；选择患者舒服的体位，减少压迫，保持病室温湿度及光线适宜。

## 【小结】

带状疱疹性眼病是水痘–带状疱疹病毒感染三叉神经眼支引起眼睑及眼球病变的疾病，儿童时期原发感染称为水痘，极少引起眼部病变，病毒可在三叉神经节或其他神经内潜伏，当机体免疫功能低下或其他因素影响下，病毒复活，再次引起感染，称为带状疱疹。所以，病人的免疫状态起着非常重要的作用。

## 【参考文献】

庞辰久. 带状疱疹性眼病与获得性免疫缺陷综合征［J］. 中国实用眼科杂志，1999（11）：681–683.

（李艳阁）

# 手术室护理

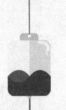

# 第十章　围术期护理

## 第一节　手术室护理人员的职责

现代科学技术的发展，对我们的护理职业提出了更高的要求。另一方面，创新的许多科学仪器和新设备，扩大了手术配合工作范围同时也增加工作难度，因此手术室护士必须热爱本职工作，拥有广泛的知识和技术，才能高标准地完成各科日益复杂的手术配合任务。

### 一、手术室护士应具备的素质

护理人员在工作中应不断提高个人素质，加强对护理职业重要意义的认识，把护理工作看作是光荣的神圣的职业。因此，要努力做到以下几点。

#### （一）具有崇高的医德和奉献精神

一名护士的形象，通过自身的精神面貌和行动表现出内在的事业品德素质，胜过一个护士的经验和业务水平所起的作用，也可能给患者带来希望、光明和再生。所以，护士要具备高尚的医德和崇高的思想，具有承受压力、吃苦耐劳、献身的精神，并有自尊、自爱、自强的思想品质。为护理科学事业的发展做出自己的贡献，无愧于白衣天使的光荣称号。

#### （二）树立全心全意为患者服务的高尚品德

手术室的工作和专业技术操作都具有独特性。要求手术室护士必须自觉地忠于职守、任劳任怨，无论工作忙闲、白班夜班都要把准备工作、无菌技术操作、贯彻各种规章制度等认真负责地做好；对患者要亲切、和蔼、诚恳，不怕脏、不怕累、不厌烦，使患者解除各种顾虑，树立信心，主动与医护人员配合，争取早日康复。

#### （三）要有熟练的技能和知识更新

随着医学科学的发展，特别是外科领域手术学的不断发展，新的仪器设备不断出现，因而护理工作范围也日益扩大，要求也越来越高。护理工作者如无广泛的有关学科的基本知识，对今天护理的工作复杂技能就不能理解和担当。所以今天作为一名有远大眼光的护士，必须熟悉各种有关护理技能的基本知识，才能达到最高的职业效果。护理学亦成为一门专业科学，因此，作为一名手术室护士，除了伦理道德修养外，还应有基础医学、临床医学和医学心理学等新知识，努力学习解剖学、生理学、微生物学、化学、物理学，以及各种疾病的诊断和治疗等知识，特别是外科学更应深入学习。此外，还要了解各种仪器的基本结构、使用方法，熟练掌握操作技能。只有这样，才能高质量地完成护理任务。

## 二、手术室护士长应具备的条件

护理工作范围极广，有些工作简单、容易，有些工作却很复杂，需要有高度的判断力和精细的技术、熟练的技巧。今天的护理工作，一个人已不能独当重任，而需要既分工又协作来共同完成。因此，必须有一名护士长，把每个护理人员的思想和行为统一起来，才能使人的积极性、主动性和创造性得到充分发挥，团结互助，共同完成任务。护士长应具备的条件归纳如下。

### （一）有一定的领导能力及管理意识

有一整套工作方法和决策能力。善于出主意想办法，提出方案，做出决定，推动下级共同完成，并具有发现问题、分析问题的能力，了解存在问题的因素，掌握本质，抓住关键，分清轻重缓急，提出中肯意见。出现无法协商的问题时能当机立断，勇于负责。有创新的能力，对新事物敏感，思路开阔，能提出新的设想。要善于做思想工作。能否适时的掌握护士的心理动向，并进行针对性的思想教育，使之正确对待个人利益和整体利益的关系，不断提高思想水平，是提高积极性和加强凝聚力最根本的问题。

### （二）有一定的组织能力和领导艺术

管理是一门艺术，也是一门科学。首先处理好群体间人际关系。护士长需要具有丰富的才智和领导艺术，才能胜任手术室护士护理管理任务。具体要求如下。

（1）护士长首先应把自己置身于工作人员之中，经常想到自己与护士之间只是分工的不同，而无地位高低之分。要有民主作风，虚心听取护士的意见，甚至批评意见，认真分析，不埋怨、不沮丧，不迁怒于人，有助于建立自己的威信。

（2）护士长首先想到的是人，是护士和工作人员，而不是自己，不管是关心任务完成情况，还要关心她们的生活、健康、思想活动及学习情况等，都使每个护士和工作人员亲身感到群体的温暖，对护士长产生亲切感。

（3）护士长要善于调动护士的积极性，培养集体荣誉感，善于抓典型，树标兵，运用先进榜样推动各项手术室工作，充分调动护士群体的积极性，护士长的领导作用才能得到体现。

### （三）有较高的素质修养

手术室护士长应较护士具备更高的觉悟和更多的奉献精神。科里出现的问题应主动承担

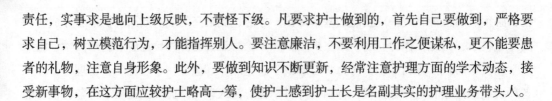

责任，实事求是地向上级反映，不责怪下级。凡要求护士做到的，首先自己要做到，严格要求自己，树立模范行为，才能指挥别人。要注意廉洁，不要利用工作之便谋私，更不能要患者的礼物，注意自身形象。此外，要做到知识不断更新，经常注意护理方面的学术动态，接受新事物，在这方面应较护士略高一等，使护士感到护士长是名副其实的护理业务带头人。

## 三、手术室护士的分工和职责

### （一）洗手护士职责

（1）洗手护士必须有高度的责任心，对无菌技术有正确的概念。如有违反无菌操作要求者，应及时提出纠正。

（2）术前了解患者病情，具体手术配合，充分估计术中可能发生的意外，术中与术者密切配合，保证手术顺利完成。

（3）洗手护士应提前30 min洗手，整理无菌器械台上所用的器械、敷料、物品是否完备，并与巡回护士共同准确清点器械、纱布脱脂棉、缝针，核对数字后登记于手术记录单上。

（4）手术开始时，传递器械要主动、敏捷、准确。器械用过后，迅速收回，擦净血迹。保持手术野、器械台的整洁、干燥。器械及用物按次序排列整齐。术中可能有污染的器械和用物，按无菌技术及时更换处理，防止污染扩散。

（5）随时注意手术进行情况，术中若发生大出血、心脏骤停等意外情况，应沉着果断及时和巡回护士联系，尽早备好抢救器械及物品。

（6）切下的病理组织标本防止丢失，术后将标本放在10%甲醛溶液中固定保存。

（7）关闭胸腹腔前，再次与巡回护士共同清点纱布及器械数，防止遗留在体腔中。

（8）手术完毕后协助擦净伤口及引流管周围的血迹，协助包扎伤口。

### （二）巡回护士职责

（1）在指定手术间配合手术，对患者的病情和手术名称应事先了解，做到心中有数，有计划地主动配合。

（2）检查手术间各种物品是否齐全、适用，根据当日手术需要落实补充、完善一切物品。

（3）患者接来后，按手术通知单核对姓名、性别、床号、年龄、住院号和所施麻醉等，特别注意手术部位（左侧或右侧），不发生差错。

（4）安慰患者，解除思想顾虑。检查手术区皮肤准备是否合乎要求，患者的义齿、发卡和贵重物品是否取下，将患者头发包好或戴帽子。

（5）全麻及神志不清的患者或儿童，应适当束缚在手术台上或由专人看护，防止发生坠床。根据手术需要固定好体位，使手术野暴露良好。注意患者舒适，避免受压部位损伤。用电刀时，负极板要放于臀部肌肉丰富的部位，防止灼伤。

（6）帮助手术人员穿好手术衣，安排各类手术人员就位，随时调整灯光，注意患者输液是否通畅。输血和用药时，根据医嘱仔细核对，避免差错。补充室内手术缺少的各种物品。

（7）手术开始前，与洗手护士共同清点器械、纱布、缝针及线卷等，准确地登记于专用登记本上并签名。在关闭体腔或手术结束前和洗手护士共同清点上述登记物品，以防遗留体腔或组织内。

（8）手术中要坚守工作岗位，不可擅自离开手术间，随时供给手术中所需一切物品，注意病情变化。重大手术充分估计术中可能发生的意外，做好应急准备工作，及时配合抢救。监督手术人员无菌技术操作，如有违犯，立即纠正。随时注意手术台一切情况，以免污染。保持室内清洁、整齐、安静，注意室温调节。

（9）手术完毕后，协助术者包扎伤口，向护送人员清点患者携带物品。整理清洁手术间，一切物品归还原处，进行空气消毒，切断一切电源。

（10）若遇手术中途调换巡回护士，须做到现场详细交代，交清患者病情，医嘱执行情况，输液是否通畅，查对物品，在登记本上互相签名，必要时通知术者。

（三）夜班护士职责

（1）要独立处理夜间一切患者的抢救手术配合工作，必须沉着、果断、敏捷、细心地配合各种手术。

（2）要坚守工作岗位，负责手术室的安全，不得随意外出和会客。大门随时加锁，出入使用电铃。

（3）白班交接班时，如有手术必须现场交接，如患者手术进行情况和各种急症器械、物品、药品等。认真写好交接班本，当面和白班值班护士互相签名。

（4）接班后认真检查门窗、水电、氧气，注意安全。

（5）严格执行急症手术工作人员更衣制度和无菌技术操作规则。

（6）督促夜班工友清洁工作，保持室内清洁整齐，包括手术间、走廊、男女更衣室、值班室和办公室。

（7）凡本班职责范围内的工作一律在本班完成，未完不宜交班，特殊情况例外。

（8）早晨下班前，巡视各手术间、辅助间的清洁、整齐、安全情况；详细写好交接班报告，当面交班后签字方可离去。

（四）器械室护士职责

（1）负责手术科室常规和急症手术器械准备和料理工作，包括每日各科手术通知单上手术的准备供应，准确无误。

（2）保证各种急症抢救手术器械物品的供应。

（3）定期检查各类手术器械的性能是否良好，注意器械的关节是否灵活，有无锈蚀等，随时保养、补充、更新，做好管理工作，保证顺利使用。特殊精密仪器应专人保管，损坏或丢失时，及时督促寻找，并和护士长联系。

（4）严格执行借物制度，特殊精密仪器须取得护士长同意后，两人当面核对并签名后方能外借。

（5）保持室内清洁整齐，包括器械柜内外整齐排列，各科器械柜应贴有明显的标签。定期通风消毒。

**（五）敷料室护士职责**

（1）制定专人负责管理。严格按高压蒸汽消毒操作规程使用。定期监测灭菌效果。

（2）每天上午检查敷料柜 1 次，补充缺少的各种敷料。

（3）负责一切布类敷料的打包，按要求保证供应。

**（六）技师职责**

（1）负责对各种仪器使用前检查，使用时巡查，使用后再次检查其运转情况，以保证各种电器、精密仪器的正常运转。

（2）定期检查各种器械台、接送患者平车的零件和车轮是否运转正常，负责各种仪器的修理或送交技工室修理。

（3）坚守工作岗位，手术过程中主动巡视各手术间，了解电器使用情况。有问题时做到随叫随到随维修，协助器械组检查维修各种医疗器械。

（4）帮助护士学习掌握电的基本知识和各种精密仪器基本性能、使用方法与注意事项等。

（谷亚芳）

# 第二节　手术室工作

## 一、常用的手术器械、敷料和巾单

1. 布类物品

布类物品包括手术衣、各种手术巾单及手术包的包布。手术衣分大、中、小三号，根据参与手术人不同的身材取用。经灭菌后，在手术中起主要的隔离作用，用于遮盖手术人员未经消毒的衣物和手臂。手术单包括大单、中单、手术巾、各种部位手术单、洞巾等。包布用来包裹手术用品及敷料，多为双层。

目前，应用一次性无纱布制作的，并经灭菌处理的手术衣帽、口罩、巾单等，可直接使用，免去了清洗、折叠、消毒所需的人力、物力和时间，但尚不能完全替代布类物品。

2. 手术敷料

其主要有纱布类和棉花类，常采用吸水性能强的脱脂纱布、脱脂棉花制作，用于术中

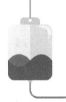

止血、拭血、压迫及包扎等。纱布主要有纱布垫、纱布块、纱布球（"花生米"）及纱布条，棉花类敷料主要有棉垫、带线棉片、棉球及棉签等。

3. 手术器械

手术器械是手术操作的必备物品，如图 10-1 所示。

（1）基本器械。①刀刃类：包括手术刀、手术剪、剥离器等，主要用于手术切开，组织的切割、分离等。手术刀一般由刀柄和刀片组成。另外，还有高频电刀等。手术剪一般分为组织剪和线剪两大类，组织剪有弯、直两种，特点是刃薄、锐利，主要用于剪组织；线剪多为钝头直剪，柄一般较短，用于剪线。②夹持类：包括止血钳、镊子、钳子及持针器等，用于止血、分离组织、夹持物品等。③拉钩类：包括各种拉钩、胸腹牵开器，用以暴露手术野，方便手术操作。④探针类：包括各种探条、探子和探针等，用于探查及扩大腔隙等。⑤吸引器：用于吸除积液、积脓，清理手术野。

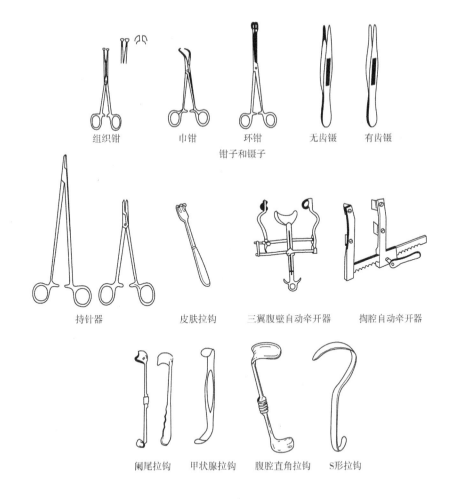

组织钳　　巾钳　　环钳　　无齿镊　　有齿镊

钳子和镊子

持针器　　皮肤拉钩　　三翼腹壁自动牵开器　　掏腔自动牵开器

阑尾拉钩　　甲状腺拉钩　　腹腔直角拉钩　　S形拉钩

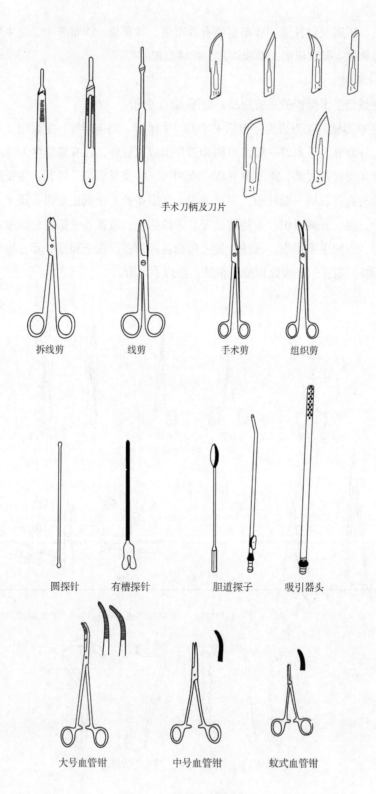

手术刀柄及刀片

拆线剪　　　线剪　　　手术剪　　　组织剪

圆探针　　　有槽探针　　　胆道探子　　　吸引器头

大号血管钳　　　中号血管钳　　　蚊式血管钳

**图 10-1　常用手术器械**

（2）专用器械。①内镜类：如膀胱镜、腹腔镜、胸腔镜、纤维支气管镜及关节镜等。②吻合器：如食管、胃肠道、血管吻合器。③其他精密及专科仪器：如高频电刀、激光刀、电钻、取皮机、手术显微镜、手术机器人等。各种器械均应专人保管，定位放置，定期检查、保养和维修。

（3）缝针及缝线。①缝针：根据外形可分为圆针和三角针两种。a. 圆针，对组织损伤小，用于缝合血管、神经、器官、肌肉等软组织。b. 三角针，前端有带三角的刃缘，较锋利，多用于缝合皮肤或韧带等坚韧组织。两类缝针均有弯、直两种，大小、粗细各异。根据手术需要进行选择，弯针最常用，需用持针器操作。②缝线：用于缝合各类组织及器官，也用来结扎、缝合血管等，一般分为不可吸收缝线和可吸收缝线两类。不可吸收缝线有丝线、金属线、尼龙线等，黑色丝线是手术时最常用的缝线，其特点是组织反应小、质软不滑、拉力好、打结牢、价廉和易得。使用前，应先浸湿，以增加张力，且便于缝合。可吸收缝线包括天然和合成两类。天然可吸收缝线有肠线、胶原线。肠线又分普通肠线和铬制肠线两种。普通肠线一般 6 ~ 12 d 即被吸收，而铬制肠线经过铬盐处理，经 10 ~ 20 d 才逐渐被吸收。合成缝线有聚乳酸羟基乙酸线、聚二氯杂环己酮线等，比铬制肠线易吸收，组织反应小，但价格较昂贵。

（4）引流材料：种类很多，应根据手术部位、引流液量及性质选用，常用的有引流管、"烟卷"、纱布条和皮片等。

## 二、手术期患者的护理及手术人员的准备

手术期是指患者从进入手术室到手术结束、麻醉恢复的一段时间。这段时间，主要在手术室为患者进行手术治疗，护理的重点是要保证手术顺利进行，确保患者手术安全。

### （一）患者准备

手术患者应提前送至手术室，做好手术准备，包括一般准备、体位安置、手术区皮肤消毒及手术区铺单等。

1. 一般准备

全身麻醉或椎管内麻醉的患者，应提前 30 ~ 45 min，低温麻醉的患者需提前 1 h 接到手术室。手术室护士应根据手术安排，检查患者相关情况，并认真查对药品，做好三查七对和麻醉前的准备工作。

2. 体位安置

根据患者的手术部位，安置合适的手术体位，要求：按手术要求充分暴露手术区域；不影响呼吸及循环功能；肢体及关节妥善固定，不能悬空；避免血管、神经受压；尽量保证患者的舒适，便于麻醉及生命体征监测。常用的手术体位有以下几种（图 10-2）。

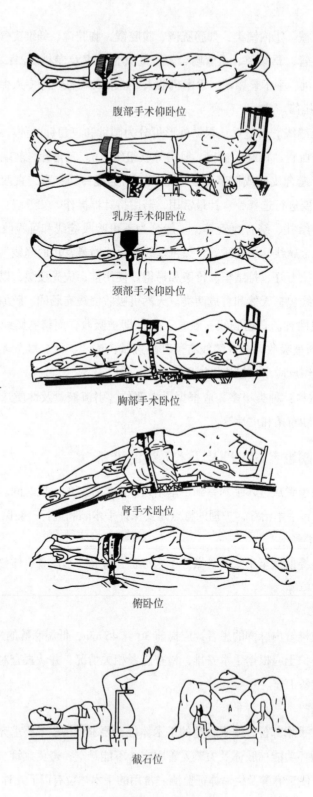

腹部手术仰卧位

乳房手术仰卧位

颈部手术仰卧位

胸部手术卧位

肾手术卧位

俯卧位

截石位

图 10-2　常用的手术体位示意图

（1）仰卧位：适用于腹部、前胸部、颅面部、颈部、骨盆及下肢手术等，为最常用的体位。患者仰卧，头部、膝下垫软枕，足跟部用软垫保护，用中单固定两臂于体侧，置软垫避免受压。乳腺手术时，手术侧靠近台边，肩胛下用中单垫高，上臂外展置于臂托上，对侧上肢仍用中单固定于体侧。颈前部手术将手术台上部抬高 10°～20°，头板适当下调，使颈部充分暴露。

（2）侧卧位：适用于胸部手术、肾手术和脊柱手术。①胸部手术，患者 90°健侧卧位、背、胸、肋处各垫一软枕，暴露术野；双手伸直，固定于托手架上，上面一腿屈曲 90°，下面一腿伸直，两腿间垫软枕，固定髋部及膝部。②肾手术，患者 90°健侧卧，肾区对准手术台腰桥，两手臂伸展，固定于托手架上；腰部垫软枕，手术台桥架摇起，头尾部适当摇低，使腰部抬高；固定臀部及膝部。③脊柱手术，患者侧卧 90°，脊柱贴近床沿，将脊柱手术部分暴露，其他同上。

（3）俯卧位：主要用于后胸、脊柱、腿部手术。患者俯卧于手术台上，头偏向一侧；锁骨下、髂嵴两侧，垫以软枕，使患者腹部不接触床面，保持呼吸道通畅。上肢半屈，置于头旁；肘下、颌下及膝关节下适当加垫；颈椎手术，头置于头架上，稍低于手术台面；腰椎手术，胸腹部垫一弧形拱桥，足端摇低。

（4）截石位：主要用于会阴部、尿道、肛门和直肠手术。患者仰卧，臀部位于手术台尾部摇折处。必要时，臀下垫一小枕，充分暴露会阴部；两腿套上袜套，分别置于两侧搁脚架上，使髋关节和膝关节屈曲；腘窝垫以软枕，同时固定。

（5）半坐卧位：主要用于鼻、咽部手术。整个手术床后仰 15°，头端抬高 75°，足端摇低 45°，双腿半屈，头与躯干依靠在手术台上，两臂固定于体侧。

3. 手术区皮肤消毒

范围与备皮范围基本相同，常用 2.5%～3% 碘酊涂擦患者手术区皮肤，待碘酊干后，用 70% 乙醇脱碘 2～3 遍。皮肤过敏者，黏膜、面部、会阴部、婴幼儿和植皮时供皮区的皮肤等禁用碘酊消毒。这些部位，可用氯己定（灭菌王）、碘附等消毒剂涂擦 2 遍，进行消毒。消毒方法：左手持卵圆钳或大镊子，从盛放消毒纱球的瓷缸内夹出碘酊或其他消毒液纱球，右手持卵圆钳接过纱球，若为腹部手术，先滴数滴消毒液于脐孔内，然后以拟作切口处为中心向四周涂擦。按从上到下、从内到外，自清洁处逐渐向污染处的顺序涂擦皮肤。擦过外周的纱球不能再擦内部，若有空白处，则换取碘酊纱球再擦 1 遍。但感染伤口或肛门会阴部手术，消毒顺序则应由手术区外围逐渐向内涂擦。消毒的范围要超出切口边缘 15 cm 以上。若估计术中有可能延长切口时，则应适当扩大消毒范围。消毒时，消毒区内不能留有空白，已接触污染部位的消毒纱球，不能再返擦清洁部位，更不能来回涂擦。

4. 手术区铺巾（单）（图 10-3）

手术区皮肤消毒后，即开始铺无菌巾（单），其目的是遮盖手术切口周围所不需要显露的区域。若系小手术，盖 1 块有孔洞巾即可；若系较大手术的手术野，边缘至少要有 4 层巾或单，其他部位最少要有 2 层。以腹部手术为例，通常由手术护士（又称器械护士或洗手护士）协助第一助手进行铺巾（单），一般铺以下三重单。

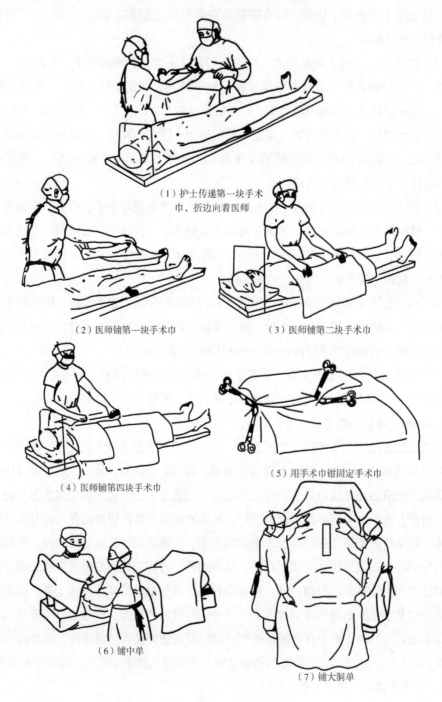

（1）护士传递第一块手术巾，折边向着医师

（2）医师铺第一块手术巾　　　　（3）医师铺第二块手术巾

（4）医师铺第四块手术巾　　　　（5）用手术巾钳固定手术巾

（6）铺中单

（7）铺大洞单

图 10-3　腹部手术铺单示意图

铺皮肤巾：又称切口巾，即用4块皮肤巾遮盖手术切口周围皮肤，由手术护士将每块皮肤巾的一边折叠1/4，分次递给第一助手。铺巾的顺序一般有两种方法，若第一助手未穿无菌手术衣，先铺患者相对不干净的一侧，腹部手术一般先铺会阴侧，最后铺第一助手面前的一侧，4块皮肤巾均铺好后，用4把巾钳分别夹住皮肤巾的4个交角处，防止滑动。若第一助手已穿无菌手术衣，铺巾的方法则相反，即先铺第一助手面前的一侧，最后铺患者相对不干净的一侧。手术护士传递折叠1/4的皮肤巾时，应注意使第一助手铺巾时顺手。铺好后，不应再移动，若需调整，只允许自内向外移动。目前，临床上常在铺巾前，先用医用高分子材料（多为塑料）制成的外科手术薄膜粘贴在切口部位，薄膜连同皮肤一起被切开后，薄膜仍黏附在切口边缘及其周围，可防止患者皮肤上残存的细菌，在术中进入切口。铺好皮肤巾后，用乙醇、碘附或氯己定纱球涂擦双手，穿无菌手术衣和戴无菌手套后，再铺中单和大孔单。若消毒过程中手及前臂被污染，需重新刷手和泡手。

铺中单：由手术护士和第一助手或其他医师共同完成，两人分立于患者两侧，手术护士将中单对折面翻开，将中单的一端递给医师，手术护士持另一端，将中单完全打开，一边平手术切口放下，另一边以中单角裹住自己的手，向外展开后松手，使中单自然下垂，铺头侧1块时，应盖住麻醉架。

铺大洞单：又称剖腹单。先将大洞单有标记的一端，即短端朝向患者头侧，开孔处对准切口部位，放于患者身上，翻开对折面，然后与穿好手术衣的医师一起，一手压住大洞单尾端即足端，另一手掀起头端展开，并盖过麻醉架松手，使之下垂，再压住已展开的大洞单上部，将其尾端铺向手术台尾，两侧和足端应下垂超过手术台边缘以下30 cm。

5. 皮肤切开前消毒及切口缘保护

在皮肤切开前、延长切口及缝合前，均需用70%乙醇再消毒切口周围皮肤1次，手术护士应及时供给所需器械及物品。如果手术野皮肤上未贴薄膜，皮肤切开后，递给大纱布垫或无菌巾，覆盖切口边缘，并用缝线或组织钳将其固定于皮下组织。布单一旦被浸湿，即失去无菌隔离的作用，应另加无菌单，覆盖保护无菌区。

**（二）手术人员的无菌准备**

其主要是避免手术人员身体上的细菌污染患者手术区。位居皮肤上的细菌包括暂住细菌和常住细菌两大类，暂住菌分布于皮肤表面，易被清除；常住菌则深居毛囊、汗腺及皮脂腺等处，不易清除，且可在手术过程中逐渐移至皮肤表面，故手臂洗刷消毒后，还需穿无菌手术衣，戴无菌手套。

1. 术前一般准备

手术人员进入手术室，应先在非限制区更换手术室专用的清洁鞋子，穿洗手裤、褂，袖口卷起至肘上10 cm以上，下摆扎收于裤腰之内；剪短指甲；戴好手术室准备的清洁帽子、口罩，帽子要盖住全部头发，口罩要盖住口和鼻孔（图10-4）。检查有无皮肤感染及破损，之后方可进入限制区。

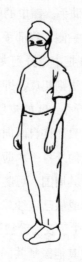

图 10-4　洗手前准备

2. 手及臂的洗刷和消毒

（1）肥皂水刷手法。

清洁：按普通洗手方法，用肥皂将双侧手及臂清洗一遍，需超过肘上 10 cm，再用清水洗净肥皂沫。

刷手：用消毒毛刷蘸取煮好的液体肥皂，刷洗双侧手和臂。按顺序两侧依次交替从指尖刷至肘上 10 cm，不能漏刷，不能逆向刷洗，应特别注意指甲、甲沟、指蹼、肘后等部位的刷洗。刷洗时，可将手和臂分成三部分：手为第一部分，前臂为第二部分，肘部至肘上 10 cm 为第三部分。两侧第一部分都刷好后，才能刷第二部分，即两侧交替逐渐向上刷。刷完一遍后，手向上，肘部位于最低位，用流动清水冲净手及臂上的肥皂沫，冲下的水从肘部滴落，目的是保持手部相对最清洁。将肥皂冲干净后，重新取一个消毒毛刷重复进行第二、第三遍刷洗，三遍共约 10 min（图 10-5）。

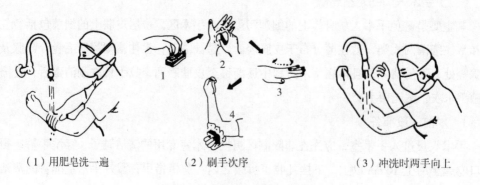

（1）用肥皂洗一遍　　　　（2）刷手次序　　　　（3）冲洗时两手向上

图 10-5　普通洗手和刷手方法

擦干手和臂：刷手完毕，取灭菌小毛巾 1 块，先擦干两手，然后由前臂顺序擦至肘上。注意擦前臂至肘上时，用折叠成三角形的小毛巾的两面，分别各擦一侧，将手和臂上的水擦干，不能逆向擦，以免手部被污染。

浸泡消毒：将双手及前臂浸泡在 70% 乙醇桶内至肘上 6 cm，浸泡 5 min，也可在 0.02% 氯己定或 0.1% 苯扎溴铵（新苯扎氯铵）等泡手桶内浸泡 3 ~ 5 min。每桶 0.1% 苯扎溴铵溶液只能浸泡 40 人次，达 40 人次后即应重新配制。

浸泡消毒达到时间要求后，抬起手和臂，使消毒液从肘部滴落，并保持拱手姿势，待干。

（2）碘附刷手法。

清洁：用以上清洁法或用肥皂水刷手法，清洗手臂一遍，并用无菌小毛巾擦干。用浸透 0.5% 碘附的纱球或海绵，按顺序两侧依次交替从指尖向上涂擦至肘上 6 cm 左右处，更换浸透 0.5% 碘附的纱球或海绵，再擦一遍。然后，保持拱手姿势，让药液自然干燥。

氯己定或其他消毒液刷手法如下。

用普通肥皂洗一遍手和臂，用消毒毛刷或海绵蘸取消毒液，按顺序两侧依次交替从指尖开始向上刷洗双手、前臂至肘上 10 cm，刷洗一遍约 3 min，用流动清水冲净，再用无菌小毛巾擦干。用浸透消毒液的纱布或海绵，按顺序两侧依次交替从指尖向上涂擦至肘上 6 cm 左右处，完整涂擦一遍，保持拱手姿势，让药液自然干燥。

3. 穿普通无菌手术衣

在手术间内，将折叠好的无菌手术衣拿起，认清衣服的上、下和前后，至较空旷处，将手术衣的内面朝向自己，双手拎起手术衣领两角轻轻抖开，使手术衣自然下垂；将手术衣轻轻向上抛起，双手顺势插入袖筒，双臂前伸，请巡回护士帮助拉紧衣角，系好系带；双臂交叉，稍弯腰，用手指夹起腰带递向后方，由巡回护士在背后系好（图 10-6）。穿好手术衣后，双手保持在腰以上、胸前、视线范围内。

4. 穿全遮盖式手术衣

目前，许多大医院已使用全遮盖式手术衣（又称遮背式手术衣），宽大的手术衣背部也能包裹手术者背后。

5. 戴无菌手套

（1）戴干手套法：是最常用的方法，先从手套袋中取出滑石粉涂抹双手，使之光滑；再捏住手套的翻折部，取出手套，分清左、右侧，并使两只手套的掌面对合，用一只手捏住手套翻折部里（内）面，另一只手插入手套内，然后将戴上手套手的 2 ~ 5 指插入空手套翻折内，协助另一只手戴上手套。应注意，未戴手套的手只能接触手套里面，不能接触手套外面；而戴好手套的手只能接触手套外面，不能接触手套里面。两个手都戴上手套后，将手套翻折部翻下，罩在手术衣的袖口上（图 10-7）。上台前，由手术护士用无菌水帮助冲去手套外面的滑石粉。

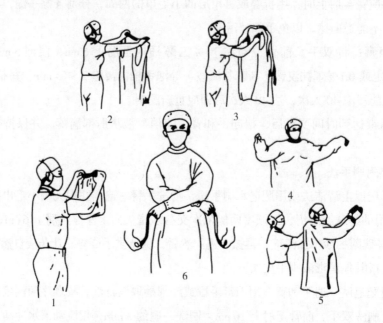

图 10-6　穿手术衣步骤

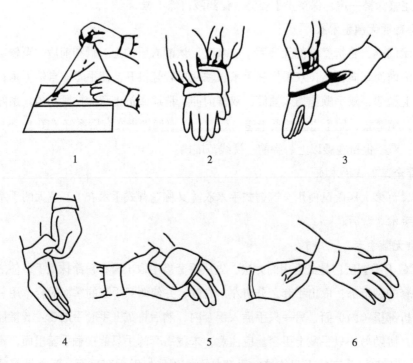

图 10-7　戴干手套方法步骤

（2）戴湿手套法：应先戴手套，后穿手术衣。将用消毒液浸泡后的手套放入盛有无菌清水的盆内，手套内灌满无菌水，手插入手套内；戴好手套后，手向上举起，并活动手指，使手套内的水从肘部淌下，再穿手术衣，衣袖压在手套外面，用无菌布带系好固定。

6. 连台手术更衣法

本台手术结束后，需连续进行另一台手术时，若手套未曾破损，可按下列顺序更换手套和手术衣：洗净手套上的血渍，解开手术衣各系带，先将手术衣向前翻转脱下，后脱手套。注意手臂不能与手术衣及手套外面接触；以流动清水冲去手上的滑石粉，用无菌小毛巾擦干，在泡手液中浸泡5 min（也可用氯己定液或其他消毒液涂擦）；重新穿无菌手术衣，戴无菌手套，冲去手套上的滑石粉，即可参加另一台手术。但应注意，若先做的是感染手术，又必须参加连台手术时，应按常规重新刷洗手。

## 三、手术室护士主要岗位与配合

手术是由手术医师、麻醉师和护士共同完成，需要医护人员的密切配合，直接上手术台参与手术的护士，称器械护士，又称手术护士或洗手护士；不上手术台的护士，在固定的手术间内配合器械护士、手术医师和麻醉师做台下配合及巡视的护理工作，故又称巡回护士。

1. 器械护士和巡回护士的职责

（1）器械护士的职责：主要职责是负责手术全过程中所需器械、物品和敷料的供给，主动配合手术医师完成手术。手术中，其工作范围只限于无菌区内。其他还包括术前访视和术前准备等。具体工作包括：①手术前1天探视患者，了解手术方式、手术医师的习惯等，准备手术所需物品，如器械、敷料等。②术前提前15 ~ 20 min洗手，穿无菌手术衣，戴无菌手套，铺无菌器械台，与巡回护士一起清点器械、敷料等。如有缺漏，及时补充。③手术开始前，协助医师做好皮肤消毒、铺巾；术中与手术医师默契配合，传递用物要做到及时、准确、平稳，传递锐利器械时，要防止误伤；关注手术进展，若术中发生意外，则需积极配合抢救。④随时整理用物，保持无菌区的整齐、干燥、无菌。⑤关闭体腔前与巡回护士再次清点核对物品，防止将物品遗留于患者体腔内，同时妥善保存术中切取的标本，备术后送检。⑥手术后协助医师包扎伤口，固定引流物；处理手术器械，并协助整理手术间。

（2）巡回护士的职责：主要职责是在手术台下负责手术全过程中物品、器械、布类和敷料的准备和供给，主动配合手术和麻醉，根据手术需要，协助完成输液、输血和手术台上特殊物品、药品的供给。其工作范围是在无菌区以外，在患者、手术人员、麻醉师以及其他人员之间巡回。具体工作包括：①手术前，应检查手术间的清洁与消毒是否合格，用物是否备齐，调试设备，创造适宜的手术环境。②热情接待并检查患者，按手术通知单核对患者姓名、年龄、性别、医疗诊断、手术时间、部位、名称、麻醉方式等。详细清点病房送来的物品（病历、X线片、药物等）是否齐备。③按手术要求，安置患者体位。④协助麻醉医师进行麻醉，协助器械护士及手术者穿无菌手术衣，配合手术区皮肤消毒，协助器械护士铺无菌桌，清点用物，并记录。⑤术中，关注手术进展，供应术中用物，随时调整灯光；保持手术间清洁、安静，随时补充用物；保证输血、输液通畅；监督手术人员遵守无菌原则，并负责外部联络。⑥关闭体腔前，再次与器械护士清点、核对物品，记录并签名；术后协助医师包扎切口，固定引流管；与护送患者的人员仔细交接。⑦术后整理手术间，并清洁消毒。

2. 器械台的管理工作

（1）器械台（无菌桌）的要求：用于手术中放置各种无菌物品及器械。要求结构简单、坚固、轻便，可推动，易于清洁，且车轮可以制动，台面四周有栏边，栏高4～5cm，以防器械滑下。器械台分为大、小两种，应根据手术的性质、范围，选择不同规格的器械台。

（2）铺无菌台步骤：①术晨，由巡回护士准备合适的器械台，并保持清洁、干燥。②将手术包放置器械台上，用手打开包布的外层，再用无菌钳打开第二层包布。③第三层包布由器械护士刷手后用手打开，注意无菌单下垂至少30cm。④器械护士穿好无菌手术衣，并戴无菌手套后，将器械分类，按使用先后次序摆放，排列整齐，置于器械台上。

（3）器械托盘的使用：托盘是器械台的补充，摆放的是反复使用或即将使用的物品，按手术的要求和步骤，要求经常更换，不宜堆积。托盘为可调高低的长方形盘，盘面48cm×33cm，横置于患者适当部位上，按手术需要放1～2个。手术区铺单时，用双层手术单包裹，并在其上再铺手术巾。

3. 手术过程中的无菌原则

（1）手术人员一旦进行外科洗手，手及前臂即不能接触有菌物品。穿上无菌手术衣及戴好无菌手套后，其肩部以上、腰部以下和背部，手术台边缘以下，无菌桌桌缘平面以下，均视为有菌区。

（2）手术开始前，由手术护士和巡回护士共同清点器械及其他手术所用的各种物品，并记录，术中若有增减也应及时记录。凡跌落或下坠超过手术台边缘以下的器械、物品，应视为被污染，必须重新消毒或灭菌后才能使用。手术接近结束时，核对器械、物品无误后，方可关闭胸、腹腔或其他部位切口。

（3）切开皮肤或缝合皮肤之前，常规用70%乙醇棉球再消毒切口处皮肤1次。切开皮肤和皮下组织后，切缘应以纱布垫或手术巾遮盖，并固定，仅显露手术切口。凡与皮肤接触的刀片及器械，可能被污染，不应再使用。手术因故暂停时，手术野用无菌湿纱垫覆盖和保护。

（4）手术台上使用的器械物品，只能在手术人员前面传递，不能在手术人员的肩部以上、腰部以下和背后传递。

（5）手术人员的手套一旦破损，应及时更换；前臂或肘部不慎碰触有菌区，应立即更换手术衣或加戴无菌袖套。

（6）切开空腔器官前，应取湿纱垫将空腔器官与周围组织隔开，以减少对周围组织的污染，并准备好吸引器，随时吸除外流的内容物；切开后，应用消毒液将空腔器官切开处进行消毒；被污染的器械物品，放置另一个容器内，与清洁器械严格分开；全部沾染步骤完成后，手术人员即应用无菌流动水洗手或更换无菌手套，尽量减少污染。

（7）术中，同侧手术人员若需调换位置，其中一人应先退后一步，与另一人背对背地换位，然后再面对手术台；如与对侧手术人员调换位置，则应面向手术台绕到对侧；当经过未穿无菌手术衣人员面前时，应互相让开，避免碰触，以防污染。

（8）手术过程中尽量保持安静，不要高声说话或嬉笑，避免不必要的谈话。如要咳嗽、打喷嚏时，应将头转离手术台。当手术人员面部汗水较多时，可请其他人帮助擦汗，但头应转向一侧。

（9）若有人参观手术，每个手术间参观人数最好不要超过 2 个，参观者不能过于靠近手术人员或站得过高，尽量避免在手术间内频繁走动。

（10）用持物钳从无菌容器或无菌包内夹取物品时，其身体应与无菌物和无菌区保持一定的距离；无菌容器打开取物后，应及时盖好，避免长时间暴露。无菌包中的物品，一次未取完时，应及时包好，并在规定的时间内使用，否则应重新灭菌后才能使用。无菌物品一旦被取出，虽未被使用，也不能再放回无菌包（或缸内）内保存。

4. 污染手术的隔离技术

进行胃肠道、泌尿生殖道等空腔器官手术时，在切开空腔器官之前，应先用纱布垫保护周围组织，并随时吸除外流的内容物。切开空腔器官时，被污染的器械和其他物品应放在污染盘内，污染的缝合针和持针器（钳）应随时在等渗盐水中刷洗。全部污染步骤结束后，手术人员应用无菌等渗盐水冲洗或更换手套，以减少污染。

5. 手术室的清洁与消毒

手术室不可避免地会受到人员活动的影响，以及在手术时引流物、分泌物等不同程度的污染，为保证手术时的无菌环境，必须建立一套完整的卫生、消毒工作制度。

（1）日常清洁消毒工作。①每天手术结束后，应做的工作如下：a. 每次手术结束后或每天工作结束后，先打开门窗通风，清除手术间内的污物和杂物。b. 手术间内桌面、手术台及其他设备等，均用消毒液进行湿式清洁处理，再用清水清洗，并擦干，地面和墙壁用消毒液喷洒，并拖洗和擦拭。c. 经短时通风后，关闭门窗，可选用以下方法进行空气清洁杀菌处理：首先，循环风、紫外线空气消毒器，能有效滤除空气中的尘粒，并可将随空气进入消毒器中的微生物杀死。开机 30 min，可达清洁空气和杀菌的目的。此设备可连续反复工作，即每隔 15 min 开机 1 次，持续 15～30 min，室内有人活动时，仍可使用。其次，静电吸附式空气消毒器，能过滤和吸附空气中的尘粒及微生物，一般工作 30 min，可达消毒标准的要求，也可在室内有人的情况下使用。再次，紫外线灯照射杀菌，按每平方米地面面积，约用紫外线灯管功率 2 W 进行计算，选择合适的紫外线灯管。照射有效距离一般不超过 2 m，照射时间一般为 2 h。最后，电子灭菌灯照射杀菌，要关闭门窗，以确保消毒效果。②每周大清洁和消毒工作：每周定期大扫除 1 次，清洁通风后，关闭门窗，用消毒液熏蒸法或其他方法进行手术间消毒。乳酸熏蒸法，按手术间空间大小，以 0.12 mL/m³ 计算，应用 80% 乳酸的用量，加等量的水，放置于乙醇灯上加热，直至乳酸蒸发完毕，手术间继续关闭 30 min，后再开窗通风。也可用中药苍术的乙醇浸剂，替代乳酸熏蒸消毒。苍术按 1 g/m³ 空间计算，加乙醇 2 mL，浸泡 24 h 后，放置于乙醇灯上加热蒸发，维持 4 h 后再开窗通风。苍术在熏蒸时，有一种清香味，且无腐蚀性。甲醛熏蒸法，按 2 mL/m³ 空间，以 40% 甲醛 + 高锰酸钾 1 g 计算，将甲醛溶液倒入高锰酸钾溶液中，即产生蒸气，12 h 后再开窗通风。甲醛杀菌效果好，但易污染环境，并有一定的毒性，不提倡应用。目前，主要用于严重感染手术后手术间的消毒灭菌。过氧乙酸熏蒸法，按 1 g/m³ 空间计算过氧乙酸用量，加水稀释成 0.5%～1% 浓度，加热使其蒸发，维持 2 h 左右。③为了保持手术室内空气清洁，应做到：a. 手术室的门应保持关闭状态，尽量减少人员走动，窗户应有合适的防护。b. 手术室内不宜使用有粉尘的物品，清洁工作应采用湿式操作，拖把、抹布等应保持清洁，定期用消毒液浸泡消毒。c. 手术室内要定期进行空气细菌培养及其他监测，必须符合国家规定的卫生标准。④目前，对手术室内空气和物品消毒的观念正在发生变化，逐渐趋向于彻底清洁、干燥，以及环境、空气的自然通风，而不强调采用消毒方法。

（2）严重感染手术后的消毒方法。①破伤风、气性坏疽等特殊患者手术后：a. 手术间清理后，立即进行空气熏蒸消毒，可选用甲醛或过氧乙酸熏蒸，药液蒸发完后，继续关闭手术间维持 2 h 左右。b. 消毒结束后，开窗通风，彻底清扫，用消毒液擦拭手术间内各种物体表面，并喷洒地面、墙壁及手术台，30～60 min 后拖洗和擦拭。c. 用紫外线照射或电子灭菌灯照射杀菌后，开窗通风。d. 必要时，可再次进行空气熏蒸消毒。e. 手术间内物体表面和空气监测，常用细菌培养的方法进行监测，应符合消毒灭菌的标准要求。f. 手术所用的器械，应进行"消毒－清洗－灭菌"的方法处理，手术尽量使用一次性物品，术后集中焚毁。②肝炎、结核、铜绿假单胞菌（铜绿假单胞菌）感染等患者手术后：a. 手术间清理后，立即用消毒液熏蒸，药液蒸发完毕后，继续维持 2 h 左右。b. 用消毒液擦洗手术间内各种物体表面，并喷洒地面、墙壁及手术台，维持 30～60 min 后拖洗和擦拭。c. 然后开窗通风。d. 手术所用的器械也应进行"消毒－清洗－灭菌"的方法处理，手术也应尽量使用一次性物品。

（谷亚芳）

# 第三节　手术中的护理

手术患者进入手术室期间，手术室护士应热情接待患者，按手术安排表仔细核实患者，确保患者的手术部位准确无误。在手术间的空调环境中，应注意手术患者的保温护理，防止患者在手术过程受凉感冒，影响术后康复。在手术中的输液、输血是手术室常用的治疗手段，掌握有关输液、输血的理论知识和操作技能，是配合手术的保证。围术期患者的途中转运、手术台上的安全保护等均是手术室护士应重视的方面。

## 一、患者的接送

手术当日手术室负责接送的人员，应将手术患者由病区接到手术室接受手术。为防止接错手术患者以及防止患者的照片、药物、物品遗失，在手术患者按程序离开或返回病房、进入手术室等候区、进入手术间、手术前等不同时间、地点有交接工作时，交接双方共同核对患者姓名、病区、性别、手术部位、手术名称、病历和住院号及患者所带物品等。

## 二、患者的核对

### （一）患者识别方法

对手术患者的核对是落实正确识别患者、保证患者安全的重要措施。患者核对流程见图 10-8。

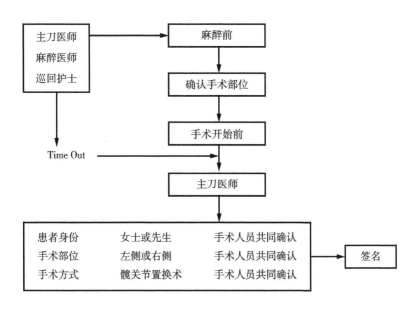

图 10-8　患者核对流程

（二）腕带

患者腕带标记病区、姓名、性别、年龄、床号、住院号。

## 三、患者的保温护理

患者在手术过程中易发生低体温，这一现象容易被医务人员忽视，有研究显示大约 50%的手术患者中心体温低于 36.6℃，33.3%患者中心体温低于 35℃，而人体体温调节系统通常将中心体温调节恒定在 37℃。全麻手术超过 3 h、一般手术超过 2 h，容易出现术中低体温。术中低体温对患者造成的危害是十分严重的，针对造成术中低体温的原因进行有效预防是围手术期护理的一个重要内容。

（一）手术患者术中低体温的危害

1．增加伤口感染率

轻度的体温降低也可直接损害机体免疫功能，尤其是抑制中性粒细胞的氧化杀伤作用，并减少多核白细胞向感染部位的移动。此外，低温可减少皮肤血流和氧供，并抑制组织对氧的摄取。研究发现，围术期低温还与蛋白质消耗和骨胶质合成减少有相关性。以上因素的共同作用导致围术期低温患者伤口感染率增加。有报道表明，择期结肠切除手术中出现低温的患者伤口感染率可以增加 2 倍，并且住院时间延长约 20%。

2．影响凝血功能

体温降低可使循环血流速度减慢，血中血小板数减少，降低血小板功能，降低凝血因子的活性，血细胞聚集度升高，并且具有激活血纤维蛋白溶解系统作用。出血时间与皮肤温度成反比，严重低温可导致弥散性血管内凝血发生。

3．影响机体代谢

体温每升高 1℃，机体代谢率增加 1 倍，每下降 1℃，代谢率下降一半。适度体温降低可以降低细胞氧耗，提高机体对缺氧的耐受能力，因而对机体有保护作用。心脏手术时将中心体温降到 28℃，以保护心肌和中枢神经系统，在主动脉弓手术时常需将中心温度降至 20℃以下，目的是为保护大脑。另一方面，低温又导致静脉淤滞和局部组织氧供减少，进一步引起深静脉血栓形成；低温使药物在肝脏的代谢速度减慢，吗啡的作用可延长 20 倍。

4．增加心血管并发症

低温下肺血管对缺氧的反应性降低，通气／血流比（V/Q）比例失调而导致缺氧加重。研究发现，术中低温的患者术后心肌缺血的发生率是术中体温正常者的 3 倍。同时，研究表明，低温可引起低钾，而且一定范围内体温的降低与血清钾的降低成正比。低钾是导致室速、室颤等心律失常的重要原因，严重时还可能引起心衰。低温还可降低心肌对儿茶酚胺的反应性。其次，低温引起的寒战也显著增加了围术期氧耗和二氧化碳的生成，寒冷引起心脏传导阻滞的加剧和心肌收缩力的降低会因吸入麻醉剂而加重。麻醉恢复期间，寒战患者为产生更多的热量会增加氧耗，身体的反应为心排血量增加、心动过速、高血压和心肌局部缺血。当中心温度低于37℃时，室速和心脏异常的发生率将增加2倍。

5. 延缓术后恢复

体温降低使多种药物的代谢速度减慢，使麻醉苏醒延迟；寒战、不适感增加40%；肾上腺功能显著增强；使中枢神经系统变迟钝，影响机体识别和运动功能；增加组织吸收；减少机体的代谢及麻醉药物的排泄，从而延长了麻醉药物的作用时间。包括肌松剂异丙酚，如体温下降2℃，可使维库溴铵的作用时间增加1倍多。而药物代谢的减慢显著延长了麻醉恢复时间和术后恢复室的停留时间。

6. 低体温可延长住院时间

低温会通过各种因素，导致患者在ICU和病房的住院时间延长。上述几种因素导致的后续治疗受影响，直接造成术后恢复时间延长。其原因是低温使中枢神经系统变迟钝，影响了机体识别和运动功能；增加了组织吸收、减少了机体的代谢及排泄麻醉药物，从而延长了麻醉药物的作用时间。其他研究表明，低温患者死亡率高于体温正常患者，尤其是严重创伤患者。近来的研究表明，体温下降2～3℃可明显增加创伤者死亡的可能性，中心温度降至32℃的患者死亡的危险性很高。

（二）手术患者术中低体温发生的原因

导致患者术中低体温的原因包括以下方面。

1. 手术室低温环境

手术室环境的温度通常控制在22～24℃。有研究显示，保持适当的室内温度有助于维持患者体温。但由于外科医师要求较低的室温以求舒适，而造成室温过低，使患者体温下降。

2. 麻醉剂的应用

麻醉剂有扩张血管、抑制体温调节的作用，从而导致体温下降。围手术期使用的所有麻醉剂均影响体温调节。另外，麻醉时采用机械通气吸入干冷气体等，也会引起体温下降。

3. 皮肤保暖作用的散失

皮肤具有调节体温的功能，完整的皮肤具有天然的屏障作用。皮肤是体内热量散失的主要部位，手术过程中皮肤消毒时，裸露皮肤面积较大、碘酒乙醇涂擦患者皮肤上的挥发作用、使用低温或未加温液体冲洗体腔或手术切口、大手术体腔（如胸腹腔）长时间开放暴露等因素，引起外周血管收缩反应、热量丢失，体核温度可下降至33～35℃。这是手术导致体内热量散失的重要原因。

4. 输液和输血

手术过程中患者由静脉输入大量与手术间等温的液体和血液，则对患者机体中体液造成"冷稀释"作用，从而导致患者体温下降。

（三）预防术中低体温的综合保温措施

体温是人体主要生命体征之一，正常体温的维持对于维持人体各项功能至关重要。在围手术期为预防低体温的发生常采用主动保温措施，应用的方法包括以下几点。

1. 监测体温

在手术过程中注意监测体温，维持体温在 36℃ 以上。

2. 随时注意调节室温

维持室温在 22～24℃，不能过低。

3. 保暖

可采用暖水袋、电热毯、压力气体加温盖被，或盖被覆盖、穿脚套等措施对患者保暖，确保患者围术期温暖、舒适。其中压力气体加温盖被是目前较新的一种方法，它具有使用方便、安全、有效等特点，可对体温下降的危害起到预防作用。

4. 输注液加温

使用恒温加热器、温箱或血液制品加温器等加温设备，对输入体内的液体和血液制品加温至 37℃，可以预防低体温的发生，并防止体温下降。液体加温输入的方法可以使用压力气体加温器、保湿加温过滤器等。已存在休克和低温的手术患者可采用加温器加压快速输注 37℃ 的液体以尽快恢复有效循环血容量，避免因低血容量休克而死亡。研究表明，液体或血液制品加温至 36～37℃ 是安全、舒适的，且对药液成分无影响。但注意部分药物如青霉素、维生素、羧甲淀粉等不能加温。

5. 冲洗液加温

在进行术中体腔冲洗时，应注意使用温箱将冲洗液加温至 37℃ 左右，可避免体内过多热量散失，防止术中体温下降。

## 四、术中输血输液

手术中的输液、输血是保持充足的血容量，保持水、电解质在体内相对稳定（包括水在细胞内外的容量、各种电解质的浓度、总渗透压及酸碱度）。输血和输液是临床常用的治疗手段，是护士的一项基础的护理操作技术。

（一）输液

1. 静脉输液原理

静脉输液是利用液体静压原理与大气压的作用使液体下滴。同时当液体瓶具有一定高度，针尖部的压强大于静脉压时，液体即输入人体的静脉内。因此，无菌药液自输液瓶经输液管通过针尖输入到静脉内应具备的条件有以下几点。

（1）液体瓶必须有一定的高度（具有一定的水柱压）。

（2）液体上方必须与大气压相通（除液体软包装袋外），使液体受大气压的作用，当大气压大于静脉压时，液体向压力低的方向流动。

（3）输液管道通畅，不得折叠、扭曲、受压，针头不得堵塞，保证针头在静脉内。

2. 常用液体的种类及作用

（1）晶体溶液：晶体溶液分子小，在血管内存留时间短，对维持细胞内外水分的相对平衡起着重要的作用，有纠正体内电解质失调的显著效果。手术室常用的晶体液体有：①生理盐水（0.9%氯化钠）、复方氯化钠。②5%～10%葡萄糖溶液，提供水分和热量。③5%碳酸氢钠和11.2%乳酸钠，可以调节酸碱平衡。④20%甘露醇，有脱水利尿的作用。

（2）胶体溶液：胶体溶液分子量大，在血管中存留时间长，对维持血浆胶体渗透压，增加血容量及提高血压有显著效果。手术室常用的胶体有：①低分子右旋糖酐，平均分子量2万～3万，可改善微循环和组织灌注量，同时还能覆盖红细胞、血小板及血管内膜，增加静脉回心血量和心排血量，降低血液黏滞度。②中分子右旋糖酐，平均分子量7万～8万，输入体内后能提高血浆胶体渗透压和扩充血容量。③佳乐施（含4%琥珀酰明胶的代血浆），输入人体能增加血浆容量，使静脉回流量、心排血量、动脉血压和外周灌注增加，其产生的渗透性利尿作用有助于维持休克患者的肾功能。④白蛋白，为正常人血清，可补充蛋白质。

3. 输液点滴速度与输液时间计算方法

（1）已知每分钟滴数，计算输完总液量所需用的时间。

$$输液时间（分）＝液体总量（mL）×15/每分钟滴数$$

（2）已知总量与计划需用的时间，计算每分钟调节的滴数。

$$每分钟滴数（滴）＝液体总量（mL）×15/输液时间（分）$$

4. 输液过程中的观察

（1）应严格无菌技术操作，严格"三查七对"制度，避免给患者造成不应有的伤害。

（2）输液过程中，注意观察液体滴注是否通畅，各连接部位是否有渗漏现象，输液管道是否有扭曲、折叠、受压。

（3）检查进针部位有无渗漏、有无皮下肿胀。

（4）输液过程中，注意观察患者全身反应，有无发热、寒战的症状出现。

5. 常见的输液反应及防治

（1）发热反应：表现为发冷、寒战、发热，轻者发热于停止输液数小时内体温可恢复正常，严重者初起寒战，继之高热，并伴有头痛、恶心、呕吐等症状。

防治措施：①溶液和输液器必须做好去热源的处理。②严重反应者应立即停止输液，对输液管路和溶液进行检测。③对发热者给予物理降温，观察生命体征，必要时按医嘱给予抗过敏药物或激素治疗。④反应轻者可更换溶液和输液管路后，减慢输液速度继续输液。

（2）急性肺水肿：由于输液速度过快，短时间内输入过多液体，使循环血容量急剧增加，心脏负担过重造成，表现为胸闷、气促、咳嗽、咳粉红色泡沫痰，严重时稀释的痰液可由口、鼻涌出，听诊肺部出现大量湿性啰音。

防治措施：①输液的速度不宜过快，尤其是老年、儿童和心脏病患者。②出现症状，立即停止输液，协助麻醉医师进行紧急处理，按医嘱给予强心利尿的药物。③给患者高浓度吸氧，最好使用经过 50% 左右的乙醇湿化后的氧气。④在病情允许的情况下进行端坐，必要时，进行四肢轮扎，减少静脉回心血量。

（3）静脉炎：在输注浓度较高、刺激性较强的药液或静脉内放置刺激性大的塑料管时间太长，而引起的化学性或机械性的局部炎症；也可因在输液过程中，无菌操作不严格而引起局部静脉的感染。表现为沿静脉走向出现条索状红线，局部组织发红、肿胀、灼热、疼痛，有时伴以畏寒、发热等全身症状。

防治措施：①严格执行无菌技术操作，对血管有刺激性的药物如肾上腺素、氢化可的松等稀释后使用，并防止药物渗出血管外。②停止在此部位的静脉输液并将患肢抬高制动。③局部热敷，用 50% 硫酸镁溶液进行湿热敷，每日两次，每次 20 min。④超短波理疗，每日 1 次，每次 15 ~ 20 min。

（4）空气栓塞：由于输液管道中气体进入静脉而导致严重症状，患者有突发性胸闷、胸骨后疼痛、眩晕、血压低，随即呼吸困难、严重发绀，患者述有濒死感。

防治措施：①输液前护士首先检查输液管路的密闭性，穿刺前将空气排尽。②如需加压输液，必须严密观察，防止空气输入。③出现空气栓塞症状后，立即将患者置于左侧卧位，该体位有利于气体浮向右心室尖部，避免阻塞肺动脉入口，气体可随心脏舒缩使空气形成泡沫，分次小量进入肺动脉。

（二）输血

输血是将全血或某些成分血通过静脉或动脉输入体内的方法。输血是手术室常用的操作技术。

1. 常用血液制品的种类及特点

（1）全血：①新鲜血，其保存血液中原有成分，可补充各种凝血因子及血小板。②库存血，虽含有血液的各种成分，但随着保存时间的延长，血液中某些成分损失也增多，因此血液酸性增高、钾离子浓度上升。

（2）血浆：血浆是血液中的液体部分，主要为血浆蛋白。保存时间长，可发挥与全血相似的作用。

（3）成分血：根据血液内各成分的比重不同，将其加以分离提纯。成分血的优点是一血多用，节约血源，且副作用少。成分血分为两类：①有形成分，包括红细胞类（压积红细胞、冰冻红细胞、洗涤红细胞、少白细胞红细胞）、白细胞类（干扰素、白细胞浓缩液、转移因子）、血小板类（冷冻血小板、血小板浓缩液、富血小板血浆）。②血浆成分，包括新鲜液体血浆、冷冻血浆、干燥血浆、白蛋白制剂等。

2. 输血的注意事项

（1）根据输血医嘱，凭提血单取血：护士应与血库人员共同严格认真核对患者的住院号、姓名、性别、病室、床号、血型、血液种类、血袋号、交叉配血试验结果、血量、采血日期以及保存的外观等。

（2）仔细检查血液的质量：正常库存血分为两层，上层为血浆呈淡黄色、半透明，下层为红细胞呈均匀暗红色，两者界限清楚，无血凝块。若发现血浆变红或混浊，有泡沫或两者分界不清等，说明血液可能有变质不能输入。

（3）检查血袋外包装：血袋外包装出现封口不严、破裂、标签模糊不清或脱落，也不可应用。如有可疑，及时联系血库专职人员。

（4）血制品的保管：血制品从血库进入手术室必须放入指定的低温运输箱内由专人运输。保存时应根据不同血制品的保存要求进行相应保存。

（5）实行两人核对原则：血制品送到手术间后，实行两人共同核对的原则，严格按照查对项目、质量要求、包装要求认真进行核对。

（6）取回的血应尽快输用，不得自行贮血。输前将血袋内的成分轻轻混匀，避免剧烈震荡。不得向血液制品中添加任何药品。在正常情况下，除了0.9%氯化钠溶液，不得向血液制品和输血系统中添加任何其他溶液或药物，如需稀释只能用静脉注射生理盐水。

（7）输血过程中应先慢后快，再根据病情和年龄调整输注速度，并严密观察受血者有无输血不良反应，如出现异常情况应及时处理：①减慢或停止输血，用静脉注射生理盐水维持静脉通路。②立即通知值班医师和输血科（血库）值班人员，及时检查、治疗和抢救，并查找原因，做好记录。

（8）输血过程中应该对患者动态监测体温、脉搏和血压，至少要保证在每次输血开始前15 min、开始后15 min及输血完毕几个时间段进行监测和记录。输血过程中产生不良反应时应及时报告处理及与血库联系，同时做好记录。

（9）疑为溶血性或细菌污染性输血反应，应立即停止输血，用静脉注射生理盐水维护静脉通路，及时报告上级医师，在积极治疗抢救的同时，做以下核对检查：①核对用血申请单、血袋标签、交叉配血试验记录。②核对受血者及供血者 ABO 血型、Rh 血型。用保存于冰箱中的受血者与供血者血样、新采集的受血者血样、血袋中血样，重测 ABO 血型、Rh 血型、不规则抗体筛选及交叉配血试验。③立即抽取受血者血液加肝素抗凝剂，分离血

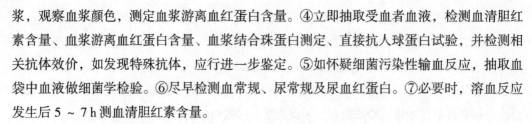

浆，观察血浆颜色，测定血浆游离血红蛋白含量。④立即抽取受血者血液，检测血清胆红素含量、血浆游离血红蛋白含量、血浆结合珠蛋白测定、直接抗人球蛋白试验，并检测相关抗体效价，如发现特殊抗体，应行进一步鉴定。⑤如怀疑细菌污染性输血反应，抽取血袋中血液做细菌学检验。⑥尽早检测血常规、尿常规及尿血红蛋白。⑦必要时，溶血反应发生后 5 ~ 7 h 测血清胆红素含量。

（10）患者如连续输入多袋血，应在两袋血之间给予间隔，即输完一袋血后，采用 0.9% 氯化钠输入，待管道内的余血冲尽后，再开始输下一袋血。

（11）有输血反应或输血事故的情况发生时，应该对该情况的过程进行全面的记录，记录包括发作的日期和时间、临床表现、采取的处理措施、效果等，并上报相关部门备案。

3. 常见的输血反应及防治

（1）发热反应：血液、储血器、输血器或输血操作过程被致热原污染，或多次输血后，在受血者血液中产生了白细胞凝集素和血小板凝集素，当再次输血时，对输入的白细胞和血小板发生作用，产生凝集。并在单核 – 吞噬细胞系统被破坏（主要在脾脏）时，即可引起发热反应。患者在输血过程中或输血后 1 ~ 2 h，表现发冷、发热、寒战，体温突然升高 38 ~ 41℃，并伴有头痛、恶心、呕吐等症状。

防治措施：严格按无菌技术进行输血操作，使用一次性输血器。出现症状，立即停止输血，将输血器及剩余的血液一同送往化验室进行检验，对症处理：有畏寒、寒战者给予保暖处理，高热者给予降温处理。按医嘱给予抗过敏药物：异丙嗪、肾上腺皮质激素等。

（2）变态反应：大多数患者的变态反应发生在输血后期或即将结束时，表现轻重不一，轻者出现皮肤瘙痒、荨麻疹、轻度血管性水肿（表现为眼睑、口唇水肿）；重者喉头水肿，出现呼吸困难，两肺可闻及哮鸣音，甚至发生过敏性休克。

防治措施：预防措施为采血时勿选用有过敏史的献血者，献血者在采血前 4 h 不宜吃高蛋白和高脂肪的食物，宜食少量清淡食物或糖水。出现变态反应，轻者减慢输血速度，密切观察，根据医嘱给予抗过敏药物如异丙嗪、肾上腺皮质激素等；重者立即停止输血，并给予对症治疗；呼吸困难者，给予氧气吸入；喉头水肿严重时，配合气管插管或气管切开；过敏性休克者，给予抗休克治疗。

（3）溶血反应：一般发生在输血 10 ~ 15 mL 后，患者可主诉头胀痛、四肢麻木、腰背部剧烈疼痛和胸闷。继续发展出现黄疸和血红蛋白尿，同时伴有寒战、高热、呼吸急促和血压下降等症状。后期出现少尿、无尿等急性肾功能衰竭症状可导致迅速死亡。此外，溶血反应还可伴有出血倾向。

防治措施：认真做好血型鉴定和交叉配血试验，严格执行查对制度和血液保存规则。出现症状，立即停止输血，并保留余血，做进一步原因分析。保持静脉输液通畅，以备抢救时静脉给药。按医嘱给予碳酸氢钠，碱化尿液，防止或减少血红蛋白结晶阻塞肾小管。

密切观察生命体征和尿量并记录。对少尿、无尿者，按急性肾功能衰竭护理。

## 五、患者的保护

进入手术室的患者不是以单纯的疾病代称"甲状腺"或"冠状动脉搭桥"，他们是需要做手术的人。离开那些术后将照顾他们的亲人，来到手术室他们将单独面对一次令人迷惘和可怕的经历。因此，患者来到手术室需要得到手术室护士的真切关心和照顾。其保护措施包括以下几点。

### （一）患者的途中转运措施

（1）各种车、推床应有安全带或护栏。患者由病区到手术室时，每个患者的转运途中需要始终有人一直照顾他，固定好患者安全带和围栏，防止患者摔伤。

（2）到病房接送患者时严格遵守患者的查对制度。

（3）在接送患者过程中，确保患者温暖、舒适，不被伤害。

（4）必要时，危重手术患者应有麻醉及手术医师陪同接送，防止患者在途中出现病情变化。

（5）患者转运过程中，避免不必要的颠簸碰撞，应将患者安全送入手术室。

（6）患者身上携有输液管、引流管的，应保持管子在正常位置，避免发生液体反流或管子脱落。

### （二）患者在手术间的保护措施

在进入手术室时，患者在感情上的需要可能和身体情况一样各有不同。手术室的护理工作要做到让患者在回忆他们的手术经历时感到满意。

（1）患者从上手术推床到躺至手术床的过程中，应注意随时遮挡患者，保证患者的隐私权不受侵犯。

（2）患者在手术床上应注意使用约束带约束，防止患者从手术床上坠落。

（3）患者进入手术间，必须有人看护。患者不能单独留在手术间。

（4）患者在手术室期间，注意给患者保暖，避免体温过低或过高。

（5）手术结束，气管插管拔管阶段，护士应守候在患者身边，防止患者烦躁，导致坠床或输液管道的滑脱。

（6）手术结束后，由麻醉医师、手术医师和手术室护士等协助将患者从手术床移至推床，移动过程应注意防止各类引流管的脱落。

（7）手术结束后由手术医师、麻醉医师协助送患者至麻醉复苏室。

## 六、物品的清点

随着新、高、尖手术的不断开展，手术器械、手术敷料也在不断更新，以及手术室与供应室的一体化管理，促使了手术室对清点核对制度的规范化。清点核对制度是手术室工作中非常重要的制度之一，严格清点核对制度能完全避免异物遗留体腔。坚持在术前、术中、术后"三人四次"清点核对制度，以保证患者的安全，避免器械在回收、清洗、灭菌过程中的丢失。

（一）清点原则

（1）严格执行"三人四次"清点制度。"三人"指手术医师第二助手、器械护士、巡回护士，"四次"指手术开始前、关闭体腔前、关闭体腔后、术毕（缝完皮肤后）。

（2）在一些腔隙部位如膈肌、子宫、心包、后腹膜等的关闭前、后，刷手护士与巡回护士应共同清点物品。

（3）术中临时添加的器械、敷料，器械护士与巡回护士必须在器械台上及时清点数目至少两次，并检查其完整性，及时准确记录无误后方可使用。

（4）"三不准"制度的执行。刷手护士在每例手术进行期间，原则上不准交接换人；巡回护士对手术患者病情、物品交接不清者，不许交接班；抢救或手术紧急时刻，不准交接班。

（5）清点物品时坚持"点唱"原则。器械护士大声数数，巡回护士小声跟随复述。

（6）准确及时记录所有手术台上物品，器械、巡回护士两人核对无误后并在手术器械敷料清点单上签全名。

（二）清点内容

1. 器械

器械包括普通器械、内镜器械等所有手术台上的器械。手术开始前严格核对器械是否齐全完整，功能是否良好，螺丝是否松动、完整等；手术中，凡使用带有如螺丝、螺帽、弹簧、支撑杆等小配件的器械时，使用之前和使用之后都应仔细检查其数目及完整性。内镜器械术前必须检查镜面有无破损或模糊不清，对操作钳、钩，配件、盖帽、胶皮等进行清点检查，确保其完整性，并由巡回护士记录。

2. 敷料

敷料主要包括纱布垫、大纱布、小纱布、小纱条、棉片、棉球等。清点时必须分类清点，检查其完整性并防止重叠及夹带。小纱条、棉片等物品严禁重叠在一起清点，必须将其摊开，检查正、反两面是否一致；手术中严禁裁剪纱布、纱垫等敷料制作成其他的敷料使用。

3. 其他

其他包括手术刀片、电刀笔、线轴、缝针等，手术中刷手护士随时监控所有物品如对缝针数目进行清点，随时了解缝针去向。

（三）清点时机

手术前，器械护士提前 20 ～ 30 min 洗手上台，整理台上所有器械、敷料，执行清点查对制度。

1. 第一次清点

手术开始前整理器械时，由器械护士与巡回护士对台上所有用物进行面对面的一对一点唱，巡回护士边记录边复述，有错时要及时指出并再次点唱。原则上所有用物，尤其对纱布垫、纱布、棉片、缝针、棉球、电刀笔、吸引头、刀片等小件物品必须点唱两遍。点唱、记录双方确认名称、数目无误后方可使用台上用物，如有疑问应及时当面纠正核实，杜绝错误记录的发生。

2. 第二次清点

在关闭体腔前，器械护士与巡回护士对手术使用的所有器械敷料至少清点两遍，并在清点单上写明清点数目，清点无误后手术医师方可关闭体腔，刷手护士对器械数目及去向应做到心中有数。

3. 第三次清点

第一层体腔关闭结束时，器械护士、巡回护士及医师第二助手对术前及术中添加的器械进行至少两遍的清点，并在清点单上写明清点数目。

4. 第四次清点

手术结束缝完皮肤时，器械护士与巡回护士清点手术使用的所有器械、敷料数目，并在清点单上写明清点数目。需要清洗的器械集中放置在清洗箱内，巡回护士填写器械交接卡，器械护士核查后，密闭送入供应室或清洗间，进入清洗、打包、灭菌流程。

（四）清点注意事项

（1）当有器械、纱布垫、纱布、缝针、棉片等掉下手术台时器械护士应及时提醒巡回护士拾起，放于固定地方，任何人未经巡回护士许可，不得拿出手术间。

（2）深部脓肿或多发脓肿行切开引流时，创口内所填入的纱布数目，应详细记录在手术护理记录单"其他"栏内，手术结束后请主刀医师签名确认，作为提示外科医师在手术后取出时与所记录的数目核对，防止异物遗留体腔。

（3）术中如送冰冻、病理标本检查时，严禁用纱布等手术台上的用物包裹标本，特殊情况必须记录用物名称及数目并签名确认。

（4）有尾线的纱布，手术前、后检查其牢固性和完好性，防止手术过程中断裂、脱落。

（5）手术台上污染的器械，器械护士与巡回护士清点无误后，在手术台上用无菌垃圾袋密闭保存，防止在清点过程中加重污染。

（6）器械在使用过程中，发现有性能上或外观上的缺陷无法正常使用必须更换时，刷手护士在器械上用丝线作标记，以便术毕更换。

（7）手术切口涉及两个或两个以上部位或腔隙，关闭每个部位或腔隙时均需注意清点。

（8）建立"手术器械、敷料清点单"使用制度。目前，国内大部分医院都采用"手术器械、敷料清点记录单"来客观、动态记录手术过程中使用的器械、敷料，并且需要刷手护士和巡回护士签名确认。

### （五）清点意外

**1. 术中断针的处理**

断针处理的最终目标是必须找到断针并确认其完整性。

（1）根据当时具体情况马上对合核查断针的完整性，初步确定断针的位置，缝针无论断于手术台上或手术台下，器械护士应立即告知手术医师并请巡回护士应用寻针器共同寻找。

（2）若断针在手术台上找到，器械护士将缝针对合与巡回护士共同核对检查确认其完整性后，用无菌袋装好，妥善放于器械车上，以备术后清点核查。

（3）若断针在手术台下找到，巡回护士将缝针对合与器械护士共同核对检查确认其完整性后，袋装好，用消毒钳夹住放于消毒弯盘内，以备术后清点。

（4）倘若在手术台上或台下都未找到，行 X 线摄片寻找。

**2. 术中用物清点不清的处理**

（1）手术中器械护士一旦发现缝针、纱布等有误时即刻清点，并告知手术医师、巡回护士协助共同寻找。

（2）仔细寻找手术野、手术台面、器械车、手术台四周及地面、敷料等。

（3）如寻找未见，立即报告护士长，并根据物品性质联系放射科摄片。

（4）最终目标是寻找到缺少的用物，确保不遗留于患者体腔及手术间防止造成接台手术清点不清。

## 七、护理记录

随着经济和科技的快速发展、高等教育的普及、人权意识的加强及法制建设的日益完善，人们的法律意识不断强化，对医疗服务的要求也不断提高，医疗决策参与及追究医疗责任的诉讼增加。各种法律法规的完善需要人们去执行，《医疗事故处理条例》中明确规定：护理记录是病历的组成部分，护士对患者的护理过程应做到客观记录，患者有权复印病历以及医院应为患者提供病历复印或复制服务。因此，规范护理记录，是执行各项规章制度的重要体现和保护护患双方安全的保证，是《医疗事故处理条例》中"举证倒置"预防护理纠纷自我保护的法律武器。

（谷亚芳）

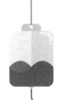

# 第四节 特殊患者术中护理

外科手术和麻醉都有创伤性，某些特殊病情或伴有其他疾病的患者，因对手术耐受性不良，易增加手术难度，造成手术失败及术后发生危险性，如高血压患者于手术后发生心力衰竭、心肌梗死、脑出血、脑血管意外和肾功能不全等机会较大，因此围术期护理极具挑战性。对该类患者术前除了应做一般的术前准备外，还应进行特殊的围术期护理，特别要做好术中护理。

## 一、心功能不全患者术中护理要点

心功能不全（cardiac dysfunction），又称心力衰竭（heart failure）。对于此类手术患者，手术室护士应根据其病因和临床表现加强护理，保障患者安全。

### （一）一般处置

调节适宜的手术室室温，保持安静，减轻患者紧张恐惧心理，必要时使用镇静剂，使患者顺利过渡到麻醉阶段。

### （二）心电和血流动力学监测

连续心电监测，观察心率快慢、有无心律失常及传导异常。施行有创血压、中心静脉压（CVP）连续监测，必要时用 Swan-Ganz 导管持续监测肺动脉压力的变化。

### （三）维持水、电解质平衡

需要时及时检查电解质，根据术中的出血量、尿量、BP、CVP、Hb 等综合因素补足血容量。

### （四）手术配合

用物准备齐全，刷手护士默契配合，保证手术顺利进行。

### （五）麻醉恢复期护理

恢复期时，疼痛刺激、吸痰、拔气管导管、屏气、低氧或高碳酸血症均可引起心搏骤停，处理不及时将产生严重后果。故此期应加强监护，备好各种抢救药品和物品，监护人员不得随意离开。

## 二、高血压患者术中护理要点

高血压系指循环系统内血压高于正常而言，通常指体循环动脉血压增高，是一种常见的临床综合征。按照世界卫生组织（WHO）建议使用的血压标准是：凡正常成人收缩压应小于或等于 140 mmHg（18.6 kPa），舒张压小于或等于 90 mmHg（12 kPa）。如果成人收缩压大于 140 mmHg（18.6 kPa），舒张压大于 90 mmHg（12 kPa）为高血压。高血压是世

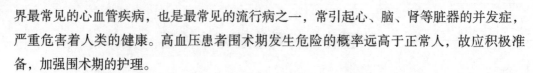

界最常见的心血管疾病，也是最常见的流行病之一，常引起心、脑、肾等脏器的并发症，严重危害着人类的健康。高血压患者围术期发生危险的概率远高于正常人，故应积极准备，加强围术期的护理。

**（一）一般处置**

手术室室温应调节适宜，保持安静，防止寒冷和噪音对患者血压的影响。减轻患者紧张恐惧心理，必要时使用镇静剂，使患者顺利过渡到麻醉阶段。

**（二）术中监测**

术中要进行血压、心电图、血氧饱和度、血气、体温的监测，注意出血量、尿量及水电解质平衡。对重度高血压患者做复杂大手术还应进行中心静脉压监测。由于麻醉、麻醉药物的影响及手术刺激等各种因素可使患者的血压有较大幅度的波动，且患者对血压自身调节能力下降，当血压过高或过低时，可引起各种严重的并发症。故巡回护士在术中应配合麻醉医师严密观察血压的变化，及时发现异常，及早处理。

**（三）手术配合**

用物准备齐全，刷手护士默契配合，保证手术顺利进行。术中冲洗液应适当加温，不能过冷。禁止使用使血压升高的止血药物，如肾上腺素、阿托品等。

**（四）麻醉恢复期护理**

术后患者在恢复期，由于疼痛刺激、吸痰、拔气管导管、屏气、低氧或高碳酸血症等原因均可引起强烈的心血管反应，导致血压急剧升高，处理不及时可产生严重危害。故此期应加强监测，备好各种抢救药品和物品，监护人员不得随意离开。在不影响呼吸的情况下镇痛，若血压过高可给予药物，待血压降至安全范围再吸痰、拔管。

## 三、呼吸功能障碍患者术中护理要点

呼吸功能障碍是指由于各种原因引起肺的通气功能和换气功能障碍，以致不能有效地进行气体交换，临床上引起缺氧伴或不伴二氧化碳潴留，从而引起一系列生理功能和代谢紊乱的临床综合征。呼吸功能障碍的主要表现是轻微活动后出现呼吸困难，哮喘和肺气肿是两个最常见的慢性阻塞性肺功能不全疾病。伴呼吸功能障碍的手术患者，对手术、麻醉和护理都提出了更高的要求。

1. 一般处置

手术室室温调节适宜，保持安静，减轻患者紧张恐惧心理，必要时使用镇静剂，使患者顺利过渡到麻醉阶段。麻醉前用药要适量，以免呼吸抑制。

2. 术中监测

术中要进行血压、心电图、血氧饱和度、血气、体温的监测，注意出血量、尿量及水电解质平衡。由于麻醉及手术刺激等各种因素可影响患者的肺功能和血氧饱和度，故巡回

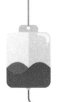

护士在术中应配合麻醉医师严密观察血氧的变化，及时发现异常并处理。

3. 手术配合

用物准备齐全，刷手护士默契配合，保证手术顺利进行。

4. 麻醉恢复期护理

恢复期时，疼痛刺激、吸痰、拔气管导管均可引起低氧或高碳酸血症，处理不及时可产生严重危害。故必要时继续呼吸机辅助呼吸，待血氧饱和度稳定于安全范围再吸痰、拔管。

（谷亚芳）

# 第十一章　常见手术护理

## 第一节　乳腺癌根治手术

### 一、应用解剖（图 11-1）

（1）女性乳房一般呈半球形，体积有很大的差异，位于前胸部第 2 肋骨或第 3 肋骨下至第 6 肋间，内界胸骨旁，外界腋前线。乳头在乳房前方中央突起，周围有色素沉着，称为乳晕。

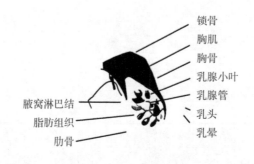

图 11-1　乳腺解剖图

（2）乳房由腺体、脂肪和纤维组织构成。乳房腺体有 15 ~ 20 个腺叶，分许多腺小叶，腺叶由小乳管和腺泡组成，以乳头为中心，每个腺叶有单独的腺管，呈放射状排列，分别开口于乳头，以储藏乳汁。乳管靠开口的 1/3 段略为膨大，是乳管内乳头状瘤的好发部位。腺体、小叶和腺泡间有结缔组织间隔，腺叶间还有与皮肤垂直的纤维束，上连浅筋膜浅层，下连浅筋膜深层，称 Cooper 韧带。

（3）整个乳房腺体由一层脂肪包围。乳房的深面是胸大肌，覆盖于胸廓前面上部，起于锁骨内半侧胸骨、第 2 ~ 6 肋骨或第 7 肋骨和腹直肌鞘到肱骨大结节。胸小肌位于胸大肌的深面，起于第 2 ~ 5 肋骨至肩胛骨的喙突。

（4）乳房的血液供应来自降主动脉、胸廓内动脉和腋动脉的三个分支。

（5）神经主要是肋间神经的分支，称为肋间臂神经。

（6）乳房的淋巴网很丰富，乳房腺体内各小叶间都有微细的淋巴网。

（7）以胸小肌为标志，将腋区淋巴结分为以下三组。

①Ⅰ组，即腋下（胸小肌外侧）组：在胸小肌外侧，包括乳腺外侧组、中央组、肩胛下组及腋静脉淋巴结，胸大肌、胸小肌间淋巴结也归本组。

②Ⅱ组，即腋中（胸小肌后）组：胸小肌深面的腋静脉淋巴结。

③Ⅲ组，即腋上（锁骨下）组：胸小肌内侧锁骨下静脉淋巴结。

## 二、适应证

（1）Ⅰ、Ⅱ期乳癌，患者全身情况较好者。

（2）部分Ⅱ期乳癌或放射治疗后，原发病灶及腋窝转移有明显缩小者。

## 三、麻醉方式

全身麻醉。

## 四、手术体位

（1）仰卧位，患侧上肢外展，肩下用沙袋垫高 30°，手术床稍偏向健侧。

（2）仰卧位，患侧上肢外展 90° 并固定在手术台的支架上，注意不要过伸，防止臂丛神经麻痹，并以软枕将胸部垫高 5 cm 左右。

## 五、手术切口

以肿瘤为中心环绕乳头和乳晕做一纵梭形切口。

## 六、手术用物

1. 器械类

大包、长四样。

2. 布类

乳腺布包、衣包。

3. 其他类

1 号丝线、4 号丝线、7 号丝线、11 号刀片、50 mL 注射器、吸引器、电刀、长电刀头、无菌灯罩、引流管 2 根、负压瓶及连接管 2 套、医用封合胶、5- 氟尿嘧啶、灭菌蒸馏水、标本袋、烧伤棉垫、弹性绷带或胸带、切口笔。

## 七、手术步骤与护理操作配合

（1）手术野皮肤常规消毒铺巾：切口处贴手术粘贴巾，保护切口，上肢用小被单包裹至上臂，无菌绷带包扎。

（2）切口的形状大小：按肿块所在位置及大小决定。一般采用距肿块周围5cm的梭形切口，向上伸展至锁骨和胸大肌边缘之间，向下延伸至肋缘以下。

（3）游离皮瓣：切开皮肤、皮下组织，电刀止血。用直钳夹住切口皮肤作牵引，用电刀分离皮肤，切除皮下脂肪，上至锁骨，下至腹直肌前鞘，内至胸骨边缘，外侧达背阔肌前缘。出血处一般用电刀止血。

（4）切断胸大肌、胸小肌：将胸大肌在靠近肱骨附着处切断，在锁骨下用手指将胸大肌与胸壁钝性分离。切断锁骨部及胸部肌肉纤维，出血处一般用电刀止血或1号丝线结扎，切开胸小肌筋膜，将胸小肌近喙突处切断向下内方牵引。

（5）处理腋窝部及锁骨上下脂肪组织及淋巴结：将胸大肌、胸小肌一起向下牵引，弯组织剪剪开腋窝部筋膜，用组织剪、花生米游离腋窝部及锁骨上下的脂肪和淋巴结组织，将腋动脉、腋静脉各分支用血管钳钳住切断，清除淋巴结，1号丝线或4号丝线结扎，然后切断胸骨缘及肋骨上面的胸大肌、胸小肌纤维，使乳房连同胸大肌、胸小肌整块切除。出血点一般用电刀止血。

（6）冲洗伤口，隔离：用直钳钳住切口皮肤作牵引，先用蒸馏水浸泡切口，再用盐水冲洗伤口两遍，再用5-氟尿嘧啶浸泡创面。每次冲洗后用纱垫擦干伤口，仔细检查伤口有无出血，如有出血，用电刀止血。第三遍用氮芥水（1000mL蒸馏水加盐酸氮芥20mg），浸泡创面5min。然后，洗手护士、术者更换手套、手术衣，更换手术器械，手术台上再铺上无菌小被单。

（7）放置第一根引流管于腋窝下6~7cm的腋中线上戳一小口，放置橡皮引流管。三角针4号丝线固定引流管。放置第二根引流管于胸壁，固定方法同第一根。

（8）缝合切口：修整切口皮肤，6×14小圆针1号丝线皮下间断缝合，皮肤用6×14三角针1号丝线缝合。如伤口张力过大，可用7号丝线作减张缝合，必要时取大腿皮肤植皮。

（9）用负压抽吸引流管，抽出切口内残余的液体，盖无菌敷料，腋窝部锁骨下方及胸部用烧伤棉垫压迫包扎，减少创面术后渗血，引流管接上引流袋。

（10）用胶布固定伤口敷料，打好胸带，如为全麻患者，待患者清醒后再打胸带。

## 八、护理要点

（1）防止患者手臂过度外展（不能超过90°），损伤臂丛神经。

（2）手术开始前由巡回护士、洗手护士、麻醉医生和主刀医生共同核对手术患者和手术部位，并准备切口笔。

（3）手术时需将手术床偏向健侧，如在等快速病检结果时，应将手术床摇平，以防止患者坠床术前做好相应约束。

（4）伤口包扎时松紧要适宜，过松起不到压迫止血作用，过紧会引起患者呼吸困难及皮瓣坏死。

（5）巡回护士应将病房带来的化疗药在手术开始前输入，因为手术时癌细胞可通过小血管扩散到全身，所以手术开始前应使体内有一定浓度的化疗药，这样有助于手术的成功。

（谷亚芳）

# 第二节　胃、十二指肠穿孔修补手术

## 一、应用解剖

见图 11-2 ～图 11-4。

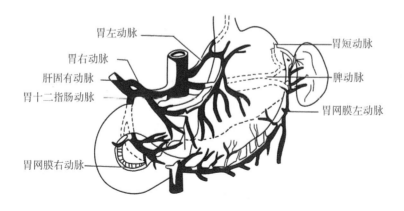

图 11-2　胃的动脉

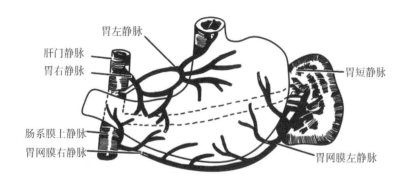

图 11-3　胃的静脉

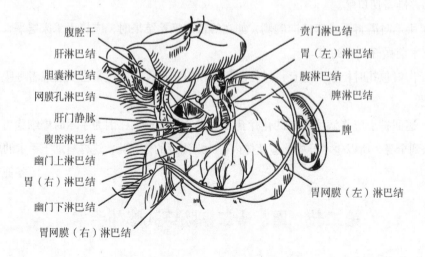

图 11-4　胃的淋巴管和淋巴结

## 二、适应证

（1）胃或十二指肠溃疡急性穿孔等，患者一般情况不佳，伴有休克或并有心、肺、肝、肾等重要脏器病变，而腹膜炎又渐转重者。

（2）复杂性穿孔（如癌肿、出血、梗阻）或疑有其他急腹症需立即手术者。

（3）腹膜炎严重，腹腔积液多，肠麻痹重，腹胀及中毒症状明显者。

（4）按非手术治疗适应证治疗 6 ~ 12 h（一般不超过 12 h）后，症状、体征不见缓解或反而加重者。

（5）年龄在 40 岁以上，病史较久的顽固性溃疡或疑及胃溃疡有恶性病变，以及饱食后穿孔者，可考虑手术治疗。

## 三、麻醉方式

全身麻醉或联合麻醉。

## 四、手术体位

仰卧位。

## 五、手术切口

上腹正中切口；术前疑及胃溃疡穿孔者，可用左侧经腹直肌切口；疑及十二指肠溃疡穿孔者，可用右侧经腹直肌切口。

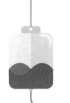

## 六、手术步骤及护理操作配合

1. 消毒皮肤，铺单

递擦皮钳夹小纱布蘸碘酒、乙醇消毒皮肤；常规铺4块治疗巾，贴术前膜，铺腹口。

2. 腹正中切口，切开皮肤、皮下组织

切口边缘各置1块干纱布，递22号刀、有齿镊，切开皮肤；干纱布拭血，1号丝线结扎或电凝止血。

3. 切开腹白线，显露腹膜

更换手术刀片，递22号刀、有齿镊，切开腹白线，组织剪扩大切口；更换湿纱布，递甲状腺拉钩牵开手术野，递4号刀柄将腹膜外脂肪推开，显露腹膜。

4. 切开腹膜，保护切口

递10号刀、有齿镊在切口中部夹起腹膜并切开，递2把中弯血管钳钳夹，提起腹膜，递组织剪扩大切口；递切口保护器保护切口。

5. 探查腹腔

递腹部拉钩显露手术野；递生理盐水湿手探查，更换深部手术器械及湿纱垫；递腹腔自动钩牵开显露术野。

6. 吸净腹腔内渗出液

递吸引器。

7. 寻找穿孔部位

递无齿卵圆钳夹持棉球寻找穿孔部位，凡接触过穿孔渗出物的器械及棉球视为污染，均应放在弯盘内。

8. 沿胃或十二指肠纵轴修补穿孔，并在附近取一块大网膜组织塞于两线之间

递长镊、6×7圆针、4号丝线间新全层缝合穿孔部位。

9. 冲洗腹腔

递温盐水冲洗腹腔，吸引器头吸净腹腔液体。

10. 关闭腹腔

清点器械、纱布、纱垫、缝针等，递中弯血管钳钳夹腹膜上下角及两侧缘，13×34圆针或9×28圆针、7号丝线间断缝合或0号可吸收线连续缝合。

11. 缝合腹白线

递无齿镊、13×34圆针或9×28圆针、7号丝线间断缝合，甲状腺拉钩牵开。

12. 冲洗伤口

递生理盐水冲洗，吸引器吸引，更换干纱布，清点器械、纱布、纱垫、缝针。

13. 缝合皮下组织

递有齿镊、9×28 圆针、1 号丝线间断缝合皮下组织，去除术前膜，递乙醇棉球擦拭周围皮肤。

14. 缝合皮肤，覆盖切口

递有齿镊、9×28 角针、1 号丝线间断缝合皮肤或用皮肤缝合器缝合；递乙醇棉球再次消毒切口皮肤，2 把有齿镊对合皮肤切缘；纱布棉垫覆盖，包扎伤口。

（谷亚芳）

# 第三节　肠扭转手术

## 一、适应证

肠扭转。

## 二、麻醉方式

联合麻醉或全身麻醉。

## 三、手术切口

经腹直肌切口或腹部正中切口。

## 四、手术步骤及护理操作配合

1. 消毒皮肤，铺单

递擦皮钳夹小纱布蘸碘酒、乙醇消毒皮肤；常规铺 4 块治疗巾，贴术前膜，铺腹口。

2. 切开皮肤、皮下组织

切口边缘各置 1 块干纱布，递 22 号刀、有齿镊，切开皮肤，弯钳止血；干纱布拭血，1 号丝线结扎或电凝止血。

3. 切开、显露腹膜

更换手术刀片，递 22 号刀、有齿镊切开，组织剪扩大切口；更换湿纱布，递甲状腺拉钩牵开手术野，递 4 号刀柄将腹膜外脂肪推开，显露腹膜。

4. 切开腹膜，保护切口

递有齿镊在切口中部夹起腹膜并切开，递 2 把中弯血管钳钳夹，提起腹膜，递组织剪扩大切口；递切口保护器保护切口。

5. 探查腹腔

递腹部拉钩暴露手术野；递生理盐水湿手探查，更换深部手术器械及湿纱垫；递腹腔自动钩牵开显露术野。

6．松解扭转的肠袢

左手提起一段肠袢，右手循系膜向系膜根部探查；从横结肠系膜根部或耻区找到扭转的系膜根部；辨清扭转的方向，确定顺时针方向还是逆时针方向；辨认清楚后，将整个小肠向扭转的相反方向恢复；复位后，应判断肠管是否有生机；如肠管血供障碍或已坏死，则行部分肠切除术。

7．冲洗腹腔

递温盐水冲洗腹腔。

8．关闭腹腔

清点器械、纱布、纱垫、缝针等，递中弯血管钳钳夹腹膜上下角及两侧缘；13×34圆针、7号丝线间断缝合或0号可吸收线连续缝合。

9．缝合腹白线

递无齿镊、13×34圆针、7号丝线间断缝合，甲状腺拉钩牵开。

10．冲洗伤口

递生理盐水冲洗，吸引器吸引，更换干纱布，清点器械、纱布、纱垫、缝针。

11．缝合皮下组织

递有齿镊，9×28圆针、1号丝线间断缝合皮下组织；去除术前膜，递乙醇棉球擦拭周围皮肤。

12．缝合皮肤，覆盖切口

递有齿镊、9×28角针、1号丝线间断缝合皮肤或4-0号皮内缝合；递乙醇棉球再次消毒切口皮肤，2把有齿镊对好皮肤切缘；纱布棉垫覆盖，包扎伤口。

（谷亚芳）

# 第四节　粘连性肠梗阻手术

## 一、粘连性肠梗阻手术

术式大致可分为：

（1）粘连松解术。

（2）肠切除吻合术。

（3）肠捷径手术。

## 二、麻醉方式

联合麻醉或全身麻醉。

## 三、手术切口

旁正中切口或原手术切口。

## 四、手术体位

仰卧位。

## 五、手术步骤及护理操作配合

1. 常规消毒皮肤及铺单

递擦皮钳夹小纱布蘸碘酒、乙醇消毒手术野。以切口为中心，上至双侧乳头，下至耻骨联合水平，双侧至腋中线，待皮肤消毒剂干燥后，最后一块干纱布拭净脐孔内皮肤消毒剂；助手站在患者右侧，递第 1 块治疗巾，助手接过盖住切口下方，第 2 块治疗巾盖住切口对侧，第 3 块治疗巾盖住切口上方，第 4 块铺近侧，递术前膜协助贴膜，覆盖腹口。

2. 切开皮肤、皮下组织

切口边缘各置 1 块干纱布，递 22 号刀、有齿镊，切开皮肤弯钳止血；干纱布拭血，1 号丝线结扎或电凝止血。

3. 切开腹直肌前鞘

递甲状腺拉钩上下牵开，湿纱布拭血，更换刀片，递 22 号刀在腹直肌中间切一小口，组织剪扩大切口。

4. 分离腹直肌，显露后鞘

递有齿镊提起前鞘的内侧缘，由内向外钝性分离腹直肌，显露后鞘，甲状腺拉钩牵开。

5. 切开腹直肌后鞘及腹膜

递 2 把中弯血管钳依次钳夹后鞘、腹膜，递 10 号刀切开；递组织剪上、下扩大切口；递切口保护器保护切口。

6. 探查腹腔

递腹部拉钩牵开，递生理盐水湿手探查，更换深部手术器械及湿纱垫；递腹腔自动钩牵开显露术野。

7. 粘连松解

递中弯血管钳，组织剪剥离粘连直到松解梗阻的部分。

8．分离肠管粗糙面

可行局部修补，也可将系膜上提覆盖。

9．关闭腹腔，缝合腹直肌后鞘及腹膜

递温盐水冲洗腹腔，清点器械、纱布、纱垫、缝针；递中弯血管钳钳夹腹膜上下角及两侧缘；13×34圆针或9×28圆针、7号丝线间断缝合0号可吸收线连续缝合。

10．冲洗伤口，缝合前鞘

递生理盐水冲洗，吸引器吸引，更换干纱布；递有齿镊、13×34圆针、7号丝线间断缝合；再次清点器械、纱布、纱垫、缝针。

11．缝合皮下组织和皮肤，覆盖切口

递有齿镊、9×28圆针、1号丝线间断缝合皮下组织；去除术前膜，递乙醇棉球擦拭周围皮肤，递有齿镊、9×28角针、1号丝线间断缝合皮肤或用皮肤缝合器缝合；递乙醇棉球再次消毒切口皮肤，2把有齿镊对合皮肤切缘；纱布棉垫覆盖，包扎伤口。

（谷亚芳）

# 第五节　右半结肠切除手术

## 一、应用解剖

见图11-5 ~ 图11-7。

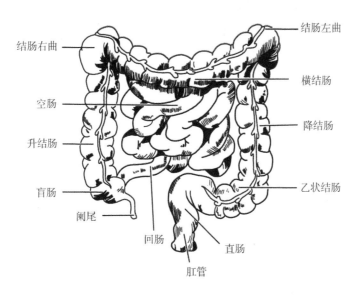

图11-5　肝曲（结肠右曲）脾曲（结肠左曲）

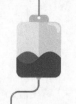

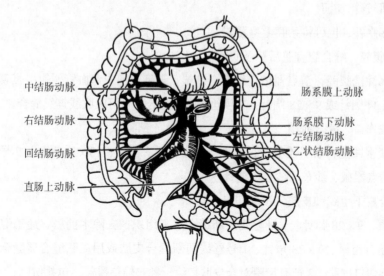

图 11-6  结肠动脉

中结肠动脉
右结肠动脉
回结肠动脉
直肠上动脉

肠系膜上动脉
肠系膜下动脉
左结肠动脉
乙状结肠动脉

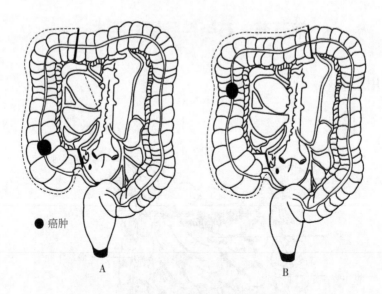

图 11-7  右半结肠癌切除范围

**A.** 盲肠及升结肠癌切除范围；**B.** 结肠肝区癌切除范围

## 二、适应证

（1）盲肠、升结肠或结肠肝曲的恶性肿瘤。

（2）回盲部结核伴有梗阻者。

（3）回盲部套叠、盲肠扭转伴有肠坏死者。

（4）回盲部慢性炎症肉芽肿、外伤、复杂粪瘘、慢性局限性肠炎等。

（5）升结肠或回盲部严重损伤，不能做单纯修补者。

## 三、切除范围

对盲肠及升结肠癌，应同时切除回肠末段 15 cm、盲肠、升结肠、横结肠右半部及部分大网膜和胃网膜血管；切断及切除回盲动脉、右结肠动脉、中结肠动脉支，恶性肿瘤者应切除系膜淋巴结。

## 四、麻醉方式

全身麻醉或联合麻醉。

## 五、手术体位

仰卧位。

## 六、手术切口

右侧经腹直肌切口或右侧旁正中切口。

## 七、特殊用物

吻合器。

## 八、手术步骤及护理操作配合

1. 消毒手术野皮肤

递擦皮钳夹小纱布蘸碘酒、乙醇消毒手术野。以切口为中心，上至双侧乳头，下至耻骨联合水平，双侧至腋中线，待皮肤消毒剂干燥后，最后一块干纱布拭净脐孔内皮肤消毒剂。

2. 铺无菌单

递第 1 块治疗中，助手接过盖住切口下方，第 2 块治疗中盖住切口对侧，第 3 块治疗巾盖住切口上方，第 4 块铺近侧；递术前膜协助贴膜，覆盖腹口。

3. 切开皮肤、皮下组织

切口边缘各置 1 块干纱布，递 22 号刀、有齿镊，切开皮肤，递弯钳止血；干纱布拭血，1 号丝线结扎或电凝止血。

4. 切开腹直肌前鞘

递甲状腺拉钩上下牵开，湿纱布拭血，更换手术刀片，递 22 号刀在腹直肌中间切一小口，组织剪扩大切口。

5. 分离腹直肌，结扎血管

递4号刀柄做钝性分离，递中弯血管钳止血，手术刀切开；4号丝线结扎或电凝止血。

6. 切开后鞘及腹膜

递中弯血管钳2把依次钳夹提起后鞘、腹膜，递10号刀切开，组织剪上、下扩大切口；递切口保护器保护切口。

7. 探查腹腔

递腹部拉钩牵开，递生理盐水湿手探查将小肠和大网膜推向左侧；递盐水纱垫保护，更换深部手术器械；递腹腔自动钩牵开显露术野。

8. 显露右侧结肠，结扎、切断肠系膜血管

递中弯血管钳2把钳夹，组织剪剪断，4号丝线结扎；血管近端双重结扎或加缝扎。

9. 捆扎肠腔

在横结肠右端和回肠末端处用细纱布条穿过肠壁边缘肠系膜无血管区，捆扎肠腔，使肿瘤段肠内容物不致上下移动，造成播散。递中弯止血钳钳带湿布带，分别结扎。

10. 游离右半结肠，切除肠管

递中号血管钳2把钳夹，组织剪剪断，4号丝线结扎；递2把扣钳或全齿直止血钳分别钳夹上、下两侧切除端肠管，2把无损伤肠钳分别钳夹上、下两侧保留端肠管，10号刀切断；切断的肠管及手术刀一并放在弯盘内，铺治疗巾隔离；递碘附棉球消毒残端。

11. 吻合回肠-横结肠

递6×17圆针、1号丝线在两肠管断端的上下缘各做一针牵引线，递3-0号可吸收线依次全层连续缝合吻合口后壁及前壁，递6×17圆针、1号丝线间断缝合物合口浆肌层或吻合器行端侧或端-端吻合术。

12. 关闭肠系膜间隙

递6×17圆针、1号丝线间断缝合回肠系膜与结肠系膜间隙。

13. 关闭腹腔，缝合腹直肌后鞘及腹膜

递温盐水冲洗腹腔，清点器械、纱布、纱垫、缝针等；递中弯血管钳钳夹腹膜上下角及两侧缘；13×34圆针或9×28圆针，7号丝线间断缝合或0号可吸收线连续缝合。

14. 冲洗伤口，缝合腹直肌前鞘

递生理盐水冲洗，吸引器吸引，更换干纱布；递有齿镊、13×34圆针或9×28圆针、7号丝线间断缝合；再次清点器械、纱布、纱垫、缝针。

15. 缝合皮下组织、皮肤，覆盖切口

递有齿镊、9×28圆针、1号丝线间断缝合皮下组织；去除术前膜，递乙醇棉球擦拭

周围皮肤，递有齿镊、9×28角针、1号丝线间断缝合皮肤或用皮肤缝合器缝合；递乙醇棉球再次消毒切口皮肤，2把有齿镊对合皮肤切缘；纱布棉垫覆盖，包扎伤口。

（谷亚芳）

# 第六节　左半结肠切除手术

## 一、应用解剖

见图11-8。

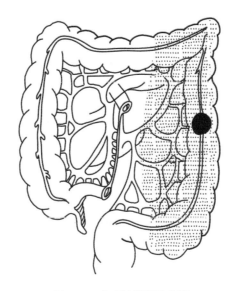

图11-8　左半结肠切除范围

## 二、适应证

（1）降结肠、乙状结肠及结肠脾曲的恶性肿瘤。

（2）降结肠与乙状结肠严重的溃疡性结肠炎或多发性息肉。

（3）乙状结肠或降结肠憩室炎并发梗阻者。

（4）乙状结肠扭转坏死或狭窄。

## 三、切除范围

切除横结肠左段、结肠脾曲、降结肠，并将横结肠右端与直肠近端吻合，对降结肠或乙状结肠癌还应将肠系膜下动脉与静脉分离、结扎、切断，沿腹主动脉旁自上而下清除淋巴结。

## 四、手术体位

仰卧位，若从肛门吻合用截石位。

## 五、麻醉方式

全身麻醉或联合麻醉。

## 六、手术切口

左侧旁正中切口。

## 七、特殊用物

吻合器。

## 八、手术步骤及护理操作配合

1. 常规消毒皮肤及铺单（以仰卧位为例）

递擦皮钳夹小纱布蘸碘酒、乙醇消毒手术野。以切口为中心，上至双侧乳头，下至骨联合水平，双侧至腋中线，待皮肤消毒剂干燥后，最后一块干纱布拭净脐孔内皮肤消毒剂；助手站在患者右侧，递第1块治疗中，助手接过盖住切口下方，第2块治疗中盖住切口对侧，第3块治疗中盖住切口上方，第4块铺近侧；递术前膜协助贴膜，覆盖腹口。

2. 切开皮肤、皮下组织

切口边缘各置1块干纱布，递22号刀、有齿镊，切开皮肤弯钳止血；干纱布拭血，1号丝线结扎或电凝止血。

3. 切开腹直肌前鞘

递甲状腺拉钩上下牵开，湿纱布拭血，更换刀片，递22号刀在腹直肌中间切一小口，组织剪扩大切口。

4. 分离腹直肌，显露后鞘

递有齿镊提起前鞘的内侧缘，用4号刀柄将腹直肌由内向外分离；显露后鞘，用甲状腺拉钩牵开。

5. 切开腹直肌后鞘及腹膜

递中弯血管钳2把依次钳夹提起后鞘、腹膜，递10号刀切开，组织剪上、下扩大切口；递切口保护器保护切口。

6. 探查腹腔

递腹部拉钩牵开，递生理盐水湿手探查，更换深部手术器械及湿纱垫；递腹腔自动钩

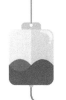

牵开显露术野；递湿纱垫保护小肠与大网膜。

7. 显露左半结肠，结扎、切断肠系膜血管

用 S 拉钩向中线拉开，显露左侧结肠；递中弯血管钳 2 把钳夹，组织剪剪断，4 号丝线结扎；血管近端双重结扎或加缝扎。

8. 捆扎肠腔

在距肿瘤上、下 5 ~ 8 cm 处用细纱布条穿过肠壁边缘肠系膜无血管区，捆扎肠腔，使肿瘤段肠内容物不致上下移动，造成播散。递中弯血管钳钳带湿布带，分别结扎。

9. 游离左半结肠，切除肠管

递中弯血管钳 2 把钳夹，组织剪剪断，4 号丝线结扎；血管近端双重结扎或加缝扎；递 2 把扣钳或全齿直止血钳分别钳夹上、下两侧切除端肠管，递 2 把无损伤肠钳分别钳夹上、下两侧保留端肠管，10 号刀切断；切断的肠管及手术刀一并放在弯盘内，铺治疗巾隔离；递碘附棉球消毒残端。

10. 吻合横结肠 - 乙状结肠或直肠

递 6×17 圆针、1 号丝线在两肠管断端的上下缘各做一针牵引线；递 3-0 号可吸收线依次全层连续缝合吻合口后壁及前壁；递 6×17 圆针、1 号丝间断缝合吻合口；肌层或用吻合器行端 - 端吻合。

11. 封闭盆腔腹膜

递 6×17 圆针、1 号丝线间断缝合，封闭盆腔腹膜，覆盖吻合口；递 6×17 圆针、1 号丝线将右侧横结肠系膜与后腹膜间断缝合；递 11 号刀、中弯血管钳在盆腔内放置乳胶管引流，递有齿镊、9×28 角针、4 号丝线固定。

12. 关闭腹腔，缝合腹直肌后鞘及腹膜

递温盐水冲洗腹腔，清点器械、纱布、纱垫、缝针等；递中弯血管钳钳夹腹膜上下角及两侧缘：13×34 圆针或 9×28 圆针，7 号丝线间断缝合或 0 号可吸收线连续缝合。

13. 冲洗伤口，缝合前鞘

递生理盐水冲洗，吸引器吸引，更换干纱布，递有齿镊、13×34 圆针或 9×28 圆针、7 号丝线间断缝合；再次清点器械、纱布、纱垫、缝针。

14. 缝合皮下组织和皮肤，覆盖切口

递有齿镊、9×28 圆针、1 号丝线间断缝合皮下组织；去除术前膜，递乙醇棉球擦拭周围皮肤，递有齿镊、9×28 角针、1 号丝线间断缝合皮肤或用皮肤缝合器缝合；递乙醇棉球再次消毒切口皮肤，2 把有齿镊对合皮肤切缘；纱布棉垫覆盖，包扎伤口。

（谷亚芳）

# 第七节　肝移植手术

## 一、应用解剖

肝脏位于腹腔的上部和横膈之下，剑突下约 3 cm，呈红褐色，重 1 200 ~ 1 500 g，质地韧软，是人体最大的实质性器官，也是人体内最大的消化腺。

原位肝脏移植手术是指切除病变、难以治愈的肝脏，在正常解剖位置植入供体的肝脏，重建原来的解剖学联系和恢复生理上的功能。肝移植手术是治疗终末期肝病最理想的方法，肝移植手术护理难度大、复杂。

## 二、适应证

（1）非致病性微生物引起的肝实质性疾病，如乙醇性肝硬化、药物及化学毒物等所致的急慢性肝功能衰竭。

（2）各种致病微生物引起的各类肝炎及肝硬化致肝功能衰竭，门静脉高压。其中 HBV 感染相关的急慢性重型肝炎、肝硬化、肝功能衰竭是目前最多见的肝移植适应证，几乎占所有病例的 80% ~ 90%。

（3）先天性代谢障碍性疾病，如肝豆状核变性、糖原累积症、高氨血症等。此类疾病，由于某种物质代谢异常，可导致患儿早年夭折或发育异常，是小儿肝移植中较多见的适应证。

（4）胆汁淤积性疾病，如先天性胆道闭锁、原发性胆汁性肝硬化、硬化性胆管炎、继发性胆汁性肝硬化等。这类疾病患者以黄疸为主要临床表现，该类患者黄疸可能很高，但肝脏合成功能可长时间保持正常。其中原发性胆汁性肝硬化、硬化性胆管炎移植后有复发的风险。

（5）肝肿瘤，肝脏恶性肿瘤无肝外转移及大血管侵犯时也可作为肝移植的适应证。2000 年世界移植大会在意大利米兰召开时，大会建议肝癌肝移植应按米兰标准执行，即单发肿瘤小于等于 5 cm$^2$，多发肿瘤不超过 3 个，最大不超过 3 cm$^2$，无主要血管侵犯。按此标准肝癌肝移植 5 年无瘤生存率可达 80%，明显优于传统的治疗手段。尤其在我国绝大多数肝癌发生在肝硬化的基础上，有 HBV 或 HCV 感染背景，肝脏移植提供了一举多得的治疗效果。

## 三、禁忌证

感染是肝移植的相对禁忌证。

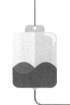

## 四、麻醉方式

全身麻醉，行外周静脉、颈内静脉、股静脉、桡动脉的穿刺。

## 五、手术体位及用物

1. 手术体位

平卧位。

2. 仪器的准备

术前1天检查设备（如电刀、氩气刀、吸引器2套、变温毯、防血栓气压治疗仪）性能是否完好，并放置妥当，以确保术中性能良好和手术的顺利进行。

3. 用物的准备

一次性敷料包，洗手盆，修肝盆，肝叶切除器械，肝移植器械，肝胆框架拉钩，中单，灯柄，量杯，骨锤，手术衣，电刀，电刀粘，氩气刀，氩气刀喷头，消毒小纱布，显影小纱布，纱布垫，吸引管，吸引头，3/0、0、1、4、7号丝线，3/0、4/0、5/0、6/0、7/0或8/0非吸收缝线，2/0、3/0、6/0可吸收缝线，肝胆套针，20、15、10号刀片，20 mL注射器2个，20G、18G留置针各1支，手套，含碘贴膜，一次性红色乳酸尿管2根，血管吊带，灌注用物（14号双腔尿管、一次性引流袋、输血器），无菌袋，16号双腔尿管，导尿包，精密尿袋。

4. 药品的准备

抗生素，白蛋白，甲强龙，乙肝免疫球蛋白，洛赛克（奥美拉唑肠溶片），肝素，5%碳酸氢钠，呋塞米，葡萄糖酸钙，地塞米松，4℃乳酸钠林格液，无菌冰冻生理盐水数袋［肝素液的配置（2.5 U/mL肝素：125 U/mL肝素10 mL加入0.9%生理盐水500 mL）］。

5. 患者的准备

护理人员术前阅读病历，了解患者的各项生化指标及血型配血等，参加术前讨论，进行术前访视。与患者交谈，介绍手术室环境、手术体位等，使患者减少对手术的担忧和恐惧，保证患者以良好的心理状态迎接手术。

## 六、手术配合步骤

1. 背驼式肝移植

背驼式肝移植是指完整切取供体的肝脏及肝后下腔静脉，将供肝进行灌洗、修整、保存，受体病肝切除时保留下腔静脉，关闭肝左、中、右静脉根部，再将供肝植入受体肝脏的解剖位置。手术时仅需将供肝上下腔静脉与受体的肝上下腔静脉行侧–侧吻合，再依次作门静脉、肝动脉、胆管的吻合重建。

（1）供肝切取。

①腹部"十"字形切口，剪开腹膜。

②游离门静脉，门静脉插管灌注：递静脉灌注管、束带、打开门静脉灌注管的开关（灌注管的制作：16号双腔导尿管，输血器，一次性引流袋）。

③游离腹主动脉，腹主动脉插管灌注：腹主动脉灌注管（专用管道）、束带、打开腹主动脉灌注管开关。

④在肝脏周围撒无菌生理盐水冰屑：提供无菌冰和器官保存液。

⑤游离胆道，行胆道冲洗：用50 mL注射器抽取器官保存液冲洗。

⑥灌洗完毕后，切除肝脏：肝脏切除后放入无菌袋内。

（2）供肝修整。

①铺修肝台，修肝盆内装无菌冰，将装有肝脏的无菌袋置于冰水中保持低温状态。

②肝修整：修剪第一肝门、静脉小分支，3/0或0号丝线结扎或5/0、6/0的非吸收线缝扎；修剪肝圆韧带，行背驼式肝移植时需用5/0或6/0的非吸收线关闭肝后下腔静脉。

③门静脉插管灌注：4℃平衡液灌注冲洗。

（3）肝脏移植。

①常规消毒铺单，开腹探查后安置拉钩。

②游离肝脏隔面：游离肝圆韧带、镰状韧带、左右三角韧带、冠状韧带，4号丝线结扎或6×17圆针4号线缝扎。

③游离肝脏脏面，切除胆囊，悬吊肝圆韧带显露第一肝门及门静脉。

④游离第二肝门，显露左、中、右肝静脉。

⑤游离第三肝门，3/0或0号丝线结扎，或用4/0或5/0非吸收线缝扎。

⑥门静脉钳夹闭门静脉、肝静脉钳夹闭肝静脉、动脉夹夹闭肝动脉、夹闭胆总管，使肝脏进入无肝期（巡回护士静脉推注免疫球蛋白），切除病肝移出体腔。

⑦止血，关闭肝静脉（5/0非吸收线双针缝合）。

⑧检查供肝修整是否完好，连接灌注液。

⑨腔后静脉吻合：腔静脉钳和腔静脉剪在腔静脉上剪侧孔与受体肝后下腔静脉用5/0非吸收线双针行侧－侧吻合，开放灌注液，巡回护士静推甲强龙。

⑩门静脉吻合：三翼钳分别夹住供肝与受体门静脉（受体门静脉先行放血防止断端小血栓进入肝脏），用6/0非吸收线双针行端－端吻合，吻合口间断用肝素液冲洗防止小血栓形成。

⑪开放血流结束无肝期，严密观察尿量和出血情况，用38～47℃生理盐水复温，静脉输注碳酸氢钠。

⑫肝动脉吻合：7/0或8/0非吸收线双针行端－端吻合，间断用肝素液冲洗。

⑬胆道重建：6/0 可吸收线双针行端－端吻合。

⑭检查创面，冲洗腹腔，常规放置引流物，清点器械、用物，关闭腹腔。

2. 经典式肝移植

经典式肝移植是指完整切取供体的肝脏及肝后下腔静脉，将供肝进行灌洗、修整、保存，同时完整切取受体的病变肝脏及肝后下腔静脉，再将供肝植入受体肝脏的解剖位置，需吻合肝上下腔静脉、肝下下腔静脉、门静脉、肝动脉及胆管。手术步骤同背驼式肝移植，区别在于供体的肝上下腔静脉、肝下下腔静脉与受体的肝上下腔静脉、肝下下腔静脉分别用 5/0 非吸收线（双针缝合）行端－端吻合。

## 七、手术配合要点

（1）肝脏移植手术过程复杂，参加人员较多，应充分做好各项准备工作和协调好各类人员。

（2）手术风险大、创伤大，术前要做好患者的心理护理，消除其紧张情绪，必要时请心理咨询师参与。

（3）协助麻醉医师进行麻醉和各种操作。

（4）手术所使用仪器设备繁多，术前检查仪器设备的有效性，保证术中正常使用。

（5）术中与手术医师、麻醉医生配合默契，及时准确执行术中各项医嘱，严密观察术中病情的变化和手术进展情况，及时有效沟通。

（6）严格无菌操作，严防手术部位感染。

（7）手术所需要的用物较多，物品一定要准备充足，缝针和纱垫应随时清点，保证数目正确。

（谷亚芳）

# 第八节　肾移植手术

## 一、应用解剖

肾脏为腹膜外位器官，位于脊柱两侧，左右各一，形似蚕豆，呈"八"字排列，左高右低。左肾平第 11 胸椎体下缘至第 2 ~ 3 腰椎间盘之间，右肾比左肾低 1 ~ 2 cm。左、右第 12 肋分别斜过左肾后面中部和右肾后面上部。

1. 原位肾移植

原位肾移植即肾窝原位移植，优点为适宜患者心理、生理的需求；缺点是自体肾切除增加麻醉和手术的时间，且位置深，手术操作困难，术后对供肾发生排斥反应时，不易观察。

### 2. 异位肾移植

髂窝肾移植为目前所公认的常规首选部位。其优点为部位表浅，切口暴露较容易；供肾植于腹膜外，对患者干扰小；术后可在耻区清楚地摸到供肾，了解其大小、软硬度及有无压痛等变化，以便于进行超声波及肾移植穿刺活检，发生并发症容易处理。其缺点是供肾位置表浅，易受外伤。左髂窝动静脉位置较深，尤其是髂外静脉多深埋在髂外动脉深处，加之左侧乙状结肠系膜过长，并常压在左髂窝上，所以第一次移植肾位置首选右侧髂窝。

## 二、手术适应证

任何肾脏疾患，引起不可逆转的肾衰竭。

## 三、禁忌证

恶性肿瘤全身转移；顽固性心力衰竭；呼吸系统、心血管系统、肝脏等重要脏器伴严重全身病变；全身严重感染，活动性结核病灶；凝血功能紊乱；精神病；艾滋病；吸毒等。

## 四、麻醉方式

硬膜外麻醉加蛛网膜下腔麻醉或全麻。

## 五、手术体位及用物

### 1. 手术体位

仰卧位，右侧髂窝垫高。

### 2. 敷料、器械

开腹包、洗手盆、前列腺切除器械、肾移植特殊器械。

### 3. 用物准备

20、11 号刀片，1、4、7 号丝线，前列腺套针，电刀笔，5/0 肾移植线，5/0 可吸收线，8 号红色乳胶尿管，2.5、3.0 mm 硅胶管，20 mL 注射器。

### 4. 特殊备物

5 U/mL 肝素生理盐水、20 号静脉套管针、输血器、18 号三腔尿管、肾袋、无菌冰屑，38 ~ 47℃生理盐水等。

### 5. 术中常用药物及血液制品

甲强龙、洛赛克（奥美拉唑）、呋塞米注射液、血管活性药物、钙剂、人血白蛋白、红细胞、血浆等。

### 六、手术配合步骤

（1）整理器械台，清点手术用物。

（2）皮肤消毒铺巾。

（3）脐下腹直肌外缘切口，下至耻骨联合上缘，逐层切开至腹膜前。20号刀片、电刀逐层切开。

（4）游离、显露髂外静脉、髂内动脉。S拉钩或自动开腹拉钩牵开，长解剖镊、7寸弯钳、扁桃剪游离，递8号红尿管牵引已显露的髂内、髂外动静脉，5寸弯钳夹其末端、解剖镊分离髂血管前纤维、结缔组织、小血管分支和淋巴管，并用1号丝线结扎。

（5）取出供肾，置于肾袋内，冰屑包裹，露出肾蒂。提供无菌冰屑，填塞于肾袋外层，包裹肾脏。

（6）肾静脉重建。

①髂外静脉血管壁做一小口：侧壁钳或心耳钳不完全阻断髂外静脉血流，根据供肾静脉端的口径，用直角剪修剪静脉壁吻合口。

②髂外静脉与肾静脉端 – 侧吻合：5/0肾移植线进行端 – 侧吻合，在缝合最后1～2针前，肝素生理盐水冲洗血管腔。

③检查吻合口：用哈巴狗钳在近肾门处暂时阻断肾静脉，开放侧壁钳或心耳钳，检查吻合口。

（7）肾动脉重建。

①离断髂内动脉，远端双重结扎，近端与供肾静脉端 – 端吻合（或髂内动脉与肾动脉端 – 侧吻合）：动脉阻断钳阻断髂内动脉，其远心端用7、4号丝线双重结扎，肝素生理盐水冲洗血管腔。肾移植线连续缝合，先做两端定点缝合，然后前后壁分别连续缝合。

②试行开放肾动脉血流，检查吻合口：开放肾动脉，38～47℃生理盐水纱布垫压迫止血3～5 min，备5/0肾移植线修补漏血处吻合口。

（8）输尿管膀胱吻合。

①输血器连接三腔尿管，进行膀胱灌注。

②修剪输尿管残端：扁桃剪剪开输尿管残端的系膜缘5 mm使之成"马蹄"状，2.5或3.0 mm硅胶管插入输尿管内，以便与膀胱吻合。

③剪开膀胱一小口：组织钳2把，提起膀胱顶部右侧组织，11号刀片纵行切开膀胱浆肌层，使膀胱黏膜膨出，将硅胶管插入后另戳口引出。

④输尿管膀胱吻合：长解剖镊，5/0可吸收线间断缝合输尿管全程与膀胱黏膜，5×14圆针1号丝线间断缝合膀胱浆肌层包埋输尿管。

（9）放置负压引流管、引流球，清点手术用物，逐层关闭切口，敷贴包扎伤口。

## 七、手术配合要点

（1）麻醉后导尿，置 18 号三腔硅胶尿管，以便术中膀胱灌注。

（2）术前遵医嘱备红细胞和血浆。

（3）手术开始后遵医嘱静脉推注 40 mg 洛赛克（奥美拉唑），静滴甲强龙 500 mg+0.9% 氯化钠注射液 100 mL。

（4）术前备好 5 U/mL 肝素液，无菌冰屑。

（5）开放前遵医嘱静滴入血白蛋白 100 mL，开放时遵医嘱静推呋塞米注射液 100 mg，开放后遵医嘱再次使用洛赛克（奥美拉唑）和甲强龙。

（6）术中严格无菌管理，监督室内所有人员的无菌操作，限制参观人员，减少人员流动，以降低患者术后感染的发生。

（谷亚芳）

## 第九节　腹腔镜下胃减容手术

### 一、应用解剖

胃位于腹腔左上方，上连食管部分为贲门，下接十二指肠部分为幽门，左侧凹形为胃小弯，右侧凸形为胃大弯。胃分三部分：胃底部、幽门窦部、胃体部。胃壁为四层：黏膜层、黏膜下层、肌层、浆膜层。

### 二、适应证

（1）病态性肥胖（BMI 超过 40）或是重度肥胖（BMI 超过 35）但已合并有肥胖所导致的内科疾病。

（2）内科疗法尝试减重失败。

（3）年龄为 18 ～ 55 岁。

（4）无内分泌系统的问题（主要排除甲状腺低下及库欣综合征）。

（5）无主要精神疾病，无嗜睡或药物滥用。

（6）无主要器官功能严重异常，且能接受手术危险性者。

### 三、麻醉与体位

全麻；仰卧位。

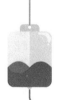

## 四、用物准备

**1. 器械**

腹腔镜包、腔镜器械 1 套、肠钳无损伤钳、五爪拉钩。

**2. 敷料**

剖腹包，剖腹被，手术衣。

**3. 一次性物品**

11 号刀片，60×40 粘贴巾，吸引管，保护套 2 个，导尿管 1 套，5 mm 及 12 mm 一次性穿刺器各 1 个，2/0、3/0 可吸收线，扁形引流管 1 根，超声刀头 1 把，切口胶 1 支。

**4. 仪器、设备**

高频电刀、超声刀、腹腔镜系统。

## 五、手术步骤及护理操作配合

（1）常规消毒后铺巾。

递卵圆钳、消毒盘、消毒垫等，递 4 块小开刀巾、2 块剖腹单。

（2）取脐部切口建立气腹。

递刀、气腹针（穿刺成功后建立气腹）。

（3）待充气完毕，根据患者体形选择穿刺部位，穿刺建立操作孔。

递刀、取脐上 5 cm 偏左侧插入 Trocar 及腹腔镜，于右腹直肌外缘脐上 5 cm 及脐上 15 cm 切口，剑突下切口及左腹直肌外缘脐上 5 cm 切口，直视下置入穿刺器及器械。

（4）穿刺成功后探查腹腔。

递术者超刀或电凝和分离钳，递助手无损伤钳或肠钳。

（5）贴胃后壁充分游离，进入网膜囊。

递五爪拉钩，牵开肝脏，递无损伤钳及超声刀进行操作。

（6）离断贲门下胃壁。

递腔镜下直线切割缝合器。

（7）胃空肠吻合。

自 Treitz 韧带向远端 100 cm 空肠膜缘与近端小胃前壁进行吻合，连续缝合关闭切口；递适宜型号钉仓，3/0 可吸收缝线连续缝合，间断缝合浆肌层加强。

（8）吻合口近端离断空肠。

递适宜型号钉仓。

（9）肠肠吻合。

自空肠离断处向远端游离 100 cm，与空肠离断处近端行侧 – 侧吻合，连续缝合关闭切口递适宜型号钉仓，3/0 可吸收缝线连续缝合，间断缝合浆肌层加强。

（10）连续缝合关闭空肠 – 空肠及空肠 – 横结肠间的系膜裂孔 2/0 无损伤编织线（线长为整根线长的 1/3）。

（11）手术野彻底止血，冲洗腹腔，放置引流管递 37℃ 生理盐水、扁形引流管。

（12）放尽 $CO_2$ 解除气腹，缝合伤口递 8×20 三角针、3/0 丝线缝合切口。

## 六、注意事项

（1）手术前要了解患者病情，熟悉手术步骤和医生习惯，及时主动配合，缩短手术时间。

（2）麻醉插管前，将各种抢救仪器、药品准备齐全。

（3）肥胖患者体重较大，手术中压力性损伤发生率远高于正常人群，因此，体位的摆放相当重要。在摆放体位时，应当注意减轻或消除机体各着力点在体位变化后所承受的异常压力，以及体位垫、约束带等对血管、神经等组织造成的压迫。

（4）肥胖患者搬运困难，搬运过程中医护一体通力合作，要尽量避免牵拉、扭转肢体，造成损伤；使用移动板。

（5）患者转运需使用可调节式转运床，便于抬高患者上半身，使膈肌下移，增加胸腔容积，利于患者呼吸。加用床挡，防止坠床。

（谷亚芳）

# 案例一：食管癌根治术的护理

## 【案例介绍】

### （一）一般资料

患者 ×××，男，83 岁，7 月前患者无明显诱因出现吞咽不畅，嗳气、胃灼热，以进食粗硬食物为主，进食流质及半流质食物无明显异常，不伴吞咽疼痛，不伴胸骨后疼痛，无胸痛等不适，食欲欠佳。胸部 CT：主动脉、冠状动脉钙化，诊断：①食管癌；②冠状动脉粥样硬化性心脏病。

食管癌根治手术指征：进行性吞咽困难、嗳气、胃灼热 7 个月。

现病史：7 个月前患者无明显诱因出现吞咽不畅，嗳气、胃灼热，以进食粗硬食物为主，进食流质及半流质食物无明显异常，不伴吞咽疼痛，不伴胸骨后疼痛，无胸痛等不适，食欲欠佳，9 月 23 日在当地医院行上消化道造影：中下段食管癌。未治疗。2 个月前自觉吞咽困难呈进行性加重，今为进一步治疗来我院，门诊以"食管癌"收入我科。自发病以来，神志清楚，精神尚可，睡眠可，食欲差，大便正常，小便正常，体重无明显变化。

（二）病史

既往史：3 年前曾患脑梗死，口服药物治疗后好转，现口服阿司匹林肠溶片，每日100 mg，普罗布考片（具体剂量不详），阿托伐他汀钙片 10 mg 每日，有高血压史 10 年余，间断口服硝苯地平片，每日 1 片，血压控制在 140/60 mmHg 左右；否认糖尿病病史，无肾脏病史，否认冠心病史，否认手术史，否认外伤史，否认输血史，否认献血史，否认肝炎史，否认结核史，否认传染病病史，预防接种史不详，无食物过敏史，未发现药物过敏史。

（三）医护过程

麻醉方式：双腔插管全身麻醉。

手术名称：开胸探查术 + 食管癌根治术 + 胸膜粘连烙断术 + 肠粘连松解术。

手术经过：静脉复合全麻，经口气管内插双腔管，右颈内静脉穿刺置管，右侧卧位，常规胸部消毒铺巾，于左侧后外侧第 6 肋间切口长约 15 cm，探查胸腔有少量粘连，超声刀烙断粘连，探查见病变位于食管下段长约 5 cm，游离食管到弓下，游离上段食管至主动脉弓下，游离下段食管至贲门处，打开膈肌，依次游离胃结肠韧带，离断胃结肠韧带，胃短血管，游离胃大弯侧，打开肝胃韧带，游离出胃左动静脉，离断结扎，游离出胃小弯侧，用超声刀切断腹腔肠粘连，用一次性直线切割吻合器及组件［JCW（A）-75V/L/H，4 个］将胃缩成管状，间断缝合胃壁浆肌层包埋，将管状胃与食管残端以管状吻合器（YWW-25）与食管行机械吻合，用一次性直线切割吻合器及组件［JQJ（B）-60H，2 个］切除胃底残端，间断缝合胃壁浆肌层包埋。依次分别经鼻置入空肠营养管，胃负压引流管。查看无出血，清点器械纱布无误，于左侧腋中线第 8 肋间置闭式引流管1 根，充分止血后见创面少量渗血，于渗血处止血粉（0.5 g 瞬时 2 支，艾薇停止血纱布2 片），充分止血，查看无出血，左肺膨胀良好，关胸，术中失血约 400 mL。标本示家属后送检。

术后处理措施：病人插管状态送至重症医学科。

【护理措施】

一、术前护理

（一）巡回护士到病房与病房护士进行交接病人

巡回护士：核对患者术前诊断、拟行手术名称、既往史、术前病情及治疗经过、输液、用药、药物过敏史、皮试结果、体温、脉搏、呼吸、血压、尿量、有无携带首饰、药品（包括血制品等）（六查十二对）。

病人方面：建立使用"腕带"作为手术病人身份识别标示的制度，与家属参确认进行何种手术，询问进食情况，检查病人备皮情况（包括皮肤完整性）及有无金属项链首饰及各种管道是否通畅，重点交接留置管道情况。

病历方面：查对手术同意书、输血同意书、临时医嘱有无抗生素（是否有皮试及皮试结果）、血型、凝血四项、有无传染病等。

**（二）术前准备**

（1）除常规准备外，门口挂"谢绝参观"牌，控制人员流动5～7人，所有进入手术室的人员应严格遵守无菌技术操作规范和消毒隔离制度。

（2）环境准备：确定空气净化系统正常运行、室温24～25℃，手术开始前后巡回护士应清理手术间，更换垃圾袋，确保房间无杂物。

（3）中心吸引器2个，黄色（3～4个，装血垫、垃圾满了及时更换放一边）、黑色垃圾袋，手术衣、备开、腹包，纱垫、侧卧位体位垫、电刀、抢救车、除颤仪、引流管和胸腔闭式引流瓶等（手术所使用的物品必须保证灭菌效果，手术前怀疑被污染或已经污染的物品不得继续使用）。

（4）药物准备：无特殊。

（5）保温方面：温液体（提前准备林格、盈源、冲洗盐水、冲管盐水、灭菌注射用水、糖水等）输血加温仪、电热毯、包布方巾等。

**（三）手术病人入手术室时**

需使用转运车将患者转运至手术室（使用推车或轮椅前检查推车、轮椅的性能是否良好及各部件是否衔接好，运送病人时动作要轻巧稳妥，防止推车翻倒。注意安全，防止碰撞），携带抗生素及术中用药和患者病例。

手术人员（手术医生、麻醉师和手术护士）手术前根据《手术安全核对单》内容再次核对。

建立静脉通道：建立1路静脉通路（因术中备输血使用），麻醉建立中心静脉监测中心静脉压满足麻醉需求。

协助手术医生进行侧卧位的摆放，以充分暴露手术术野，保持呼吸道通畅，四肢勿过分牵拉，身体勿接触金属为原则，更换体位时防止管道脱出。

**二、术中护理**

（1）术中密切观察患者的生命体征。

（2）注意瓶中液体的量和输液速度，防止空气栓塞。

（3）提高用药安全（用药前严格落实双人核对）。

①用药前应认真核对药品的名称、浓度、剂量、用法和有效期，并认真检查药品

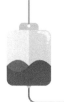

质量。

②从病区带来的药品手术室护士应认真核对与医嘱是否一致，需做过敏试验的药物要核对过敏试验结果。

③执行口头医嘱要复述一遍确认无误方可执行，并做好记录。

④保留所有使用过的安瓿，经两人核对无误后方可丢弃。

⑤消毒液、静脉液体必须分开放置，标识清晰。

（4）尿液观察：量、颜色、性状。

（5）注意特殊体位的术中管理，注意受压部位的皮肤保护及每两小时的受压部位按摩，防止术后压疮的发生。

（6）严防手术物品遗留体内。

①洗手护士对手术台上的物品做全面整理，放置有序，和巡回护士共同唱点相应的物品数目，巡回护士应认真记录，并做好核对。

②必须使用显影的纱垫。

③手术中增加需点数的物品时，巡回护士与洗手护士应及时清点，并做好记录。

④洗手护士对手术台上所有物品的数目和去向应做到心中有数，使用过的物品应及时收回，并检查其完整性，放在器械台相应的位置。

⑤手术台上掉落的物品应及时处理，并放在安全的地方。

⑥凡属于清点范围的物品，未经允许，任何人不得拿出或拿进手术间。

⑦关闭体腔和深部创面前后，洗手护士和巡回护士应共同清点器械、敷料、缝针、刀片等数目，确认无误后方可关闭切口（把握物品检查和核对时机；若物品数目清点不符，立即告知医生，并仔细查找，必要时征求医生意见行 X 线透视。主刀医生、手术护士签字记录备案）。

（7）注意术中胃管、营养管的置入和护理。

术中下胃管和营养管一定要动作轻柔，充分涂抹液状石蜡保持管道润滑与手术医生配合下到位置，分开并妥善固定。

（8）护理诊断及护理措施。

①低体温：与快速地输入大量液体有关，麻醉剂对体温调节有抑制作用，手术室内温度过低，术中冲洗液使用过多，手术时间长，患者体质差相关。

护理措施：a. 调节手术室的温度，室温控制在 24～25℃为宜。b. 用被单遮盖保暖外，还使用输液加温仪、热水、电热毯。c. 使用加温液体，裸露的肢体用治疗巾包裹，以减少皮肤散热。d. 充分做好术前准备，备齐各种所需物品及器械，避免不必要的时间浪费。e. 进行腹腔冲洗时，使用恒温的冲洗液进行冲洗，以减少机体散热，防止低体温发生。

②焦虑与恐惧：与担心手术是否成功有关。

护理措施：进手术室后，要主动热情与病人交谈，以良好的言行神态给病人以温暖、信心和力量，使病人产生信任感、安全感，减少顾虑，减少烦恼，以最佳心态接受手术和麻醉。

③有潜在并发症：术中出血的风险。

护理措施：a. 手术前充分做好术前评估，术前备充足的血液。b. 术中轻柔操作，彻底止血，防止术中术后出血。c. 精细吻合血管、胆道，减少术后血管及胆道并发症的发生概率。d. 注意监测患者围手术期血流动力学及凝血功能。

④压疮的可能：与手术时间长、特殊体位有关。

护理措施：a. 术前评估病人的皮肤，选择合适的体位垫以减轻病人受压部位皮肤的压力。b. 术中保持床单清洁、平整，无皱褶。c. 摆放体位时动作轻柔，不要拖、拉、拽等。d. 保持皮肤清洁干燥。e. 入手术室前在病房受压部位皮肤预防性使用压疮贴。

⑤感染的可能：与手术时间、各种手术操作有关。

护理措施：a. 严格遵守无菌技术操作规范和消毒隔离制度。b. 手术中应保持手术间大门关闭，减少人员走动。c. 手术中怀疑被污染或已经污染的物品不得继续使用。d. 手术中切开空腔脏器前应保护切口和手术区，接触过空腔脏器的物品应视为污染，放在指定的区域。e. 保持手术野、无菌器械台的干燥。f. 遵医嘱使用抗生素。

⑥疼痛：与手术切口较大及刺激、病人的耐受性有关。

护理措施：a. 术后使用镇痛药物有效减轻患者疼痛。b. 提供安静、舒适的休息环境，保证睡眠，以减轻患者疼痛。c. 教会患者分散注意力，如自我放松、催眠术、听音乐等。d. 病人有轻微咳嗽，指导患者咳嗽时按压刀口处以减轻疼痛。

### 三、术后护理

（1）生命体征监测，持续观察生命体征变化。

（2）胸腔闭式引流管的护理，维持引流管的通畅，观察引流液的量、性质并认真记录。

（3）胃肠减压的护理，持续胃肠减压，保持管道通畅，妥善固定，防止脱出。

（4）各种管道通畅的固定与标识（名称、日期、时间）。

## 【小结】

（1）熟悉手术步骤；手术成功与护士配合密不可分，积极做好手术配合对整台手术顺利进行起着重要作用。

（2）手术时间长、过程复杂，应该做好充分的术前准备。

（3）手术过程中应严格遵循无菌技术、无瘤技术原则。

（4）备好温度适宜的灭菌注射用水冲洗术野。

（5）术中更换体温时应该做好引流管的护理，防止引流管受压或者脱出。

（6）做好术中标本的管理。

（谷亚芳）

# 案例二：经腹腔镜胃减容手术的护理

## 【案例介绍】

### （一）一般资料

患者×××，男，27岁，5年前开始无明显诱因出现体重进行性增加，进行性增加至204 kg，伴夜间打鼾明显，诉无呼吸暂停，无明显头晕，无夜间憋醒，无白天嗜睡，平素食量偏多，运动偏少，未曾自行减肥。患者现体重维持在204 kg左右，身高205 cm，BMI为60 kg/m²。近半年来，患者发现血高胰岛素血症。现患者为求进一步诊治，收住入院。患者病程中无恶寒发热，无乏力，无反酸嗳气，无恶心呕吐，无呕血咯血，无咳嗽咳痰，无呼吸困难，无腹胀腹痛，无其他部位放射痛，食纳睡眠可，大小便正常。

### （二）病史

既往史：既往体质健康，无高血压病史，无糖尿病病史；否认肾脏病史，无冠心病史，无脑血管意外疾病史。无手术史，无外伤史，否认输血史，否认肝炎史，否认结核病史，无传染病病史，预防接种史不详，无食物过敏史，无药物过敏史。

### （三）医护过程

查体：T 36 ℃，P 92次/分，R 21次/分，W 204 kg，BP 120/80 mmHg。实验室检查示，血小板分布宽度11.4 fL、血小板压积0.27%、红细胞分布宽度SD 40.3 fL、平均血红蛋白浓度314 g/L、平均血红蛋白量26.9 pg、血红蛋白137 g/L、红细胞5.09×10¹²/L、嗜酸性粒细胞0.18%、胰岛素2 h 878.70 pmol/L、餐后两小时葡萄糖8.39 mmol/L、总胆红素＜3.0 mg/dL、脱氧血红蛋白2.5%、高铁血红蛋白0.6%、碳氧血红蛋白1.9%、红细胞比积测定44.3%PCV、葡萄糖测定7.3 mmol/L、离子钙0.91 mmol/L、钾测定3.7 mmol/L、钠测定135.4 mmol/L、血红蛋白测定13.1 g/dL、血氧饱和度97.4%、皮质醇2.39 ug/dL。心电图正常，心脏彩超正常。睡眠监测提示中度睡眠呼吸暂停，肺功能提示限制性通气功能障碍。胃镜示慢性浅表性胃炎，食管黏膜下隆起。

麻醉方式：全身麻醉。

手术名称：经腹腔镜胃减容术。

物品准备：①器械包。基础包（带保温杯）、大盆、普外腹腔镜镜头及器械、腹包、备开、手术衣。②一次性物品。腔镜超声刀 1、镜头套大 1 小 2、纱布垫 1、显影纱布大 1 小 1、吸引器管 2、11 刀 1、手套、2-0 带针丝线 1、3-0 微乔线 1、10 mL 注射器 1、长针头心包线 1（空肠旷置与胃旁路术需要）。③药品。罗哌卡因注射液。④仪器与设备。腹腔镜主机、电刀、超声刀、录像设备、吸引装置备两路。⑤高值耗材。电动腔镜关节头直线型切割吻合器和钉仓（PSE60A/PLEE60A）、腔镜关节头直线型切割吻合器和钉仓（绿钉 GST60G/ECR60G 蓝钉 ECR60B 白钉 GST60W）、一次性内窥镜穿刺器 12 mm ATRKFA、可吸收性外科缝线 SXMD1B405、组织胶水 1050044、一次性使用负压引流器 200/400 mL、多功能引流管 S12B。

消毒范围：上平乳头，下至大腿上 1/3。

手术经过：①麻醉满意后，取平卧位，取脐部切口建立气腹。取脐上 5 cm 偏左侧插入 Trocar 及腹腔镜，于左右腹直肌外缘脐上 5 cm 及脐上 15 cm 切口，直视下置入 trocar 及器械。探查：腹水（-），盆腔（-），肝脏（-），胆总管不扩张，脾脏（-），小肠结肠（-），决定行腹腔镜下袖状胃切除术。②置入 36F 胃腔支撑管，吸引胃内容液，沿大弯侧自幽门至贲门逐步游离胃结肠韧带及胃脾韧带，直至食管左侧。沿胃小弯侧距边缘 2.5 cm 处定位标记，置入胃镜，紧贴小弯侧。自幽门上方约 5 cm 处以强生 60 mm 切割闭合器连续沿标记线切除胃大弯侧及胃底直至食管左侧，仔细止血，使用强生 3-0Vlock 线加固胃浆膜层，胃角下方切缘与横结肠系膜缝合固定。支撑管进出残胃腔无阻碍，取出标本。③手术野彻底止血，冲洗腹腔，查无活动性出血，清点器械纱布无误，逐层关腹。手术顺利，失血少，术后标本送检，患者安返病房。术毕生命体征平稳，心率 85 次 / 分，血压 130/85 mmHg。

## 【护理措施】

### 一、术前访视

（一）护理诊断

1. 焦虑

焦虑与担心疾病预后、费用和住院时间有关。

2. 疼痛

疼痛与手术创伤和伤口疼痛有关。

3. 恶心、呕吐

恶心、呕吐与胃部手术有关。

4. 感染

感染与吻合口瘘及术中无菌操作有关。

5．吻合口瘘

吻合口瘘与术中外科操作技术有关。

6．营养不良

低于机体需要量有关。

（二）护理目标

1．焦虑

住院患者情绪稳定，能采取有效方法缓解焦虑。

2．疼痛

遵医嘱使用止痛药物，分散患者注意力，缓解患者疼痛。

3．恶心、呕吐

遵医嘱进行对症处理。

4．感染

加强术中无菌操作管理，提高外科操作技术，杜绝感染发生。

5．吻合口瘘

密切观察生命体征，做好应急措施。

6．营养不良

机体获得足够热量、水电解质和各种营养物质，营养状态改善。

## 二、术中护理

（一）巡回护士护理配合

1．麻醉配合

在患者上肢将静脉通路建立起来并对其通畅进行保持，使麻醉药物的正确应用得到有效保证。协助医生将麻醉诱导做好，对患者进行气管插管全身麻醉。麻醉后与麻醉医生配合穿刺患者桡动脉，将胃管、导尿管留置下来，妥善固定。

2．仪器使用

对术中用物齐全性进行检查，保证各仪器完好，调试后使用。术中需要脚踏开关电刀、结扎速，用塑料套对其进行有效保护，在患者右边放置。人体组织中纤维蛋白、胶原蛋白会在结扎速的作用下溶解变性，融合血管壁，促进透明带的形成，使永久性管腔闭合产生，腹腔镜术中以 2 光棒选择所需能级。

3．手术标本管理

完成手术后称量术中取下的胃、大网膜、小肠的重量，将其记录在手术护理记录单上，和手术医生一起向病理科送标本。

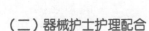

（二）器械护士护理配合

1. 器械管理

由于具有较多的手术器械，因此术中需要铺 2 个无菌台，分开放置普通器械与腔镜器械，依据手术顺序摆放。将血管切割吻合器安装好备用，对各种腔镜器械的性能、用途进行熟练掌握，并对手术步骤熟悉，对手术进行主动配合，快速准确地传递器械。

2. 物品清点与术中配合

开始手术、将腹腔关闭前后，器械护士和巡回护士对手术物品进行共同清点，协助医生将人工气腹建立起来，维持良好的气腹。注气时对气腹机上显示的腹压、腹部膨隆对称性进行观察，将 10 mm 穿刺器、12 mm 穿刺器（带转换帽）分别递向脐左上缘、脐右上缘穿刺处，通过 5 ~ 12 mm 器械。将 5 mm 穿刺器递向两侧锁骨中线剑突下、肋缘下。应用结扎术前检测，应用结扎术后及时清洁干净刀头。

3. 关闭切口，用温生理盐水对腹腔进行冲洗

将冲洗液吸净，检查确定无出血后将气腹关闭，对物品进行清点后将腹膜、皮肤切口缝合起来。

（三）注意事项

（1）患者体重较大，注意防坠床。

（2）消毒时，避免消毒液过多，患者两腿之间，颈部太过潮湿。

（3）加长器械的使用与医生核对。

（4）术后抬病人时注意各种管路的妥善放置。

（5）切割闭合器标准化操作，上完钉仓及时清洗以免残留余钉。

## 三、术后护理

1. 体位与活动

术后去枕平卧位，6 h 后生命体征平稳取半坐卧位，鼓励病人尽早床上活动，术后 6 h 即可下床活动，促进肠蠕动，预防肠粘连。

2. 饮食

术后第一天喝水 500 mL，术后第二天喝水 1 000 mL，术后第三天喝水 1 500 mL，喝过滤的蔬菜水（清流质）。

3. 心理支持

使患者保持良好的心态，积极应对不适症状。

4. 呼吸道管理

（1）指导患者术后进行深呼吸和有效咳嗽锻炼，并早下床活动。

（2）痰液黏稠者予雾化吸入，根据医嘱使用抗生素。

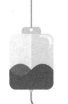

（3）根据需要协助和指导患者做好翻身和叩背，促进痰液的排出。

（4）氧饱和度异常或自觉气促者吸氧，指导加强呼吸功能锻炼。

5．腹腔引流管护理

不常规留置导尿管，如有留置，按照导尿管的护理进行。

6．并发症的观察

（1）出血：观察生命体征、切口敷料、管周敷料、腹腔引流管、尿量等，必要时再手术。

（2）吻合口瘘或破裂：突然的腹痛、高热、疼痛，做好生命体征的观察，做好应急措施。

（3）梗阻：表现为上腹部饱胀，恶心、呕吐等，一般采取非手术治疗，禁食水，静脉营养支持，促进胃动力药物的使用等。

## 【小结】

腔镜护士应该保证自身心理承受能力强大，术中对术野进行认真观察，密切配合，依据术中情况将手术器械灵活准确地传递出去，沉稳处理突发事件。由于腔镜器械较为精细贵重，因此术中应该将每一件器械管理好，一方面严格无菌操作，另一方面有序摆放，将用过暂时不用的器械及时收回。对带入腹腔拭血的纱布条、物品摆放位置等进行认真检查，完成手术后提醒术者将其及时取出，并对其完整性进行检查。由于经腹腔镜胃减容术具有较大的手术难度，因此手术室护理人员应该与术者默契配合，从而有效缩短手术时间。此外，医护共同参与不断改进创新手术技巧与术中配合，将适合医疗环境、医院、患者的治疗方式总结出来。

（谷亚芳）

## 案例三：后腹腔镜联合膀胱电切镜经尿道左侧输尿管癌根治术的护理

## 【案例介绍】

（一）一般资料

患者×××，男，71岁，患者2年余前无明显诱因出现间断性无痛性肉眼血尿，伴血块，无尿频、尿急、尿痛，无发热、乏力、腹痛，未在意未治疗。1年余前血尿加重，至县中心医院予以口服云南白药治疗后好转（具体诊疗过程不详），后仍有间断肉眼血尿，未处理。2 h前见肉眼血尿，伴团块样血块，伴排尿困难，急来我院，查彩超示"膀

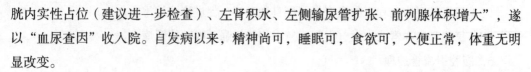

胱内实性占位（建议进一步检查）、左肾积水、左侧输尿管扩张、前列腺体积增大"，遂以"血尿查因"收入院。自发病以来，精神尚可，睡眠可，食欲可，大便正常，体重无明显改变。

**（二）病史**

既往史：有高血压病病史 10 年余，最高 160/100 mmHg 左右，规律口服"苯磺酸氨氯地平片"，近 2 月加用口服"酒石酸美托洛尔片、氢氯噻嗪片"，血压控制情况不详；有脑梗死病史 7 年余，未遗留后遗症（具体不详），规律口服"阿司匹林片"，停药 2 年余；5 年余前在外院行"面部肿瘤切除手术"，病理提示"恶性肿瘤"（具体不详）。无糖尿病病史，无肾脏病史，无冠心病史。否认外伤史，否认输血史，否认肝炎史，否认结核史，否认传染病病史，预防接种史不详，无食物过敏史，未发现药物过敏史。

**（三）医护过程**

入院查体：T 36.5℃，P 72 次 / 分，R 18 次 / 分，BP 128/78 mmHg。辅助检查示病理（我院 2021-11-02），（膀胱肿物）高级别浸润性乳头状尿路上皮癌，浸润黏膜固有层。病理（我院 2021-11-09）：①（左侧肾及输尿管）浸润性乳头状尿路上皮癌，侵及输尿管全层，紧邻肾盂组织，未见侵犯肾实质；肾门未见特殊。②（膀胱组织）纤维结缔组织，未见明显衬覆上皮，局灶炎细胞浸润伴坏死，局灶可见异型细胞。③（肾门淋巴结）纤维脂肪组织，未见明显淋巴结。

麻醉方式：全身麻醉。

手术名称：后腹腔镜联合膀胱电切镜经尿道左侧输尿管癌根治术 + 经尿道膀胱部分切除术。

物品准备：①器械准备：泌外电切镜、泌外腹腔镜、基础包、盆包、手术衣、备开、敷包。②一次性物品：输血器、20 号留置针、手套、三通、纱布、三腔尿管、缝线、镜头套、吸引器连接管、慕丝缝线、尿袋、伤口敷料、11 号刀片、油球。③仪器设备准备：超声刀、高频电刀、腹腔镜、膀胱等离子电切镜。④特殊耗材：3-0v-lock，Hemolock 夹，5 mm、12 mm 一次性 Trocar，用 8 号消毒手套的手指自制的扩张球囊，电极环，多聚糖止血粉，防粘连液，一次性无菌腹腔引流管（迪奥），一次性标本取出器，一次性双极电凝切割钳，一次性超声高频外科集成系统超声刀头等。

消毒范围：两乳头连线至大腿上 1/3 处。

手术经过：麻醉成功后，患者取截石位，常规消毒铺巾，经尿道轻柔、缓慢顺利置入电切镜入膀胱，见膀胱左侧壁呈电切术后改变，距离左侧输尿管口约 2 cm，余膀胱三角区、后壁、左侧壁黏膜未见明显异常。双侧输尿管口呈裂隙状，蠕动好，喷尿清。以等离子电切环逐步电切膀胱左侧壁原肿瘤所在位置，包括左侧输尿管在内的约 3 cm 范围，并切至浆膜层，使输尿管膀胱壁开口处周围约 1 cm 范围膀胱壁完整切除，使用 3-0v-lock 可吸收缝合线内镜下缝合创面，并彻底电凝止血，用冲洗器冲洗出切除的组织块，观察膀胱内无残留组织碎块，电切创面无活跃出血，右侧输尿管口无损伤，退镜。留置 F20 三腔尿管接冲洗袋及引流袋，生理盐水持续膀胱冲洗，冲洗液清。改右侧斜卧位，常规术区 0.5% 络合碘消毒铺巾。于脐上约 3 cm 处做一长约 2 cm 皮肤切口，常规穿刺气腹针，确认腹腔无误后，依次打孔，置入 5 mm 及 12 mm 直径一次性 Trocar，分别缝合固定穿刺套管，置入相应器械，连接气腹机。监视器下观察腹腔，脾脏未见异常。沿脾脏下方及结肠旁沟切开后腹膜，至腹膜外脂肪，于肾上腺位置纵行分离肾周脂肪，至肾周筋膜，游离肾门，找及肾动静脉及输尿管，小心游离肾门结构，分别以 Hemolock 夹三重夹闭肾动、静脉，于远端 2 夹之间离断肾动静脉。然后于肾周筋膜外分离肾脏，至完全游离肾脏及输尿管上段，然后将肾门处以增大淋巴结切除并使用 Hemolock 夹夹闭肾门淋巴管，取出肾门淋巴结。沿输尿管继续向下方分离，游离输尿管下端至膀胱壁内段，遂将左肾及肾周淋巴脂肪组织、输尿管全段及输尿管膀胱开口处部分膀胱壁一并切除，查看膀胱壁切口无漏尿，再次查看创面，原肾门处残端创面及原输尿管下端创面渗血，超声刀止血效果差，遂喷洒覆盖多聚糖止血粉各 1 g，查无活动性出血。清点器械、敷料无误后，退出后腹腔镜器械，适当延长侧左下腹部切口，取出标本，查标本完整。分别留置肾窝及盆腔一次性引流管各一根后，腹腔内注入防粘连液 12 mL，分别依次关闭所有手术切口。术中麻醉满意，术程顺利，术中输注晶体液约 1 500 mL，胶体液约 500 mL，失血约 200 mL，未输血。手术过程中患者血压、心率平稳。切除标本请患者家属查看后送病理检查。术中共应用 Hemolock 夹 15 枚，防粘连液 4 支，一次性使用内窥镜穿刺器 3 具，一次性无菌腹腔引流管 1 根，一次性标本取出器 1 具，一次性双极电凝切割钳及一次性超声高频外科集成系统超声刀头各 1 把。考虑患者高龄，且基础疾病并发症较多，与患者家属沟通后术后转科至重症医学科观察病情，待病情稳定后转回我科继续治疗。

## 【护理措施】

### 一、术前访视

（一）护理诊断

1. 膀胱痉挛

膀胱痉挛与冲洗液温度过低、手术后应激性、尿管气囊压迫、心理紧张相关。

2. 有出血的风险

出血风险与手术部位相关。

3. 疼痛

疼痛与手术应激有关。

4. 切口感染的危险

切口感染与术中无菌操作及抗感染能力有关。

5. 引流管的护理

与术后留置各种管路有关。

（二）护理目标

1. 膀胱痉挛

安慰患者，指导患者深呼吸，放松转移注意力，按摩患者下腹，根据情况给予解痉止痛药。

2. 有出血的风险

密切观察生命体征，出血量多或血块堵塞引起导尿管不畅，必要时冲洗，给予止血药。

3. 疼痛

调整减轻疼痛体位，转移注意力，给予止痛药。

4. 切口感染的危险

观察生命体征及切口情况，严格执行无菌技术，加强营养支持，遵医嘱合理使用抗生素。

5. 引流管的护理

检查导管情况，妥善固定，避免过度牵拉、折叠压迫。

## 二、术中护理

1. 巡回护士护理配合

（1）体位护理：膀胱截石位改侧卧位时，注意体位改变对血流动力学的影响，电切结束由截石位先平卧，放平双下肢要缓慢，待血压平稳后再改变体位，腋下垫一个软垫，以免使臂丛神经受压。并将患者下腿屈曲，上腿伸直，于两腿之间放置大橡皮垫，脚踝处放软垫，防止受压损伤。翻身时固定好输液管、尿管、气管插管等，防止脱出。

（2）仪器的使用：连接摄像、光源、高频电刀、二氧化碳气腹机、超声刀。根据手术需要及时调节设定电切镜、腹腔镜所需参数。膀胱电切术毕，迅速更换腹腔镜，建立人工气腹时维持 $CO_2$ 压力 12 ~ 15 mmHg。腹腔镜人工建立二氧化碳气腹，使膈肌上抬，暴露术野，便于操作；若气腹压力过高，大量气体通过微循环进入血液对机体的生理功能有一定的影响，可造成高碳酸血症。

（3）病情观察：必须加强巡视，密切注意生命体征变化，持续血压、脉搏、血氧饱和度、心电图监测，有异常时立即报告医生。保证输液、输血的通畅，密切观察手术进程，根据需要及时供给手术物品。

**2. 器械护士护理配合**

器械护士要熟悉病情，充分了解手术步骤，掌握腹腔镜、电切镜各种器械的安装和使用方法，按顺序排列器械物品，术中密切观察手术进程，积极主动配合手术，提高手术配合质量。

### 三、术后护理

**1. 体位与活动**

行膀胱部分切除术后患者，需卧床休息 2 ~ 3 d 后根据血尿减轻情况逐渐增加活动量。

**2. 疼痛护理**

不耐受者，联系医生给予止痛药，30 min 后观察镇痛效果。

**3. 膀胱冲洗**

（1）行经尿道膀胱肿瘤电切术后患者，术后常规生理盐水持续膀胱冲洗 1 ~ 2 d，注意在管道上贴上"非静脉用"的标签。

（2）膀胱冲洗的速度根据医嘱或尿色来调节。

（3）记录冲洗液及引流液的量，注意进出是否基本平衡。同时注意患者有无下腹胀痛，导尿管引流不畅。如为血块堵塞，每次抽取 30 ~ 40 mL 生理盐水反复膀胱冲洗。如为膀胱痉挛，做好心理疏导，遵医嘱予解痉止痛药。

（4）严密观察引流液的颜色和量，颜色鲜红或突然发生变化时要警惕。

（5）行根治性输尿管癌的患者常规留置盆腔引流管、尿管。

（6）盆腔引流管护理：同引流管观察注意事项外，注意观察引流量，引流液突然增加或量清亮液体，考虑为吻合口漏，需留取引流液行尿素氮或肌酐检测。

（7）尿管护理：尿管需固定，避免因牵拉等原因导致尿管脱出，影响手术效果。尿管 4 周后拔除。

**4. 并发症的观察**

（1）出血：观察生命体征的变化，观察导尿管的引流量，尿液的性状，出血量多或血块堵导致导尿管不畅，说明出血量多，报告医生，可予甘油注射器反复膀胱冲洗，直至抽出血块尿管通畅。必要时 3 000 mL 生理盐水持续膀胱冲洗，根据尿液颜色调节冲洗液速度，并予止血药，嘱病人勿用力大便。

（2）经尿道电切术综合征：观察患者有无因冲洗液大量快速吸收引起的血容量过多和低钠血症，主要表现为循环系统和神经系统的功能异常，如烦躁、表情淡漠、恶心、呕吐、呼吸困难、低血压、少尿、惊厥和昏迷等。处理：及时报告医生，并遵医嘱给予利尿剂、碳酸氢钠等药物纠正低钠血症和酸中毒。

（3）膀胱痉挛：冲洗液温度过低、手术后应激性、尿管气囊压迫、心理紧张等原因引起，表现为持续下腹胀痛，有急迫排尿感，冲洗不畅或者逆流，患者大汗，呻吟，持续几秒或几分钟。处理：安慰患者，指导患者深呼吸，放松全身或者转移注意力，适当按摩患者腰部或下腹，根据情况调节尿管气囊容量，必要时给予解痉止痛药。

（4）穿孔：穿孔多发生在术中，术后观察有无腹胀、腹痛、发热情况。

5．经尿道膀胱肿瘤电切术后行膀胱灌注化疗

（1）术后1周开始膀胱灌注化疗，每周1次，8周后改一月1次，疗程为1年。

（2）常用药物：丝裂霉素、吡柔比星、表柔比星、卡介苗及羟喜树碱。

（3）灌注前排空膀胱，尽量少饮水，以减少尿对灌注药物的稀释。

（4）灌注药物后反折拔除导尿管或者导尿管夹紧，药物保留0.5～1 h排空。尿液排空后嘱病人多饮水以保护膀胱黏膜。

（5）用药后观察：注意观察尿量、颜色，询问患者有无自觉症状，如出现尿频、急尿、尿痛等刺激症状，多为化学性膀胱炎，可延长灌注间隔时间或减少剂量；若发现严重血尿、尿道外口红肿或膀胱刺激症状严重者，应停止灌注。

## 【小结】

护理在整个手术操作过程中起着关键作用。术前充分掌握手术的相关知识，熟悉各种仪器和设备的使用，可在术中帮助医生良好地完成操作；对患者进行有效的心理干预，可以消除其不良的心理因素，提高其配合治疗的依从性和积极性，使其可以主动配合治疗的进行，利于后期手术治疗的开展。术中严格按照手术步骤进行操作，主动帮助患者更换体位，动作迅速快捷，且安全有效，会明显加速手术的进程，缩短手术时间和术后恢复时间，严密监测患者的生命指征变化，准确传递器材，认真检查遗漏，及时更换各种仪器和设备可以减少出血和感染等并发症的发生。严密的手术配合可以明显缩短患者的治疗时间和术后恢复时间，提高手术的质量和成功率。

（谷亚芳）

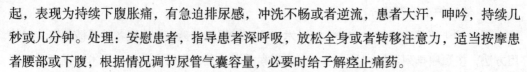

## 案例四：开放性多发骨折手术的护理

## 【案例介绍】

（一）一般资料

患者×××，男，52岁，患者1 d前因外伤致全身多处疼痛、出血，当时无昏迷、恶心、呕吐及大小便失禁等症，被120急救人员送至我院急诊科，急诊拍片检查后以"多发

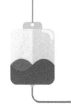

伤"为诊断收入我科，受伤以来患者神志清，精神差，未进食水，大小便未解，体重无明显变化。

（二）病史

既往史：既往体质健康，无高血压病史，无糖尿病病史，否认肾脏病史，无冠心病史，无脑血管意外疾病史，无手术史，无外伤史，否认输血史，否认肝炎史，否认结核病史，无传染病病史，预防接种史不详，无食物过敏史，无药物过敏史。

（三）医护过程

查体：T 36.3℃，P 88 次 / 分，R 20 次 / 分，BP 95/68 mmHg。辅助检查：CT 示：①双侧侧脑室前角旁轻微缺血性脱髓鞘改变。②双侧顶叶轻度萎缩。③考虑鼻骨、骨性鼻中隔骨折，请结合临床，建议鼻骨 CT 进一步检查。④右额部皮下血肿。⑤左侧额窦、双侧筛窦、上颌窦炎性改变，请结合临床，建议必要时复查或颅脑 MRI 进一步检查。⑥考虑胸骨体骨折。⑦考虑双肺上叶间质性炎性改变，不排除创伤性改变，请结合临床，复查对比。⑧双肺背侧肺野肺间质增厚，多考虑坠积效应所致。⑨右肺上叶后段胸膜下粟粒结节，建议间隔 3 ~ 6 个月复查。⑩肝左叶小类圆形低密度影，囊肿？建议增强进一步检查。⑪胆囊结石，左肾下极肾盏区微小结石。⑫颈 3 ~ 6 椎体轻度骨质增生。⑬下胸椎、腰椎骨质增生。⑭胸 10 椎体下缘许莫氏结节形成。⑮腰 4 椎体爆裂骨折，同层面骨性椎管继发性狭窄。⑯腰 3、4 左侧横突，左侧髂骨骨折。⑰耻骨联合分离。⑱考虑左侧腰大肌、髂腰肌、髂血管走行区及腹股沟区软组织损伤，建议盆腔 + 骨盆 MRI 进一步检查。请结合临床，建议颈椎 + 胸椎 + 腰椎 MRI 进一步检查，了解椎管内情况。X 线示左侧胫腓骨下段多发骨折。考虑左侧距骨骨折。左踝关节脱位。右踝关节未见异常。

麻醉方式：全身麻醉。

手术名称：左足踝开放性骨折伴脱位扩创、神经血管探查修复术 + 左距骨、胫骨远端及左腓骨下端粉碎骨折克氏针外固定架固定术 + 左踝关节囊及左内踝三角韧带断裂修补术 + 额面部皮肤裂伤清创缝合术。

物品准备：①器械包：骨外伤包、大盆、辅料包、外来医疗器械及植入物、微创包、骨科显微器械。②一次性物品：手术衣、中单、贴膜、冲洗球或 50 mL 注射器、大小纱布、棉垫、绷带普通和清洁、纱垫、手套、输血器、扎针物品、敷贴、0/2-0/3-0/4-0 微乔线、负压引流袋、11 和 22 号刀片、电刀笔、吸引器管、普理灵线 5-0/8-0、幕丝线 1/4/7。③药品：过氧化氢、右旋糖酐。④仪器设备：C 臂、显微镜、气压止血带、清创车。⑤特殊耗材：负压引流壶、纳米银、倍菱、高分子石膏。

消毒范围：双下肢绑止血带部位至足部。

手术经过：①麻醉成功后，患者取仰卧位，无菌刷消毒皂液刷洗左足踝处伤口三遍，过氧化氢、生理盐水交替冲洗伤口，稀释碘附浸泡 6 min 后，碘附术区消毒，铺无菌巾单。

止血带控制下清创、探查，见左足踝内侧由跟腱横行向前有约 10 cm 长挫裂伤口，内踝骨质裸露，距骨粉碎骨折伴脱位，胫骨远端外侧粉碎性劈裂骨折，胫后血管神经束裸露，胫后动脉破裂，胫后神经挫伤，左踝关节囊及左内踝三角韧带断裂，修整伤口皮缘，去除伤口内污染物及失活组织，清除关节腔内血肿及碎骨屑，过氧化氢、生理盐水交替冲洗伤口，稀释碘附再次浸泡，更换无菌巾单及手术器械，8-0 血管缝合线缝合破裂的胫后动脉，松止血带见动脉搏动良好，末梢血运明显改善；延长切口至前踝，充分暴露踝关节腔，见距骨有较多骨质缺损，复位距骨，2 枚克氏针交叉固定，小腿外侧小切口复位腓骨骨折，1 枚克氏针贯穿固定；复位胫骨远端外侧劈裂骨折块，3 枚克氏针固定折端，C 臂透视见骨折复位及克氏针位置良好；2 枚铆钉缝合修复内侧三角韧带，不可吸收线缝合踝关节囊，见关节稳定性欠佳，垂直胫骨平行打入 2 枚斯氏针，经跟骨及前足各打入 1 枚斯氏针，连接外固定架杆，保持踝关节背伸中立位，清点器械无误，充分止血后生理盐水冲洗伤口，逐层缝合，外侧切口敷料包扎，内侧切口 VSD 敷料覆盖，无菌敷料包扎针孔。②右眉弓处及鼻部分别可见长约 4 cm、1.5 cm 长挫裂伤口，伤口污染严重，深至骨质，出血活跃，碘附术区消毒，铺无菌巾单，去除伤口内污染物及失活组织，伤口清创缝合，无菌敷料包扎；术毕。手术全程顺利，麻醉满意，术中给予悬浮红细胞 2 U，术中追加抗生素 1 次，术中出血 500 mL，术中生命体征平稳，术后送重症监护室密切观察治疗。

## 【护理措施】

### 一、术前访视

（一）护理诊断

1. 疼痛

疼痛与骨折、软组织损伤有关。

2. 躯体移动障碍

躯体移动障碍与固定肢体活动受限有关。

3. 有周围神经血管功能障碍的危险

周围神经血管功能障碍与骨折损伤、外固定、牵引等有关。

4. 有皮肤完整性受损的危险

皮肤完整性受损与卧床、活动限制、固定压迫等有关。

5. 潜在并发症

潜在并发症有出血性休克、感染、脂肪栓塞、骨筋膜室综合征。

6. 有感染的可能

感染与开放性伤口有关。

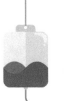

（二）护理目标

1. 疼痛

遵医嘱使用止痛药物，分散患者注意力，缓解患者疼痛。

2. 躯体移动障碍

患肢抬高，功能位放置，根据骨折部位及程度决定活动方式。患肢禁负荷，骨折部制动，进行肌肉收缩锻炼，长期卧床患者每 2 h 翻身。

3. 有周围神经血管功能障碍的危险

观察患肢的感觉，手、手指或足、足趾的活动情况，避免石膏支具卡压神经。

4. 有皮肤完整性受损的危险

做好防压疮措施，患者每 2 h 翻身。

5. 潜在并发症

密切观察并发症的发生，及时上报处理。

6. 感染

观察创面、骨牵引或切口，有无红肿热痛、渗液、体温等变化，及时上报。

## 二、术中护理

（一）巡回护士护理配合

（1）根据手术通知单、病历、腕带认真核对并热情接待患者，关心安慰患者，耐心回答患者的提问，对患者的要求尽可能满足，以减轻患者对手术的恐惧。

（2）做好保温措施：高龄患者体温调节功能较差，抵抗力降低，容易着凉，易导致术后并发感染。应提前调节好手术间的温度，保持在 24 ~ 28℃，湿度保持在 50% ~ 60%。

（3）搬运患者须缓慢轻稳，尽可能避免增加其痛苦。建立 2 路静脉通路，静脉穿刺部位尽量选择在未受压的上肢，血流充沛、弹性好、容易固定的血管。预防术中输液不畅影响液体的进入，严格掌握输液速度，防止心衰。

（4）安置舒适的麻醉体位及手术体位。翻身时，需与医生配合进行，一人牵引患者的患肢并随着患者身体的转动慢慢转动患肢，另一人轻轻托起患者的身体慢慢侧转。高龄患者皮肤弹性差，容易形成褥疮，故对其皮肤易受压部位进行特别的护理。骶尾部、足跟贴压疮贴。做好病人身体与金属物的绝缘工作，以防电刀灼伤病人，电刀负极板应贴于健侧下肢肌肉丰厚处，固定好尿管，保持尿管通畅。

（5）因手术创面大、部位深易遗留细小物品，在手术前及创口关闭前与手术护士一起清点物品。

（6）术中必须密切观察生命体征变化情况，如体温、心率、血压、血氧饱和度、循环、呼吸系统的症状，随时观察出血量、尿量、血压变化并及时通报手术医生及麻醉医

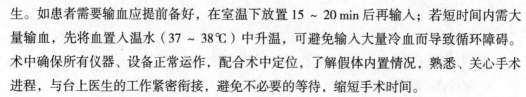

生。如患者需要输血应提前备好，在室温下放置 15 ～ 20 min 后再输入；若短时间内需大量输血，先将血置入温水（37 ～ 38℃）中升温，可避免输入大量冷血而导致循环障碍。术中确保所有仪器、设备正常运作，配合术中定位，了解假体内置情况，熟悉、关心手术进程，与台上医生的工作紧密衔接，避免不必要的等待，缩短手术时间。

（7）手术中关闭手术室门，避免无关人员进出手术室，减少走动，手术人员不得有感染灶，穿全包围式灭菌手术衣。巡回护士还应严密督查手术的安全无菌过程，包括术野皮肤消毒、铺巾、术中操作过程、术后包扎。

（8）由于手术时间较长，术中给予 NaCl 100 mL+ 头孢呋辛钠 2.25 g 静脉滴注。

（9）术中密切观察病情变化，根据医嘱急查血常规，患者红细胞偏低，给予悬浮红细胞＋血浆、林格、盈源补液，抗休克治疗。观察尿量变化。

（10）术毕，擦干净患者患肢上的血污，固定好引流管，包扎好切口，由巡回护士亲自护送患者回病房，途中注意保暖，与病房护士做好交接班，过床时托住患者的臀部，保持患肢呈伸直位。

（二）器械护士护理配合

1. 术前准备

器械护士的主要任务是器械传递，按手术程序，根据手术需要向术者、助手直接传递器械，密切配合术者、助手共同完成手术。器械护士术前要做到以下几点。

（1）掌握病人的诊断、术式，充分地估计术中可能出现的问题，密切配合术者，保证手术顺利完成。

（2）术前要了解术者的喜好及病情需要，准备特殊器械和用物，如常用的电钻、高频电刀、吸引器以及手术所需的特殊器械等。术前应该做器械的性能检查，掌握特殊器械的使用方法。

（3）熟悉骨科器械用途、目的及用法，以便准确无误地配合手术。充分的术前准备是做好术中配合的前提，术前准备用物齐全，保证器械性能良好，器械护士应向医生询问病情，熟悉骨科手术体位、术式、步骤等，做到术前心中有数，术中主动配合，确保手术顺利进行。

2. 手术配合

（1）手术开始前 15 ～ 20 min 刷手、穿无菌手术衣及戴无菌手套，做好器械台的整理准备工作，检查各种器械、敷料及其他用物是否完备。

（2）器械护士与巡回护士仔细清点器械、纱布、缝针，做到心中有数。

（3）手术开始后，按手术常规及术中情况，向术者、助手传递器械、纱垫等物，做到主动、敏捷、准确。

（4）保持手术野、器械托盘及器械台的整洁、干燥。器械用后，迅速取回，擦净血

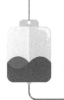

迹。对于不洁的器械，要分别放置，防止污染扩散。由于手术时间长，暂不用的器械加盖无菌巾。及时更换血纱布，做到有条不紊。

（5）严格执行无菌操作，保持器械台及手术区清洁整齐和干燥。

（6）关闭切口前再次清点用物，无误后方可关闭。生理盐水冲洗切口放置引流管，三角针4号线固定。

（7）2-0号微乔线缝合，再次清点用物。

（8）订皮机缝皮，贴伤口敷贴，处理术后器械及其他物品。精密、锐利手术器械分别处理，切勿损坏及遗失零件。

3．注意事项

（1）认真核对患者的各项信息。

（2）密切观察手术的进程，做好手术配合。

（3）注意无菌操作，绝对无菌和相对无菌手术所用器械和纱布不得混用。

（4）各类止血物品及器械准备齐全。

（5）建立两条以上静脉通路并保持通畅。

（6）密切观察生命体征及尿量的变化。

（7）输血时认真核对各项信息。

（8）注意皮肤的护理，预防压疮的发生。

### 三、术后护理

（1）严密观察患者生命体征，观察患者神志意识。

（2）注意保持患者皮肤清洁干燥，避免压力性损伤的发生。

（3）严密观察患者末梢血运，末端麻木、发凉、发绀及时告知医师。

（4）观察术区敷料有无渗出，引流管是否通畅，观察引流液颜色、性质、量。

（5）体位与活动，患肢抬高功能位放置，患肢禁负荷，骨折部位制动。进行肌肉收缩锻炼，2h翻身1次。

（6）疼痛护理。

（7）冰敷：遵医嘱给予患肢持续冰敷，注意观察患者全身体温变化。

（8）饮食护理：手术治疗后，指导患者多摄入含有丰富维生素及蛋白质的食物，注意清淡饮食，避免食用辛辣刺激性食物。告知患者多食用新鲜的水果、蔬菜，禁止吸烟、饮酒。

（9）并发症护理。

①出血：观察生命体征、神志、尿量、创面出血情况、血常规结果。

②神经损伤：观察患肢的感觉，手、手指或足、足趾的活动情况，避免石膏支具卡压

神经。

③感染：观察创面、骨牵引或外固定架针孔处有无红肿热痛、渗液、体温、血象变化。

④骨筋膜室综合征：观察有无进行性疼痛、活动障碍、肿胀、压痛及肌肉被动牵拉痛，观察肢端血运、活动、感觉及全身情况，观察石膏支具绷带绑扎的松紧度。

⑤脂肪栓塞：典型表现为发热、体温突然升高、脉快、呼吸困难、低氧血症、意识改变、皮肤出现瘀斑、肺部 X 线可见全肺暴风雪状阴影，要注意观察神志、生命体征、血氧饱和度、胸闷、胸痛、皮肤情况。治疗以症状治疗为主，可予以呼吸支持疗法、头部降温、脱水疗法、镇静剂、溶栓等。

⑥深静脉血栓形成：多发于小腿三头肌部及大腿。观察下肢有无疼痛、肿胀、静脉扩张，腓肠肌压痛；加强小腿肌肉静态收缩和踝泵运动、理疗、预防性抗凝治疗；血栓形成后，避免患肢活动，忌做按摩、理疗等，遵医嘱抗凝溶栓治疗。

⑦肌肉萎缩，关节僵硬：根据患者活动能力，在不影响骨折断端的前提下尽早进行肌肉收缩放松运动及未固定关节的各项运动。

⑧压疮。

⑨便秘护理。

⑩做好术前准备和术前指导。

（10）术后并发症的观察与处理。

①内固定物失效：注意术后合理的功能锻炼，应循序渐进；下肢骨折伴骨质疏松的患者应适当增加卧床时间，必要时制动。

②其他：并发症同术前干预措施。

## 【小结】

（1）术前做好患者的病情评估，准备好手术所用药物、设备等。

（2）评估患者贯穿于整个手术中。

（3）做好手术用物准备工作，避免来回奔走浪费时间。

（4）密切监测患者血压等指标情况，避免患者出现不良反应。

（5）手术台上的器械护士要做到心中有数（缝针、器械等）。

（谷亚芳）

# 案例五：同种异体肝肾联合移植术的护理

## 【案例介绍】

### （一）一般资料

患者×××，女，49岁，以"发现多囊肝、多囊肾，血肌酐升高4年，血液透析1年"为主诉入院。患者4年前无明显诱因出现腹胀，无腹痛，无恶心，无呕吐，无寒战，无发热，于当地医院检查发现"多囊肝、多囊肾"，查血肌酐升高，约190μmol/L，未予特殊治疗，定期复查相关检查，血肌酐进行性升高，约1年前血肌酐上升至约550μmol/L，于当地医院行"左前臂动静脉内瘘吻合术"，并行规律血液透析治疗，1周3次。今为进一步治疗来我院，门诊检查后收入我科，发病来神志清，精神尚可，睡眠可，食欲可，大便正常，小便每日约800mL，体重无明显改变。多囊肝，多囊肾，慢性肾脏病5期，（左）肾术后，慢性肾衰竭；右手掌带状疱疹，现患者平躺时呼吸困难，多囊肝已严重影响其正常生活，需手术治疗，术后返ICU。

同种异体肝肾联合移植术指征：

（1）患者诊断明确，"肝肾联合移植术"是可能治愈此病的有效手段。

（2）术前检查无明确手术禁忌。

（3）患者及其家属强烈要求手术治疗。

（4）符合我国相关法律、法规及伦理原则。

### （二）病史

既往史：否认高血压病、冠状动脉粥样硬化性心脏病、高脂血症病史，否认传染病病史，有手术史，5年前因"腹壁疝"于当地医院行手术治疗，术顺，术后恢复可。约8个月前于当地医院行"左侧多囊肾切除术"，术顺，术后恢复可。否认外伤史，否认输血史，否认献血史，无食物过敏史，无药物过敏史。预防接种史不详。余系统回顾无明显异常。

### （三）医护过程

麻醉方式：全身麻醉。

手术名称：同种异体肝移植术+同种异体肾移植术+胆囊切除术+肠粘连松解术。

手术经过：麻醉达成后，患者取平卧位，常规消毒铺巾后，取上腹部经剑突下"人"字形切口，逐层切开腹壁至腹膜，洗手后打开腹膜，可见肝脏多发大小不等囊肿，多囊肝大小约35cm×25cm，与周围脏器轻度粘连，肝门、腹腔、盆腔未触及肿大淋巴结及肿块，术中诊断"多囊肝，多囊肾，慢性肾脏病5期，（左）肾术后，肠粘连"，遂决定行

"同种异体肝移植术 + 胆囊切除术 + 肠粘连松解术 + 同种异体肾移植术"。钝锐结合分离与肝脏粘连大网膜及横结肠，细致分离第一肝门，骨骼化肝十二指肠韧带，保留足够长胆总管，肝总动脉依次结扎、切断，分离肝周及韧带，游离肝上下腔、肝下下腔静脉；保留足够长门静脉，钳夹切断，远端结扎；保留足够长肝上、肝下下腔静脉，钳夹切断后取出病肝，止血后温灭菌蒸馏水冲洗腹腔；取供肝表面覆冰，连续吻合肝上、肝下下腔静脉；相同方法吻合门静脉，并预留门静脉扩张环，开放门静脉，见肝脏迅速变为暗红色，稍后有黄色胆汁流出；修剪供受体肝动脉，行端端连续吻合，开放动脉，见肝脏迅速变为鲜红色；切除供肝胆囊，修剪供受体胆管，修剪后端端连续吻合胆总管后壁，间断吻合胆总管前壁，吻合完成后无胆汁漏出，严密止血，各血管吻合口及粘连出血处覆盖止血纱共3块，止血粉2g，腹腔放置防粘连液30 mL，分别放置右肝上、肝门及左肝上引流管各1根，清点敷料、器械无误后逐层关腹，无菌护皮膜覆盖手术切口。

左下腹重新消毒铺无菌巾，夹闭尿管，取左下腹直肌外缘斜切口，长约12 cm。依次切开皮肤、皮下各层组织，钳夹、切断、结扎腹壁下血管，显露并钝性扩大左侧髂窝，显露左侧髂外静脉，剪断并结扎血管鞘及其间淋巴管，左侧髂外静脉上侧壁钳，阻断血流。先用尖刀切开血管壁一小口，肝素水冲洗，并用剪刀剪至适宜长度，将供肾置入左侧髂窝，将供肾静脉与受者髂外静脉行端侧吻合（2点法，5-0尼龙线连续锁边缝合），吻合结束前肝素水冲洗。显露左侧髂内动脉，远端用结扎血管夹2枚结扎并剪断，将供肾动脉与受者髂内动脉行端端吻合（4点法，5-0尼龙线间断缝合），吻合结束前肝素水冲洗。检查见动静脉吻合口无漏血后开放肾脏血流，约1 min后见少许澄清淡黄色尿液自输尿管断端流出，将双J管置入输尿管断端及膀胱，将供体输尿管与膀胱行乳头状吻合，并行隧道式包埋抗反流处理。检查术域见少量渗血，给予艾薇停止血纱布2片及止血粉1 g压迫止血；再次检查未见活动性出血，腹膜外置血浆引流管1根；再次检查术域，未见活动性出血；检查各吻合口，见缝合较满意。清点手术器械、敷料无误后，逐层关闭切口。

手术顺利，术中出血约7 000 mL，输B型RHD阳性红细胞22 U，血浆3 600 mL，冷沉淀20 U，血小板1个治疗量，自体血回输400 mL，无菌纱布覆盖后带气管插管安返移植重症监护室，T 36.5℃，P 82次/分，R 22次/分，BP 130/70 mmHg。

## 【护理措施】

### 一、术前护理

#### （一）巡回护士到病房与病房护士进行交接病人

巡回护士：核对患者术前诊断、拟行手术名称、既往史、术前病情及治疗经过、输

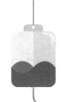

液、用药、药物过敏史、皮试结果、体温、脉搏、呼吸、血压、尿量、有无携带首饰、药品（包括血制品等）（六查十二对）。

病人方面：建立使用"腕带"作为手术病人身份识别标示的制度，与家属确认进行何种手术，询问进食情况，检查病人备皮情况（包括皮肤完整性），有无金属项链首饰，以及各种管道是否通畅，重点关注皮肤压疮情况。

病历方面：查手术同意书、输血同意书是否签署，临时医嘱有无抗生素（是否有皮试及皮试结果），血型、凝血四项，有无传染病等。

（二）术前准备

（1）除常规准备外，门口挂"谢绝参观"牌，控制人员流动 6 ~ 8 人，所有进入手术室的人员应严格遵守无菌技术操作规范和消毒隔离制度。

（2）环境准备：确定空气净化系统正常运行、室温 24 ~ 25℃，手术开始前后巡回护士应清理手术间，更换垃圾袋，确保房间无杂物。

（3）中心吸引器 2 个，黄色（4 ~ 5 个，装纱垫、血制品袋垃圾满了及时更换放一边）、黑色垃圾袋，手术衣、备开、腹包（需多备）各种型号的血管缝合线（3/0、4/0、5/0、6/0 普力灵，6/0PDS 等），氩气刀、水毯、暖风机、电刀、血液回收机等，腹腔填纱、纱垫、抢救车、除颤仪、冰帽、止血带、引流管和引流瓶等（手术所使用的物品必须保证灭菌效果，手术前怀疑被污染或已经污染的物品不得继续使用）。

（4）药物准备：肝素、钙、呋塞米、钾及免疫制剂。

（5）保温方面：温液体（提前准备林格、盈源、冲洗盐水、冲管盐水、灭菌注射用水等）输血加温仪、电热毯、包布方巾等。

（三）手术病人入手术室时

需使用转运车将患者转运至手术室（使用推车或轮椅前检查推车、轮椅的性能是否良好及各部件是否衔接好，运送病人时动作要轻巧稳妥，防止推车翻倒。注意安全，防止碰撞），携带抗生素及术中用药和患者病例。

手术人员（手术医生、麻醉师和手术护士）手术前根据《手术安全核对单》内容再次核对（至少同时使用两种方法识别患者）。

（四）建立静脉通道

建立 1 路静脉通路（因术中需要输血），麻醉建立中心静脉监测中心静脉压满足麻醉需求。

（五）体位

协助手术医生摆好仰卧位，肝下垫软枕，注意受压皮肤保护。

## 二、术中护理

（1）术中密切观察患者的生命体征，特别是下肝前后血压。

（2）留意液体和输血的量和输液速度，防止空气栓塞和血压骤升。

（3）提高用药安全（用药前严格落实双人核对）。

①用药前应认真核对药品的名称、浓度、剂量、用法和有效期，并认真检查药品质量。

②从病区带来的药品手术室护士应认真核对与医嘱是否一致，需做过敏试验的药物要核对过敏试验结果。

③执行口头医嘱要复述一遍确认无误方可执行，并做好记录。

④保留所有使用过的安瓿，经两人核对无误后方可丢弃。

⑤输血前与麻醉医生做好核查严格执行输血的三查八对。

⑥手术时间较长注意受压皮肤的术中护理，每 2 h 按摩受压部位。

⑦关注手术进程，维持患者体温。

⑧熟悉手术流程，全程标准化手术配合。

（4）尿液观察：量、颜色、性状。

（5）术中关键流程：病肝切除后，供肝植入→腔静脉与腔静脉侧－侧吻合→门静脉与门静脉对端吻合→肝动脉与肝动脉吻合→胆道重建→止血、冲洗、关腹。

（6）严防手术物品遗留体内。

①洗手护士对手术台上的物品做全面整理，放置有序，和巡回护士共同唱点相应的物品数目，巡回护士应认真记录，并做好核对。

②必须使用显影的纱垫。

③手术中增加需点数的物品时，巡回护士与洗手护士应及时清点，并做好记录。

④洗手护士对手术台上所有物品的数目和去向应做到心中有数，使用过的物品应及时收回，并检查其完整性，放在器械台相应的位置。

⑤手术台上掉落的物品应及时处理，并放在安全的地方。

⑥凡属于清点范围的物品，未经允许，任何人不得拿出或拿进手术间。

⑦关闭体腔和深部创面前后，洗手护士和巡回护士应共同清点器械、敷料、缝针、刀片等数目，确认无误后方可关闭切口（把握物品检查和核对时机，若物品数目清点不符，立即告知医生，并仔细查找，必要时征求医生意见行 X 线透视。主刀医生、手术护士签字记录备案）。

（7）护理诊断及护理措施。

①低体温：与快速地输入大量液体、麻醉剂对体温调节有抑制作用、手术室内温度过低、术中冲洗液使用过多、手术时间长、患者体质差相关。

护理措施：a. 调节手术室的温度，室温控制在 24 ~ 25℃为宜。b. 用被单遮盖保暖外，还使用输液加温仪、热水、电热毯。c. 使用加温液体，裸露的肢体用治疗巾包裹，以减少皮肤散热。d. 充分做好术前准备，备齐各种所需物品及器械，避免不必要的浪费时间。e. 进行腹腔冲洗时，使用恒温的冲洗液进行冲洗，以减少机体散热，防止低体温发生。

②焦虑与恐惧：与担心手术是否成功有关。

护理措施：进手术室后，要主动热情与病人交谈，以良好的言行神态给病人以温暖、信心和力量，使病人产生信任感、安全感，减少顾虑，减少烦恼，以最佳心态接受手术和麻醉。

③有潜在并发症：术中出血的风险。

护理措施：a. 手术前充分做好术前评估，术前备充足的血液。b. 术中轻柔操作，彻底止血，防止术中、术后出血。c. 精细吻合血管、胆道，减少术后血管及胆道并发症的发生概率。d. 注意监测患者围手术期血流动力学及凝血功能。

④压疮的可能：与手术时间长、特殊体位有关。

护理措施：a. 术前评估病人的皮肤，选择合适的体位垫以减轻病人受压部位皮肤的压力。b. 术中保持床单清洁、平整，无皱褶。c. 摆放体位时动作轻柔，不要拖、拉、拽等。d. 保持皮肤清洁干燥。e. 入手术室前在病房受压部位皮肤预防性使用压疮贴。

⑤感染的可能：与手术时间、各种手术操作有关。

护理措施：a. 严格遵守无菌技术操作规范和消毒隔离制度。b. 手术中应保持手术间大门关闭，减少人员走动。c. 手术中怀疑被污染或已经污染的物品不得继续使用。d. 手术中切开空腔脏器前应保护切口和手术区，接触过空腔脏器的物品应视为污染，放在指定的区域。e. 保持手术野、无菌器械台的干燥。f. 遵医嘱使用抗生素。

⑥疼痛：与手术切口较大及刺激，病人的耐受性有关。

护理措施：a. 术后使用镇痛药物有效地减轻患者疼痛。b. 提供安静、舒适的休息环境，保证睡眠，以减轻患者疼痛。c. 教会患者分散注意力，如自我放松、催眠术、听音乐等。d. 病人有轻微咳嗽，指导患者咳嗽时按压刀口处以减轻疼痛。

### 三、术后护理

（1）生命体征监测：持续心电监护并做好记录。

（2）24 h 出入量监测：准确记录 24 h 出入量，出入量记录对移植患者有着重要的意义，特别是排出量的变化往往是超级性排斥和急性排斥的早期表现。

（3）各种管道的护理：保持各种管道的固定和通畅，防止管道折叠、扭曲、受压、打折、脱出，观察记录引流液的量、颜色、性状。

（4）疼痛的护理：协助患者调整舒适的体位，在翻身、咳嗽时应该按压住伤口，减少伤口的张力。

（5）感染的预防：严格执行保护性隔离制度；工作人员进入隔离病房必须穿隔离衣、戴帽子、口罩，换拖鞋，每次接触病人前后均用速效手消毒液；做好基础护理。

（6）营养支持：肠蠕动恢复后，鼓励患者早期进食，多食高蛋白、高维生素饮食。

（7）观察药物副作用：指导患者正确服用免疫抑制剂，应在医生指导下根据血药浓度及肝肾功能情况下合理用药，按时服药。免疫抑制剂的副作用除了肝肾毒性外，还可出现高血糖、高血压、高血脂、多毛、腹泻、上消化道出血等，若有不适随时就诊。

## 【护理体会】

（1）术前做好病人的评估，做好抢救物品和抢救设备的准备。

（2）术前备齐用物，熟知手术步骤及医生喜好。

（3）术中冷静、动作敏捷。

（4）预见性：配合主动（眼勤、手勤、脑勤）。

（5）台上器械护士要做到心中有数（血垫、缝针、器械、标本）。

（6）防止病人术中长时间出现压疮。

（7）精力集中，提前做好准备。

（8）同台手术相互提醒，为病人，为自己，为他人。

（谷亚芳）

# 护理管理及人文关怀

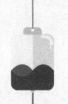

# 第十二章　护理管理

## 第一节　病区护理管理

### 一、病区的设置和布局

每个病区设有病室、危重病室、抢救室、治疗室、护士办公室、医生办公室、配膳室、盥洗室、浴室、库房、洗涤间、厕所及医护休息室和示教室等，有条件时应设置学习室、娱乐室、会客室和健身室。

### 二、病区的环境管理

医院的物理环境有以下几方面。

#### （一）空间

为了保证患者有适当的活动空间，以及方便治疗和护理，病床之间的距离不得少于1 m。床与床之间应有围帘，必要时进行遮挡，保护患者隐私。

#### （二）室温

一般来说，保持18 ~ 20℃的室温较为适宜。新生儿及老年人，维持室温在22 ~ 24℃为宜。

#### （三）湿度

湿度为空气中含水分的程度，一般指相对湿度。病室湿度一般以50% ~ 60%为宜，湿度过高或过低时，均对患者不利。

#### （四）光线

病室采光分为自然光源及人工光源两种。充足的光线有利于观察患者，进行诊疗和护理工作。普通病室除有吊灯外，还应有床头灯、地灯装置，既能保证患者自用和夜间巡视时进行工作，又不影响患者的睡眠。此外，还应备有一定数量的鹅颈灯，以适应不同角度的照明，为特殊诊疗提供方便。

（五）音响

音响是指声音存在的情况。根据世界卫生组织（WHO）规定噪声的标准，白天医院较为理想的噪声强度应维持在 35 ~ 45 dB。护理人员在说话、行走和工作时尽量做到"四轻"，同时要向患者及家属宣传保持病室安静的重要性，共同为患者创造一个良好的休养环境。在杜绝噪声的同时，也应避免绝对的寂静。

（六）通风

通风换气可使室内空气与外界空气交换，增加氧含量，降低二氧化碳在空气中的浓度，以保持室内空气新鲜，通风还能调节室内的温度和湿度，刺激皮肤血液循环，促进汗液的蒸发和热的散失，增加患者的舒适感。一般情况下，开窗通风 30 min 即可达到置换室内空气的目的。通风时注意保护遮挡患者，避免直接吹风导致感冒，冬季通风时要注意保暖。

（七）装饰

病室布置应以简洁美观为主，有条件的医院可以根据各病室的不同需求来设计和配备不同颜色，并应用各式图画、各种颜色的窗帘、被单等来布置病室，这样不仅使人感觉身心舒适，还可产生特殊的治疗效果。一般病室上方墙壁可涂白色，下方可涂浅蓝色。病室的走廊可适当摆放一些绿色植物、花卉盆景等以美化病室环境，增添生机。

医院是社会的一个组成部分，也是就诊患者集中的场所。患者住院后对接触的人员、院规、陈设、声音及气味等会感到陌生和不习惯，以致产生一些不良的心理反应。所以，认真评估者心理、社会方面的需求并予以满足，帮助患者建立和维持良好的人际关系，消除其不良的心理反应，使其尽快适应医院的社会文化环境是护士的基本职责之一。

医院常见不安全因素包括物理性损伤、化学性损伤、生物性损伤、心理性损伤、医源性损伤等，护士需随时对威胁患者安全的环境保持警觉，并及时给予妥善处理。

（郝　娜）

# 第二节　护理防护管理

## 一、护理人员职业安全防护

护理人员由于其职业的特殊性经常暴露于各种各样的危险中，如会接触到一些体液、血液，甚至被体液、血液污染的锐器刺伤，或接触一些对身体有害的药物和射线等，导致多种职业危害的发生。加强护理人员职业安全防护，避免职业危害的发生具有重要意义。

（一）护理人员职业危害的分类

护理人员职业危害分四类，即生物、化学、物理和心理危害。

1. 生物危害

细菌、病毒、寄生虫等引起的感染性疾病，主要是针刺伤，含锐器损伤所致的血源性传播疾病的感染。护理人员频繁接触患者血液、体液、分泌物及排泄物，受感染的危险性大。大量研究证实，各种污染的针头刺伤是医院内传播乙型肝炎病毒、丙型肝炎病毒和人类免疫缺陷病毒等的重要途径。针刺伤及其有关的侵害已成为护理人员严重的职业性健康问题。

2. 化学危害

在消毒、洗手、治疗、换药等过程中接触的各种消毒剂、清洁剂、药物及有害物质等引起的疾病，如各种毒物引起的职业中毒、职业性皮肤病、职业肿瘤，一些不溶或难溶的生产性粉尘引起的肺尘埃沉着病。

3. 物理危害

（1）噪声干扰。

（2）高温、低温引起中暑或冻伤。

（3）高湿或化学消毒剂使两手等处发生皮肤糜烂，促使皮肤病的发生。

（4）电离辐射如 X 线、γ 射线等引起的放射病。

（5）身体长期固定于某一姿势或用力可能导致机械性损伤。

4. 心理危害

心理危害主要是精神压力、工作紧张、倒班、生活缺乏规律可致慢性疲劳综合征，以及睡眠障碍、代谢紊乱、抑郁等。护理工作的性质是细致的脑力与体力劳动相结合，它要求护理人员思想高度集中，由于精神过度紧张、工作不定时，护理人员易患溃疡病、心脏病、偏头痛、下肢静脉曲张、胃下垂、慢性腰腿痛、慢性肝胆疾病等；同时也会产生不良的心理状态，如精神紧张、焦虑烦躁等。

（二）生物（感染性）危险因素的防护

1. 感染途径

感染为经血传播疾病。护理人员在治疗护理过程中被锐器损伤，通过黏膜或非完整性皮肤接触引起感染，进行日常护理操作后手的带菌率等。

2. 经血液传播常见疾病

乙型肝炎、丙型肝炎、艾滋病，其他有疟疾、梅毒、埃博拉出血热等。

3. 职业防护中感染控制的预防原则

护理人员在感染控制的防护中应遵循标准预防的原则。所谓标准预防即认定患者的血液、体液、分泌物、排泄物均具有传染性，需进行隔离，不论是否具有明显的血迹污染或是否接触非完整的皮肤与黏膜，接触者必须采取隔离预防措施。标准预防的基本特点是：既防止血源性疾病的传播又防止非血源性疾病的传播，强调双向防护；既防止疾病从患者传至医务人员，又防止疾病从医务人员传至患者。根据疾病的主要传播途径实施相应的隔离措施，包括接触隔离、空气隔离和微粒隔离。其操作规程包括：①当接触患者的血液、体液、黏膜或破损的皮肤时一定要戴手套。②每次操作完毕或每次脱下手套时彻底洗手。③根据疾病的不同传播途径使用障碍法来保护眼睛、鼻子、嘴和皮肤，如戴双重手套、穿防护衣、戴护目镜或面罩。④严格执行清洁、无菌技术和隔离制度。标准预防的原则主张医护人员要严格执行消毒隔离制度和操作规程，充分利用各种屏障防护用具和设备，减少各种危险行为，最大限度地保护医护人员及患者。

4. 防护措施

（1）正确使用和处理锐器，预防锐器损伤。尽可能减少处理针头和锐器的概率。医护人员在进行侵袭性诊疗和护理操作中要保证充足的光线，特别注意被潜在感染的针头和锐器刺伤。禁止直接用手传递针头、刀片等锐器。针头不能重新盖帽、有意弯曲或折断，或用手将针头从注射器上去除。如必须盖帽要用止血钳或用单手持注射器将针头挑起。也可以使用具有安全性能的注射器、输液器等医用锐器，以防刺伤。使用后的锐器应直接放入一次性的耐刺防渗漏的锐器盒内，锐器盒需放在方便处。

（2）锐器损伤时的应急处理。立即在伤口旁从近心端向远心端轻轻挤压，尽可能挤出损伤处的血液，相对减少受污染的程度；用流动自来水和消毒肥皂液清洗（如溅出，用清水冲洗鼻、眼、嘴和皮肤等直接接触部位），碘酊等皮肤消毒液涂擦伤口等处理。伤后 48 h内报告上级并填写临床护士锐器伤登记表，72 h 内做乙型肝炎病毒、丙型肝炎病毒和人类免疫缺陷病毒等基础水平检查。可疑暴露于乙型肝炎病毒感染的血液、体液时，应注射乙型肝炎病毒高价抗体和乙肝疫苗；可疑暴露于丙型肝炎病毒感染的血液、体液时，尽快于暴露后做丙型肝炎病毒抗体检查，追踪丙型肝炎病毒抗体，必要时进行干扰素治疗；可疑暴露于人类免疫缺陷病毒感染的血液、体液时，建议使用免疫治疗，受伤后 1 个月、3 个月、6 个月定期复查追踪；注意不要献血、捐赠器官及母乳喂养，性生活要用避孕套。

（3）正确洗手和手的消毒。洗手是预防感染传播最经济有效的措施，我国卫生部《医院感染管理规范》对洗手的指征、方法、频次有明确规定。

洗手指征：接触患者前后，特别是在接触有破损的皮肤、黏膜和侵入性操作前后；进行无菌操作前后；戴口罩和穿脱隔离衣前后；接触血液、体液和被污染的物品前后；脱手套后。

洗手方法：采用非接触式的洗手装置实施六步洗手法。第一步，将手全部用水浸湿取清洁剂，掌心相对，五指并拢，相互揉搓；第二步，手心对手背，沿指缝相互揉搓，交换进行；第三步，掌心相对，双手交叉沿指缝相互揉搓；第四步，一手握另一手大拇指旋转揉搓，交换进行；第五步，一手握拳在另一手掌心旋转揉搓，交换进行；第六步，将五个手指尖并拢在另一手掌心旋转揉搓，交换进行。用流动水冲洗净，时间不少于 10 ~ 15 s，整个洗手的过程不少于 1 ～ 2 min。正确的洗手技术对消除手上的暂住菌具有重要意义，护理人员每日洗手频率应＞ 35 次。

①手消毒指征：进入和离开隔离病房、穿脱隔离衣前后，接触血液、体液和被污染的物品前后，接触特殊感染病原体前后。②手消毒方法：用快速手消毒剂揉搓双手，用消毒剂浸泡 2 min。③常用手消毒剂：氯己定乙醇速效消毒剂、0.3% ～ 0.5% 碘仿、75% 乙醇溶液。

（4）选择合适的防护用品。当预料要接触血液或其他体液以及使用被血液或体液污染的物品时，应戴手套，手套使用前后，接触无污染的物品前及下一个患者之前应立即脱去；当接触经呼吸道传播和飞沫传播疾病的患者时，要戴好口罩和帽子；当预料有可能出现血液或体液溅出时，要加戴眼罩、面罩，避免口、鼻、眼黏膜接触污染的血液或体液。在工作区域要穿工作服，进出隔离病房须穿隔离衣，预料有大量的血液、体液溅出时必须加穿防渗漏的隔离围裙和靴子。

（三）化学危险因素的防护

1. 化学消毒剂灭菌防护

目前，医院广泛应用于各种器械、物品、空气消毒灭菌的化学消毒剂为环氧乙烷、戊二醛、臭氧等。国内还有少数医院使用甲醛消毒，这些化学消毒剂可刺激护理人员皮肤、黏膜引起职业性哮喘、肺气肿、肺组织纤维化，能使细胞突变、致癌、致畸，也可引起职业性皮炎。因此，护理人员要认真做好化学消毒剂灭菌的职业防护。选用环氧乙烷灭菌器（12 h 可自动排放毒物），需有专用的房间消毒和排放毒物系统，灭菌后的物品放置一段时间后再使用；接触戊二醛时应戴橡胶手套，防止溅入眼内或吸入，尽量选用对人体无害的消毒剂代替戊二醛；在臭氧消毒期间，避免进入消毒区域，消毒后要尽量通风，定期检查空气中臭氧浓度。

2. 麻醉废气的防护

手术室的护理人员每天暴露于残余吸入麻醉药的工作环境中，长期吸入使麻醉废气在机体组织内逐渐蓄积产生慢性中毒和遗传的影响（包括突变、致癌、致畸）。所以要重视麻醉废气的管理，建立良好的麻醉废气排放系统，使用密闭性能好的麻醉机减少泄露，并对麻醉机定期进行检测。尽量采用低流量紧闭式复合麻醉，选用密闭度适宜的麻醉面罩。根据麻醉种类及手术大小合理安排手术间，孕妇不安排进房间工作。

3. 乳胶手套的防护

护理人员使用的手套大多是一般性能的一次性手套，乳胶成分易引起变态反应。1999 年 5 月，美国感染控制护理协会发表了《手套使用原则》并承诺停止不适当的选择、购买和使用医用手套。英国皇家护理学会和美国感染控制护理协会已经开始全面禁止使用玉米粉末手套。因此，从护理人员健康出发，应尽量选用不含玉米粉的优质手套。

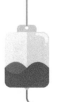

（四）物理危险因素的防护

1. 噪声预防

（1）护理人员应自觉保持室内安静，做到"四轻"（说话轻、走路轻、关门轻、操作轻），减少人员参观及陪护。医院对特殊科室如手术室应安装隔音设备。

（2）加强巡视，降低持续及单调的监护声音，减少报警发生；为患者吸痰及做床上浴前，都应先调消音器。

（3）对科室所有仪器、设备进行普查，做好保养与维修，如定时给治疗车轮轴上润滑油。选用噪声小、功能好的新仪器，尽量消除异常噪声。

2. 预防颈椎病、腰肌损伤

（1）合理用力，使用省力原则做一切治疗。

（2）加强腰背肌及颈部运动，下班后进行 15 ～ 20 min 的颈、背部活动，提高肌肉、韧带等组织的韧性及抗疲劳能力，有助于预防颈椎病及腰肌损伤。

（3）睡前用热水袋热敷，以促进局部组织血液循环，有利于组织酸痛消失。

3. 放射损伤的防护

（1）屏障防护：护理人员应穿铅制的防护衣或用铅板屏风阻挡放射线。

（2）距离防护：最有效的减少射线的方法为增加距离，护理人员在为带有放射源的患者进行护理时，应注意保持一定的距离。

（3）时间防护：护理人员在护理带有放射源的患者时要事先做好护理计划，安排好护理步骤，尽量缩短与患者接触时间。

（4）对放射源污染的物品：如器械、敷料以及患者的排泄物、体液等必须在去除放射性污染后方能处理或重新使用，处理时应戴双层手套以防手部污染。

（五）心理危害因素的防护

（1）危重患者多、工作量较大时，护理管理者要适当增加值班人员，实行弹性排班，合理配置人力，以减轻护理人员的心理压力。

（2）护理人员对生理、心理疲劳要学会自我调节；注意保证充足的休息和睡眠，如感到生活、工作压力过重，可适当休息，以调整体力和情绪。

（3）处理好与上级、同事、患者之间的关系，创造和谐的工作气氛。

（4）多组织集体活动，放松心情，及时释放工作压力，将心理性职业损伤降低到最低限度。

（六）管理层的措施

管理人员要严格执行相关政策及法律法规。思考问题要从防御的角度出发，增强自身的防范意识。认真组织专业人员进行培训教育；提供人力和防护物质上的充分保障，合理安排，减少忙乱；尽量减少不必要的血液接触；对因工作接触而被感染上的医务人员应有

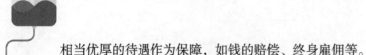

相当优厚的待遇作为保障，如钱的赔偿、终身雇佣等。

## 二、肿瘤化学治疗的职业防护

化疗是治疗恶性肿瘤的三大手段之一，广泛应用于临床，但化疗药物在杀伤肿瘤细胞的同时，也对接触这类药物的护理人员和环境造成一定的危害。为了避免这些危害的发生，有关护理人员在工作中需严格遵循化疗防护两个原则：工作人员尽量减少不必要的与抗癌药物的接触，尽量减少抗癌药物对环境的污染。

（一）加强化疗防护的护理管理

（1）制订化疗药物操作和防护规程，加强专科护理人员化疗防护知识的培训。

（2）化疗药物进行严格分类及专柜保管，在保管储存药品时要做好标识。

（3）药物使用管理采用国际上较通用的集中式管理，所谓集中式管理是指在医院内设静脉液体配制中心专职护士完成化疗药物的配制，然后发送到病房使用。

（4）配药室要安装通风设备，所有的化疗药物均在垂直层流生物安全机内配制，以保证环境的洁净度，避免操作者受到伤害。同时备水源作紧急冲洗之用，并定期对室内空气进行检化。

（5）实行轮流配药操作，尽量延长每个人接触化疗药物的周期。

（6）建立健康档案，定期对有关人员进行体格检查，包括白细胞计数、分类及血小板的变化。

（二）化疗操作护理防护措施

（1）个人防护：护理人员在进行化疗操作时，使用一次性防渗漏的隔离衣，戴帽子、口罩及双层手套（一层聚乙烯手套和一层乳胶手套），并戴上眼罩。

（2）配药时的防护：①抽取瓶装化疗药物时，应用无菌纱布裹住针头和瓶塞部位，以防药液外渗或外溅。溶解后的药瓶要抽气，防止瓶内压力过高致药液向外喷溅。②使用冷冻剂安瓿时，先用砂轮轻锯安瓿颈部，然后用无菌纱布包裹掰开。注入溶剂时缓慢由瓶壁注入瓶底，待药粉浸透后再摇动。③抽吸药液不能超过注射器容量的3/4。

（3）无菌注射盘用聚乙烯薄膜铺盖，用后按化疗废弃物处理。

（4）从滴管内静脉推注药液要缓慢注入，防止药液外溢。如需推排注射器或滴管内的空气，要用无菌纱布覆盖针头和滴管开口，以吸收不小心排出的药液。

（5）如不慎药液溅到皮肤上或眼里，立即用大量清水或生理盐水冲洗。

（6）遇药液溢到桌面或地上，应用吸墨纸吸尽，再用肥皂及水擦洗。

（7）操作完毕，脱弃手套后应洗手、洗脸。

（8）护理人员不能在工作区吃东西。

**（三）化疗废弃物及污染的处理**

（1）化疗废物应与其他垃圾分开管理，存放在坚固、防漏、带盖的容器中，并在上标明"细胞毒性废弃物"，按有毒垃圾处理。

（2）化疗患者的各类标本及排泄物，避免直接接触。水池、抽水马桶用后反复用水冲洗。

## 三、艾滋病的护理防护

维护医护人员的职业安全，杜绝或减少医护人员在工作中发生职业暴露感染艾滋病及医源性感染，世界卫生组织向全球医护人员推荐"普遍性预防"和"标准预防"的策略；我们要求在"标准预防"的基础上对感染易发因素采取有针对性的防护。

**（一）预防暴露**

1. 洗手

洗手是控制人类免疫缺陷病毒（HIV）传播最重要的方法。接触患者后需严格按照六步洗手法擦洗整个手的皮肤并用流动水彻底冲洗。特别是被血液或其他体液污染时，必须立即洗手或进行手的消毒，脱弃手套后还要洗手。洗手是护理人员接触患者前要做的第一件事，也是离开患者或隔离区域前要做的最后一件事。

2. 使用防护用品

当直接接触到血和体液时，必须使用防护用品，选择何种防护用品或方法需考虑以下内容：接触到血液或体液的可能性，体液的种类，可能遇到血液或体液的量，是否是已知的 HIV 患者。

（1）手套的使用：进行采血、注射、清洁伤口、处理污物等工作估计可能接触到血液或体液时，需戴手套。不同性质的工作采用不同的手套，处理污物、打扫卫生时戴厚手套，做较精细的操作戴薄而合手的手套。无菌手套只用于侵入性操作。一次性手套不可重复使用，戴手套前或脱手套后均要洗手。

（2）口罩、眼罩、面罩的使用：在进行有可能出现血液或体液飞沫溅出的操作中，要戴口罩、眼罩、面罩，避免口、鼻、眼黏膜接触污染的血液或体液。

（3）使用隔离衣、隔离围裙和其他的保护衣：在工作区域要穿工作服，在有可能出现血液或体液外溅时必须穿隔离衣；如果有大量的血液、体液时，必须穿隔离衣、隔离围裙和靴子。

（4）如有皮肤破损时，尽量避免进行外科手术等可能接触到血液、体液的操作，如果进行，破损皮肤必须用防水敷料包扎，另戴 2 ~ 3 层手套。

（5）接触过血液、体液又需再用的医疗器械，要先用清水冲洗再经高温或消毒剂消毒。

3．使用锐器时的安全操作方法

（1）禁止双手回套针帽，没有可利用的条件，可用单手操作方法。

（2）任何时候，不要弯曲、损坏或剪割你的针，当拿着一支针不要做与操作无关动作。

（3）不要把针放在任何不适当的地方。

（4）使用不易穿透的容器保存或处理，不要用力将锐利器具放入已经过满的容器，不要将手指伸入容器内。

（5）传递锐器时使用安全的器皿，并在传递的过程中给予提示。

（6）如果可能的话，使用钝针，不要盲缝。

4．处理使用过锐器时的安全操作方法

（1）使用过的锐器应尽快进行处置。

（2）把注射器与针头的处置作为一个单独的处置步骤。

（3）分类放置用后锐器和其他垃圾的容器结构应符合 BS7320 标准，这是 1990 年制订的并得到了联合国的批准。

（4）搬运锐器盒时护理人员必须穿防护服，并与身体保持一定距离。

（5）在销毁用过的注射器前，锐器盒必须是密封的，并放置在一个可靠的防护严密的区域内。

（二）暴露后预防

医护人员发生艾滋病病毒职业暴露后，应当立即按照实施局部处理、报告与记录、暴露的评估、暴露源的评估、暴露后预防、随访和咨询等步骤进行处理。

1．局部处理

用肥皂液和流动水清洗污染的皮肤，用生理盐水冲洗黏膜，如有伤口应当在伤口旁轻轻挤压，尽可能挤出损伤处的血液，再用肥皂液和流动水进行冲洗；禁止进行伤口的局部挤压。受伤部位的伤口冲洗后，应当用消毒液，如 75％乙醇或者 0.5％碘仿进行消毒，并包扎伤口；被暴露的黏膜，应当反复用生理盐水冲洗干净。

2．记录与报告

（1）记录暴露的基本情况：暴露发生的日期、时间、地点，如何发生；暴露部位、有关器具的型号等污染物的类型、数量、暴露的严重程度。

（2）记录暴露源的情况：污染物是否含有 HIV、HBV 或 HCV，如来源于 HIV 患者应记录患者的疾病分期、CD4 及病毒载量、抗病毒情况、耐药等信息。

（3）记录暴露者的情况：HBV 接种及抗体反应，以前的 HIV 抗体检测情况，相关病史及用药情况，妊娠或哺乳。

（4）报告：向职业暴露管理部门报告，并注意保密。当地卫生防疫站应建立"艾滋病职业暴露人员个案登记表"。

3. 暴露的评估

HIV 职业暴露级别分为三级。

（1）一级暴露：暴露源为体液、血液，或含有体液、血液的医疗器械、物品；暴露类型为暴露源污染了有损伤的皮肤或黏膜，暴露量小且暴露时间较短。

（2）二级暴露：暴露源为体液、血液，或含有体液、血液的医疗器械、物品；暴露类型为暴露源污染了有损伤的皮肤或黏膜，暴露量大且暴露时间较长，或暴露类型为暴露源刺伤或割伤皮肤，但损伤程度较轻，为表皮擦伤或针刺伤。

（3）三级暴露：暴露源为体液、血液，或含有体液、血液的医疗器械、物品；暴露类型为暴露源刺伤或割伤皮肤，但损伤程度较重，为深部伤口或者割伤物有明显可见的血液。

4. 暴露源的评估

暴露源的病毒载量水平可分为三种类型（轻度、重度和暴露源不明）。

（1）轻度类型：经检验暴露源为 HIV 阳性，但滴度低、HIV 感染者无临床症状、CD4 计数正常者。

（2）重度类型：经检验暴露源为 HIV 阳性，但滴度高、HIV 感染者有临床症状、CD4 计数低者。

（3）暴露源不明显型：不能确定暴露源是否为 HIV 阳性。

5. 暴露后预防

根据暴露级别和暴露源病毒载量水平对发生艾滋病病毒职业暴露的医护人员实施预防性用药方案。预防性用药方案分为基本用药程序和强化用药程序。

（1）基本用药程序：为两种反转录酶制药（如齐多夫定、双脱氧胞苷等），使用常规治疗剂量，连续使用 28 d。

（2）强化用药程序：是在基本用药程序的基础上，同时增加一种蛋白酶抑制药（如沙奎那韦、英地那韦等），使用常规治疗剂量，连续使用 28 d。

（3）预防性用药：应当在发生艾滋病病毒职业暴露后尽早开始，最好在 4 h 内实施，最迟不得超过 24 h；即使超过 24 h，也应实施预防性用药。

6. 随访和咨询

医护人员发生 HIV 职业暴露后，医疗卫生机构应当给予随访和咨询。随访和咨询的内容包括在暴露后的第 4 周、第 8 周、第 12 周及 6 个月时对 HIV 抗体进行监测，对服用药物的毒性进行监控和处理，观察和记录 HIV 感染的早期症状，追踪暴露源 HIV 的耐药性等。

（三）血标本及其他标本的处理

（1）血标本应放在带盖的试管内，然后放在密闭的容器中送检，送检时应戴手套。

（2）如果标本的容器外有明显的血液或体液污染，必须用消毒剂消毒清理干净。

（3）所有的标本均应醒目标明"小心血液，提防污染"的标志，以防止标本在运送的过程中溅洒外溢。

### （四）血渍及外溅体液的处理

（1）操作者必须戴手套。

（2）含氯消毒剂浸洒在血渍上 15 ~ 30 min，用可弃的纸巾擦去。

（3）再用含氯消毒剂清洗 1 次，丢弃纸巾和手套按生物废弃物处理。

（4）完成上述工作后彻底清洗双手。

### （五）医疗废物的处理

（1）严格分类收集医疗垃圾，对于 HIV 阳性患者使用的生活垃圾按医疗垃圾处理。

（2）一次性的锐器使用完后，应放入锐器盒中，该锐器盒应尽量放在操作区域附近。其他的感染性敷料及手术切除组织器官应放入特制的有黑色的"生物危害"标识黄色垃圾袋内，由专人回收。记录回收数量，做好交接签字。

（3）接触过 HIV 血液或体液的一次性医疗用品用不透水的双层胶袋包好，贴上标志，焚烧处理。

（4）运送人员在运送医疗废物时，应当防止造成包装物或容器破损和医疗废物的流失、泄漏和扩散，并防止医疗废物直接接触身体。

## 四、呼吸道传染病的护理防护

呼吸道传染病是医院常见的一种传染病，疾病的发生有明显的季节性，好发于冬春两季，如流感、风疹、麻疹、流行性脑脊髓膜炎、腮腺炎、高致病性禽流感等，尤其是给大家留下深刻印象的"传染性非典型肺炎（SARS）"由于强传染性和医护人员的高感染率曾引起社会各界的高度重视，目前我国卫生部已经将 SARS 列为法定传染病。护理人员密切接触患者，属于高度易感人群，必须重视预防工作，认真做好呼吸道传染病的防护，保证护理人员的身体健康。

### （一）护理人员防护的总体要求

（1）加强对护理人员呼吸道传染病防护的培训工作。可采用开办学习班，举行座谈会，观看幻灯录像、科技电影，办墙报或黑板报等多种形式，不断增强护理人员呼吸道传染病的自我防护意识。

（2）护理人员是 SARS、流感等呼吸道传染病的高暴露职业人群。因此，应设有感染监控员，负责保证护理人员的健康及感染的控制；建立护理人员观察记录单，每日检测体温及呼吸道相关症状并做好记录，及时掌握护理人员的身体变化情况；并对患病的人员做到早隔离、早治疗，避免医院内发生医源性的呼吸道传染病的流行。

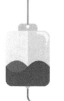

（3）加强通风和空气消毒，特殊病区要安装通风设备，加强空气流通，并根据气候条件适时调节。

（4）护理人员必须掌握消毒隔离知识及技能。①严格区分三区二线，即清洁区、污染区、半污染区，清洁路线及污染路线。②做到"四严"，即清洁污染划分严，污染物品消毒严，新来人员培训严，互相提醒监督严。③认真执行消毒隔离制度，把好"三关"，即局限污染区，就地消毒；控制中间期，少受污染；保护清洁区，不受污染。

（5）护理人员进出隔离单位要严格按隔离要求着装，从清洁区进入隔离区前要有专人检查是否符合着装标准，下班后要进行卫生通过后方能离开。

（6）隔离服装必须符合中华人民共和国国家标准，严格区分管理，不同区域服装应有标志，不可将污染区服装穿入半污染区或清洁区。

（7）合理安排护理人员的班次，保证护理人员得到充分休息，加强营养并给予预防性用药，做好人群主动免疫和被动免疫。同时在护理人员中，提倡适当的体育锻炼，增强体质，以有效抵御流感等呼吸道传染性疾病。

（8）在 SARS 病区工作的护理人员必须进行医学检测，隔离检测半月后方能解除隔离。

（二）护理人员防护物品的穿脱流程

1. 从清洁区进入半污染区前

洗手→戴工作帽→戴防护口罩（12 层以上棉纱口罩）→穿防护衣→戴手套→换工作鞋。

2. 从半污染区进入污染区前

洗手→戴一次性工作帽→戴一次性 N95 口罩→戴防护眼镜→穿隔离衣→戴外层手套→戴鞋套。

3. 从污染区进入半污染区前

护理人员需戴手套在 2 000 mg/L 含氯消毒液中浸泡 3 min 后依次将外层全部脱掉：摘防护眼镜→摘一次性 N95 口罩→脱一次性工作帽→脱隔离衣→摘鞋套→摘手套。

4. 从半污染区进入清洁区前

先用百能快速消毒液消毒双手：脱防护衣→摘防护口罩（12 层以上棉纱口罩）→摘工作帽→脱工作鞋→摘手套→清洁双手。

（三）卫生员工作流程与污染物品的出入流程

1. 病区卫生员工作流程

按照进工作区要求穿一般工作服和帽子→经清洁路线进入隔离区→打扫清洁区卫生→将清洁区焚烧垃圾装入黄色垃圾袋封口、将回收物品装入黑色垃圾袋封口→移至半污染区门口→按进入半污染区隔离要求穿戴整齐→进入半污染区→将清洁区垃圾移至污染区门口→打扫半污染区卫生→将半污染区垃圾分别装入黄色、黑色垃圾袋封口→移至污染区门口→按进入污染区隔离要求穿戴整齐→进入污染区→打扫污染区卫生→将各区垃圾或回收物品注明标签并在封口处喷上 2 g/L 84 消毒液一并带出污染区→经污染路线送至指定位置处理。

2. 污染物品的处理

（1）所有一次性物品在患者使用后均放入黄色垃圾袋内，双层封扎在封口处喷上 2 g/L 含氯消毒液放在指定地点，由卫生员送焚烧地点焚烧。

（2）所有使用后的治疗、护理用物（如输液器、注射器、吸氧管等）均放入黄色垃圾袋内按焚烧垃圾处理。注意各种锐器应放在锐器盒内，按使用锐器时的安全操作方法处理。

（3）可回收重复使用的防护物品，包括防护服、隔离衣、防护口罩、工作帽等，分类在 2 g/L 含氯消毒液中浸泡 30 min，拧干后用双层布袋扎紧开口，由专人送至指定地点先消毒再洗涤，清洗后的物品送供应室进行高压消毒后备用。

（四）医疗设备的消毒

1. 体温计消毒

使用后用 75% 乙醇浸泡 15 ~ 30 min 后干燥备用。血压计、听诊器每次使用前后用 75% 乙醇擦拭消毒。使用一次性压舌板。

2. 湿化瓶的消毒

将用后的湿化瓶浸泡在 2 g/L 的含氯消毒液中 30 min，清水冲洗后备用。使用一次性鼻导管。

3. 床边 X 线机、心电图机及监护仪的消毒

使用后及时用 0.5 g/L 含氯消毒液进行表面擦拭消毒。各种探头等精密仪器设备表面用 75% 乙醇擦拭消毒 2 次。

（五）环境的消毒保洁

1. 隔离区空气消毒

病房、内走廊空气用 0.55% 过氧乙酸行喷雾消毒或用三氧消毒机照射密闭 2 h，有人的房间用多功能动态杀菌机照射 2 h，2 次 / 日。消毒完毕后充分通风，通风是空气消毒最好的方法。外走廊用 0.5% 过氧乙酸行喷雾消毒，2 次 / 日。

2. 隔离区内物体表面消毒

用 1 g/L 含氯消毒液擦拭桌、台面、门把手及其他物体表面，2 次 / 日。地面用 2 g/L 含氯消毒液拖地，2 次 / 日，污染时随时消毒。清洁用具分区使用。使用后的清洁用具分别浸入 2 g/L 含氯消毒液浸泡 30 min，清水冲净晒干备用。清洁区、污染区、半污染区各区域门口放置浸有 2 g/L 含氯消毒液脚垫，不定时补充喷洒消毒液，保持脚垫湿润。

3．患者的排泄物、分泌物及时消毒处理

可在患者床旁设置加盖的容器，装入足量的 2 g/L 含氯消毒液，作用 30 ～ 60 min 后倾倒，容器再次用 2 g/L 含氯消毒液浸泡 30 ～ 60 min 后使用。

（郝　娜）

# 第三节　护理质量管理

## 一、概述

### （一）护理质量管理的概念

**1．质量概念**

质量通常有两种含义，一是指物体的物理质量，另外是指产品、工作或服务的优劣程度。现在讲的护理质量是后者。从后者的定义可以看出，质量不仅指产品的质量，也包括服务质量。服务包括技术性服务，也包括社会性服务。在医疗护理服务中，既有技术服务质量，也有社会服务质量。质量概念产生于人们的社会生产或社会服务中，质量具有以下特性。

（1）可比较性：可比较性是指质量是可分析比较和区别鉴定的。同一服务项目有的深受用户满意，有的导致用户意见很大。同一规格、型号的产品有的加工精细，有的粗糙，有的使用寿命长，有的使用寿命短，这种差别是比较的结果。人们可运用比较与鉴别的方法来选择质量好的产品和服务。因而，人们对产品或服务质量预定的标准，便于他们进行对比、鉴定。有的产品或服务可以进行定量分析，有的产品或服务只能进行定性分析，我们由此分别称之为计量和计数质量管理。在医院管理中，对生化的质量控制、药品质量控制是计量质量管理，而更多的是定性分析和计数判定的质量管理。

（2）客观规定性：质量有它自身的形成规律，人们是不能强加其上的。客观标准必须符合客观实际，离开客观实际需要的质量标准是无用的。质量受客观因素制约，在经济和技术发达的国家或地区所生产的产品及所提供的服务质量要比经济技术不发达的国家或地区好。同一经济技术水平的行业和部门人员素质高，管理科学严格，其产品质量或服务质量较好，相反就差。由此可见质量的客观规定性。

**2．护理质量管理**

质量管理是对确定和达到质量所必需的全部职能和活动的管理。其中包括质量方针的制订，所有产品、服务方面的质量保证和质量控制的组织和实施。

所谓护理质量，是指护理工作为患者提供护理技术和生活服务效果的程度，即护理效果的好坏反映护理质量的优劣。护理质量是护理工作"本性"的集中体现。护理质量反映在护理服务的作用和效果方面。它是通过护理服务的计划和实施过程中的作用、效果的取得经信息反馈形成的，是衡量护理人员素质、护理领导管理水平、护理业务技术水平和工作效果的重要标志。

有关专家认为，医院护理质量包括以下几个方面：①是否树立了护理观念，即从患者整体需要去认识患者的健康问题，独立主动地组织护理活动，满足患者的需要。②患者是否达到了接受检查、治疗、手术和自我康复的最佳状态。③护理诊断是否全面、准确，是否随时监护病情变化及心理状态的波动和变化。④能否及时、全面、正确地完成护理程序、基础护理和专科护理，且形成了完整的护理文件。⑤护理工作能否在诊断、治疗、手术、生活服务、环境管理及卫生管理方面发挥协同作用。

护理质量管理按工作所处的阶段不同，可分为基础质量管理、环节质量管理和终末质量管理。

（1）基础质量管理：基础质量管理包括人员、医疗护理技术、物质、仪器设备、时间的管理。

①人员：人员素质及行为表现是影响医疗护理质量的决定因素。人员的思想状况、行为表现、业务水平等都会对基础医疗质量产生重要影响，而医务人员的业务水平和服务质量则起着至关重要的作用。

②医疗护理技术：包括医学和护理学理论、医学和护理学实践经验、操作方法和技巧。医、护、技、生物医学和后勤支持系统等高度分工和密切协作，各部门既要自成技术体系，又要互相支持配合，才能保障高水平的医疗护理质量。

③物质：医院所需物质包括药品、医疗器械、消毒物品、试剂、消耗材料及生活物质等。

④仪器设备：现代医院的仪器设备对提高医疗护理质量起着重要作用，包括直接影响质量的诊断检测仪器、治疗仪器，现代化的操作工具、监护设备等。

⑤时间：时间就是生命，时间因素对医疗护理质量有十分重要的影响。它不仅要求各部门通力合作，更主要的是体现高效率，各部门都要争分夺秒，为患者提供及时的服务。

（2）环节质量管理：环节质量管理是保证医疗护理质量的主要措施之一，是各种质量要素通过组织管理所形成的各项工作能力。环节质量管理包括对各种服务项目、工作程序或工序质量进行管理。

（3）终末质量管理：终末质量管理是对医疗护理质量形成后的最终评价，是对整个医院的总体质量的管理。每一单项护理工作的最后质量，可以通过某种质量评价方法形成终末医疗质量的指标体系来评价。终末质量管理虽然是对医疗质量形成后的评价，但它可将信息反馈于临床，对下一循环的医疗活动具有指导意义。

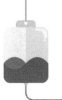

（二）护理质量管理的意义

护理质量管理是护理工作必不可少的重要保证。护理工作质量的优劣直接关系到服务对象的生命安危，因此护理质量保证是护理工作开展的前提。提高护理工作质量是护理管理的核心问题，通过实施质量管理、质量控制，可以有效地保证和提高护理质量。另外，护理质量是医院综合质量的重要组成部分，实施护理质量管理是促进医疗护理专业发展，提高科学管理的有效举措。随着现代医学科学的发展，护理工作现代化也势在必行，现代医学模式要求护理工作能提供全面的、整体的、高质量的护理，以满足患者身心各方面的需求，这就不仅要求护理人员全面掌握知识，提高专业水平，而且要有现代化的质量管理。建立质量管理体系是现代化管理的重要标志，所以，护理质量管理不仅对开展护理工作具有重要意义，而且对于促进护理学科的发展和提高人员的素质也具有深远意义。

（三）护理质量管理的特点

护理质量管理的特点包括以下几个方面。

1. 护理质量管理的广泛性和综合性

护理质量管理具有有效服务工作质量、技术质量、心理护理质量、生活服务质量及环境管理、生活管理、协调管理等各类管理质量的综合性，其质量管理的范围是相当广泛的。因此，不应使护理质量管理局限在临床护理质量管理的范围内，更不应该仅是执行医嘱的技术质量管理。这一特点，充分反映了护理质量管理在医院服务质量管理方面的主体地位。

2. 护理质量管理的程序性与连续性

护理质量是医疗质量和整个医院工作质量中的一个大环节的质量。在这个大环节中，又有若干工作程序质量。例如，中心供应室的工作质量就是一道完整的工作程序质量，临床诊断、治疗等医嘱执行的技术质量，也是这些诊断、治疗工作质量的工作程序质量。工作程序质量管理的特点，就是在质量管理中承上启下，其基本要求就是对每一道工作程序的质量进行质量把关。不论护理部门各道工作程序之间或是护理部门与其他部门之间，都有工作程序的连续性，都必须加强连续的、全过程的质量管理。

3. 护理质量管理的协同性与独立性

护理工作既与各级医师的诊断、治疗、手术、抢救等医疗工作密不可分，又与各医技科室、后勤服务部门的工作有着密切联系。大量的护理质量问题，都从它与其他部门的协调服务和协同操作中表现出来，因此，护理质量管理必须加强与其他部门协同管理。另外，护理质量不只是协同性的质量，更有其相对的独立性，因此护理质量必须形成一个独立的质量管理系统。

## 二、护理质量管理的基本方法

### （一）质量管理的基本工作

进行质量管理工作必须具备的一些基本条件、手段和制度，是质量管理的基础。护理质量管理也不例外。

首先，要重视质量教育，使全体人员树立"质量第一"的思想。质量管理教育包括两个方面：一是技术培训，二是质量管理的普及宣传和思想教育。通过教育要达到以下目的：①克服对质量管理认识的片面性，进一步理解质量管理的意义，树立质量管理人人有责的思想。②使每个护理人员掌握有关的质量标准、管理方法和质量管理的工具，如会看图表等。③使全体人员弄清质量管理的基本概念、方法及步骤。

除进行质量管理教育外，还要建立健全质量责任制，即将质量管理的责任明确落实到各项具体工作中，使每个护理人员都明白自己在质量管理中所负的责任、权力、具体任务和工作关系，在其位，任其责，形成质量管理的体系，并与奖惩制度联系起来。

### （二）质量管理的工作循环

全面质量管理保证体系运转的基本方式是以 PDCA（计划 – 实施 – 检查 – 处理）的科学程序进行循环管理的。它是 20 世纪 50 年代由美国质量管理专家戴明根据信息反馈原理提出的全面质量管理方法，故又称戴明循环。

#### 1. PDCA 循环的步骤

PDCA 循环包括质量保证系统活动必须经历的四个阶段八个步骤，其主要内容是：

（1）计划阶段：计划阶段包括制订质量方针、目标、措施和管理项目等计划活动，在这阶段主要是明确计划的目的性、必要性。这一阶段分为四个步骤：①调查分析质量现状，找出存在的问题。②分析影响质量的各种因素，查出产生质量问题的原因。③找出影响质量的主要因素。④针对主要原因，拟定对策、计划和措施，包括实施方案、预计效果、时间进度、负责部门、执行者和完成方法等内容。

（2）执行阶段：执行阶段是管理循环的第五个步骤。它是按照拟定的质量目标、计划、措施。具体组织实施和执行，即脚踏实地按计划规定的内容去执行的过程。

（3）检查阶段：第三阶段即检查阶段，是管理循环的第六个步骤。它是把执行结果与预定的目标对比，检查拟定计划目标的执行情况。在检查阶段，应对每一项阶段性实施结果进行全面检查、衡量和考查所取得的效果，注意发现新的问题，总结成功的经验，找出失败的教训，并分析原因，以指导下一阶段的工作。

（4）处理阶段：处理阶段包括第七、八两个步骤。第七步为总结经验教训，将成功的经验加以肯定，形成标准，以便巩固和坚持；将失败的教训进行总结和整理，记录在案，以防再次发生类似事件。第八步是将不成功和遗留的问题转入下一循环中去解决。

PDCA 循环不停地运转，原有的质量问题解决了又会产生新的问题，问题不断产生而又不断解决，如此循环不止，这就是管理不断前进的过程。

2．PDCA 循环的特点

（1）大环套小环，互相促进。整个医院是一个大的 PDCA 循环，那么护理部就是一个中心 PDCA 循环，各护理单位如病房、门诊、急诊室、手术室等又是小的 PDCA 循环。大环套小环，直至把任务落实到每一个人；反过来小环保大环，从而推动质量管理不断提高。

（2）阶梯式运行，每转动一周就提高一步。PDCA 四个阶段周而复始地运转，而每转一周都有新的内容与目标，并不是停留在一个水平上的简单重复，而是阶梯式上升，每循环一圈就要使质量水平和管理水平提高一步。PDCA 循环的关键在于"处理这个阶段"，就是总结经验，肯定成绩，纠正失误，找出差距，避免在下一循环中重犯错误。

3．护理质量的循环管理

护理质量管理既是一个独立的质量管理系统，又是医院质量管理工作中的一个重要组成部分，因此，它是在护理系统内不同层次上的循环管理，也是医院管理大循环中的一个小循环。所以，护理质量循环管理应结合医院质量管理工作，使之能够纳入医院同步惯性运行的循环管理体系中。

我国大多数医院在护理管理中实施计划管理，即各层次管理部门有年计划、季计划、月安排、周重点，并对是否按计划达标有相应的检查制度及制约措施。

各护理单元及部门按计划有目的地实施，护理各层管理人员按计划有目的地检查达标程度，所获结果经反馈后及时修订偏差，使护理活动按要求正向运转。具体实行时可分为几个阶段：①预查：以科室为单位按计划、按质量标准和项目对存在的问题进行检查，为总查房做好准备。②总查房：护理副院长、护理部主任对各科进行检查，现场评价，下达指令。③自查：总查房后，科室根据上级指令、目标与计划和上月质量管理情况逐项分析检查，找出主要影响因素，制订下月的对策、计划、措施。④科室质量计划的实施：科室质量计划落实到组或个人，进行 PDCA 循环管理。这种动态的、循环的管理办法，就是全面管理在护理质量管理中的具体实施，对护理质量的保证起了重要作用。

## 三、护理质量评价

（一）评价的目的与原则

1．目的

（1）衡量工作计划是否完成，衡量工作进展的程度和达到的水平。

（2）检查工作是否按预定目标或方向进行。

（3）根据实际提供的护理数量、质量，评价护理工作需要满足患者的程度、未满足的原因及其影响因素，为管理者提高护理管理质量提供参考。

（4）通过评价工作结果肯定成绩，找出缺点和不足，并指出努力的方向；也可以通过比较，选择最佳方案来完成某项工作。

（5）检查护理人员工作中实际缺少的知识和技能，为护士继续教育提供方向和内容。

（6）促进医疗护理的质量，保障患者的权益。

（7）确保医疗设施的完善，强化医疗行政管理。

2. 原则

（1）实事求是的原则：评价应建立在事实的基础上，将实际执行情况与原定的标准和要求进行比较。这些标准必须是评价对象能够接受的，且在实际工作中可以测量的。

（2）可比性的原则：评价与对比要在双方水平、等级相同的人员中进行，制订标准应适当，标准不可过高或过低。过高的标准不是每位护士都能达到的。

（二）护理质量评价的内容

1. 护理人员的评价

护士工作的任务和方式是多样化的，因此在评价时应从不同的方面去进行，如护士的积极性和创造性，完成任务所具备的知识基础，与其他人一起工作的协作能力等。对护士经常或定期地进行评价，考察护理工作绩效，为护理人员的培养、职称的评定、奖罚提供依据。一般从人员素质、护理服务效果、护理活动过程的质量或将几项结合起来进行评价。

（1）素质评价：从政治素质、业务素质、职业素质三个方面来综合测定基本素质，从平时的医德表现及业务行为看其政治素质及职业素质，从技能表现、技术考核成绩、理论测试等项目来考核业务素质。方法可用问卷测评方式或通过反馈来获得综合资料，了解护士的基本情况，包括他们的道德修养、积极性、坚定性、首创精神、技能表现、工作态度、学识能力、工作绩效等素质条件。

（2）结果评价：结果评价是对护理人员服务结果的评价。因为很多护理服务的质量不容易确定具体目标，评价内容多为定性资料，不易确定具体的数据化标准，所以结果评价较为困难。并且在评价后，只能告诉护理人员是否达到了目标，并不能告诉他以后怎样去达到目标，因此应采用综合方法进行评价，以求获得较全面的护理人员服务质量评价结果。通过信息反馈，指导护理人员明确完成护理任务的具体要求和正确做法。

（3）护理活动过程的质量评价：这类评价的标准注重护士的实际工作做得如何，评价护理人员的各种护理活动，如表12-1，某医院病房对主班护士任务的执行情况进行评价。

表 12-1　某医院病房对主班护士任务的执行情况评价表

| 评价项目 | 评价等级 | | | |
|---|---|---|---|---|
| | 及格（1） | 达到标准（2） | 超过标准（3） | 出色（4） |
| 1. 执行医嘱情况 | | | | |
| 2. 及时掌握和交流患者病情变化的情况 | | | | |
| 3. 向护士长反映患者病情变化的情况 | | | | |
| 4. 记录有无失效的仪器设备，并采取修理措施 | | | | |

　　这种评价的优点是给工作人员以具体的标准、指标，使评价对象知道如何做才是正确的，有利于护理人员素质和水平的提高；不足之处是费时间，且内容限制在具体任务范围之内，比较狭窄，对人的责任评价范围小，只能评价护理人员在具体岗位上的工作情况。

　　（4）综合性评价：即用几方面的标准综合起来进行评价，凡与护理人员工作结果有关的活动都可结合在内，如对期望达到的目标、行为举止、素质、所期望的工作结果和工作的具体指标等进行全面的考核与评价。

　　2.临床护理质量评价

　　临床护理质量评价，就是衡量护理工作目标完成的程度，衡量患者得到的护理效果。临床护理质量评价的内容有：

　　（1）基础质量评价：基础质量评价着重评价进行护理工作的基本条件，包括组织机构、人员素质与配备、仪器、设备与资源等。这些内容是构成护理工作质量的基本要素。具体评价以下几个方面：①环境：各护理单位是否安全、清洁、整齐、舒适。②护理人员的素质与配备：是否在人员配备上做出了合适的安排，人员构成是否适当，人员素质是否符合标准等。③仪器与设备：器械设备是否齐全、性能完好情况、急救物品完好率、备用无菌注射器的基数以及药品基数是否足够等。④护理单元布局与设施：患者床位的安排是否合理、加床是否适当、护士站离重患者的距离有多远等。⑤各种规章制度的制订及执行情况：有无各项工作质量标准及质量控制标准。⑥护理质量控制组织结构：可根据医院规模，设置不同层次的质控组织，如护理部质量控制小组、科护长质量控制小组、护士长质量控制小组。

　　（2）环节质量评价：主要评价护理活动过程中的各个环节是否达到质量要求，其中包括：①是否应用护理程序组织临床护理活动，向患者提供身心整体护理。②心理护理、健康教育开展的质量。③是否准确及时地执行医嘱。④病情观察及治疗效果的观察情况。⑤对患者的管理如何，如患者的生活护理、医院内感染等。⑥与后勤及医技部门的协调情况。⑦护理报告和记录的情况。

　　此外，也可按三级护理标准来评价护理工作的质量。在环节质量的评价中，还常用定量评价指标来评价护理工作质量。其具体内容如下：①基础护理合格率。②特护、一级护理合格率。③护理技术操作合格率。④各种护理表格书写合格率。⑤常规器械消毒灭菌合格率。⑥护理管理制度落实率。

（3）终末质量评价：终末质量评价是评价护理活动的最终效果，是从患者角度评价所得到的护理效果与质量，是对每个患者最后的护理结果或成批患者的护理结果进行质量评价。终末评价的选择和制订是比较困难的，因为影响的因素比较多，有些结果不一定能说明护理的效果，如伤口愈合率与治愈率的高低不一定完全是护理的结果。根据现代医学模式，护理结果的评价应当包括患者的生理、心理、社会、精神等各个方面。

将上述三个方面相结合来进行评价，即综合评价，能够全面说明护理服务的质量。评价结果所获的信息经反馈纠正偏差，达到质量控制的目的。

**（三）护理质量的评价方法**

1. 建立健全质量管理和评价组织

质量管理和评价要有组织保证，落实到人。

2. 加强信息管理

信息是计划和决策的依据，是质量管理的重要基础。护理质量管理要靠正确与全面的信息，因此应注意获取和应用信息，对各种信息进行集中、比较、筛选、分析，从中找出影响质量的主要的和一般的、共性的和特性的因素，再从整体出发，结合客观条件做出指令，然后进行反馈管理。

3. 采用数理统计指标进行评价

建立反映护理工作数量、质量的统计指标体系，使质量评价更具有科学性。在运用统计方法时，应注意统计资料的真实性、完整性和准确性，注意统计数据的可比性和显著性。应按照统计学的原则，正确对统计资料进行逻辑处理。

4. 常用的评价方式

常用的评价方式有同级间评价、上级评价、下级评价、服务对象评价（满意度）、随机抽样评价等。

5. 评价的时间

评价的时间可以是定期的检查与评价，也可以是不定期的检查与评价。定期检查可按月、季度、半年或一年进行，由护理部统一组织全面检查评价，但要注意掌握重点问题、重点单位。不定期检查评价主要是各级护理管理人员、质量管理人员深入实际，随时按质量管理的标准进行检查评价。

**（四）临床护理服务评价程序**

评价工作是复杂的活动过程，也是不断循环的活动过程，一般有如下步骤。

1. 确定质量评价标准

（1）标准要求：理想的标准和指标应详细说明所要求的行为或成果，将其存在的状况、程度和应存在的行动或成果的数量写明。制订指标的要求：①具体（数量、程度和状况）。②条件适当，具有一定的先进性和约束力。③简单明了，易于掌握。④易于评价，可以测量。⑤反映患者需求与护理实践。

（2）制订标准时要明确：①建立标准的类型。②确定标准的水平是基本水平或最高水平。③所属人员参与制订，共同确定评价要素及标准。④符合实际，可被接受。

标准是衡量事物的准则，是医疗护理实践与管理实践的经验总结，是经验与科学的结晶。只有将事实与标准比较之后，才能找出差距，评价才有说服力。

2. 收集信息

收集信息可通过建立汇报统计制度和制订质量检查制度来进行。对护理工作数量、质量的统计数字应及时准确，做好日累计、月统计工作。除通过统计汇报获得信息外，还可采用定期检查与抽查相结合的方式，将检查所收集到的信息与标准对照，获得反馈信息，计算达标程度。

3. 分析评价

应反复分析评价的过程，如分析：①评价标准是否恰当、完整，被评价者是否明确。②收集资料的方式是否正确、有效，收集的资料是否全面，能否反映实际情况。③资料与标准的比较是否客观。④所采用的标准是否一致，等等。

4. 纠正偏差

将执行结果与标准对照，分析评价过程后找出差距，对评价结果进行分析，提出改进措施，以求提高护理工作的数量与质量。

（五）评价的组织工作

1. 评价组织

在我国，医院一般是在护理部的组织下设立护理质量检查组，作为常设机构或临时组织。由护理部主任（副主任）领导，各科、室护士长参加，分项（如护理技术操作、理论、临床护理、文件书写、管理质量等）或分片（如门诊、病区、手术室等）检查评价。多采用定期自查、互查互评或上级检查方式进行。

院外评价经常由上级卫生行政部门组成，并联合各医院评价组织对医院工作进行评价。其中护理评审组负责评审护理工作质量。

2. 临床护理服务评价的注意事项

（1）标准恰当：制订的标准恰当，评价方法科学、适用。

（2）防止偏向：评价人员易产生宽容偏向，或易忽略某些远期发生的错误，或对近期发生的错误比较重视，使评价结果发生偏向，应对此加以克服。

（3）提高能力：为增进评价的准确性，需提高评价人员的能力，必要时进行培训，学习评价标准、方法，明确要注意的问题，使其树立正确的评价动机，以确保评价结果的准确性与客观性。

（4）积累资料：积累完整、准确的记录以及有关资料，既能节省时间，便于查找，又是促进评价准确性的必要条件。

（5）重视反馈：评价会议前准备要充分，会议中应解决关键问题，注意效果，以达到评价目的。评价结果应及时、正确地反馈给被评价者。

（6）加强训练：按照标准加强对护理人员的指导训练较为重要。做到平时按标准提供优质护理服务质量，检查与评价时才能获得优秀结果。

## 四、医院分级管理与护理标准类别

### （一）医院分级管理与医院评审的概念

#### 1. 医院分级管理

医院分级管理是根据医院的不同功能、不同任务、不同规模和不同的技术水平、设施条件、医疗服务质量及科学管理水平等，将医院分为不同级别和等次，对不同级别和等次的医院实行标准有别、要求不同的标准化管理和目标管理。

#### 2. 医院评审

根据医院分级管理标准，按照规定的程序和办法，对医院工作和医疗服务质量进行院外评审。经过评审的医院，达标者由审批机关发给合格证书，作为其执业的重要依据；对存在问题较多的医院令其限期改正并改期重新评审；对连续三年不申请评审或不符合评审标准的医院，一律列为"等外医院"，由卫生行政部门加强管理，并根据情况予以整顿乃至停业。

### （二）医院分级管理和评审的作用

医院分级管理和评审的作用如下。

（1）促进医院医德、医风建设。

（2）医院分级管理和评审制度具有宏观控制和行业管理的功能。

（3）促进医院基础质量的提高。

（4）争取改革的宽松环境，为逐步整顿医疗收费标准提供科学依据。

（5）有利于医院总体水平的提高。

（6）有利于调动各方面的积极性，共同发展和支持医疗事业，体现了大卫生观点。

（7）有利于三级医疗网的巩固和发展。

（8）有利于充分利用有限的卫生资源。

（9）有利于实施初级卫生保健。

### （三）医院分级管理办法

#### 1. 医院分级与分等

我国医院分级与国际上三级医院的划分方法一致，由基层向上，逐级称为一级、二级、三级。直接为一定范围社区服务的医院是一级医院,如城市的街道医院、农村的乡中心卫生院;为多个社区服务的医院是二级医院,如农村的县医院、直辖市的区级医院;面向全省、全国服务的医院是三级医院,如省医院等。各级医院分为甲、乙、丙三等,三级医院增设特等,共三级十等。医院分等以后,可以通过竞争促使医院综合水平提高而达到较好的等次,体现应有的价值。

2. 医院评审委员会

医院评审委员会是在同级卫生行政部门领导下,独立从事医院评审的专业性组织,可分为部级、省级、地(市)级三级评审会。

部级由卫生部组织,负责评审三级特等医院,制订与修订医院分级管理标准及实施方案,并对地方各级评审结果进行必要的抽查复核。

省级由省、自治区、直辖市卫生厅(局)组织,负责评审二、三级医院。

地(市)级由地(市)卫生局组织,负责评审一级医院。

评审委员会聘请医院管理、医学教育、临床、医技、护理和财务等相关方面有经验的专家若干人,要求其成员作风正派、清廉公道、不徇私情、身体健康,能亲自参加评审。

(四)标准及标准化管理

1. 标准

标准是对需要协调统一的技术或其他事物所做的统一规定。标准是衡量事物的准则,要求从业人员共同遵守的原则或规范。标准是以科学技术和实践经验为基础,经有关方面协商同意,由公认的机构批准,以特定的形式发布的规定。因此,标准具有以下特点:①明确的目的性;②严格的科学性;③特定的对象和领域;④需运用科学的方法制订并组织实施。

2. 护理质量标准

护理质量标准是护理质量管理的基础,是护理实践的依据,是衡量整个工作或单位及个人工作数量、质量的标尺和砝码。护理质量标准应是以工作项目管理要求或管理对象而分别确定的。

3. 标准化

标准化是制订和贯彻执行标准的有组织的活动过程。这种过程不是一次完结,而是不断循环螺旋式上升的,每完成一次循环,标准化水平就提高一步。标准是标准化的核心。标准化的效果有的可在短期或局部范围内体现,多数要在长期或整体范围内才能体现,已确定的标准需要经常深化,经常扩张。

4. 标准化管理

标准化管理是一种管理手段或方法,即以标准化原理为指导,把标准化贯穿于管理的全过程,是以增进系统整体效能为宗旨,以提高工作质量与工作效率为根本目的的一种科学管理方法。标准化管理具有以下特征:①一切活动依据标准;②一切评价以事实为准。

（五）综合医院分级管理标准及护理标准（卫生部试行草案）

1．综合医院分级管理标准

（1）范围：我国当前制订的综合医院分级管理标准（专科医院标准另订）的范围包括两个方面，一是医疗质量，尤其是基础质量；二是医疗质量的保证体系。

"标准"涉及管理、卫生人员的资历与能力、患者与卫技人员的培训与教育、规章制度、医院感染的控制、监督与评价、建筑与基础设施、安全管理、医疗活动记录（病案、报告、会议记录）和统计指标等十个方面的内容。以上内容分别在各级医院的基本条件和分等标准中做了明确规定。

（2）医院分级管理标准体系及其指标系列：医院分级管理标准体系由一、二、三级综合医院的基本标准和分等标准所构成，每部分既含定性标准，又含定量标准。

①基本标准：基本标准是评价医院级别的标准，是最基本的要求，达不到基本标准的医院不予参加评定等次。基本标准与等次标准两者分别进行考核评定。基本标准系列由以下七个方面组成：医院规模、医院功能与任务、医院管理、医院质量、医院思想政治工作与医德医风建设、医院安全、医院环境。

②分等标准：各级综合医院均被划分为甲、乙、丙三等，三级医院增设特等的标准。评审委员会依据分等标准评定医院等次，同时也将会促进医院的发展建设。分等标准中，根据一级医院的特殊性，与二、三级医院的评审范围有所不同。分等标准归类包括：各项管理标准，各类人员标准，物资设备标准，工作质量、效率标准，经济效果标准，卫生学管理标准，信息处理标准，生活服务标准，医德标准，技术标准。

在评审中，采取千分制计算方法评定。合格医院按所得总分评定等次。分等标准考核，甲等须达 900 分以上（含 900 分），乙等须达 750 分至 899 分（含 750 分），丙等在 749 分以下。三级特等医院除达到三级甲等医院的标准外，还须达到特等医院所必备的条件。

各级医院统计指标的系列项目有所区别，一级医院共 39 项，二级医院共 41 项，三级医院共 50 项。其中含反映护理方面的统计指标 7 ~ 10 项，例如，五种护理表格书写合格率、护理技术操作合格率、基础护理合格率、特护和一级护理合格率、陪护率、急救物品完好率、常规器械消毒合格率、开展责任制护理百分率、一人一针一管执行率，以及昏迷和瘫痪患者压力性损伤发生率等。

2．护理管理标准及评审办法

护理管理标准是评审各级医院护理工作的依据，是目前全国统一执行的护理评价标准。护理管理标准以加强护理队伍建设和提高基础护理质量为重点。

（1）护理管理标准体系。护理管理标准体系中的基本标准包括五部分内容：①护理管理体制：含组织领导体制、所配备的护理干部的数量及资格、护理人员编制的结构及比例等。②规章制度：含贯彻执行 1982 年卫生部颁发的医院工作制度与医院工作人员职责有关护理工作的规定，结合医院实际，认真制订和严格执行相应的制度，包括护理人员职责、疾病护理常规和护理技术操作规程、各级护理人员继续教育制度等，并要求认真执行。③医德医风：即贯彻执行综合医院分级管理标准中相应级别医院医德医风建设的要求，结合护士素质，包括仪表端庄，言行规范，患者对护理工作、服务态度的满意度达到的百分率要求。④质量管理：包括设有护理质量管理人员；有明确的质量管理目标和切实可行的达标措施；有质量标准和质控办法，定期检查、考核和评价；严格执行消毒隔离及消毒灭菌效果监测的制订；有安全管理制度及措施，防止护理差错、事故的发生。⑤护理单位管理：包括对病房、门诊（注射室、换药室）、急诊室、手术室、供应室等管理应达到布局合理，清洁与污染物品严格区分放置，基本设备齐全、适用；环境整洁、安静、舒适、安全，工作有序。

（2）分等标准。分等标准包括护理管理标准、护理技术水平及护理质量评价指标三部分。①护理管理标准：包括护理管理目标、年计划达标率的要求；设有护理工作年计划、季安排、月重点及年工作总结；有护理人员培训、进修计划，年培训率达标要求；有护理人员考核制度和技术档案，年考核合格率要求；有护理质量考评制度，定期组织考评；有护理业务学习制度，条件具备的组织护理查房；有护理工作例会制度；有护理差错、事故登记报告制度，定期分析讨论；对护理资料进行登记、统计；三级医院要求对资料动态分析与评价，并达到信息计算机管理。②护理技术水平：包括护理人员三基（基本知识、理论、技能）平均达标分数；掌握各科常见病、多发病的护理理论、护理常规、急救技术、抢救程序、抢救药品和抢救仪器的使用，有不同要求；掌握消毒灭菌知识、消毒隔离原则及技术操作；不同级别医院分别承担初、中、高等护理专业的临床教学任务；二、三级医院分别承担下级医院的护理业务指导、护理人员的进修、培训和讲学任务；开展护理科学研究工作、学术交流、发表论文，开展护理新业务、新技术的能力与数量要求，对不同级别医院均应达到相应标准；二、三级医院应能熟练掌握危、急、重症的监护，达到与医疗水平相适应的护理专科技术水平。③护理质量评价指标：参考以下护理质量指标及计算方法。

（3）护理质量指标及计算方法。医院分级管理中护理标准要求的质量指标共计十七项，各级医院的质量标准原则相同，指标要求有所差别。例如，五种护理表格书写合格率，一级医院≥85%，二级医院≥90%，三级医院≥95%。五种护理表格包括体温单、交班本、医嘱本、医嘱单、特护记录单。其标准是：①字迹端正、清晰，无错别字，眉栏填齐，卷面清洁，内容可靠、及时。②护理记录病情描述要点突出，简明通顺，层次分明，运用医学术语。③体温绘制点圆线直，不间断、不漏项。④医嘱抄写正确、及时，拉丁文或英文字书写规整，用药剂量、时间、途径准确，签全名。

十七项护理质量标准中，责任制护理开展病房数与陪护率对一级医院不设具体规定指标。

（4）三级特等医院标准。三级特等医院其护理管理总体水平除达到三级甲等医院标准外，要求全院护理人员中取得大专以上学历或相当大专知识水平证书者≥15%，医院护理管理或重点专科护理在国内具有学科带头作用，有独立开展国际护理学术交流的能力。

（5）护理管理标准评审办法。评审中采取标准得分与分等标准得分分别计算方法，各按100分计算，两项得分之和除以2，计入医院总分。基本标准得分必须≥85分才可进入相应等次，＜85分时在医院总分达到相应等次的基础上下降一等。

评审方法：听介绍，检查各类护理资料和原始记录，与护理人员座谈，征询医院其他人员和患者意见，以发调查表或座谈方式收集合同单位及社会各界的反映，抽查病房、门诊、急诊各类患者的护理质量，检查护理质量考核资料，抽查护理人员技术操作，面试或笔试护理人员基础知识、基本理论，检查护理人员考核成绩、技术档案，抽查病历表格、特护记录、责任制病历、物品、仪器管理及质控管理记录等。

（李旭静）

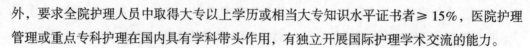

# 第四节　护理人员的培训

## 一、护理人员培训的目的与功能

### （一）护理人员培训的目的

1. 角色转变需要

帮助护理人员了解医院宗旨、文化、价值观和发展目标，增进护理人员对组织的认同感和归宿感，尽快适应角色。

2. 满足工作需要

学校教育主要是完成基础教育和基本专业技术教育，毕业时所拥有的仅仅为基础理论知识与技能操作方法。进入医院护理岗位后将从事的工作大多数则是专业性较强的理论知识与技能，所以必须对他们进行相应的培训。

3. 适应发展需要

随着社会、经济、医学科学技术和教育的发展，只有通过接受培训，才能顺应发展的需要，不断转变观念，更新知识，提高技能，发展能力。

4. 提升素质需要

培训可以促使具有不同价值观、信念、工作习惯的护理人员，按照社会、市场、岗位及管理的要求，形成统一、团结、和谐的工作团队和饱满的精神状态，提升护理人员整体素质，提高工作效率，创造优质护理服务质量。

### （二）护理人员培训的功能

（1）掌握工作基本方法：通过培训，使新上岗的护理人员或调到新岗位的护理人员尽

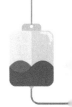

快进入工作角色，掌握工作基本方法，履行角色职责。

（2）理解护理工作宗旨：通过培训，帮助护理人员理解组织和护理工作的宗旨、价值观和发展目标，提高和增进护理人员对组织的认同感和归属感。

（3）改善护理工作态度：通过培训，强化护理人员的职业素质，为创造优质护理服务质量奠定基础。

（4）制订职业生涯规划：通过培训，协助护理人员结合自身特点制订职业生涯发展规划，使护理人员在完成各项护理工作的同时有意识地关注自身的发展，自觉地提高个人素质，最大限度地发展个人潜能。

在注重对个体培训的同时，有计划地进行护理人力资源团队的建设，以利于护理工作的顺利开展，有效优化护理质量，保障护理人力资源的可持续发展。

## 二、护理人员培训的程序

目前的护理人员培训程序一般由三个阶段组成：培训前准备阶段、培训中实施阶段和培训后评价阶段。

### （一）培训前准备阶段

培训前准备阶段主要是进行培训需求分析、培训前测试和确立培训目标。培训需求分析是从医院发展、工作岗位需求及护理人员个人要求三个方面考虑。培训需求分析是确立培训目标、制订培训计划和评价培训效果的依据。

### （二）培训中实施阶段

在确定培训需求的基础上，培训者要根据目标制订出相应的培训计划。培训计划包括培训内容、时间安排、培训方法、学习形式、培训制度、受训人员和培训人员及必要的经费预算等内容。培训内容的选择应体现学习目标，既要考虑培训的系统性，也要考虑培训的可行性、适宜性。培训人员的选择要注重资格（教师本身的专业性）和责任心。培训方法与学习形式的选择应根据培训的目标、医院条件和岗位需求综合考虑。

### （三）培训后评价阶段

培训评价是保证培训效果的重要一环，其主要包括以下四个步骤。

1. 确立评价目标

以目标为基础确立评价标准，标准应具体、可操作、符合培训计划。

2. 控制培训过程

控制培训过程是指培训过程中不断根据目标、标准和受训者的特点，矫正培训方法和控制培训进程。培训过程中注意观察，及时了解培训情况，及时获得培训过程中的信息，矫正偏差，保证培训取得预期效果。

3. 评价培训效果

评价培训效果包括培训效果的评价和培训经费使用的审核两个方面，常用的评价方法如下。

（1）书面评估表评价课堂理论培训效果。

（2）小组讨论形式评价，让受训者讲述学习收获和对培训的建议。

（3）相关试卷测试及技能考核。

（4）岗位实际工作考核，观察受训者在工作中使用新知识、新技能的情况。

（5）问卷调查，通过问卷比较受训者培训前后的工作表现。

培训经费使用的审核包括培训费用支出的有效性、可控性及合理性。

4. 迁移评价效果

迁移评价效果是指把培训的效果应用于临床护理工作中，促进临床护理工作的优质化。

### 三、护理人员培训的形式和方法

#### （一）培训的形式

1. 岗前培训

岗前培训是使新员工熟悉组织，适应环境和岗位的过程。对刚进入工作单位的护士来说，最重要的是学会如何去做自己的工作以及保持与自己角色相适应的行为方式。岗前培训能帮助新护士放弃自己与组织要求不相适应的理念、价值观和行为方式，以便尽快地适应新组织的要求、工作准则和工作方法。岗前培训首先要使新护士在和谐的气氛中融入工作环境，为以后的工作打下良好的基础。其次，要使护士了解医院的组织文化、经营思想和发展目标，帮助护士熟悉胜任工作的必要知识技能和职业道德规范，了解医院和护理系统的有关政策、规章制度和运转程序，熟悉岗位职责和工作环境。

2. 脱产培训

脱产培训是根据医院护理工作的实际需要选派不同层次的护理骨干，集中时间离开工作岗位，到专门的学校、研究机构或其他培训机构进行学习或接受教育。这种培训可以系统地学习相关理论，因此，对提高培训人员的素质和专业能力具有积极影响。脱产培训包括短期或长期脱产学习、学历教育和新技能培训等形式。

3. 在职培训

在职培训是指护理人员边工作边接受指导、教育的学习过程。这种培训方法多采用导师制，即由高年资护士向低年资护士传送知识和技能的过程。这种指导关系不仅体现在操作技能方面，同时，在价值观的形成、人际关系的建立以及合作精神的培养等方面都具有指导意义。

培训的安排有集中式、分散式、集中与分散相结合三种。集中式是由护理部统一安排所有新护士参加护理部组织的培训；分散式则由各临床科室护士长组织相应的临床师资，对进入本科室的新护士进行针对性的专科培训；集中与分散相结合则兼有上述两种形式。

（二）培训的方法

1. 讲授法

讲授法是一种以教师讲解为主的知识传授方法，通过教学人员的讲解可帮助学员理解有一定难度的知识，并且可同时对数量较多的护理人员进行培训。讲授法培训也可以结合案例分析进行讨论，可用于职业道德、规章制度、专科护理技术、护士礼仪等培训。

2. 演示法

演示法是借助实物和教具，通过操作示范，使学员了解某项操作的完成步骤的一种教学方法。如心肺复苏术，呼吸机、监护仪、输液泵的使用等内容。演示法能激发学习者的学习兴趣，有利于加深对学习内容的理解。也可通过运用光盘、录像带、幻灯片等教具介绍医院的发展情况、医院环境、组织规模等，进行护士职业道德、行为规范、基础护理操作技术等教育。

3. 案例分析法

案例分析法是通过观察和分析，让学员针对案例提出问题并找出解决问题方法的一种教学方法。案例分析法可以培养学员观察问题、分析问题和解决护理问题的实际能力。

4. 讨论法

讨论法是一种通过学员之间的讨论来加深对知识的理解、掌握和应用，并能解决疑难问题的培训方法。讨论法有利于知识和经验的交流，促使受训者积极思考，从而锻炼和培养实际工作能力。

5. 研讨会

研讨会是以学员感兴趣的题目为主，进行有特色的演讲，并发放相关材料，引导学习者讨论的培训方法。研讨会需要合适的场地，对参会人员数量和时间也有一定要求，这些因素都限制了研讨会的举行，适宜于在学校、研究机构或其他培训机构进行。

6. 其他方法

视听和多媒体教学法、角色扮演等方法均可选择性地运用于护理人员的培训教育。计算机网络技术的发展、远程教育手段等技术的应用，为提高护理人员的培训质量提供了更加广阔的前景。

（三）培训的内容

1. 公共部分

公共部分由护理部制订培训计划并组织实施，一般为1～2周，包括医院简介、医院环境、医院组织体系、有关规章制度、职业道德、护士礼仪与行为要求、有关法律法规及护理纠纷的防范、基本护理技术、急救技术（如心肺复苏）、院内感染预防、护理文书书写等，有些医院还组织新护士的授帽仪式。

2. 专科部分

专科部分由各临床科室分别制订计划并逐项落实，普通科室为 3 ~ 4 周，ICU、CCU、急诊科一般为 6 ~ 8 周，包括熟悉本科室环境、人员结构、各类人员职责、各班工作要求、质量控制标准等，以及本科室常见病和常见急症的主要临床表现、治疗（救治）原则及护理措施、主要专科检查和特殊诊疗技术的临床应用及主要护理措施（如各种造影检查、心电监护、呼吸机的应用）等。

（四）培训的考核

（1）公共部分由护理部统一组织安排，分为理论和技能两部分，理论部分包括有关规章制度、职业道德、护士礼仪与行为要求、有关法律法规及护理纠纷的防范、护理文书书写等内容，技能部分为主要基础护理操作技术、护士礼仪及语言的考核。

（2）专科部分由各专科护士长组织有关临床师资负责，以理论考试为主，包括护士的职责、各班工作要求，以及本科室常见病和常见急症的临床表现、治疗（救治）原则及护理措施、主要专科检查和特殊诊疗技术的临床应用及护理（如各种造影检查、心电监护、呼吸机的应用）等。

（五）护士的继续护理学教育

继续护理学教育是继护士的规范化培训之后，以学习新理论、新知识、新技术和新方法为主的一种终生性护理学教育，主要内容包括学术会议、专题讲座、调研考察报告、护理疑难病例讨论会、技术操作示教、专题培训班等，一般以短期和业余学习为主。

1. 学分授予

继续护理学教育实行学分制，分为Ⅰ类学分和Ⅱ类学分。

2. 学分制管理

继续护理学教育实行学分制，可按照《继续医学教育学分授予试行办法》执行。护理人员继续教育学分制要求护理技术人员每年参加经认可的继续护理学教育活动的最低学分为 25 学分，其中Ⅰ类学分须达到 3 ~ 10 学分，Ⅱ类学分达到 15 ~ 22 学分。省、自治区、直辖市级医院的主管护师及其以上人员 5 年内必须获得国家级继续护理学教育项目授予 5 ~ 10 学分。护理技术人员在任期内每年须修满 25 学分以上（包括 25 学分），才能再次注册、聘任及晋升。

（李旭静）

# 第十三章　人文关怀

## 第一节　患者出入院、转科护理人文关怀措施

### 一、平诊患者入院护理人文关怀措施

（1）起身迎接，热情相迎，自我介绍，使用关怀性语句迎接患者入院。

（2）耐心仔细地倾听和回应患者的疑问，保持与患者的目光交流，取得患者的信任。

（3）不要机械性地回应，充满爱心地对每一个患者和家属给予个性化的回复。

（4）解释入院和床位安置程序。

（5）带领患者至病床，10 min 内向患者做自我介绍，指导患者使用床头铃和床头灯。

（6）了解患者喜欢的称谓，在未经许可的情况下，不要直呼患者或其家属的名字。

（7）礼貌热情介绍病房配餐间、浴室、护士站、医生办公室所在地。

（8）告诉患者所属的管床医生和当日的责任护士。

（9）为患者及家属讲解探视制度及作息制度。

（10）温馨提示，科室 24 h 供应热水，使用时先调节蓝色冷水边，再往红色热水反向调节，以免烫伤。另外，科室配有便民箱，内含针线、吹风机、雨伞等，如果有需要，护士站可以免费提供。

（11）当准备为患者测量体温、脉搏、呼吸、血压等操作前，先行自我介绍，然后解释每一项措施及步骤，并确保患者和家属能理解。操作时注意为患者保暖，保护隐私。

（12）持续向患者解释说明接下来的护理操作及可能的治疗，以确保患者了解接下来会发生什么，消除患者紧张恐惧心理。

（13）回答问题并确保患者和家属理解你的解释，如果你不知道答案，告知患者你会进一步去了解并随后给出解答或回复。

（14）每次与患者互动时，都应该询问患者"您有什么疑问或需要吗"？

（15）为患者整理床单位，通知医生看患者。

## 二、急诊患者入院护理人文关怀措施

（1）在电话铃响三声之内应当接起电话，接起电话时应介绍你的科室和自己，通电话后了解患者的主要病情。

（2）合理安置床位。

（3）备齐各种相应急救物品、器械和药品。

（4）通知值班医生，简要介绍将要收治患者的主要情况。

（5）患者急诊至病房后，护士立即到位迎接，将患者安置于合适体位。

（6）关心患者的病情和情绪状态，并了解患者的受伤经过及受伤原因（若患者处于昏迷状态或无法配合，注意从护送患者入院的人那里准确了解情况）。

（7）适时使用共情技术，感受和理解患者的情绪，如指导患者说出自己的不适。

（8）缓解患者应激反应症状，提供有关疾病的诊断、治疗情况，提供能使患者转移注意力的措施，降低紧张恐惧程度。

（9）通知值班医生看患者。

（10）诊疗过程中注意保护患者的隐私，适时使用屏风遮挡；注意保暖，做完操作后及时为患者盖好棉被。

（11）每项操作之前，解释每一个措施及步骤，并确保患者和家属都能理解。

（12）持续向患者解释接下来的护理操作及可能的治疗，以确保患者了解接下来会发生什么。

（13）指导患者有效咳嗽咳痰，保持呼吸道通畅，必要时给予吸氧或心电监护。

（14）安慰患者和家属，适时使用治疗性抚摸，例如，拍拍患者的肩膀说，"别紧张，我们会尽全力让您感觉舒适的，请您配合好吗？"

（15）确保你已经问过患者"有谁和您一起来的吗"或者"有需要我们帮您通知的人吗"，适时介绍管床医生和护士及病区环境。

（16）向患者解释说明预期护理过程各个阶段的实际（具体）时间和弹性时间，避免使用"马上""立刻"等词语。

## 三、对候床患者及家属护理人文关怀措施

（1）患者及家属入科室时，护士主动热情，请患者及家属在等候椅入座，主动自我介绍，建立相互信任关系。

（2）与患者或家属一起核实入院证上患者的基本信息，并确保无误，礼貌称呼患者。

（3）保持与患者及家属的目光交流，与患者及家属进行有效的沟通。

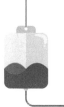

（4）解释候床安置程序，请患者及家属耐心等待，并取得其理解。

（5）进行候床指导，在候床登记本上登记患者的信息，留下有效联系方式，同时告知候床电话，提供信息支持，说明可能有床位的大致时间，给予患者希望。

（6）关心患者现在的病情和个体化需求，指导其必要时去急诊观察室治疗。

（7）主动联系急诊观察室，告知患者基本信息及病情，以便于做好接收准备，使患者满意。

（8）在预期时间内有床位时，根据候床登记本上患者的信息，电话通知患者及家属来院，注意电话礼仪。

（9）电话通知床位时，温馨提醒患者带齐个人生活用品、既往就诊病历及其他事项。

## 四、患者转出时护理人文关怀措施

（1）与医生确认转科原因及转入科室后，使用关怀性语言通知患者及家属。

（2）主动询问患者的需求（您对对方科室有特殊需求吗？我们帮您联系，尽量满足您的需求）。

（3）电话告知相关接收科室患者的基本信息及个体化需求，确认转科时间（提前做好接收患者的准备）。

（4）及时处理转科医嘱，整理好病历，填写转科登记本，用电脑操作转科手续事宜。

（5）协助患者清理物品，温馨提醒患者随身携带贵重物品，妥善保管。

（6）使用关怀性语言与医生、患者及家属有效沟通，根据病情需要选择性地护送患者转出，保证各种管道通畅、患者使用的仪器正常运转，提供支持性和保护性环境。

（7）保证搬运工具性能良好，确保患者的安全。

（8）携患者住院病历、转科登记本和剩余药物（确保没有遗漏），护送患者到转入科室。

（9）转科交接时，主动介绍患者的情况，与接班护士一起将患者转运至床上，妥善安置，保护患者隐私。

（10）转出转入双方交接清楚，避免遗漏。

（11）主动介绍接收科室的责任护士，使患者感到放心和满意。

（12）询问患者在之前科室住院的意见和建议，对于不满意的地方表示歉意，虚心接收患者及其家属的建议。

（13）与患者和家属礼貌性道别。

（14）填写完整转科登记本，与接收的责任护士道别。

## 五、患者转入时护理人文关怀措施

（1）接到转科医嘱，通过电话了解即将转入患者的基本情况。

（2）根据患者病情准备合适的床位，并通知管床医生。

（3）根据患者病情准备必要的仪器，如心电监护、供氧设备、吸引器等，保证仪器完好备用。

（4）患者到达后，通知医生；主动上前迎接，问候患者："您感觉怎样？"

（5）护送患者至病床，取舒适卧位。

（6）自我介绍，以亲切的态度、温和的语言、友善的表情、得体的举止等传递对患者的关怀（用手轻轻触摸患者的头部或握手，给予真诚的关爱，"请您好好休息"）。

（7）测量并记录生命体征，适时安慰患者，消除紧张感。

（8）帮助患者尽快熟悉环境，与病友建立良好的关系，提供家庭氛围的护理环境；详细记录患者的情况，向下一班交班。

（9）交接过程中，注意保暖和保护患者隐私。

（10）填写交接登记本，向交班者礼貌道别。

（11）充分尊重患者的意愿，选择合适的称谓。

## 六、患者转运中护理人文关怀措施

（1）护送人员与患者、家属、医生及医院其他服务人员进行有效的沟通和交流。

（2）护送人员对患者应礼貌周到、尊重。

（3）护送人员维护患者的转运安全。

（4）恰当称呼患者，沟通中保持和患者的目光交流。

（5）自我介绍。

（6）介绍转运目的地及途中注意事项，耐心解答患者或家属的疑问。

（7）转运过程中，根据天气选择合适的转运工具，尊重患者需求，注意患者保暖，保护患者隐私。

（8）选择安全、平稳的转运路线。

（9）转运过程中确保不中断患者必要的治疗（如输液、吸氧）。

（10）在整个转运过程中细致观察患者病情，询问患者有无不适，发现问题及时处理。

（11）转运完毕，将患者安全交于接收科室，协助患者转移到病床上。

（12）与患者及家属做好解释及告别，携带转运工具回科室。

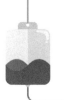

### 七、加床患者护理人文关怀措施

（1）尊重患者的知情权，事先告知。

（2）诚恳地向患者解释加床原因，并对此表示歉意，取得患者的理解。

（3）选择避风、光线充足、温暖、靠墙且安静的地方设置加床。

（4）加床按顺序摆放，并固定位置，以便护理人员熟悉加床位置，患者病情变化时能准确、及时到位。

（5）以患者的病情和生活需要合理设置加床设施，如信号灯、电源插座、呼叫器、心电监护等。

（6）设置屏风遮挡，保护患者隐私。

（7）优先给老年人、小儿等有跌倒坠床风险的患者使用床栏。

（8）避免将危重患者加床设在走廊。

（9）护理人员主动巡视，关心加床患者的需要。

（10）加强医护沟通，加快周转，尽快将患者转入病房。

（11）关注患者的治疗，根据加床的数量及危重患者的比例合理弹性排班，落实责任制护理。

（12）床头标识醒目清楚，严格执行三查七对，杜绝差错发生。

（13）做好安全宣教，告知患者和家属贵重物品随身携带，做好家属的疏导工作，减少留陪人员及院内滞留时间。

（14）当被问及调床问题时，避免向患者说"我不是你的责任护士"或者"我不能解决"等话语，应及时向主班和上级反映，积极主动帮忙解决；当不能立即满足患者要求时，诚恳向患者道歉并说明原因。

（15）当加床患者转床时，由一个护士负责转床的全过程，同步核对手腕带、病历夹、三用单、输液卡、一览表、电脑、正在滴注的输液袋等位置，修改床号，转床后再由另一名护士核对，防范漏转项。

### 八、患者出院时护理人文关怀措施

（1）使用关怀性的语句通知患者出院，适时使用共情技术，用语言和行为表达对患者情感的理解，如："您好，通过这段时间的治疗，您明天就可以出院了，恭喜您！"

（2）解释办理出院的流程，出示出院流程卡，逐项为患者讲解。请支助中心人员为患者取药，询问："请问您有什么疑问？"直到患者弄清楚为止。

（3）沟通了解患者是否有出院带药。

（4）为患者发放相应病种的健康教育卡，提供延伸服务的"联系卡"，内容可包括科室及专家介绍、责任护士姓名、病区咨询电话等。

（5）进行出院用药前的指导。

（6）每次与患者互动时，都应该询问患者："您有什么疑问吗？"

（7）了解患者住院期间的感受，请患者或家属填写满意度调查表，征求患者及家属对护理服务的意见和建议。

（8）协助患者办理出院手续。

（9）填写电话回访登记本，告诉患者半个月内，有护士对其进行电话回访。

（10）协助患者和家属整理用物，提醒患者不要遗忘用物，贵重物品当面点清。

（11）患者离开病房时，送患者至病区门口，握手或挥手告别。帮助有需求的患者联系交通工具。

（12）电话回访时，对患者的具体情况针对性地给予再次宣教。虚心接受患者的意见，按时进行回访，并定期对所有患者的回访记录进行总结归纳，并提出切实可行的改进措施。

### 九、患者离世时对家属护理人文关怀措施

（1）允许濒死患者的家属守护在患者身旁，让悲痛中的家属在亲人辞世前尽到义务，在心理上得到一定的慰藉。

（2）当患者离世后，护理人员认真、细致地完成尸体料理，注意动作轻柔，表情严肃，尊重和维护离世患者的尊严。

（3）尊重家属的习俗，尽可能满足其合理的要求。

（4）当尸体料理完毕后，允许家属在床旁默默地站一会儿，然后恭敬地送别死者。

（5）在病区开设减轻离世患者家属悲伤的房间，让其独自一人或和其他家属一起表达悲伤。

（6）协助家属妥善整理患者生前使用的物品，不在家属面前销毁死者的物品。

（郝　娜）

## 第二节　患者疾病及治疗相关护理人文关怀措施

### 一、患者诊断未明确时护理人文关怀措施

（1）倾听患者想法，了解患者心理状况。

（2）与患者家属沟通，安慰患者家属，并指导帮助其建立完善的家庭支持。

（3）在诊断未明确前，给予适当安慰和解释。

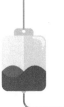

（4）积极协助安排患者的相关检查。

## 二、危重症患者护理人文关怀措施

（1）营造良好的治疗护理环境，合理安放患者，对烦躁不安、痛苦呻吟的患者，及时采取相应措施减轻症状。

（2）用高度的责任心配合医生进行抢救、治疗，做到急而心细、忙而不乱。

（3）做好与家属的沟通。

（4）加强与患者的非语言性沟通，对于无法进行言语沟通的患者，通过表情、手势、口形、书写等与患者建立特殊的沟通方式，及时满足患者的需求。

（5）在进行各项操作时应轻柔、精准，注意增强患者的舒适感。

## 三、患者病情加重时护理人文关怀措施

（1）确保病室的清洁、安静、舒适、安全。

（2）责任护士及时与医生、患者及家属沟通，让患者和家属了解病情进展。

（3）运用移情，轻轻握住患者的手，安慰患者。

（4）密切观察患者病情，及时向医生汇报特殊病情变化。

（5）及时准确地执行医嘱。

（6）给患者进行操作时，解释操作目的及注意事项，确保患者及家属能理解并配合。

（7）及时满足患者的合理需求。

## 四、抢救患者时护理人文关怀措施

（1）发现患者病情变化，迅速通知值班医生；在医生未到场时，采取相应的抢救措施。

（2）用娴熟的抢救技能，医护团队密切配合，积极展开有效的救治。

（3）保护患者隐私，注意保暖，同时理解、体谅患者与家属的恐惧、焦虑心理，给予相应的支持与安慰。例如，"您好，请不要紧张，可以告诉我您现在感觉怎么样，我们竭力救治，请您配合"。

（4）安抚情绪过激的家属，及时介绍救治情况及病情进展，如"我们会尽全力抢救的，有什么事情我们将及时与您联系"。必要时安置在特定的休息室。

（5）抢救患者时应迅速，沉着冷静，配合默契，有条不紊，勿大声喧哗，切忌在床边讨论患者病情，增加患者的心理负担。

（6）抢救结束后，积极联系重症监护病房，进行相关的后续治疗。

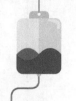

## 五、谵妄患者护理人文关怀措施

（1）到患者床边主动介绍自己。

（2）事先了解患者的姓名称呼，礼貌称呼患者，不要直呼床号、名字。

（3）及时动态评估患者，必要时使用保护性约束，实施约束患者的人文关怀措施。

（4）及时动态评估患者，尽早遵医嘱使用镇痛镇静治疗。

（5）在进行所有护理操作前，进行适当的触摸，如轻拍一下患者的肩和手，以示打招呼，同时向患者耐心讲解，取得患者同意和配合，减少患者的不安全感。

（6）尽量给患者营造一个良好的休息环境，确保灯光柔和，温度和湿度适宜，避免仪器设备不必要的噪声；做到"三轻"：走路轻、说话轻、操作轻。操作时，应选择适宜的时间段，集中进行操作。

（7）针对患者不同的情绪反应，给予耐心的解释和安慰，条件许可的情况下轻握患者手或轻抚患者肩 3～5 min，保持和患者的目光交流。

（8）根据患者病情和需求，播放一些优雅舒缓的音乐，以缓解其紧张、焦虑的情绪，使患者在轻松的环境下早日康复。

## 六、治疗不配合患者护理人文关怀措施

（1）关爱患者，与患者建立相互信任的关系，以自己的言行举止感染、感动患者，让患者感受到护士所做的一切都是为了患者。

（2）了解患者需求，尽量满足患者的各种需求。

（3）鼓励患者及家属参与治疗及护理方案的制订。

（4）责任护士多与患者沟通，告知不配合治疗不利于疾病的恢复。

（5）向患者讲解疾病相关的知识，将同种疾病治疗效果好的病例告诉患者，增强患者对疾病治疗的信心。

（6）在适当的时候安排治疗效果好的患者与患者沟通，介绍配合治疗的经验。

（7）与患者家属沟通，取得患者家属的支持与配合，最终达到配合治疗的目的。

## 七、治疗效果不理想时护理人文关怀措施

（1）体谅患者的心情，允许并接纳患者的适当宣泄，尽量满足患者的需求。

（2）对患者的病情及转归要十分清楚，能准确回答患者的提问，避免因对病情不了解造成不必要的误解。

（3）认真倾听患者及家属的倾诉，允许其充分表达内心的情绪，并给予适当的回应。

（4）关注患者及家属的心理状态，如有异常，及时干预。

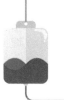

（5）有针对性地回答患者及家属的疑问，不要机械性回应，应发自内心地关心患者。

（6）沟通时，应保持和患者及家属的目光交流。

（7）加强与患者及家属的沟通，让患者及家属了解该疾病的治疗现状与转归，取得其理解与配合。若有成功案例，可与患者分享。

（8）及时回应呼叫铃，避免给患者造成延误治疗和被抛弃的感觉。

（9）加强对患者的巡视，关注患者的言行举止，注意病房环境安全，避免意外情况的发生。

## 八、实行保护性医疗患者护理人文关怀措施

（1）为患者严守秘密，不向他人泄露患者隐私，不允许将患者秘密作为谈笑资料。尊重患者的宗教信仰和隐私权。

（2）当患者询问自己病情时应认真倾听患者的提问，保持和患者的目光交流，以免引起误解。不了解患者病情时不要随便解释，可以询问医生，和医生一起给患者解释。

（3）尊重患者，在实施保护性医疗措施不宜向患者说明情况时，应当将有关情况通知患者家属。

（4）在查房、给学生示教、病历讨论等过程中，不许携带手机，不许谈笑，不许在患者床边或其亲友在场的情况下进行讨论、讲解。为教学工作需要，进行现场示教时，不泄露患者不应该了解的情况，必要时在病室外进行。

（5）不要当着患者的面催缴费用，应把家属叫到病房外或等患者午睡时，小声跟家属讲明。

（6）征求患者和家属意见，体现人性关怀，使患者满意。

## 九、化疗患者护理人文关怀措施

（1）化疗前告知患者即将采用的化疗方案，化疗方式如静脉化疗、腹腔灌注化疗或胸腔灌注化疗等，化疗时的注意事项，药物的作用，可能出现的不良反应，以及预防和处理措施。

（2）告知患者化疗期间的饮食。

（3）积极与患者沟通，学会倾听，缓解紧张情绪。帮助患者获得家庭支持，尽量有家属留陪。关怀、沟通的对象应包括家属。

（4）化疗时提供舒适的病房环境、干净整洁的床单位，为女性患者上心电监护时注意保护其隐私。

（5）及时巡视病房，重视患者主诉，认真观察生命体征的变化及有无不良反应的出现，发现异常及时告知医生。

（6）向患者及家属讲解化疗的知识，鼓励患者积极面对化疗不良反应。

（7）健康教育应根据患者知识水平来进行，不可采取强灌式，应与患者互动。避免使用医学术语，健康教育的目的是患者及家属能了解多少，而不是你说了多少，应确保患者和家属能理解接受。

（8）进行健康宣教时，量化需要表达的词语，不可使用笼统表达的方式，如让患者多饮水，应具体到量，让患者有清晰的概念。

（9）对于没有家属陪伴的患者应给予帮助和照顾。

（10）交接班时，应在床边交接化疗患者，主动介绍下一班护士，详细交代患者情况，让患者感受到任何时候都有护士照顾，从而获得安全感。

（11）关注患者化疗后的反应，及时向医生报告，遵医嘱给予相应的处理。

（12）帮助患者合理地修饰自身形象。

（13）关注患者的检查结果，及时反馈给患者，给予相应的饮食指导。

（14）告知患者下次复查的时间以及疾病有关的康复指导。

## 十、化疗患者发生严重并发症时护理人文关怀措施

（1）迅速、积极地处理患者症状。

（2）与患者、家属、医生及其他部门人员进行有效的沟通和交流。

（3）促进患者和家属的安全感和舒适感。

（4）缓解患者的焦虑与担忧。

## 十一、睡眠障碍患者护理人文关怀措施

（1）对新入院患者，护士要做好各种规章制度和环境及便民措施的介绍，满足必要的需求，尽快消除陌生感。

（2）入院评估时，若患者存在睡眠障碍史，应尽量合理安排床位，尽量不要和重患者、打呼噜的患者以及儿童同住一室。条件允许的情况下，病房可特别设置 1 ~ 2 个温馨病房，环境方面应特殊布置，以利于改善睡眠质量。

（3）协助患者建立良好的护患关系、医患关系及病友关系。

（4）营造良好的睡眠环境，确保灯光柔和，温度和湿度适宜，避免仪器设备不必要的噪声。

（5）指导患者规律作息。

（6）指导患者睡前温水泡脚、喝热饮料、吃一些味道芳香的水果或听轻音乐。睡觉时，穿舒适、宽松的棉质衣服，以促进睡眠。

（7）责任护士及时有效地与病患沟通，密切观察患者的不良情绪，减轻压力和恐惧。

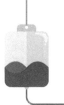

（8）护理操作时，应选择适宜的时间段，最好集中进行操作。操作时做到"四轻"：走路轻、说话轻、操作轻、关门轻。

## 十二、疼痛患者护理人文关怀措施

（1）主动与患者沟通，鼓励患者表达自己的真实感受。

（2）富有同情心，运用关怀性的语言，减少患者不必要的思想负担。做好基础护理，减轻不良刺激。

（3）准确、动态地评估患者疼痛的原因、性质、程度等，主动对患者及家属说："您不要着急，我马上帮您找医生，医生一会儿就会来的。"

（4）根据患者疼痛的原因，及时治疗原发病。

（5）根据患者的兴趣爱好，鼓励患者参与活动，分散注意力，减轻疼痛。

（6）通过热敷、按摩、经皮电神经刺激疗法等，促进患者舒适，减轻疼痛。

（7）对于疼痛严重的患者，遵医嘱给予镇痛药，对患者及家属说："我马上要为您用药，用药后，您的不舒服一会儿就会好的，这种药不会对您有危害的，请您放心。"

（8）经常巡视使用镇痛药的患者，询问患者用药后的感受。注意药物的半衰期，按时给药，保持持续的血药浓度。

（9）镇静镇痛期间，每日执行唤醒策略，进行评估和相关治疗护理，停药后注意药物的反跳作用。

（10）疼痛缓解后，遵医嘱及时停药或减少药量，避免耐药和成瘾。

## 十三、有自杀倾向患者护理人文关怀措施

（1）加强巡视，密切观察，详细进行交接班，做好相关记录。对有自杀倾向的患者要求家属24 h陪护，不得离开。

（2）有内向、孤僻、自卑、忧郁等心理特征，近期有情绪和行为异常及重大负性生活事件者应作为自杀行为重点防范对象；特别是近期有过自我伤害或自杀未遂者，更应引起高度警惕，对这些患者应进行重点观察与心理疏导。

（3）对有明显自杀倾向者，安排病房最好靠近护士站，病床尽量不靠窗，不安排单人间。房间尽量不放患者可能用来伤害自己的物品，如水果刀、剪刀、剃须刀以及尖锐物品、绳、皮带、塑料袋、玻璃物品等，以减少患者跳楼、割腕、上吊等自杀的机会。所有安全措施在实施时应尊重患者，避免引起患者的对抗情绪。

（4）疼痛是引发患者自杀倾向的重要因素。对于疼痛性疾病和癌性疾病的疼痛、不适，要及时发现与处理，并密切观察效果。

（5）对于合并抑郁症的患者可以请精神科或心理医生会诊，用药物或心理治疗手段解

除其异常心理，症状严重者应转入精神科继续治疗。

（6）对于每晚吃镇静药的患者，必须看服到口，以免蓄积后一次大量服用。

（7）做好心理疏导工作，准确掌握并记录患者的心理状态，为患者寻求家庭和社会支持。

## 十四、临终患者及家属护理人文关怀措施

（1）临终患者尽可能予以独立单间，环境安静温馨，并设有陪护床，满足亲人陪伴最后终程的需要。

（2）同其他医务人员一起，使用医学技术控制和缓解患者的临终症状，保持患者的舒适，尽量减少患者的痛苦。

（3）经常关心患者及家属，保持与患者的眼神交流，多倾听，多安慰。

（4）使用案例分享、家庭系统排列、暗示、隐喻等沟通技巧和方法对临终患者和家属进行心理辅导，处理患者及家属的不良情绪。

（5）以尊重患者价值观和意愿为核心，在评估患者的基础上，尽可能做到与患者进行一次深度的沟通，了解患者的心愿和想法，并协助促成患者心愿的达成，对患者进行死亡教育，使患者能够正确地面对死亡，让患者有尊严和无遗憾地离开。

（6）尽可能满足家属照顾临终者的要求，指导家属对临终者的生活照料，鼓励家属表达感情，协助创造家庭氛围。

（7）协助家属安排临终者死后相关事宜。

（8）与家属共同应对患者的死亡，鼓励家属宣泄不良情绪，协助解决实际问题。

（郝　娜）

# 参考文献

［1］黄俊蕾，赵娜，李丽沙. 新编实用临床与护理［M］. 青岛：中国海洋大学出版社，2019.

［2］乔瑜，陈立花，王云. 护理心理学［M］. 武汉：华中科技大学出版社，2019.

［3］吴学华，汪晶. 护理人文修养［M］. 北京：中国医药科技出版社，2019.

［4］赵春苗，郝继玉，管娜娜. 现代临床实用护理［M］. 沈阳：沈阳出版社，2019.

［5］齐艳秋，门晓冰，丁坤. 现代基础护理实践［M］. 北京：科学技术文献出版社，2019.

［6］栾瑞红，温君凤，宋瑞英. 护理综合临床实践［M］. 厦门：厦门大学出版社，2019.

［7］刘巍，常娇娇，盛妍. 实用临床内科及护理［M］. 汕头：汕头大学出版社，2019.

［8］任潇勤. 临床实用护理技术与常见病护理［M］. 昆明：云南学技出版社，2020.

［9］李红霞，石多莲. 急诊急救护理［M］. 北京：中国医药科技出版社，2019.

［10］张文燕，冯英，柳国芳，等. 护埋临床实践［M］. 青岛：中国海洋大学出版社，2019.

［11］李春梅. 护理礼仪［M］. 成都：西南交通大学出版社，2019.

［12］蔡福满，郑舟军. 护理管理学［M］. 杭州：浙江大学出版社，2019.

［13］孙丽博. 现代临床护理精要［M］. 北京：中国纺织出版社，2020.

［14］范德花. 实用护理规范与操作［M］. 北京：中国纺织出版社，2019.

［15］张苹蓉，卢东英. 护理基本技能［M］. 西安：陕西科学技术出版社，2020.

［16］孔彦霞. 儿科临床护理技术［M］. 天津：天津科学技术出版社，2018.

［17］伍海燕，贺大菊，金丹. 临床护理技术实践［M］. 武汉：湖北科学技术出版社，2018.

［18］张金兰. 实用临床肿瘤护理［M］. 沈阳：沈阳出版社，2020.

［19］丁小萍，彭飞，胡三莲. 骨科疾病康复护理［M］. 上海：上海科学技术出版社，2020.

［20］王婷，王美灵，董红岩，等. 实用临床护理技术与护理管理［M］. 北京：科学技术文献出版社，2020.